Ricette e ricettari in Italia nella prima età moderna

Beihefte zur Zeitschrift für romanische Philologie

Herausgegeben von

Claudia Polzin-Haumann, Elton Prifti
und Wolfgang Schweickard

BAND 508

Ricette e ricettari in Italia nella prima età moderna

A cura di

Federica Cugno, Francesca Geymonat e Margherita Quaglino

DE GRUYTER

Il volume è pubblicato con i fondi del progetto PRIN 2022 ArDIRe – Archivio e dizionario digitali dei primi ricettari artistici in lingua italiana (fine XIV–XVI secolo)

al quale hanno collaborato le Università di Torino e di Udine e l'Istituto del CNR OVI – Opera del Vocabolario italiano di Firenze

ISSN 0084-5396
ISBN 978-3-11-170661-0
ISBN 978-3-11-170672-6 (PDF)
ISBN 978-3-11-170683-2 (E-PUB)
DOI https://doi.org/10.1515/9783111706726

Library of Congress Control Number: 2026938165

Bibliographic information published by the Deutsche Nationalbibliothek
The Deutsche Nationalbibliothek lists this publication in the Deutsche Nationalbibliografie; detailed bibliographic data are available on the internet at http://dnb.dnb.de.

De Gruyter and Walter de Gruyter GmbH are part of De Gruyter Brill.
www.degruyterbrill.com

Questions about General Product Safety Regulation: productsafety@degruyterbrill.com

Printing: CPI books GmbH, Leck

Questo volume è dedicato a Lucia Bertolini

Indice

Abbreviature

Oltre alle abbreviature consuete nella collana, il volume usa:

a.a.	anno accademico
c./cc.	carta/carte
cap./capp.	capitolo/capitoli
c.d.s.	corso di stampa
dir.	direzione di
ed.crit.	edizione critica di
ex.	exeunte
fig./figg.	figura/figure
fr.	francese
in.	ineunte
l./ll.	linea/linee di scrittura
L.	denominazione di Linneo
mm	millimetri
µm	micrometri
ms./mss.	manoscritto/manoscritti
ndr	nota del redattore
n.n.	non numerato
nr	numero
n.s.	nuova serie
occ.	occorrenza, occorrenze
p./pp.	pagina, pagine
r	recto (invece di r°)
r./rr.	riga/righe (tracciate per guidare la scrittura)
ripr. anast.	riproduzione anastatica
scil.	scilicet
s.e.	sine editore
sec./secc.	secolo/secoli
ss.	seguenti
s.s.	senza segnatura
t.	tomo
tav./tavv.	tavola/tavole
tot.	totale
tr. it.	traduzione italiana
v	verso (invece di v°)

Introduzione

Margherita Quaglino

Tra le carte sciolte di proprietà della famiglia Castiglione note come *Carte mantovane*, oltre a rime di diversi autori, madrigali, motti scherzosi e galanti si conservano di mano del conte Baldassarre tre brevi componimenti accomunati dall'imperativo *recipe* in *incipit*, che immediatamente associa i testi al genere o meglio alla forma ricetta, alla quale rimandano in modo indubitabile altre marche testuali come l'uso di *item*, le serie di imperativi, gli elenchi di ingredienti, gli indicatori di quantità. Che la forma ricetta non solo sia riconoscibile al nostro smaliziato sguardo moderno ma lo fosse pure all'illustre trascrittore antico si deduce dal fatto che uno dei testi riusa le forme caratteristiche del genere calandole in un elegante contesto metaforico e amoroso:

Recipe
Un dolce sguardo in li ochi avari
che già nel cor profundo agionger senti
item ove labri, rose, perle e denti
misce in labre orsate
dolci parole, risi molti e cari.

Un secondo testo riprende gli ingredienti delle diffusissime ricette per ottenere inchiostro simpatico, chiosandoli in modo allusivo e con l'uso di rime, estranee alle raccolte di ricette ma del tutto familiari ai giochi di corte:

Recipe

acqua da partire	oncie 2
sale armoniaco	oncie 1
limadura di azale	oncie 2
ingiostro	oncie 6

Il tutto va mescolato ben insieme, poi ponerlo in una bocalina di vetro, et coprirla con cera et carta bergamina; et lassandola star così per un sei hore potrai poi servirtene a far la medicina.[1]

1 Si cita dall'edizione Fantato (Castiglione 2004, 109–110); benché non tutte autografe, secondo Fadini (2014, 44) il fascicolo di carte di famiglia conservate a Mantova «testimonia una prassi castiglionesca: abbozzi poetici, madrigali d'occasione, sonetti rifiniti, trascrizioni di altri

La trasposizione della forma ricetta nel raffinato ambiente delle corti rinascimentali da parte di un letterato del calibro di Baldassarre Castiglione è solo una delle tante prove dell'importanza dei ricettari nella costruzione dello spazio culturale italiano ed europeo della prima età moderna ed è anche la conferma degli esiti degli studi che almeno negli ultimi trent'anni hanno scandagliato la tradizione delle raccolte di ricette. La forma testuale standardizzata del testo «prescrittivo/regolativo, o tecnico-operativo» (Frosini/Lubello 2023, 13) della ricetta infatti, come chiarisce Cristiana Pasqualetti in questo volume,

> costituisce una sorta di comune denominatore fra testi e generi di scrittura molto diversi, si inserisce in un'ampia gamma di contenitori testuali e segue percorsi storico-tradizionali spesso difficili da ricostruire, per i molti punti di contatto con l'oralità e le tradizioni popolari

ma anche con i più diversi ambiti del sapere (medico e farmaceutico, alimentare, cosmetico e anche tecnico e artigianale) che convergono nell'enciclopedismo dell'Europa medievale provenendo dalla tradizione greco-araba attraverso la mediazione delle traduzioni in latino.

Richiamata dagli studi recenti sulla sintassi dei testi pratici della prima età moderna (Boccardo/Quaglino 2025), la comparabilità delle ricette in quanto testi formulari a fronte della varietà irriducibile o comunque faticosamente interpretabile dei contenuti è la scommessa su cui si è basato il convegno *Ricette per l'uso. La tradizione dei ricettari nell'Italia della prima età moderna*,

---

poeti potevano coesistere all'interno di uno stesso perimetro, senza particolari demarcazioni». *Acqua da partire* 'acquaforte' (GDLI s.v. § 6): «Liquore acido e corrosivo, che si ottiene decomponendo il nitro coll'acido solforico. Serve alla medicina ed alle arti, e spezialmente a sciogliere l'argento per separarlo dagli altri metalli con esso allegati; e perciò anche dicesi Acqua da partire» (Crusca V s.v.); *azale* var. sett. di *aciale* (LEI s.v.) o *acciale*, cioè 'acciaio' (TLIO s.v., con attestazioni solo dall'area centrale del Nord Italia). Si notino poi gli infiniti con valore iussivo coordinati tra loro e, anche asindeticamente, a modi finiti *va mescolato ..., poi ponerlo, coprirla*, frequenti nei ricettari, e, in *va mescolato*, il passivo deontico modalizzato con *andare*. La fortuna delle ricette per rendere l'inchiostro invisibile, con le numerose applicazioni cortigiane – dai dispacci segreti all'intrattenimento galante – è documentata dal gran numero di attestazioni nei ricettari manoscritti (si veda oltre per il *Corpus ArDIRe*) e dall'approdo in quelli a stampa, successivi a Castiglione ma anche più significativi della sopravvivenza di prescrizioni tecniche di lunghissima tradizione. Si riporta a titolo esemplificativo un'occorrenza dai *Secreti de la signora Isabella Cortese* (1561, c. 16v), sottolineando la ricorrenza dei due ingredienti principali, ossia *acqua da partire* e *sale armoniaco*: «Inchiostro che in quaranta dì sparisce e non si vede. Piglia acqua forte da partire et in quella fa bollire la galla poi il vitriolo, poi mettigli tanto sale armoniaco quanto nell'acqua si potrà risolvere, e poi metti la gomma arabico dentro, e questo inchiostro farà l'effetto sopradetto».

che si è tenuto presso il Dipartimento di Studi umanistici dell'Università di Torino dal 17 al 19 ottobre del 2024 e di cui in questo volume si presentano gli Atti. Raccogliendo l'auspicio formulato circa 30 anni fa da Francesca Tolaini (1996) nel saggio che, si può dire oggi, ha aperto la nuova stagione di studi di cui si diceva, il convegno si è proposto di superare l'«analisi dei singoli trattati (pur tuttavia indispensabile) a favore della ricerca di uno schema comune, di una sistematicità che scavalchi l'accidentalità dei singoli testi» (ivi, 96), collocandosi idealmente all'interno di una di quelle botteghe da speziale che dovevano fornire «preparati utili a varie professioni: medici, artisti, tintori ecc.» e per questo trattavano «moltissime varietà di sostanze»: «oltre a erbe, droghe e spezie [...] minerali, metalli, capelli, urina, interiora di animali, sterco di varia provenienza, perle e pietre preziose» (ivi, 106, e cf. Artale 2023 con la bibliografia precedente). Il catalogo potrebbe continuare con elenchi di materie prime registrate per l'arte degli speziali da un qualunque libro di gabelle delle dogane medievali, di cui non per nulla si facevano estratti ricopiati in appendice agli statuti dell'arte stessa.

Al di là della pur suggestiva metafora, il convegno ha inteso attuare per la prima volta una prospettiva di studio definibile come ricostruttiva perché, senza prescindere dalle ripartizioni settoriali su cui insistono le ricette, ha puntato ad aspetti e problemi connessi alla piena restituzione dei testi, raggruppandoli in tre coordinate di indagine condivise dai diversi ambiti e mettendo a confronto storici della lingua e filologi con storici della scienza e dell'arte. La prima coordinata riguarda l'accertamento delle dinamiche di aggregazione, copia e circolazione di ricette e ricettari; la seconda lo sviluppo di prassi filologiche funzionali alla trascrizione e edizione di testi che rappresentano l'esito ultimo di queste dinamiche; la terza il trattamento del lessico, principale veicolo delle conoscenze pratiche e del sapere materiale trasmesso dai ricettari. Le prime tre sezioni del volume che segue rispecchiano queste tre traiettorie e se ne tratterà a breve nel dettaglio.

Il confronto tra questioni aperte e esperienze di ricerca aveva anche un secondo fine, di natura applicativa: il convegno cadeva infatti a un anno dall'inizio del progetto PRIN ArDIRe – *Archivio e dizionario digitali dei primi ricettari artistici in lingua italiana (fine XIV–XVI secolo)*, che inaugura per l'ambito tecnico artistico la dimensione di sistematicità auspicata da decenni di studi. Il primo obiettivo del progetto è infatti la costituzione di un archivio digitale, che raccolga e renda disponibili e interrogabili i testi di ricette e ricettari per i colori e altri preparati per la pittura, la miniatura e la colorazione di vetro, ceramica, stoffa, metalli e altri materiali occasionali; il secondo obiettivo è l'elaborazione del *Dizionario Storico dei materiali e delle tecniche di Pittura* (DISPI). Dopo circa due anni di lavoro, gli Atti rappresentano la sede naturale per abbozzare le linee di un primo bilancio e avviare le fasi conclusive di restituzione e disseminazione. I risultati del progetto si trovano all'indirizzo: https://progetto-ardire.uniud.it/; al progetto è dedicata l'ultima parte del volume, che acquista il suo pieno significato nel dialogo con le tre precedenti.

Nella prima sezione, *Gli ambienti*, il contributo di Cristiana Pasqualetti fa il punto sui contesti di committenza più frequenti: i monasteri anzitutto, in secondo luogo le corporazioni e le arti, e più avanti le corti; ambienti di copia privilegiati anche perché connessi alla fioritura di scuole di miniatura o di artigianato della ceramica e del vetro. Sull'altro versante, la raccolta di prontuari di istruzioni pratiche per la vita quotidiana (rimedi contro malesseri comuni, istruzioni per la tintura non meno che per la smacchiatura di capi di tessuto, giochi di magia destinati all'intrattenimento) può coinvolgere anche singoli e gruppi sociali, come nel caso delle ricette trasmesse dai libri di ricordi, dalle pratiche di mercatura o persino singolarmente nei carteggi tra filiali della stessa compagnia: riprendendo gli studi sul *Memoriale* di Francesco Bentaccordi e rintracciando un tesoro di una trentina di ricette tra le lettere del fondo Datini di Prato, Jérôme Hayez insiste sulla «circulation de ces textes entre des milieux variés composés de médecins et de marchands, mais aussi de notaires, d'artisans, de marchands de chevaux et de religieux». Le considerazioni relative ai contesti riverberano su aspetti più ampi della trasmissione, come la caratura culturale e le modalità di circolazione: ricettari ampi, in latino, radicati nell'aristotelismo medievale avranno tendenzialmente una tradizione scritta e socioculturalmente alta (ossia, in sostanza, monastica e solo a Cinquecento inoltrato cortigiana) alle spalle; viceversa «l'uso del volgare, l'assenza di formule di titolazione, di allocuzione e di chiusura, così come l'apparente assenza di citazioni da testi più antichi son tutti indizi a suffragio dell'ipotesi che la raccolta di istruzioni artistiche si formi non tanto sulla base di fonti scritte, quanto per trasmissione orale» (Pasqualetti), per esempio grazie alla quotidiana frequentazione di *scriptores* e miniatori, che si può ipotizzare nel caso già citato di Bentaccordi.

La varietà dei contesti, degli attori e delle modalità di trasmissione rende fondamentale l'indagine paleografica e codicologica, utilissima sempre ma per i ricettari indispensabile; il contributo di Martina Pantarotto non solo integra, corregge o conferma dati rilevanti riguardo alla datazione e la collocazione di cinque manoscritti, ma soprattutto abbozza le linee di un primo catalogo dei caratteri materiali, interni e esterni, del ricettario artistico, tra i quali le dimensioni, le tipologie grafiche, la varietà e il numero delle mani e il ruolo da assegnare loro: il postillatore può coincidere in tutto o in parte con il collettore delle ricette, che può spartire il suo ruolo con il committente o anche con il copista.

Il radicamento nell'ambiente di produzione è funzionalmente indagato, per la sua rilevanza nella genesi e nella destinazione dei testi, anche riguardo a singole, fortunatissime opere di origine tardoantica e mediorientale, come l'*Almansore* presentato da Rosa Piro e il *Dynameron* già edito da Ilias Valiakos, nonché nei contributi di carattere filologico (Michela Del Savio, Daniele Musto, Flavia Garlini) e lessicografico (Eleonora Colla, Elisa D'Addino) dedicati a specifici ricettari artistici.

Completa la sezione l'intervento di Vincenzo Gheroldi che collega originalmente la fortuna delle ricette non solo a «intenzioni erudite, di controllo qualitativo, corporativo, o di mero diletto» (Pasqualetti) ma anche al gusto «per particolari finiture e *alle* tecniche per ottenere determinati effetti visivi». Secondo Gheroldi «categorie verbali» che si trovano nelle ricette, come *lustro* o *carico*, ma anche sfumature come *violante* o *ceneraccio* «costituivano probabilmente un rispecchiamento delle distinzioni percettive che trovavano la loro applicazione nel concreto della valutazione dei dipinti». A loro volta i pittori selezionavano materiali e tecniche sulla base degli effetti di variazione visiva che volevano ottenere e che «rimandavano al valore di mercato dei materiali», producendo anche «informazioni sul potere di spesa e sullo *status* sociale del committente».

Chi riunisce, chi trascrive e con quale finalità sono le tre domande dalle quali le indagini dedicate ai ricettari antichi non possono prescindere: non per caso da un capo all'altro del volume accompagnano le considerazioni di ambito storico-artistico (Pasqualetti, Hayez nonché Mathieu Harsch e Simona Rinaldi) ma diventano centrali nella seconda sezione, *Le edizioni*, che raccoglie considerazioni di metodo e esperienze sul campo a confronto con tradizioni testuali nelle quali spesso non è possibile ipotizzare l'archetipo ma neppure uno o più antigrafi né distinguere rami diversi né fare capo a uno o più autori; tradizioni che si sviluppano per aggregazione e riuso e non per semplice copia e che si possono giovare dei contributi di centri artigianali e tecnici sparsi in aree della penisola distanti per consuetudini tecnologiche e per caratteri linguistici. Se l'edizione a testimone unico spesso è la soluzione meno inadeguata al rompicapo testuale, è altrettanto vero che una raccolta di ricette rappresenta soltanto la punta dell'iceberg di una serie di relazioni orizzontali (ricette plurittestimoniate in altrettanti testimoni unici, con possibilità alta di fenomeni di contatto linguistico e di plurilinguismo) ma anche verticali: in quest'ultimo caso il carattere di «tradizione attiva», che i ricettari con antecedente latino condividono con i volgarizzamenti di testi pratici, rende arduo «il tentativo di discernere fra diverse traduzioni di uno stesso testo di partenza, rifacimenti a partire da un volgarizzamento o innovazioni nella trasmissione di uno stesso volgarizzamento».

Lo sottolinea con queste parole Giuseppe Zarra nell'esame delle 13 ricette dell'ultima sezione del ms. 307 della Wellcome Library a confronto con l'articolata tradizione dell'*Antidotarium* dello Pseudo Mesue, mettendo a fuoco tra i criteri distintivi gli indicatori di quantità, la presenza di rimandi interni al testo e il riferimento diretto al testo latino: la particolare commutazione di codice presente in ricette che iniziano in latino e passano al volgare in corrispondenza di una glossa che offre la traduzione del testo latino è considerata dallo studioso un «indizio forte a favore dell'ipotesi di un testo che dipende da una traduzione a sé stante».

Anche l'ordine delle ricette è considerato tra i parametri per distinguere tra relazioni orizzontali e relazioni verticali: la questione, toccata anche nei contributi di Del Savio sull'edizione del ms. Riccardiano 1246 e di Garlini per il ms. XXI B 32 della Biblioteca Comunale di Lodi, è collegata in particolare da Ilias Valiakos e da Simone Pregnolato (che pubblica l'edizione di dieci ricette di cucina trascritte sull'antica coperta membranacea del ms. Lat. XIV 232 (4257), nr 142 della Biblioteca Marciana di Venezia) al problema delle fonti all'interno di tradizioni ampie e diramate come quella del *Dynameron* di Nikolaos Myrepsos e quella denominata «dei dodici commensali». Nei manoscritti databili dall'inizio del Cinquecento in avanti, inoltre, l'ordine delle ricette può diventare un indizio di contaminazione con la tradizione dei ricettari a stampa, i cosiddetti libri di segreti, organizzati in sezioni per ambiti omogenei.

Anche la terza parte del volume, *Il lessico*, propone preziose messe a punto generali e casi di studio particolari. Il contributo di Chiara Crisciani esplora la parola e la categoria fondamentale di *experimentum* in un percorso che intreccia la pratica artistica con l'alchimia nelle sue declinazioni filosofiche e sapienziali e nelle sue applicazioni pratiche. Stefano Telve affronta la questione della composizione del lessico dei ricettari a partire dal debito della tradizione volgare verso «i passaggi ereditari [...] da una lingua all'altra, dal greco al latino ai volgari»: poiché questi passaggi non possono considerarsi integrali, sequenziali o lineari «tanto più in epoca medievale, quando in molti testi pratici, tra i quali appunto i ricettari, vige uno stato di bilinguismo sostanziale», gli episodi di commutazione linguistica dipenderanno da «fattori occasionali ed estemporanei» e varranno a testimoniare «l'effettiva libera intercambiabilità tra latino e volgare», rendendo ardua la distinzione tra commutazione e prestito propriamente detto ma anche rimandando ai ricettari in latino al fine di «individuare il lessico volgare di determinati ambiti». Fatte queste premesse, il contributo si sofferma sui due meccanismi di arricchimento del repertorio lessicale considerati più rilevanti, ossia la specializzazione semantica e la neoformazione per derivazione di verbi e sostantivi con aggettivi e avverbi.

Sulla continuità tra voci latine e volgari e sul forte ibridismo «tra lingue e varietà, tra spinte locali e apporti allogeni» insiste anche il contributo di Sergio Lubello che presenta il progetto AtLiTeG, *Atlante della lingua e dei testi della cultura gastronomica italiana dall'età medievale all'Unità*, progetto di ricerca nazionale coordinato da Giovanna Frosini (Università per Stranieri di Siena) e a cui hanno afferito tre altre unità di ricerca, dalle università di Cagliari, Napoli «Federico II» e Salerno, coordinate rispettivamente da Rita Fresu, Nicola De Blasi e da Lubello stesso. Obiettivo del progetto è «ricostruire la storia e la geografia dei testi e della lingua italiana del cibo dal Medioevo all'Unità (approssimativamente, anche se il vero termine *ante quem* è rappresentato dalla prima edizione della *Scienza in cucina e l'arte di mangiar bene* di Pellegrino Artusi del 1891) attraverso tre strumenti principali»: un corpus di testi, un vocabolario storico e un «Atlante geo-testuale [...] con rappresentazioni cartografiche in diacronia e in diatopia di un numero rappresentativo di lemmi». Il *Vocabolario storico della lingua italiana della gastronomia* (VoSLIG), che tesaurizza quindi testi compresi tra l'età medievale e il 1891, è realizzato direttamente in digitale e documenta da un lato «la continua trasformazione, arricchimento e adattamento di un piatto» in base ai nuovi ambienti di produzione e ai luoghi di circolazione ma anche «all'intervento creativo e personale dei diversi autori e anche dei copisti»; dall'altro l'apporto sia del latino (il latino «impastato di volgarismi e perfettamente contiguo alla tradizione volgare del *Liber de coquina*», e il latino «punto di arrivo, non di partenza della tradizione volgare») sia dell'eredità della tradizione arabo-persiana, determinante – e non soltanto per l'ambito gastronomico – per popolazioni e culture che si affacciano sul bacino del Mediterraneo. Dopo aver illustrato la struttura di una voce del VoSLIG, articolata in ben 13 campi, il contributo si sofferma sull'indagine etimologica di tre voci che mettono in luce l'importanza della documentazione raccolta nel corpus del progetto e mostrano eredità, contatti, influenze e contaminazioni nel concreto delle evoluzioni formali e semantiche delle parole.

Contaminazioni e ibridismi si trovano anche nel ricettario H486 della Bibliothèque Historique de Médecine di Montpellier. Con rara perizia e padronanza D'Addino ne presenta un catalogo ricchissimo per entrate e grazie alle note di definizione e descrizione. Benché non ancora completa (del manoscritto D'Addino sta curando l'edizione), la rassegna di voci, suddivise per materiali organici e inorganici, costituisce già ora un vero e proprio glossario di riferimento, da cui gli studi potranno ripartire non solo verso la variazione intradialettale (il manoscritto è collocabile in area perimediana ma con fenomeni di stratigrafia che rimandano all'area mediana e fino alla Campania) ma anche nell'indagare il bilinguismo volgare/latino (del ricettario si conserva alla Biblioteca Nazionale di Torino anche una versione completa in latino, i cui rapporti con la redazione volgare sono in corso di studio) e il contatto con la tradizione arabo-persiana, che contamina la trasmissione del testo a monte dei due testimoni conservati dando origine a una casistica esaustiva di adattamenti, equivoci e errori di copia. Di questo rebus D'Addino fornisce la chiave trascorrendo dai fenomeni di allotropia, sinonimia e geosinonimia del volgare alla concorrenza tra voci volgari e latine per esaminare infine i diversi esiti delle interferenze dell'arabo.

Diversamente originale negli esiti è il contributo di Colla sul lessico del *Trattato della miniatura*, «una raccolta di 104 ricette tecnico-artistiche che si costituì nel ducato di Urbino nella seconda metà del Cinquecento». Il testo, trasmesso da tre copie complete e da una serie di testimoni parziali di cui è in corso la collazione, rappresenta secondo l'autrice un prezioso documento della fase di passaggio «dalla descrizione strettamente connessa alla pratica tipica dei ricettari» alla «forma più compiuta del trattato rinascimentale»: non solo perché la raccolta è localizzabile con precisione superiore a quella di un normale ricettario e variamente attribuita a diverse figure di collettori, ma anche perché le ricette sono suddivise in tre sezioni organizzate e riconoscibili; solo la prima è dedicata alla preparazione dei colori, mentre la seconda e la terza intendono ammaestrare il pittore e miniatore quanto agli effetti da ricercare nella pittura di paesaggio e nella rappresentazione della figura umana; infine perché i lemmi analizzati (un piccolo ma significativo campione di voci verbali) «si riscontrano solo raramente nei ricettari» mentre «hanno maggiore frequenza nei trattati d'arte» del Cinquecento. Questa considerazione conclusiva è di grande rilievo perché abbozza una prima linea di sviluppo del lessico pittorico volgare dalle origini alla piena fioritura cinquecentesca, superando la frammentazione che caratterizza gli studi finora. L'operazione è resa possibile dal confronto incrociato di tre corpora digitali: il Corpus OVI dell'italiano antico; il database *Art theorists of the Italian Renaissance* (ATIR – The University of Chicago Library) in cui sono inseriti in versione completa i trattati d'arte pubblicati tra il 1470 e il 1775; il corpus dell'*Archivio e dizionario digitali dei primi ricettari artistici in lingua italiana (fine XIV–XVI secolo)* – ArDIRe, che rende interrogabili i testi dei ricettari artistici databili tra il secolo XIV e il XVI.

Il contributo rappresenta dunque un primo per quanto circoscritto collaudo degli strumenti sviluppati dal progetto nazionale ArDIRe, al quale è dedicata l'ultima sezione del volume. Al progetto partecipano tre unità di ricerca presso le università di Torino e Udine e presso la sede di Pisa dell'Istituto CNR OVI – Opera del Vocabolario Italiano, coordinate rispettivamente da Margherita Quaglino, Martina Visentin e Elena Artale. Ai primi di novembre 2025 l'archivio digitale è costituito da 42 raccolte di ricette, per la maggior parte quattrocentesche: la più antica è quella attribuita a Bartolomeo di

Siena (Siena, Biblioteca Comunale, L XI 41), datata alla fine del XIV secolo; la più recente è quella attribuita a Valerio Mariani da Pesaro, confezionata tra la metà del XVI e i primi anni del XVII secolo e trascritta dal testimone Yale, University Library, Beinecke 372, datato al 1620. Le raccolte sono localizzate perlopiù in area veneta, emiliana (modenese e ferrarese), toscana (senese e fiorentina) e mediana (l'analisi linguistica è ancora in corso per una parte dei manoscritti). La punta più meridionale è raggiunta dal ms. Venezia, Biblioteca Marciana, It. III 10, di area campana. Sono attualmente archiviate solo due raccolte a stampa: il *Plichto de l'arte de tentori* di Giovan Ventura Rosetti (Venezia, Francesco Rampazetto, 1540 – CNCE 66899) e i *Secreti del reverendo donno Alessio piemontese* (nell'edizione Milano, Giovann'Antonio degli Antoni, 1559 – CNCE 29195). Circa un terzo delle raccolte è sottoscritto o attribuito o riconducibile a una figura di copista o collettore; tra questi una donna, una non ancora identificata suor Lucia che scrive a istanza della badessa di un monastero probabilmente modenese nel 1485 (Modena, Biblioteca Estense, Campori gamma O.6.15). L'archivio digitale, che a fine progetto conta 50 testi (ne erano previsti originariamente appena 30), è gestito dal programma GATTO (acronimo di Gestione degli Archivi Testuali del *Tesoro delle Origini*) ed è consultabile all'indirizzo: http://ardireweb.ovi.cnr.it/(S(52bcodoidpojzv5kopaddpvq))/CatForm01.aspx. Parallelamente è in corso la lemmatizzazione dei sostantivi (limitatamente ai tecnicismi) che accompagna la redazione delle schede lessicografiche del DISPI, il primo *Dizionario storico dei materiali e delle tecniche di pittura* compilato in stretta collaborazione tra storici della lingua e storici dell'arte; le voci sono consultabili all'indirizzo: https://edvara.infofactory.it/DISPI/. Sono attualmente in corso di elaborazione 80 schede lessicografiche che si presentano nella forma del dittico: una prima parte tiene conto di modelli ormai invalsi nella configurazione di vocabolari «nativi digitali»; una seconda parte integra la prima con l'accertamento storico e tecnico dei materiali oggetto della scheda e con la descrizione della diffusione e degli usi, ossia con notizie fondamentali per cogliere pienamente i significati delle parole e delle preparazioni e di cui i ricettari mancano (quasi) del tutto.

L'ultima sezione del volume, dunque, dedicata al cantiere del progetto ArDIRe, si apre con il contributo di Mathieu Harsch che elenca le cause principali dello «scollamento» del lessico dei ricettari dalla prassi reale, diciamo pure della sua «inaffidabilità», e le conseguenti difficoltà nell'identificazione dei materiali citati, concludendo che «un modo efficace per superare questi limiti consiste nel confrontare la letteratura tecnica con altre tipologie di fonti testuali, in particolare quelle che la storiografia francese denomina *sources de la pratique*. Infatti, i libri di conti dei pittori o dei tintori, gli inventari di bottega annotati negli atti notarili, le liste di spese degli scriptoria, i contratti notarili di committenza artistica, i cartolari dei mercanti coinvolti nella fornitura di artisti e artigiani ecc. sono fonti capaci di fornire informazioni sulla realtà delle pratiche tecnico-artistiche del passato». Intorno al testo e al lessico della ricetta e secondo una prassi collaudata negli studi e pienamente condivisa dal gruppo di ricerca occorre dunque stabilire una gerarchia di fonti che, pur rimanendo ai margini della tradizione dei ricettari, vanno con questa connesse e poste in dialogo.

Studiosa esperta di storia dei materiali e delle tecniche artistiche, Simona Rinaldi mette l'accento su un secondo insieme di problemi aperti legati allo studio del lessico delle ricette, ossia la relazione tra «i materiali citati nelle ricette e le tecniche artistiche che ne prevedono l'applicazione». I ricettari artistici sono infatti, in primo luogo, raccolte di ricette relative a settori disparati:

> la lavorazione e/o la colorazione di vetro, ossa, cuoio e pelli, indicazioni per il taglio e la lavorazione di gemme vere o contraffatte [...], trattamento, lavorazione, colorazione di metalli più o meno nobili; indicazioni sulla preparazione di pigmenti coloranti per pittura o tintura; preparazione di fondi oro e dorature di varia natura; tecniche di tintoria; tecnologia da *scriptoria*: preparazione di colle, gessi, strumenti, inchiostri, inchiostri colorati, leganti, indicazioni per smacchiare, metodi per realizzare rilegature; lavorazioni di oro e altri metalli a scopo grafico, smalti e vernici (Tolaini 2003, 675).

Se questa varietà, ribadisce Rinaldi, «riflette l'appartenenza degli artefici coinvolti a corporazioni diverse (battiloro, cuoiai, legnaioli, orefici, pittori, tintori, etc.)», rendendo impensabile l'attribuzione dei ricettari più estesi a una singola bottega o a uno specifico contesto artistico di produzione, è pur vero che le prescrizioni sulla manifattura di un materiale sono di rado seguite da indicazioni sulla «tecnica artistica nella quale adottarlo». Per questo, «a partire dai ricettari presi in esame dal progetto, è stato realizzato all'interno del DISPI un glossario di base, contenente la definizione di ciascuna tecnica artistica per il successivo collegamento al lemma del materiale citato nelle ricette»: il contributo di Simona Rinaldi ne offre appunto un significativo estratto.

I due ambienti digitali del progetto, ossia la banca dati e la piattaforma che ha consentito lo sviluppo del vocabolario, sono illustrati nei due interventi paralleli di Elena Artale e di Martina Visentin. Per quanto riguarda l'archivio testuale GATTO, occorre dire intanto che la possibilità della ricerca per forme in un corpus di mole non insignificante (attualmente 52673 forme per 815061 occorrenze) mette a disposizione una serie di dati di tipo statistico finora non accessibili per il lessico dei ricettari artistici. Un ausilio prezioso alla ricerca lessicologica e storico-artistica è poi offerto dalla lemmatizzazione, che attiva potenzialità di interrogazione del software GATTO che sconfinano nella semantica e che sono chiarite nel contributo di Artale. Anzitutto, nel caso di lemmi polirematici il programma considera come «un'unica forma grafica anche sequenze di caratteri separate da uno spazio» (per esempio la ricerca per *acquavite* dà come risultato anche *acqua di vite*); «la compresenza di due lemmi in uno stesso luogo testuale può essere rintracciata tramite la ricerca per ‹cooccorrenze›»: è possibile dunque estrarre dal corpus tutte le ricette in cui un ingrediente è mescolato o non è mescolato a un altro; è superfluo insistere sull'utilità di questa funzione in un corpus di testi caratterizzati dalla frequente ripetizione di procedimenti basati su materie prime simili o identiche. La funzione «disambiguatore» consente inoltre di individuare con un'unica ricerca tanto *azzurro della Magna* quanto *azzurro tedesco*; infine la funzione «iperlemma» raggruppa i lemmi in macroambiti: inserendo come criterio di ricerca, ad esempio, l'iperlemma *colore*, si otterranno tutte le occorrenze delle parole che indicano colori, da *cappa di cielo* a *fior di pesco* a *torellino*.

Sembra ovvio dire che la costituzione di un archivio testuale richiede a monte la trascrizione e l'elaborazione dei testi: trattandosi come si accennava di testi insidiosi, trasandati e scorretti, che spesso descrivono procedimenti oscuri con parole indecifrabili, il lavoro ha impegnato l'intero gruppo di ricerca per tutta la durata del progetto, collaboratori e collaboratrici in prima linea ma seguiti da vicino dai componenti delle unità di Torino e Firenze e in particolare da Francesca Geymonat, anima della squadra filologica. Il contributo di Musto, che presenta l'edizione di un gruppo di ricette dal ms. Brescia, Biblioteca Civica Queriniana, A.VI.5, dà un'idea della difficoltà del lavoro. Le edizioni moderne sono state controllate sugli originali e i testi inediti sono stati trascritti adottando criteri uniformi e conservativi. In ogni ricettario, ciascuna ricetta è stata identificata con un numero in sequenza; i segmenti di testo così individuati corrispondono ai contesti che si possono estrarre attraverso l'interrogazione della banca dati e che vengono visualizzati nelle voci del dizionario. La numerazione delle ricette prepara l'elaborazione di indici facilmente confrontabili, consentendo considerazioni sulla tradizione testuale di ricette singole e a gruppi.

Indici, bibliografia, glossario delle tecniche artistiche trovano spazio nelle sezioni di archivio della piattaforma e-Dvara che consente «la progettazione di un sistema di dati» ponendosi «come strumento che accompagna in maniera flessibile la ricerca». Se la scheda lessicografica è stata elaborata dalla riflessione dell'intero gruppo di ricerca, la configurazione della piattaforma per accoglierla è stata coordinata da Visentin e da Rinaldi di concerto con gli informatici che collaborano con l'università di Udine: il DISPI nasce non solo dal confronto con il modello del TLIO, il *Tesoro della lingua italiana delle Origini*, ma anche tenendo conto dell'esperienza di altre banche dati «dedicate in particolare ai pigmenti pittorici», come il *Materials database* del Museum of Fine Arts di Boston o l'archivio digitale *Colour context*, che rappresenta il precedente più vicino al progetto ArDIRe. La banca dati raccoglie infatti un ampio corpus di ricettari di provenienza nordeuropea (Germania, Francia, Paesi Bassi, Regno Unito), corredandoli di bibliografia e di un glossario.

Il dizionario del progetto, dunque, «così come il *corpus* di ricettari a cui attinge, è uno strumento nativo digitale immaginato per essere accresciuto e aggiornato»: l'articolazione della scheda e un saggio di compilazione sono proposti in chiusura del volume dal contributo di Federico Milone che dà conto dei primi risultati della ricerca lessicale e lessicografica. Il saggio segnala alcune attestazioni uniche provenienti da meccanismi derivazionali che toccano aggettivi come *cinabrante* e *cinabroso* e verbi come *avverzinare*, *arrobbiare* e *dirobbiare*; descrive la ricchezza dell'aggettivazione, che conferma le osservazioni in apertura di Gheroldi; rileva la presenza di glosse; si sofferma infine sulla interessante retrodatazione della voce *garanza* 'robbia', attestata nei dizionari storici dal XVIII secolo.

Poiché tutti i contributi si sono giovati delle appassionanti discussioni che hanno animato le sessioni del convegno torinese, desideriamo concludere questa presentazione ringraziando in particolare Davide Dalmas dell'unità di Torino e Paolo Squillacioti, direttore dell'Opera del Vocabolario Italiano, che hanno moderato e partecipato ai lavori pur senza intervenire negli Atti.

Questo volume è dedicato a Lucia Bertolini. La lucidità e la competenza con cui affrontava i problemi testuali più spinosi, sempre unite al tratto umano cordiale e affabile, sono un'eredità preziosa per il progetto e per l'intera comunità scientifica.

Bibliografia

Delle fonti online di séguito segnalate la data d'ultimo accesso è il 07.01.2026.

Artale, Elena, *Per una lingua delle ricette, tra medicina e arte (secoli XIII–XV)*, Studi di Memofonte 30 (2023), 12–27.

Boccardo, Giovanni Battista/Quaglino, Margherita, *Nota introduttiva*, in *Aspetti della sintassi volgare d'uso medio e pratico tra Tre e Seicento*, Cuadernos de filología italiana 32 (2025), 11–13.

Castiglione, Baldassarre, *Rime e giochi di corte*, ed. Fantato, Michela, Mantova, Eurograf, 2004.

Crusca V = *Vocabolario degli Accademici della Crusca*, quinta impressione, 11 voll. (*A–Ozono*), Firenze, Tip. galileiana, poi Successori Le Monnier, 1863–1923, www.lessicografia.it.

Fadini, Matteo, *Per l'edizione critica delle rime di Baldassarre Castiglione e Cesare Gonzaga. Censimento e questioni attributive*, Quaderni d'italianistica 35:2 (2014), 5–62.

Frosini, Giovanna/Lubello, Sergio, *L'italiano del cibo*, Roma, Carocci, 2023.

GDLI = Battaglia, Salvatore/Bárberi Squarotti, Giorgio (edd.), *Grande dizionario della lingua italiana*, 21 vol., Torino, UTET, 1961–2002; con *Supplemento 2004* e *2009*, dir. Sanguineti, Edoardo, Torino, UTET, 2004 e 2009, e *Indici degli autori citati nei volumi I–XXI e nel Supplemento 2004*, ed. Ronco, Giovanni, Torino, UTET, 2004, https://www.gdli.it/.

LEI = Prifti, Elton/Schweickard, Wolfgang (edd.), *Lessico etimologico italiano* (*LEI*), fondato da Max Pfister, Wiesbaden, Reichert, 1979–, https://lei-digitale.it/.

Secreti 1561 = *I secreti de la signora Isabella Cortese ne' quali si contengono cose minerali, medicinali, arteficiose, & alchimiche, & molte de l'arte profumatoria, appartenenti a ogni gran signora*, in Venetia, appresso Giovanni Bariletto, MDLXI (CNCE 14003).

TLIO = Beltrami, Pietro/Squillacioti, Paolo (dir.), *Tesoro della lingua italiana delle Origini*, Firenze, Istituto del CNR Opera del Vocabolario Italiano, 1997-, http://tlio.ovi.cnr.it/TLIO.

Tolaini, Francesca, *Proposte per una metodologia di analisi di un ricettario di colori medievale*, in: *Il colore nel Medioevo. Arte, simbolo, tecnica*, Atti delle giornate di studi (Lucca, 5–6 maggio 1995), Lucca, Istituto storico lucchese, 1996, 91–116.

Tolaini, Francesca, *Trattati tecnici*, in: Castelnuovo, Enrico/Sergi, Giuseppe (edd.), *Arti e storia nel Medioevo*, vol. 2, Torino, Einaudi, 2003, 673–685.

PARTE I

Gli ambienti

1

«Sapienti pauca». Compilatori, lettori e utenti dei ricettari tecnico-artistici fra tardo Medioevo e prima età moderna

Cristiana Pasqualetti

Riassunto Il contributo verte sul riesame di tre testi che contengono ricette per la preparazione di materiali per la miniatura e offre elementi di riflessione metodologica per l'individuazione degli autori delle raccolte e degli autori delle ricette, per la ricostruzione dell'ambiente di allestimento e di quello d'uso, per la comprensione del ruolo svolto dai copisti.

Abstract This contribution undertakes a re-examination of three texts containing recipes for the preparation of materials used in book illumination. It offers methodological reflections aimed at identifying the authors of the compilations and of the individual recipes, reconstructing the contexts of their collection and use, and gaining a deeper understanding of the role played by the copyists.

Parole chiave ricettari – miniatura – ambienti artistici ecclesiastici e laici nei secc. XIVex–XVI

1 Introduzione

Lo studio dei trattati e dei ricettari per la preparazione di pigmenti e altri materiali artistici fra tardo Medioevo e prima età moderna pone molti interrogativi, primo fra tutti chi siano stati gli autori o compilatori di questi testi – talora anonimi – e i loro fruitori.[1] Si tratta di una domanda cruciale, che investe natura e finalità stesse delle compilazioni tecnico-artistiche. Esemplare in tal

1 La bibliografia sull'argomento è vasta. Per un primo ragguaglio sui trattati e sui ricettari tecnico-artistici editi, limitatamente al Medioevo e alle tecniche per dipingere e miniare, Clarke (2001); Tolaini (2006); Tosatti (2007). Per un approccio al lessico tecnico-artistico Guineau (2005). Per le questioni interpretative specifiche di questo genere di letteratura sono di riferimento gli studi di Clarke (2008; 2011; 2012; 2014; 2018; 2024).

senso il celeberrimo *Libro dell'arte* di Cennino Cennini (Colle di Val d'Elsa, seconda metà del secolo XIV – *ante* 1427): malgrado l'autocertificata paternità dell'opera, restano tuttora sostanzialmente indeterminati i destinatari e, di conseguenza, gli scopi che il pittore toscano si prefiggeva di raggiungere con questo lavoro.[2]

I ricettari erano prodotti da professionisti per l'uso da parte di altri artisti, oppure servivano principalmente da promemoria personale? Siffatte compilazioni rispondevano alla richiesta delle corporazioni di mestiere o costituivano un esercizio di trasmissione culturale intrapreso da persone non necessariamente appartenenti all'arte? I compilatori erano meri collettori di istruzioni fornite da artisti professionisti, oppure erano in grado di rielaborare in modo autonomo e competente le ricette raccolte? Quando le modifiche apportate dagli amanuensi non sembrano riferibili a fraintendimenti dell'antigrafo, dobbiamo supporre che i copisti fossero anche praticanti?

Sono queste soltanto alcune delle domande con le quali si confronta chi si applica allo studio dei testi ascrivibili all'ambito della letteratura tecnico-artistica. D'altronde, non solo ciascun trattato o ricettario, ma finanche ogni singolo testimone della sua tradizione manoscritta costituisce una storia a sé. Ciò dipende soprattutto dalla natura eminentemente *pratica* di questo genere di testi – non sempre né necessariamente coincidente con la *praticabilità* delle ricette raccolte –, che può attribuirsi alla volontà dell'autore o del compilatore, ma anche all'iniziativa dei copisti, e convivere fin dal principio con altre, concomitanti intenzioni – erudite, di controllo qualitativo, corporativo, o di mero diletto.

Nelle pagine seguenti cercherò di portare alcuni esempi tratti da testi che sono stati oggetto delle mie ricerche: il *Libellus ad faciendum colores dandos in carta*, più noto con il titolo convenzionale *De arte illuminandi*; le ricette del *Memoriale* Bentaccordi; i *Segreti d'arti diverse* della Biblioteca Nazionale Marciana, tutti accomunati dallo spazio ampio – quando non esclusivo – accordato all'arte di miniare.

---

2 Per la destinazione del trattato alla Fraglia dei pittori di Padova, dove Cennini è documentato al servizio di Francesco da Carrara nel 1398, si vedano le considerazioni di Fabio Frezzato (Cennini 2003, 11–17) e Veronica Ricotta (Cennini 2019, 30–32). Secondo Bellucci/Frosinini (2002, 30–31), l'*arte* richiamata nel titolo si riferisce invece all'Arte fiorentina dei medici e degli speziali. Per i passi del *Libro dell'arte* di seguito citati si fa riferimento a Cennini (2003).

2 Il *Libellus ad faciendum colores dandos in carta* (cosiddetto *De arte illuminandi*)

Per quasi due secoli il *De arte illuminandi* – denominazione apparsa per la prima volta nel 1856[3] – è stato conosciuto grazie a un unico testimone (N) di provenienza non documentata, corrispondente ai ff. 10r–18v (cartacei) del composito Napoli, Biblioteca Nazionale Vittorio Emanuele III, XII E 27, fogli vergati nel primo quarto del secolo XV (il f. 17v è riprodotto in Fig. 1.1). Con ogni probabilità l'esemplare giunse a Napoli dopo il 1789, anno a partire dal quale centinaia di manoscritti furono trasferiti dai conventi minoritici abruzzesi nell'allora Real Biblioteca Borbonica (la storia editoriale di N in Pasqualetti 2011, XXI– XXVIII).

Nel 2007 ho individuato un'altra copia dell'opera ai ff. 225r–240v (fascicoli 27–28, cartacei) del composito L'Aquila, Archivio di Stato, S 57 (A), copia datata 1432 e tramandata con denominazione quattrocentesca nella seconda delle due *tabulae* (ff. 13r–15r) premesse al volume: *Libellus ad faciendum colores dandos in carta* (Fig. 1.2 e Pasqualetti 2011).[4] Da note di possesso autografe e postume, il codice risulta appartenuto alla libreria del beato Bernardino da Fossa (1420/1422–1503), anche detto Bernardino Aquilano, morto nel convento francescano osservante di San Giuliano all'Aquila. Nel 1515 la salma del frate fu traslata insieme ai suoi libri nel convento di Sant'Angelo d'Ocre (L'Aquila), di cui Bernardino aveva promosso la rifondazione osservante. Di qui, in seguito alle leggi eversive dell'asse ecclesiastico (1866–1867), il codice fu trasferito assieme a numerosi altri volumi nell'Archivio Municipale dell'Aquila, poi nella Biblioteca Provinciale Salvatore Tommasi e, nel 1935, nel locale Archivio di Stato.

Grazie alle evidenze linguistiche e lessicali nonché a una serie di circostanze storiche dettagliatamente ricostruite in fase di edizione del *Libellus* mi è stato possibile dedurre che anche N abbia avuto origine in territorio aquilano e che con ogni probabilità sia stato fra i manoscritti trasferiti a Napoli sul finire del secolo XVIII.

A e N sono entrambi prossimi sul piano cronologico a un antigrafo comune – probabilmente l'originale stesso –, databile a non prima dell'ultimo decennio del secolo XIV, come risulta da numerosi indizi interni, non ultimi quelli

3 Nell'*Inventario topografico dei manoscritti degli scaffali I–XIV* manoscritto s.s. a Napoli, Biblioteca Nazionale Vittorio Emanuele III, del 1856, al f. 464r: «De arte illuminandi, colorandi, aliove modo ornandi Libros».

4 Nelle pagine seguenti si farà sempre riferimento a quest'edizione del *De arte illuminandi*. Sorprende vedere citati N e A come veicoli di opere distinte: Rinaldi (2023, 35).

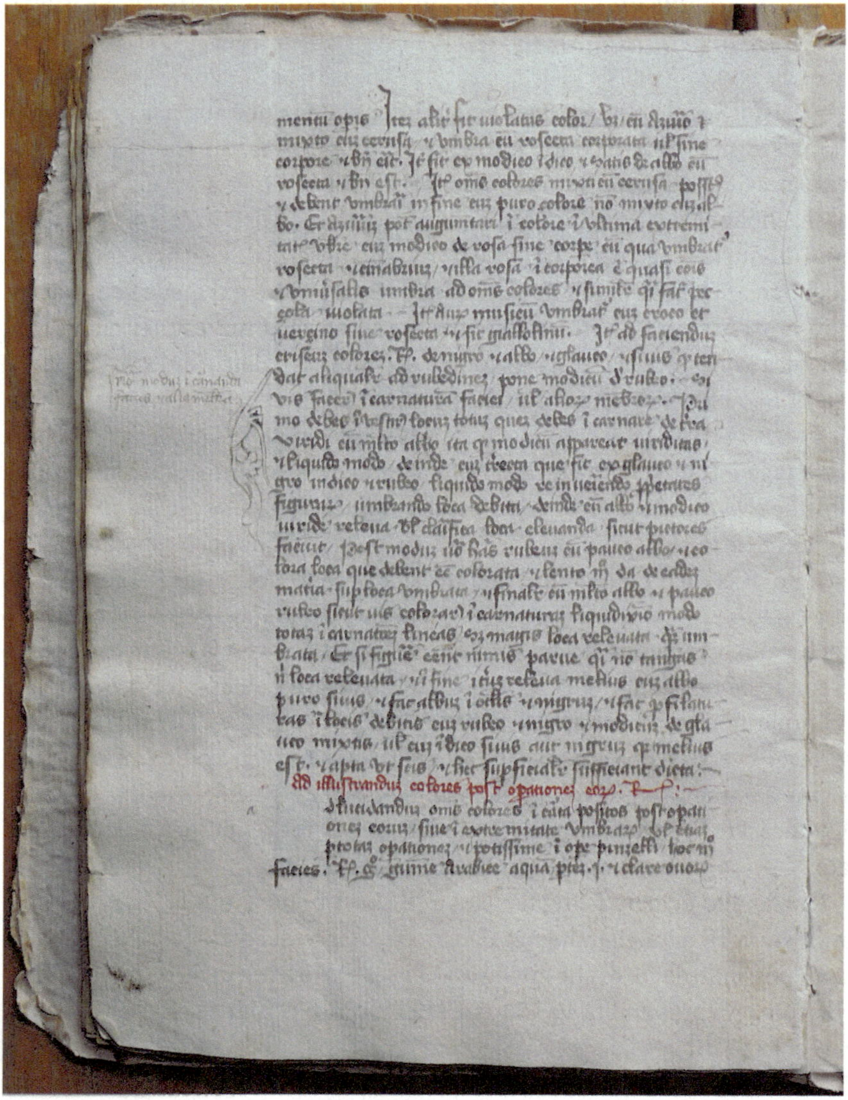

FIG. 1.1 Napoli, Biblioteca Nazionale Vittorio Emanuele III, XII E 27, f. 17v.

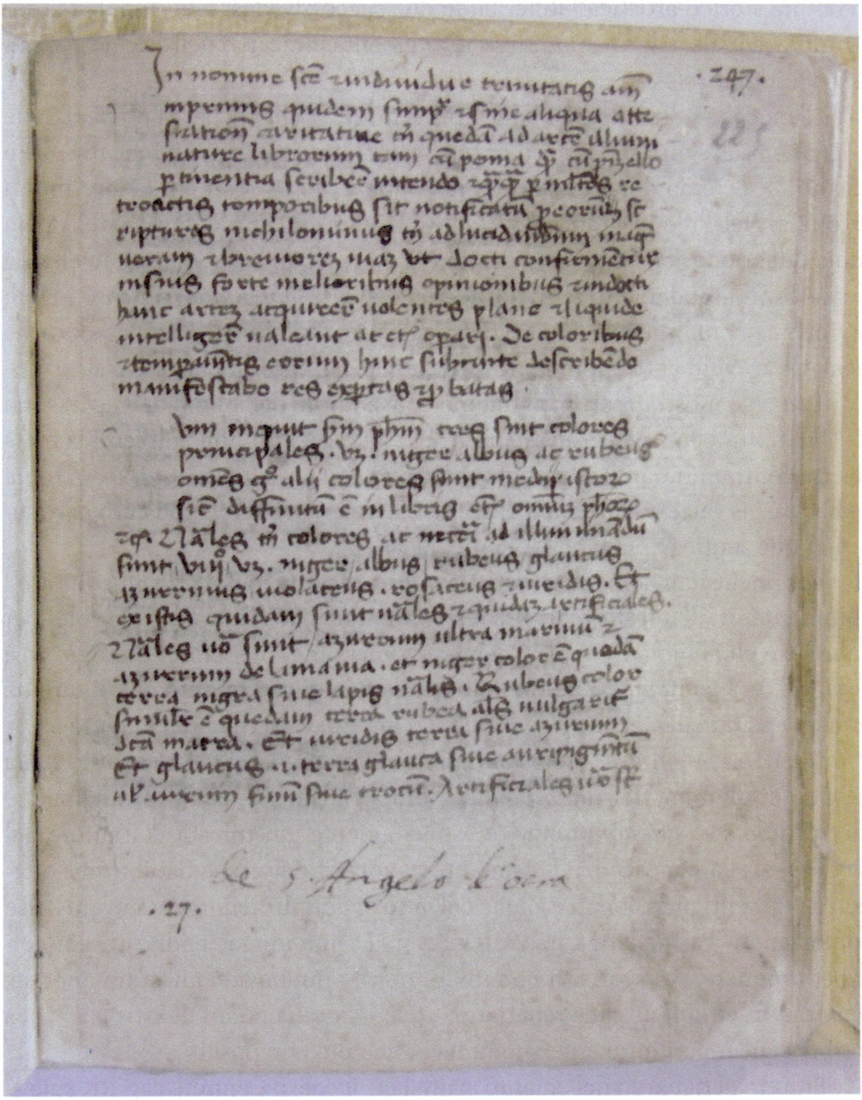

FIG. 1.2 L'Aquila, Archivio di Stato, ACA, S 57, f. 225r.

di natura storico-artistica.[5] Riflettendo due successive fasi redazionali dell'antigrafo/originale, i due testimoni sono altamente indicativi dell'origine geografica del trattato stesso.

La raccolta è strutturata in due libri: il primo di ricette per la preparazione di pigmenti e, soprattutto, di coloranti vegetali per miniare, nonché di colle e leganti; il secondo di istruzioni per le tempere dei colori e per la loro messa in opera. Nel Proemio l'autore rende esplicita la finalità didattica dell'opera individuandone con chiarezza i destinatari: da un lato i «docti», coloro che già possiedono i fondamenti teorici e pratici dell'*ars illuminandi*, perché trovino opportuna conferma alle loro opinioni migliori; dall'altro gli «indocti» perché possano agevolmente apprendere quest'arte e, nel caso, anche applicarla.

Tuttavia, mostrandosi pienamente consapevole della funzione accessoria del suo trattatello rispetto all'esperienza di bottega, l'anonimo dissemina fra le ricette continui rimandi alla pratica concreta della miniatura: §XIII 9 «Et quia in hoc magis valet *pradica* quam scripta documenta, idcirco non curo particulariter que sentio explanare: sapienti pauca».

La conclusione appena riferita dovrebbe mettere sull'avviso gli editori e i commentatori di questo genere di testi a valutare con attenzione – e volta per volta – se gli argomenti apparentemente omessi non fossero di dominio così comune fra i competenti dell'ambito geografico di riferimento dell'autore da non necessitare di alcuna spiegazione per mezzo di «scripta documenta».

Difatti la volontaria esclusione delle ricette della *cerusa* 'cerussa', ossia 'bianco di piombo', del *cinabrium* 'cinabro artificiale', ossia il 'vermiglione', e del *minium sive stupium* 'minio' è esplicitamente giustificata dall'autore del *Libellus* con la conoscenza largamente condivisa dei procedimenti per ottenere i pigmenti menzionati e anche col fatto di poterli facilmente trovare bell'e confezionati (Pasqualetti 2011, LXIII): §IV 3 «Et modum faciendi cerusam non expedit ponere, cum satis sit comuniter quasi omnibus manifestum quod ex plummo fit et ubique satis reperiatur»; §V 3 «Et quia etiam de istis coloribus satis ubique reperiuntur, ideo modum conficiendi non posui».

Proprio al riguardo del cinabro artificiale, il coevo Cennini, cap. XL, spiega quasi allo stesso modo che «se·tti vorrai affatichare ne troverrai assai riciette, e

5 Non si ripercorrerà in questa sede la lunga serie di evidenze – tutte documentate nell'edizione – a sostegno di tali argomenti. Pazienza se qualcuno non ne cogliesse il senso, come Baroni (2016, in specie 98–99, nota 57), poco avvezzo alle questioni ecdotiche al punto da inferire che l'autore del *De arte illuminandi* abbia corretto l'ordine di trattazione del «viridis» e del «rosaceus», che in Proemio 5 aveva annunciato a termini invertiti («rosaceus et viridis», peraltro in ambo i testimoni), come se un'introduzione dovesse soggiacere alla stessa logica di un indice. Sorvolo poi sulla confusione fatta tra antigrafo e autografo.

spezialmente pigliando <*amistà*> di frati. Ma io ti chonsiglio, perché non perda tempo nelle molte svarianzion di pratiche, pigli pur di quel che truovi da' speziali per lo tuo denaro».

Di fronte all'imputazione di reticenza e di omissione talora formulata a carico della letteratura tecnico-artistica tardo-medievale da parte degli esegeti contemporanei occorrerebbe anche soppesare se possibili istanze corporative, volte a normare i diversi mestieri, abbiano condizionato gli autori e i compilatori di trattati e ricettari nel circoscrivere sul piano teorico il campo di una determinata disciplina artistica entro limiti ben più angusti di quanto l'esperienza di bottega e la normale interazione fra complementari figure professionali richiedessero sul piano pratico.

I continui confronti evocati dall'autore del *Libellus* con l'arte della pittura, ora per reclamare la specificità dei materiali del miniatore, ora e più spesso per rinviare proprio al *modus operandi* dei pittori, suonano più come una presa d'atto di contiguità operativa, di un quotidiano lavoro gomito a gomito fra miniatori e pittori, che come pretese di autonomia *tout court* dei primi rispetto ai secondi, e ancora una volta richiamano alla mente i complementari consigli rivolti ai pittori dal Cennini: cap. X «per lo simile, puoi fare ed aombrare di colori e di pezzuole, secondo che i miniatori adoperano»; cap. L «Il più che s'apartengha di lavorare di questo colore [*arzica*, ndr] si è a' miniatori; cap. LXII «el sottile [*lapislazzulo*, ndr] è più utile a' miniatori» (Pasqualetti 2011, LXXII).[6]

Del resto, chiarisce Ammannati (2024, 383): «il regime corporativo si definiva attraverso il principio dell'esclusione: l'identità (artigianale o di qualsiasi altro tipo) si costruiva attraverso la creazione e il mantenimento di confini tra un immaginario 'noi' e 'loro'». In questo senso vanno verosimilmente interpretate anche l'assenza di ricette per gli inchiostri e la fugace menzione del disegno, che è difatti rivendicato dal Cennini, cap. IV, come «el fondamento» dell'arte della pittura (Pasqualetti 2011, LXXI).

Incline a valorizzare l'esperienza nel senso del quotidiano lavoro in bottega, l'autore doveva essere anch'egli un ‹pratico›. È quanto si evince sia dall'ampio spazio che egli dedica alla preparazione di adesivi, leganti e altri materiali altamente specifici del mestiere di miniatore sia dalla sicurezza professionale con la quale seleziona sempre e soltanto un unico procedimento fra le possibili ricette ugualmente atte a produrre un determinato pigmento, colorante o legante per miniare.

---

6 La complementarità fra il *De arte illuminandi* e il *Libro dell'arte* fu additata già a suo tempo dal primo dei due curatori in Thompson/Hamilton (1933, VIII).

Perfettamente consapevole che l'argomento trattato è stato già oggetto degli scritti di altri autori, l'autore del *Libellus* dichiara fin dal Proemio come costituisca obiettivo precipuo del suo lavoro esporre «res expertas et probatas» per spiegare i procedimenti migliori e più rapidi («magis veram et breviorem viam») ai suoi lettori. Benché la rivendicazione di veridicità costituisca un *topos* del genere letterario, è proprio il criterio altamente selettivo a distinguere il *Libellus* dalle compilazioni caratterizzate da elenchi indifferenziati di ricette alternative – una lista per ciascun colore o materiale per dipingere o miniare – come quella tramandata dal manoscritto di poco posteriore noto col titolo convenzionale *Segreti per colori* (cosiddetto «Manoscritto bolognese», vale a dire Bologna, Biblioteca Universitaria, 2861, redatto in Italia nel secondo quarto del secolo XV e del quale danno un'edizione Merrifield 1849, vol. 2, 325–600; Guerrini/Ricci 1887; Muzio 2012). Al massimo l'autore del *Libellus* si limita a suggerire qualche variante rispetto agli ingredienti e al procedimento della ricetta principale, forse più mosso dal desiderio di esibire pieno e disinvolto dominio della materia che per autentica necessità.

Un esempio in tal senso viene dalla ricetta per il colorante detto «rosecta corporea» 'rosetta corposa' nella variante «cum grana» (§XI 10), ossia una lacca rossa preparata a partire dal legno rosso di brasile o verzino (*Caesalpinia sapan* L.) con l'aggiunta di una piccola quantità di «grana tintorum» 'grana dei tintori', materia pittorica ottenuta da un insetto, il *Kermes vermilio* Planchon. Difatti, l'autore sembra tenere di più a mostrarsi informato dell'esistenza di questa versione della rosetta che a consigliarne effettivamente l'uso, visto che considera il risultato meno bello anche se più stabile: «tamen pulcrioris coloris est de brasili solo quam mixto cum grana; fac quod volueris».

Quanto ai copisti, entrambi i testimoni del *De arte illuminandi* condividono almeno un caso di rielaborazione del testo, da cui sembra oltretutto potersi inferire che almeno uno dei due fosse una persona del mestiere. Nel §VI sono riportate due distinte ricette per ottenere due diversi tipi di colorante giallo: una descrive il procedimento per estrarlo dalla curcuma (che di fatto produce una colorazione arancione: Bensi 2011, 195), l'altra ne riporta uno quasi analogo per ricavarlo dall'«erba dei tintori» (§VI 3 «herba rocchia alias dicta herba tintorum»), ossia dalla *Reseda luteola* L.,[7] triturata e poi fatta bollire nell'acqua o nella lisciva. In A fra le due ricette è inserito in maniera incongruente il seguente brano:

7 Cennini (2003), cap. L, chiama *arzicha* il colorante ottenuto da quest'erba.

> Et nota quod si posueris, postquam lixivium fuerit bene tinctum et glaucum, id est post decoctionem et colatum per pannum, quartam uncie aluminis rocchie et una[m] unciam ceruse simul contrite et moveas bene cum baculo sicut fit rosecta, erit melius; fac quod tibi placuerit.[8]

Introdotta dalla formula di allocuzione «nota quod», questa variante della ricetta principale – applicabile solo se si è usata la lisciva per bollire l'erba dei tintori anziché l'acqua – era con ogni probabilità una nota marginale dell'antigrafo, poi incorporata nel testo dal copista di A senza badare all'interna coerenza del paragrafo. Invece N non include e, anzi, omette del tutto la nota per una scelta consapevole del copista, come si deduce dalla logica eliminazione di ogni rimando alla lisciva nella ricetta principale. Due passaggi – «sive lixivio competenter forti» e «sive lixivium» (presenti in A a §VI 4) – sono stati infatti espunti da N per sottolineatura (Pasqualetti 2016a, 23, da cui anche la traduzione in nota 8).

Da quanto osservato si può desumere che il copista di N sia intervenuto sulla ricetta da persona pratica del mestiere, in grado di rielaborarla sulla base delle proprie esperienze e/o preferenze e di adattarla al suo uso personale. Il copista di A, invece, neppure si avvede che la nota marginale dell'antigrafo fa riferimento al giallo estratto dall'erba dei tintori. Ciò peraltro non esclude che questi potesse essere comunque una persona implicata nella professione, sia pure a diverso livello: magari come supervisore della decorazione di manoscritti, ruolo perfettamente iscrivibile nella sfera di competenza di un frate appartenente all'ambito conventuale da cui provengono entrambe le copie del *Libellus*, se si considera la ricorrente necessità di appaltare a miniatori l'illustrazione e la decorazione dei libri liturgici di grande formato da usare nei cori delle chiese.

Leggere e interpretare le singole ricette nel più ampio contesto di produzione e di trasmissione di una compilazione tecnico-artistica resta d'altronde un'operazione storico-critica fondamentale.

Importanti indizi interni persuadono che l'autore stesso del *Libellus* fosse un frate. *In primis*, l'uso della lingua latina in luogo del volgare, malgrado il testo sia stato concepito allo scadere del secolo XIV.[9] Basti pensare, al contrario, al più

---

8 «E nota che, se avrai messo un quarto di oncia di allume di rocca e un'oncia di cerussa macinate assieme, dopo che la lisciva si sarà ben tinta di giallo, cioè dopo la cottura, e sarà stata filtrata con un panno, e se agiti bene con l'asticciola come si fa con la rosetta, sarà meglio; fa' come meglio ti parrà».

9 Sono in volgare soltanto pochi termini per lo più riferiti a categorie merceologicamente recenti, per le quali non era disponibile un vocabolo equivalente in latino: ad esempio Proemio 15 *giallulinu* N, *giallolino* A; §X 6 *giallulino* N, *giallolino* A; §X 8 *giallulino* N e A, corrispondente al *giallorino* del Cennini (giallo di piombo e stagno II).

volte citato *Libro dell'arte* del laico Cennini. Depongono a favore dell'estrazione claustrale del trattato anche i riferimenti ad Aristotele, all'aristotelismo medievale (Proemio 4) e ad Alberto Magno (§X 3), l'anonimato dell'autore e l'intento morale dell'opera, presentato nel Proemio con apprezzabile abilità retorica.

Proprio a questo riguardo merita insistere sull'avverbio *caritative* che compare a Proemio 3: «In primis quidem simpliciter et sine aliqua attestatione, caritative tamen, quedam ad artem illuminature librorum tam cum penna quam cum pinzello pertinentia scribere intendo» e che tutti i precedenti traduttori del *De arte illuminandi* hanno provato a interpretare senza giungere a soluzioni soddisfacenti.[10] Il termine, associato all'intenzione di *scribere*, va tradotto letteralmente: «in/per spirito di carità» (Pasqualetti 2011, XLVIII–XLIX). Un'associazione analoga, che l'avverbio *simpliciter* e l'espressione *sine aliqua attestatione* aiutano a contestualizzare in ambito minoritico (Proemio 3), si rintraccia per giunta nelle parole usate da un cronista francescano osservante dell'Aquila, fra Alessandro de Ritiis (1434–1498) per descrivere l'attività di amanuense svolta dal confratello e concittadino Lucio da Roio (L'Aquila), morto prima del 1494: «caritatis amans scripsit libros plures in sancto Bernardino».[11]

Considerata la provenienza di N e di A, è molto probabile che l'opera circolasse nel ristretto ambito dell'Osservanza francescana in Abruzzo, la cui veloce diffusione nella regione rese necessario approntare nuovi *set* di libri liturgici per ciascuna delle nuove fondazioni. Questa riflessione permette oltretutto di cogliere pienamente il senso di un episodio della vita del frate osservante Filippo dell'Aquila (†1456), la cui leggenda agiografica è stata trasmessa dal già menzionato Bernardino da Fossa (1870, 34–35). La vicenda alla quale si fa riferimento è la seguente:

> Essendo cominciato uno Salterio al loco di santo Andrea presso a Civita di Chieti, e non essendo chi lo compisse, dice lo suo maestro al Venerabile [Filippo] che era allora novizio: – vieni qua, figliuolo, affidaresti tu fornire questo Salterio? – rispose: – onde, padre? non so, perché io non ho imparato scrivere così formato.

10 Per la traduzione italiana cf. Salazaro (1877) «per amore»; Mario Zucchi in Guareschi (1904–1905) «amichevolmente»; Rotili (1968) e Guerrieri (1979) «con ogni cura». Per la traduzione inglese cf. Thompson/Hamilton (1933) «liberally».

11 Sulle possibili interferenze del pensiero baconiano nel Proemio cf. Pasqualetti (2011, XLVIII–L). Sempre il Baroni (2016, 99, nota 59), cui sfugge l'importanza storica dell'avverbio *caritative* malgrado la posizione che occupa all'inizio del Proemio e il contesto della frase ov'è impiegato, mi attribuisce curiosamente di aver identificato proprio in questo Lucio da Roio l'autore del *Libellus*.

– Dice il maestro: – confidati in Dio, figliolo, e nella santa obedientia, e forniscilo. – Mirabile Dio! cominciò a scrivere così bene, come lungo tempo avesse di ciò fatta arte, come si può ancora vedere in quello Salterio nel predetto loco; e poi collo nome dello Spirito Santo seguitò questo esercizio, compì quello Salterio, e hanne fatti molti altri e breviarii da coro, e messali, in tanto che quasi tutta la povera provincia è piena di sue scritture.

Il fatto tramandato dall'agiografo è particolarmente sintomatico dell'urgenza di formare i giovani frati come copisti – e, verosimilmente, anche come miniatori – di libri liturgici, per rispondere alle impellenti necessità del rito negli insediamenti osservanti in rapida propagazione. L'autore, i lettori e i principali fruitori del *Libellus ad faciendum colores* dovettero far parte proprio di questo ambiente (per le ricadute della propagazione dell'Osservanza francescana sulle vicende della miniatura in Abruzzo cf. Pasqualetti 2021).

3 Le ricette tecnico-artistiche del *Memoriale* Bentaccordi

Pressoché contemporanea alle copie manoscritte del *De arte illuminandi* è la breve selezione di ricette tecnico-artistiche in volgare confluita nel *Memoriale* avignonese del fiorentino Francesco Bentaccordi (†1425) (Avignone, Archives départementales de Vaucluse, ms 1 F 54, Fig. 1.3), che ho potuto studiare grazie all'invito di Simona Brambilla e Jérôme Hayez, curatori dell'edizione (Pasqualetti 2016b; del *Memoriale* informa più dettagliatamente il contributo di Jérôme Hayez in questo stesso volume). Sebbene costituiscano una sezione relativamente esigua del *Memoriale* – soltanto tredici ricette suddivise in due nuclei –, queste istruzioni aggiungono interessanti dettagli su una personalità particolarmente incline alla registrazione di testi della più varia natura, che deve averlo indotto a coltivare interessi anche di tipo grafico.

Il primo nucleo di ricette (A = recto della carta stretta sciolta + f. 123r, ricette 49–54) riguarda la confezione di assise e mordenti per l'adesione della foglia d'oro principalmente a supporti membranacei o cartacei. Il secondo nucleo (B = f. 135r, ricette 70–74) concerne la produzione dell'azzurro dal lapislazzulo e dall'azzurrite (azzurro di Alemagna) o del più economico indaco per mezzo del *ghuado* (*Isatis tinctoria* L.). A questi due gruppi principali di istruzioni si devono poi aggiungere le preparazioni per la carta lucida da ricalco (f. 122v) e per l'inchiostro nero o scuro (f. 138v, ricetta 83), chiaramente connesso con la pratica scrittoria.

Il Bentaccordi ebbe probabilmente la migliore opportunità per acquisire queste ricette proprio ad Avignone, dove giunse nel 1395 entrando a servizio

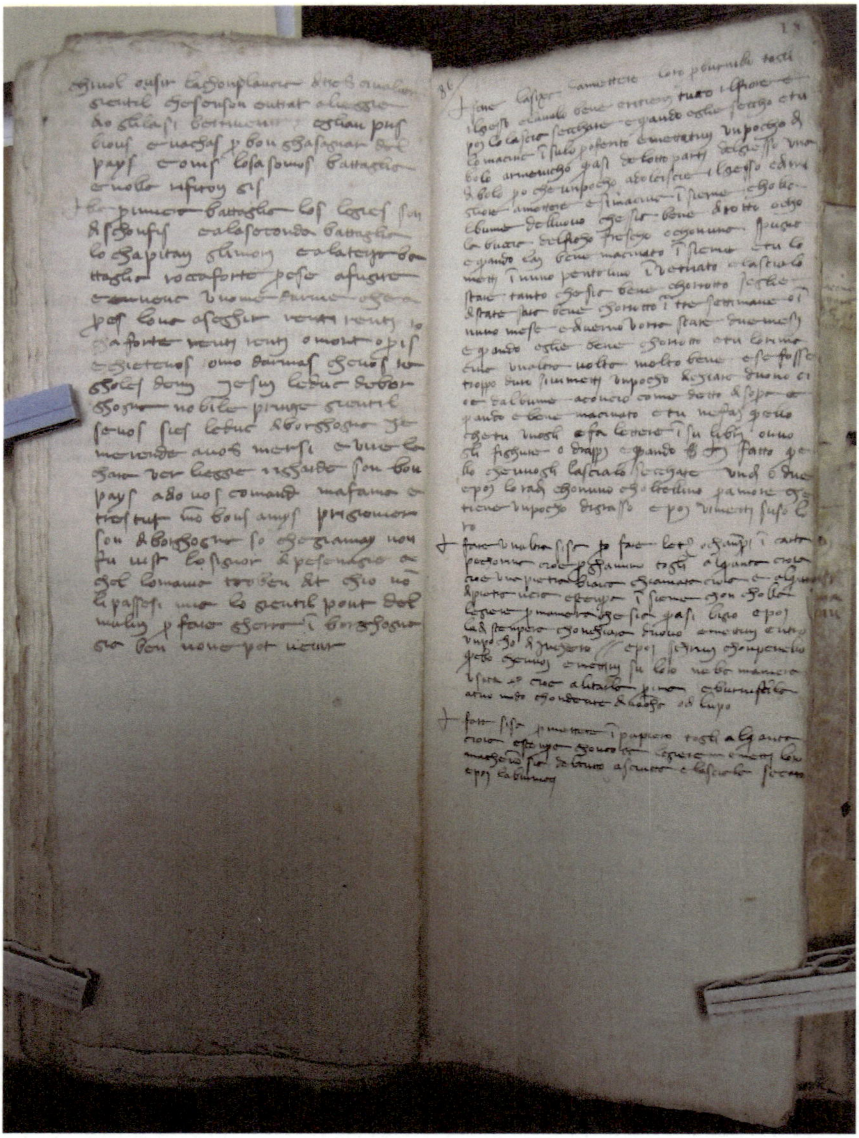

FIG. 1.3 Avignone, Archives départementales de Vaucluse, 1 F 54, ff. 122v-123r.

del cardinale Piero Corsini (†1405) grazie all'aiuto di Bindo da Fiesole, *litterarum apostolicarum scriptor*. Ben nota è la bibliofilia del Corsini, che fra i codici in suo possesso annoverava il sontuoso Graduale *de Tempore* di Firenze, Museo di San Marco, 10076–10077, espressamente allestito e decorato per il porporato fiorentino (sulla biblioteca del Corsini: Barré 1936, 348–372; sul Graduale: Rasario 2003).

Il circolo cosmopolita di copisti, calligrafi e miniatori al servizio dei membri della Curia avignonese dovette verosimilmente offrire al Bentaccordi molte opportunità di acquisire ‹segreti› professionali, anche perché quattro delle sue ricette sono destinate specificamente alla realizzazione di adesivi per la doratura su carta e pergamena. L'uso del volgare, l'assenza di formule di titolazione, di allocuzione e di chiusura, così come l'apparente assenza di citazioni da testi più antichi son tutti indizi a suffragio dell'ipotesi che la raccolta di istruzioni artistiche venne formandosi non tanto sulla base di fonti scritte, quanto per trasmissione orale, probabilmente grazie alla quotidiana frequentazione di *scriptores* e miniatori.

A riprova della familiarità del Bentaccordi con un ambiente professionale dedito al confezionamento di manoscritti miniati occorre sottolineare che le ricette riguardano quasi esclusivamente i procedimenti per l'applicazione dei materiali più costosi – la foglia d'oro nel nucleo A – e per la produzione dei pigmenti più preziosi – il lapislazzulo nel nucleo B –, cui si aggiunge la nota lessicale relativa alla lacca rossa apposta sul contropiatto posteriore del manoscritto. Oro e azzurro sono oltretutto elencati secondo il decrescente valore commerciale, ossia secondo un criterio che rispecchia appunto gli interessi merceologici del fiorentino, così come è lecito inferire dall'ampio spazio riservato nel suo zibaldone al manuale di mercatura (ff. 42r–88r: Brambilla/Hayez 2016, 281–370).

La gamma molto ridotta dei pigmenti e degli altri materiali dei quali il Bentaccordi annotò le preparazioni, la praticabilità dei procedimenti tramandati e la facile reperibilità degli ingredienti elencati riflettono le preferenze di un compilatore che non era interessato a collezionare istruzioni tecniche solo per mera erudizione, ma forse anche per scopi pratici.

Una spia della possibile, anche se occasionale, messa in pratica delle nozioni acquisite dal Bentaccordi si può scorgere nella prima delle ricette artistiche raccolte. Si tratta infatti di una delle più antiche istruzioni fin qui pervenute sulla produzione di carta da ricalco, lucida e trasparente, utilizzata per copiare modelli da trasferire su un nuovo supporto. La ricetta «per potere avere asenpro d'una fighura in qualunque modo tu vuogli» (f. 122v, n. 48) potrebbe non essere senza rapporti con i disegni di animali e creature fantastiche tracciati a mina di piombo ai ff. 4r–6v del *Memoriale* (Brambilla/Hayez 2016, tavv. 3–12; sui disegni del *Memoriale* Dittmar 2016).

4 I *Segreti d'arti diverse*

L'identikit dell'autore del *De arte illuminandi* dimostra come le competenze del miniatore non fossero affatto in conflitto con una più che probabile estrazione conventuale, anche perché l'arte di decorare e illustrare i libri continuò ad essere praticata fra le mura claustrali ben oltre l'avvento della stampa.

Una vicenda per certi aspetti analoga sembra in effetti emergere dalla disamina della ben più tarda silloge tràdita col titolo posticcio di *Segreti d'arti diverse*, anche detta «Manoscritto della Marciana», appunto perché attestata dall'unico esemplare conservato a Venezia, Biblioteca Nazionale Marciana, It III 10 (5003) (Fig. 1.4). La compilazione è ben nota grazie a una selezione di prescrizioni artistiche accompagnata dalla traduzione in inglese e pubblicata a metà Ottocento da Mary Philadelphia Merrifield (1849, vol. 2, 603–640) come parte della sua fondamentale edizione di trattati e ricettari tecnico-artistici.

Nel 2010 i *Segreti d'arti diverse* sono stati pubblicati nella loro interezza da Fabio Frezzato e Claudio Seccaroni. Il manoscritto contiene 409 ricette, in massima parte redatte in volgare – a tratti innervato di espressioni in latino –[12] e da un unico copista, ad eccezione delle ultime tre. Tratti da fonti diverse, i segreti sono stati organizzati per raggruppamenti tematici – rimedi medicinali, preparazioni cosmetiche, ricette per saponi e istruzioni di carattere tecnico-artistico – occasionalmente inframezzati da ricette eterogenee e non correlate. Precedute da un indice aggiunto al termine della copiatura, le ricette presentano una numerazione progressiva che, a un certo punto, raddoppia per l'inserimento di alcuni fogli con nuovi segreti (Frezzato/Seccaroni 2010, 9–12, 19).

L'origine dell'opera, databile intorno al 1570, va localizzata nell'attuale Lazio meridionale, con epicentro a Gaeta, entro i confini del Viceregno di Napoli. Numerosi personaggi – anche di nobile lignaggio – vissuti fra la seconda metà del secolo XV e la prima metà del successivo, nativi o abitanti della strategica città portuale e di altri centri prossimi come Fondi, Traietto (Minturno), Montecassino, Castroforte (Castelforte), sono infatti citati tra le fonti d'informazione, con particolare riferimento alle ricette mediche e cosmetiche (Frezzato/Seccaroni 2010, 14–18).

12 Sono quasi interamente in latino le ricette mediche nn. 107–110 (rimedi contro l'impotenza).

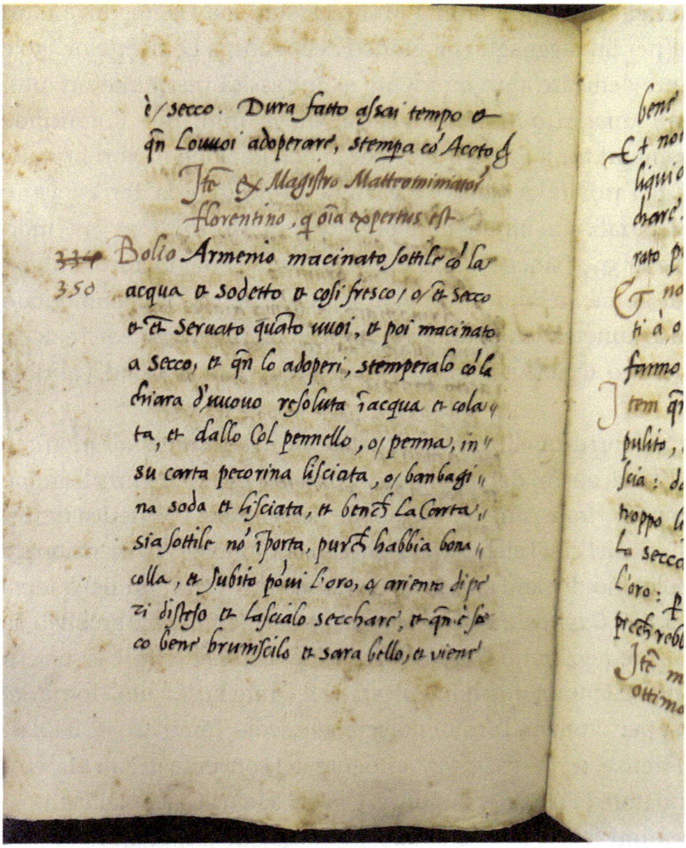

FIG. 1.4 Venezia, Biblioteca Nazionale Marciana, It III 10 (5003), f. 170v.

L'ultima e più corposa sezione della raccolta è costituita dalle istruzioni di carattere tecnico-artistico (nr 187–406), a loro volta riunite in nuclei tematici specifici, pur se intervallati da ricette di diversa finalità.[13] Questo raggruppamento comprende segreti per la confezione di *paternostri* 'grani di rosario', lavori a stampo, tinture, surrogati dell'oro, inchiostri, pigmenti e coloranti per dipingere e miniare nonché per colorare e dorare il vetro, mordenti e assise per l'adesione delle lamine metalliche a vari supporti (comprese carta e pergamena), colle, stucco e vernici.

Cinque ricette per dipingere e per far aderire l'oro a diversi tipi di supporti (nr 328, 345–348) hanno come fonte un pittore del rango di Andrea Sabatini

13 Ad esempio, le ricette da nr 226 a nr 233 sono di argomento culinario, quelle da nr 279 a nr 282 sono invece di carattere cosmetico.

da Salerno, attivo nei suoi ultimi anni a Montecassino e a Gaeta, dove morì fra il 1530 e il 1531 (per un ragguaglio biografico Zezza 2017). Le ricette nr 350 e 357, rispettivamente dedicate a un mordente e a un'assisa per miniatori, provengono invece dal «magistro Matteo da Terra Nuova, miniatore fiorentino» che ricevette pagamenti tra il 1519 e il 1523 per la decorazione di libri liturgici a Montecassino (dell'attività cassinese e gaetana di Matteo da Terranova in Pasqualetti 2014, 146–148, con bibliografia precedente). Le ricette nr 337 (mordente universale) e nr 390 (stucco) sono state tramandate da un altro «miniatore fiorentino» di nome Stefano – con ogni verosimiglianza il documentato Stefano di Tommaso Lunetti – che è anche la fonte di un rimedio medicinale, la ricetta nr 46 (un quadro aggiornato relativo a Lunetti in Galizzi 2004d, Labriola 2020, 89–90).

Altri segreti, al di fuori di quelli tecnico-artistici, furono trasmessi all'anonimo compilatore da religiosi, alcuni dei quali probabilmente appartenenti all'ordine dei predicatori, come il «frate Aurelio da Napoli» della ricetta cosmetica nr 167, che potrebbe identificarsi con l'alchimista «Aurelio di Campagna», menzionato nel convento napoletano di San Domenico da Leonardo Fioravanti nella terza edizione (1568) dei suoi *Capricci medicinali*, e anche da documenti d'archivio da me individuati, che ne registrano l'ingresso come novizio nel 1533 (Pasqualetti 2014, 157 note 17–18).[14] Sicuramente domenicano è il «frate Eustachio» fornitore della ricetta nr 334 per ottenere l'oro in polvere, al secolo Tommaso di Baldassarre di Tomaso (Firenze, 1473 – ca. 1555), residente nel convento di San Marco a Firenze e noto miniatore (sul quale, in sintesi, Galizzi 2004c; Giacomelli 2019).

Frezzato/Seccaroni (2010, 18) hanno congetturato che il miniatore fiorentino Giovanni Boccardi, anche se non menzionato nel codice marciano, sia stato la fonte comune delle istruzioni attribuite a frate Eustachio, a Stefano Lunetti e a Matteo da Terranova, perché i tre furono tutti in rapporto con «Boccardino il vecchio», attivo a Montecassino dapprima nel 1508–1509, poi nel 1521–1522 assieme al figlio Francesco, «Boccardino il giovane» (un quadro aggiornato relativo ai Boccardi, padre e figlio, in Galizzi 2004b; 2004a; Alidori Battaglia 2008; Labriola 2020, 39–50, 84–95, con bibliografia precedente).

A mio avviso, l'ipotesi trova conforto nel «Ricordo» del 1576 di frate Vittorio d'Arezzo, sagrestano di Santa Maria della Quercia a Viterbo, e nei documenti di pagamento a Boccardino il vecchio e agli altri miniatori fiorentini sopra menzionati per aver decorato corali destinati alla basilica, retta dai domeni-

14 Appartennero forse all'ordine dei predicatori anche «frate Dominico da Spoleto» (fonte della ricetta nr 130) e «frate Domenico da Perugia» (fonte delle ricette nr 125 e nr 132), come suggeriscono i loro nomi religiosi.

cani della congregazione di San Marco a Firenze (Pasqualetti 2014).[15] Alcuni dei volumi andarono perduti in seguito a un incendio divampato il 18 gennaio del 1529, ed è forse questa una delle ragioni che spinsero i frati del santuario viterbese a richiedere al confratello Vincenzo da Fondi di scrivere il testo e la notazione del «Commune Sanctorum» di un Antifonario tuttora conservato. Il volume in due tomi fu firmato dal domenicano in qualità di *scriptor* mentre si trovava in un convento non meglio specificato a Napoli: l'anno – il 1558 – è quello in cui nella capitale del Viceregno si dava alle stampe la *Magia naturalis* di Giovan Battista della Porta, il *bestseller* dei «libri di segreti» (Pasqualetti 2014, 150).

L'incarico oltreconfine ricevuto dai confratelli viterbesi rappresentò un intermezzo nel duraturo impegno di amanuense svolto dal domenicano al servizio delle due principali realtà ecclesiastiche di Gaeta – la Cattedrale e la SS. Annunziata – da cui provengono ben 23 corali sottoscritti in un arco di tempo compreso fra 1548 e 1577. Le iniziali ornate di alcuni di questi volumi sono evidentemente modellate su quelle miniate da Matteo da Terranova e da Giovanni Boccardi nel periodo in cui lavorarono per l'Abbazia di Montecassino. Oltretutto nel 1521 Matteo è documentato proprio a Gaeta, dove ho potuto individuare la sua mano in due corali della SS. Annunziata (Pasqualetti 2014, 146–148).

Nel 1567, nel corso del lungo intervallo fra il primo corale sottoscritto da Vincenzo per l'Annunziata (1548) e i primi volumi liturgici da lui eseguiti per la Cattedrale (1569), cade anche la realizzazione di un bel Messale – oggi conservato al Getty Museum a Los Angeles – scritto e miniato per Antonio Scarampi, vescovo di Nola, città ove il frate domenicano si era nel frattempo trasferito (la disamina stilistica del ms, collocato Ludwig V 7, in Pasqualetti 2014, con bibliografia). Nel *colophon* Vincenzo da Fondi si discosta dal consueto dettato delle sue sottoscrizioni, perché sostituisce a *scripsi* il verbo *faciebat*, che autorizzerebbe a considerare il domenicano quale responsabile anche delle miniature del Messale Scarampi.

Sulla base delle vicende e delle relazioni ricostruite, ho potuto concludere che Vincenzo da Fondi corrisponde pressoché perfettamente all'identikit del compilatore dei *Segreti d'arti diverse*.[16] La natura delle ricette del manoscritto

---

15 I corali miniati dai maestri fiorentini sono conservati in parte a Viterbo nell'Archivio Storico del Convento di Santa Maria della Quercia (A.S.M.Q.) presso il santuario, in parte a Roma nell'Archivio Generale dell'Ordine dei Predicatori (AGOP) presso il convento di Santa Sabina: Ciprini (1996, 4, 9); Pasqualetti (2014, 157 nota 22).

16 Pasqualetti (2014, 148–149), dove ho anche evidenziato la provenienza da Viterbo e da Napoli, rispettivamente, di due informatori menzionati nel manoscritto della Marciana: «frate Apollinari» e il «frate Aurelio» già citato.

marciano, che malgrado l'organizzazione dei contenuti e la grafia chiara e ordinata non era verosimilmente destinato alla stampa, induce a credere che la raccolta si fosse sviluppata a partire dagli interessi e dall'uso personale del compilatore per essere destinata a circolare in ambito conventuale.[17]

Favorita dal clima artistico e culturale della Napoli di metà Cinquecento, particolarmente attratto dai «segreti di natura», l'esigenza di organizzare e fissare su carta anche ricette di tipo tecnico-artistico potrebbe essere stata ulteriormente sollecitata dalla necessità di allestire nuovi *set* di libri liturgici rispondenti ai Decreti Tridentini. Non è forse casuale che soltanto dopo la chiusura del Concilio Antonio Scarampi – che pure disponeva di un sontuoso messale realizzato nel 1488 per il cardinale Oliviero Carafa, arcivescovo di Napoli –[18] abbia deciso di commissionare a Vincenzo da Fondi l'esemplare oggi al Getty Museum.

5 Conclusione

I risultati delle ricerche su Vincenzo da Fondi paiono in definitiva confermare che nella prima età moderna la categoria dei compilatori di ricette tecnico-artistiche continuasse a includere amanuensi e miniatori appartenenti al mondo ecclesiastico.

La perdurante vitalità del manoscritto miniato in epoca post-tridentina, alimentata dalle esigenze della liturgia, unitamente al plurisecolare compito di tramandare il sapere in forma scritta, mantennero negli ambienti claustrali una situazione particolarmente idonea alle compilazioni di istruzioni tecnico-artistiche, oltre a quelle connesse alla culinaria e alla spezieria, pratiche altrettanto tradizionali e anche affini nella preparazione dei materiali per dipingere e miniare.

Più in generale, la categoria dei miniatori – laici o ecclesiastici che fossero – in quanto formata da persone certamente capaci di leggere e scrivere, si confermava incline ad affidare alla carta i risultati dell'esperienza pratica, propria o altrui. In altre parole, è plausibile che gli autori e i copisti di compilazioni comprensive di ricette per miniare, tingere e dipingere fossero non di rado anche calligrafi e miniatori – indipendentemente dal loro grado di professionalità – poiché avvezzi a forme di trasmissione scritta in una misura

17 Pur senza offrire un'ipotesi per identificare l'autore, anche Merrifield (1849, 603–604) era persuasa che la compilazione marciana nascesse per iniziativa di un monaco o di un converso ai fini dell'uso in convento.

18 Cambridge, Fitzwilliam Museum, Marlay 10 (Binski/Panayotova 2005, 131–132 nota 48).

probabilmente superiore a quanti si esprimevano in altri settori della produzione artistica.

6 Bibliografia

Alidori Battaglia, Laura, *Osservazioni e precisazioni su due manoscritti di Boccardino in collezioni americane*, Rara volumina 1–2 (2008), 43–51.

Ammannati, Francesco, *Il lavoro nelle corporazioni nell'Europa del Medioevo. Tra identità di gruppo e ordine sociale*, in: Mari, Giovanni, et al. (edd.), *Idee di lavoro e di ozio per la nostra civiltà*, tomo I, Firenze, Firenze University Press, 2024, 375–386.

Baroni, Sandro, *Ricettari. Struttura del testo e retorica*, Studi di Memofonte 16 (2016), 90–113.

Barré, Carolus L., *Bibliothèques médiévales inédites, d'après les archives du Vatican*, Mélanges d'archéologie et d'histoire 53 (1936), 330–377.

Bellucci, Roberto/Frosinini, Cecilia, *Working together*, in: Strehlke, Carl B./Frosinini, Cecilia (edd.), *The panel paintings of Masolino and Masaccio. The role of technique*, Milano, 5 Continents, 2002, 29–67.

Bensi, Paolo, *Le materie coloranti del «Libellus»*, in: Pasqualetti, Cristiana, *Il «Libellus ad faciendum colores» dell'Archivio di Stato dell'Aquila. Origine, contesto e restituzione del «De arte illuminandi». Studio introduttivo, facsimile, testo e traduzione a fronte*, Firenze, Sismel-Edizioni del Galluzzo, 2011, 179–206.

Bernardino da Fossa, *Vita del venerabile p. fr. Filippo dell'Aquila scritta nell'anno 1456*, ed. p. fr. Ugone da Pescocostanzo, Roma, coi tipi della S. C. de Propaganda Fide, 1870 (Sulmona, P. Colaprete, [2]1904).

Binski, Paul/Panayotova, Stella (edd.), *The Cambridge illuminations. Ten centuries of book production in the Medieval West*, London, Harvey Miller, 2005.

Brambilla, Simona/Hayez, Jérôme (edd.), *Il tesoro di un povero. La raccolta di saperi di Francesco Bentaccordi, fiorentino in Provenza (ca. 1400)*, Roma, Viella, 2016.

Cennini, Cennino, *Il libro dell'arte*, ed. Frezzato, Fabio, Vicenza, Neri Pozza, 2008 ([1]2003).

Cennini, Cennino, *Il libro dell'arte*, ed. Ricotta, Veronica, Milano, Franco Angeli, 2019.

Ciprini, Gianfranco, *I corali della Madonna della Quercia*, Biblioteca e società. Quaderni della Rivista del Consorzio per la gestione delle Biblioteche degli Ardenti e Provinciale Anselmo Anselmi di Viterbo, 24 (1996), 3–24.

Clarke, Mark, *The art of all colours. Mediaeval recipe books for painters and illuminators*, London, Archetype Publications, 2001.

Clarke, Mark, *Asymptotically approaching the past. Historiography and critical use of sources in art technological source research*, in: Kroustallis, Stefanos/Townsend, Joyce H./Cenalmor Bruquetas, Elena/Stijnman, Ad/San Andrés Moya, Margarita (edd.), *Art technology. Sources and methods. Proceedings of the second symposium of the Art technological source research working group*, London, Archetype, 2008, 16–22.

Clarke, Mark, *Mediaeval painters' materials and techniques. The Montpellier «Liber diversarum arcium»*, London, Archetype, 2011.

Clarke, Mark, *Reworking and reuse. Adaptation and use in workshop texts*, in: Eyb-Green, Sigrid/Townsend, Joyce H./Clarke, Mark/Nadolny, Jilleen/Kroustallis, Stefanos (edd.), *The artist's process. Technology and interpretation*, London, Archetype, 2012, 27–31.

Clarke, Mark, *Late medieval artists' recipe books (14th–15th centuries)*, in: Córdoba, Ricardo (ed.), *Craft treatises and handbooks. The dissemination of technical knowledge in the Middle Ages*, Turnhout, Brepols, 2014, 33–53.

Clarke, Mark, *Recipes and reception. Late medieval English colour recipes and amateur illuminators*, in: Panayotova, Stella/Ricciardi, Paola (edd.), *Manuscripts in the making. Art and science*, vol. 2, London/Turnhout, Harvey Miller/Brepols, 2018, 54–65.

Clarke, Mark, *«Utilitas» and «curiositas». The origins, intentions, and receptions of Middle English artisanal recipes*, Viator 55 (2024), 375–403.

Dittmar, Pierre-Olivier, *Animali esotici e fantastici sotto la penna di Francesco Bentaccordi*, in: Brambilla, Simona/Hayez, Jérôme (edd.), *Il tesoro di un povero. La raccolta di saperi di Francesco Bentaccordi, fiorentino in Provenza (ca. 1400)*, Roma, Viella, 2016, 227–331.

Frezzato, Fabio/Seccaroni, Claudio, *Segreti d'arti diverse nel Regno di Napoli. Il manoscritto It.III.10 della Biblioteca Marciana di Venezia*, Saonara, il prato, 2010.

Galizzi, Diego, *Boccardi, Francesco di Giovanni detto «Boccardino il giovane»*, in: Bollati, Milvia (ed.), *Dizionario biografico dei miniatori italiani. Secoli IX–XVI*, Milano, Sylvestre Bonnard, 2004, 112–113 (= 2004a).

Galizzi, Diego, *Boccardi, Giovanni di Giuliano detto «Boccardino il Vecchio»*, in: Bollati, Milvia (ed.), *Dizionario biografico dei miniatori italiani. Secoli IX–XVI*, Milano, Sylvestre Bonnard, 2004, 113–116 (= 2004b).

Galizzi, Diego, *Eustachio, frate*, in: Bollati, Milvia (ed.), *Dizionario biografico dei miniatori italiani. Secoli IX–XVI*, Milano, Sylvestre Bonnard, 2004, 210–211 (= 2004c).

Galizzi, Diego, *Lunetti, Stefano*, in: Bollati, Milvia (ed.), *Dizionario biografico dei miniatori italiani. Secoli IX–XVI*, Milano, Sylvestre Bonnard, 2004, 405–407 (= 2004d).

Giacomelli, Sara, *La miniatura di Frate Eustachio. Un percorso tra documenti e riferimenti stilistici*, in: Assonitis, Alessio/Cinelli, Luciano/Tamassia, Marilena (edd.), *Fra Bartolomeo 1517*, Firenze, Nerbini, [2019].

Guareschi, Icilio, *Sui colori degli antichi. Parte I*, Supplemento annuale alla *Enciclopedia di chimica scientifica e industriale* 21 (1904–1905), 344–369.

Guerrieri, Guerriera, *Il fac-simile del «De arte illuminandi»*, in Vailati Schoenburg-Waldenburg, Grazia (ed.), *La miniatura italiana in età romanica e gotica*, Atti del I Congresso di Storia della Miniatura Italiana (Cortona, 26–28 maggio 1978), Firenze, Olschki, 1979, 577–617.

Guerrini, Olindo/Ricci, Corrado, *Il libro dei colori. Segreti del secolo XV*, Bologna, Romagnoli Dall'Acqua, 1887.

Guineau, Bernard, *Glossaire des matériaux de la couleur et des termes techniques employés dans les recettes de couleurs anciennes*, Turnhout, Brepols, 2005.

Labriola, Ada, *I manoscritti miniati del Museo di San Marco a Firenze. Corali francescani (1440–1530)*, Firenze, Polistampa, 2020.

Merrifield, Mary Ph., *Original treatises dating from the XIIth to XVIIIth centuries on the arts of painting*, 2 voll., London, Murray, 1849.

Muzio, Francesca, *Un trattato universale dei colori. Il ms. 2861 della Biblioteca Universitaria di Bologna*, Firenze, Olschki, 2012.

Pasqualetti, Cristiana, *Il «Libellus ad faciendum colores» dell'Archivio di Stato dell'Aquila. Origine, contesto e restituzione del «De arte illuminandi». Studio introduttivo, facsimile, testo e traduzione a fronte*, Firenze, Sismel-Edizioni del Galluzzo, 2011.

Pasqualetti, Cristiana, *I «Segreti d'arti diverse» della Biblioteca Marciana di Venezia, Matteo da Terranova e fra' Vincenzo Pontano da Fondi. Contributi sulla miniatura meridionale del Cinquecento*, Rivista di storia della miniatura 18 (2014), 146–159.

Pasqualetti, Cristiana, *Artists' treatises and recipe books. A discussion of authors, readers and users*, in: Eyb-Green, Sigrid/Townsend, Joyce H./Kirby Atkinsons, Jo/Kroustallis, Stefanos/Pilz, Kathrin (edd.), *Sources on art technology. Back to basics, Proceedings of the Sixth Symposium of the ICOM-CC Working Group Art Technological Art Research (Amsterdam, Rijksmuseum, Juni 16–17, 2014)*, London, Archetype, 2016, 22–25 (= 2016a).

Pasqualetti, Cristiana, *Le ricette tecnico-artistiche*, in: Brambilla, Simona/Hayez, Jérôme (edd.), *Il tesoro di un povero. La raccolta di saperi di Francesco Bentaccordi, fiorentino in Provenza (ca. 1400)*, Roma, Viella, 2016, 173–178 (= 2016b).

Pasqualetti, Cristiana, *Per la biblioteca e per il coro. Una prospettiva di ricerca per i codici miniati dagli insediamenti minoritici abruzzesi*, in: Improta, Andrea/Pasqualetti, Cristiana (edd.), *«Abbondano di così fatte rarità». Codici miniati dai conventi francescani d'Abruzzo*, Roma, Campisano, 2021, 15–22.

Rasario, Giovanna, *Il graduale di Pietro Corsini. Riflessi della cultura avignonese*, in: Scudieri, Magnolia/Rasario, Giovanna (edd.), *Miniatura del '400 a San Marco. Dalle suggestioni avignonesi all'ambiente dell'Angelico*, catalogo della mostra (Firenze, Museo di San Marco, 1° aprile – 30 giugno 2003), Firenze, Giunti, 2003, 218–272.

Rinaldi, Simona, *I nomi dei colori. Identificazione ed etimologia nella letteratura artistica tra XIV e XVII secolo*, in: Bonsanti, Giorgio (ed.), *Il lessico del colore tra Italia e Francia in età moderna*, Studi di Memofonte 30 (2023), 28–54.

Rotili, Mario, *La miniatura gotica in Italia*, Napoli, Libreria Scientifica, 1968.

Salazaro, Demetrio, *L'arte della miniatura nel secolo XIV. Codice della Biblioteca Nazionale di Napoli messo a stampa*, Napoli, Raffaele Caccavo, 1877.

Thompson, Daniel V./Hamilton, George H., *An anonymous fourteenth-century treatise. «De Arte Illuminandi». The technique of manuscript illumination. Translated from the Latin of Naples Ms XII.E.27*, New Haven/London, Yale University Press/H. Milford-Oxford University Press, 1933.

Tolaini, Francesca, *Trattati e ricettari sui colori*, in: Crivello, Fabrizio (ed.), *Arti e tecniche del Medioevo*, Torino, Einaudi, 2006, 300–312.

Tosatti, Silvia B., *Trattati medievali di tecniche artistiche*, Milano, Jaca Book, 2007.

Zezza, Andrea, *Sabatini, Andrea, detto anche Andrea da Salerno*, in: *Dizionario Biografico degli Italiani*, vol. 89, Roma, Istituto della Enciclopedia Italiana, 2017, 395–399.

2

I manoscritti dei ricettari, la scrittura e il libro: saggi di un'analisi paleografica e codicologica

Martina Pantarotto

Riassunto Delineando la diversa tipologia di alcuni manoscritti esemplari, di cinque dei quali viene data una nuova, accurata scheda codicologica, si ricostruisce lo sviluppo, dal punto di vista della considerazione e dell'uso, dei codici latori di ricettari e quindi una storia paleografica e culturale di questo genere testuale.

Abstract By outlining the different types of several exemplary manuscripts – five of which are presented with new, detailed codicological descriptions – the study reconstructs the development, in terms of the reception and use, of the codices that transmit collections of recipes, and thus a palaeographical and cultural history of this textual genre.

Parole chiave ricettari – manoscritti di destinazione pratica

1 Il Quattrocento: le diverse tipologie

Intendo presentare, da un punto di vista codicologico e paleografico, alcuni manoscritti di ricettari che sono oggetto di studio della ricerca in corso. Il quadro di riferimento, legato agli aspetti materiali dei codici, è l'indagine avviata da Baroni/Travaglio (2016), all'interno delle cui coordinate inserirò i manoscritti da me esaminati, nella convinzione che l'analisi degli elementi testuali non possa prescindere da una conoscenza del *medium* di trasmissione e quindi da una precisa descrizione del testimone manoscritto, e anche con l'ambizione di poter magari riconoscere alcune linee di tendenza all'interno di questa tipologia testuale. I manoscritti presi in esame, dei quali si offre in appendice una scheda descrittiva, sono molto diversi per l'epoca di produzione, il contesto, la tipologia testuale, la struttura fisica; esistono tuttavia alcune costanti o punti di interesse, utili all'interpretazione storica della testimonianza e all'evoluzione della tipologia del genere.

Procedo in ordine cronologico partendo dal manoscritto Assisi, Sacro Convento, Fondo Antico 692, corrispondente ad un unico fascicolo cartaceo di 12 fogli con bifoglio centrale ed esterno membranaceo (cf. scheda 1 in Appendice). Il manoscritto trasmette la *Memoria del magisterio de fare fenestre de vetro et de colori* attribuita nello stesso testimone manoscritto a maestro Antonio da Pisa, artefice che ha firmato una vetrata del Duomo di Orvieto, forse una del Duomo di Firenze (Ito 2009, 229) e che è attivo in Toscana tra 1395 e 1410 (Pavan Taddei 1961); una certa confusione tra le figure di autore e copista ha portato a collocare il manoscritto quattrocentesco nel secolo prima e ad avanzare ipotesi di autografia, senza fondamento. Si tratta di un piccolo codice uniforme dal punto di vista tematico e anche dal punto di vista dell'allestimento: alla stessa mano si devono l'invocazione in rosso sul margine superiore della prima pagina, le rubriche, le iniziali semplici in rosso, nonché la redazione del breve testo in volgare, impaginato con cura. Il volume è conservato oggi nel Fondo Antico del Sacro Convento d'Assisi, ma non è stato riconosciuto in nessun inventario antico né della sagrestia, né dell'infermeria, né della libreria pubblica, né della libreria segreta (contraddistinte da segnature e collocazioni specifiche); almeno dall'Ottocento è nel convento assisano, vista l'attribuzione della mano che appone il titolo al f. Ir al padre guardiano Nicola Papini, ma probabilmente era in loco molto prima, se la patina linguistica del testo appare certamente non pisana, quanto piuttosto vicina ai testi coevi assisani (Mecozzi 1991, 85). In ogni modo, non è straordinario che un convento conservasse anche testi tecnici specifici da mettere a disposizione degli artigiani incaricati di creare opere artistiche nella chiesa. Il codice si presenta in una veste ‹letteraria›: possiamo intuire una certa ambizione da parte del copista, che rispetta la mise en page, appone regolari rubriche e accurate iniziali maggiori in rosso, inserisce i segni di paragrafo e distingue le maiuscole con tocchi di rosso; addirittura nella forma di chiusura si osserva un tentativo di scrittura distintiva, con uno svolazzo dell'occhiello inferiore della lettera *g*. Nondimeno, i due bifogli membranacei sono di riuso, forse ritagliati dalla grande Bibbia atlantica da cui proviene l'originaria legatura: non si notano tracce di scrittura erasa, ma la piegatura centrale del bifoglio originario è ben visibile lungo il margine superiore di f. 1, così come sul margine inferiore del bifoglio centrale, ff. 6–7, mentre sul margine esterno del f. 7 sono evidenti tracce di fori riferite ad una diversa mise en page. Dunque, nonostante le velleità del copista, comunque egli ricorre a materiale di riuso, e nella preparazione dell'inchiostro rosso notiamo una sua certa imperizia, dal momento che il tratto è assolutamente ben definito nei fogli membranacei, ma sbava molto sulla carta degli altri fogli. Quanto a segni di utilizzo, i margini sono puliti: c'è solamente una *manicula* che attira l'attenzione su un risvolto eminentemente pratico del manualetto, ossia indicazioni del modo di farsi pagare e di come gestire le spese. Sul foglio finale, dopo l'explicit *Deo gratias amen* c'è una piccola nota della stessa mano che fa riferimento al caglio del formaggio e poi una nota, sempre del copista, che riguarda il vetro infrangibile: questo significa che il testo non finisce con l'*explicit*, ma procede oltre con un'aggiunta attinente al tema, configurandosi *ab origine* come un testo aperto. Il codice d'Assisi è un ottimo esempio non solo della circolazione in fascicoli sciolti di questa tipologia di testi, ma anche di una agglomerazione di dati tematicamente affini nelle sezioni iniziali e finali: in questo caso, sul verso dell'ultimo foglio, una mano cinquecentesca verga una serie di informazioni relative ai costi delle vetrate, espressi in bolognini, fiorini e carlini, attestando un uso continuo del codice e un interesse protratto per il testo.

Subito dopo la metà del sec. XV possiamo esaminare la testimonianza offerta dal manoscritto Brescia, Biblioteca Queriniana, A VI 5 (cf. scheda 2 in Appendice), che a differenza del codice d'Assisi si presenta molto eterogeneo, nei suoi 149 fogli cartacei (la numerazione antica segna 109 il primo foglio, quindi vi era una prima parte andata persa o conservata altrove). Si tratta di una raccolta prevalentemente di natura medica, ma che riunisce ambiti tematici differenti, che spaziano dalla medicina, veterinaria, alchimia, all'antropologia e alla religione, se includiamo gli esorcismi, i testi crittografati e le formule magiche apotropaiche. Questa varietà tematica non deriva tanto dalla riunione di *corpora* diversi autonomi, quanto dall'aggregazione, da parte di un unico proprietario, di materiale eterogeneo: si riconosce la mano corsiva, regolare ed elegante, che presiede i primi 5 fascicoli (ff. 1r–18v, 31r–54v), con un intervento della mano B ad ultimare una sezione del testo trascritto da A ai ff. 18v-20r e vergare i fascicoli 7–8 (ff. 58r–73r) che conservano una raccolta di ricette e rimedi tematicamente omogenea ai fogli vergati da A; un'altra mano quattrocentesca, corsiva e sgraziata, inserisce alcune ricette e rimedi, tanto al termine dei fascicoli vergati da A (ff. 55r–57r) che al termine di quelli vergati da B (ff. 73r–75r), qui tuttavia con interventi anche d'altri; segue la sezione trascritta dalla mano C (ff. 76r–109r), che riunisce in un grosso fascicolo di 22 fogli e un senione alcune ricette, in latino e in volgare, per fare i colori (Del Savio 2019, 80–82), cui si intervallano, senza soluzione di continuità, ricette mediche per i malanni dei capelli, degli occhi e di altre parti del corpo, oltre che rimedi per curare gli animali. Sull'ultimo foglio del fascicolo riprende la mano corsiva che abbiamo definito sgraziata, quella del copista D, cui si debbono i successivi 3 fascicoli (ff. 109v–128v) e interventi a diverse riprese nei fogli finali del codice, ove si interseca con il quinto copista, mano E, di origine germanica (ff. 129v–144v). Il copista D dunque presiede alla confezione del manoscritto, ed è chiaramente un medico, che si muove in Italia settentrionale, probabilmente nell'area padano-veneta, a giudicare dalle sue fonti e dai medici che cita, attivi in area padovana alla metà del Quattrocento. La congerie di testi e microtesti conservati nel manoscritto bresciano meriterebbe senz'altro uno studio approfondito, in quanto ricca di riferimenti topici e cronici. È sempre il copista D che appone liste di spese sostenute, di prestiti e il ricordo della nascita del figlio Sebastiano nel 1459, nell'ultimo foglio del codice. Ad eccezione della parte trascritta dal copista D, il codice presenta uno specchio di scrittura ben definito, rubriche della stessa mano del copista nella sezione vergata da A e in parte di quella vergata da B, indicazioni marginali atte a reperire e classificare velocemente le ricette, croci e *notabilia*: è un codice d'uso, che riunisce un sapere agli occhi della scienza moderna eterogeneo, ma del tutto coerente nell'orizzonte culturale dell'epoca.

Partendo da questo manoscritto possiamo procedere in due direzioni contrapposte: da un lato consideriamo la raccolta omnicomprensiva, che spazia dall'alchimia alla tecnica artigiana, ma che ambisce ad un risultato omogeneo per fattura materiale, dall'altro il libro di famiglia e la raccolta di testi che esprimono il massimo della disomogeneità. Offro alcuni esempi prima di tornare ad esaminare nel dettaglio altri manoscritti. Un buon testimone di raccolta omnicomprensiva è offerto dal codice di Pavia, Biblioteca Universitaria, Aldini 74, noto come codice De Oldanis, che contiene la *Doctrina de transmutatione metallorum*, seguita da un glossario latino e ricette alchemiche in volgare ed è datato al 1461 (D'Agostino/Pantarotto 2020, 40–41). Benché la sottoscrizione sia stata in parte erasa, il codice è localizzabile con certezza in ambito sforzesco, nelle mani dei membri della famiglia Oldani. Attraverso questo manoscritto si può apprezzare la siderale distanza intercorsa dal piccolo prontuario di Assisi: da un codice d'uso di natura tecnica, attraverso un testimone dello sforzo di elaborazione di una redazione collettiva, in cui trattazioni riguardanti i colori e la produzione di pigmenti si legano strettamente a testi di natura medica (il manoscritto Queriniano), si giunge qui ad un volume membranaceo, corredato da stemmi e da un ricco apparato iconografico, con disegni a colori di ampolle, forni e altra strumentazione; il codice è vergato in una posata *littera textualis* piccola e disinvolta, con rubriche, iniziali decorate a penna, numerazione delle carte in rosso. Nonostante l'alto livello del codice, troviamo alcune costanti che fanno irrompere la realtà sulle membrane: le note marginali di uso, le illustrazioni didascaliche, gli oroscopi personali; in particolare il ricorrere dei nomi di membri della famiglia De Oldanis caratterizza il manoscritto come strettamente legato ai destini di una nobile famiglia e al contempo chiaramente codice d'uso.

Veniamo ora al libro di famiglia e alla redazione disomogenea, per illustrare la quale accenno soltanto al manoscritto Firenze, Biblioteca Nazionale Centrale, Palatino 916 (Pomaro 1991, 816), un codice cartaceo di formato oblungo

(285 × 105), zibaldone di ricette risalente alla metà del sec. XV, eterogeneo per contenuto, mise en page e tempi di realizzazione (sono presenti molte date, dal 1457 al 1464), che reca al f. 6v questa sottoscrizione da parte di un possessore-compilatore (è una delle due mani che intervengono nel manoscritto, entrambe di base mercantesca): «Questo libro fu di Iohanni di Simone Biffoli e fu iscripto a Ciptà di Castello, che quivi lui era confinato; detelo allo suo nipote Lucha di ser Niccolò Biffoli». Si tratta di una raccolta disordinata e confusa (non c'è rigatura, non c'è rispetto di una mise en page, non c'è nessun elemento decorativo), che comprende diverse ricette sia di carattere medico che tecnico; un codice che si tramanda di padre in figlio o nipote entro la famiglia fiorentina Biffoli, come attesta anche la nota presente al f. 154v: «Questo libro si fu di Iohanni di Simone Biffoli e di poi, a dì 16 di febraio 1460, deto Iohanni me lo donò a me Ang(n)olo di Nicholò di Simone Biffoli». Forse a Giovanni Biffoli va ricondotta la seconda mano che interviene in più parti del manoscritto, appone la tavola iniziale e i ricordi di famiglia nei fogli finali (con un atteggiamento analogo alla mano del copista D del manoscritto Queriniano); relativamente alla famiglia, sappiamo che un banco di Giovanni Biffoli lanaiuolo è attestato nel 1398 a Firenze, un notaio Benedetto Biffoli è attivo a Firenze negli anni 1448–1475, mentre di Agnolo Biffoli si conosce un manoscritto da lui vergato. Si tratta del codice Firenze, Biblioteca Riccardiana, 3060, codice membranaceo, su pergamena di riuso, che raccoglie varie ricette alchemiche in volgare e in latino, e risale alla fine del sec. XV (De Robertis/Miriello 2013, 52). Ancora una volta, una circolazione all'interno di membri di una famiglia, in relazione ad una professione ereditata da padre a figlio, per la quale questi manoscritti sono strumenti di lavoro: le note che si addensano sui margini o sui fogli iniziali e finali sono importanti attestazioni in merito alla ricezione e circolazione di questi testi.

2 Il Cinquecento: una raccolta tecnica omogenea

Chiudiamo il secolo e ci affacciamo al successivo, ricollegandoci idealmente al primo manoscritto da noi visto, Assisi 692, con un secondo esempio di raccolta omogenea e di ambito tecnico, il *Trattato di tintoria* conservato a Como, Biblioteca Comunale, 4.4.1 (cf. scheda 3 in Appendice), che occupa due fascicoli per poco più di 30 fogli, con una legatura, antica, in pergamena floscia, staccata dal corpo del manoscritto e non originale (i fori della cucitura non corrispondono alla distanza di quelli che legano i due fascicoli): manualetto pratico, allestito entro una bottega di tintori da artigiani di formazione elementare (Rebora 1970); il testo comprende 159 ricette, cui se ne aggiunge un'altra decina per la lavorazione della lana, nell'aggiunta sui fogli finali (Fig. 2.1); ha chiara origine veneta se non veneziana e carattere estremamente pratico, con puntuali riferimenti cronici e topici: al f. 27v viene nominata una tecnica sperimentata a Venezia nel 1488, mentre al f. 33r è presente una lista di prezzi datata 1466 (sull'arte della tintoria a Venezia cf. Berveglieri 1988, 55–58). Il codice circolò presto in ambiente comasco, area di produttori di stoffe, come attestano i fogli di guardia, che recano filigrana riconosciuta in Piccard (nr IT1650-PO-117452) e ricondotta a Como, anno 1509, e le liste di entrate e uscite relative agli anni 1514–1520 trascritte da altra mano all'interno della legatura membranacea, oltre che la nota di possesso presente sul piatto, relativa a Bernardino di Maffeo della famiglia Canarisi di Turno (Torno, comune del Comasco), famiglia di drappieri fin dall'inizio del sec. XV (Grillo 1995; Panigadi Trombetta 2014), i cui membri successivamente furono elevati a marchesi, divennero proprietari della Villa Pliniana sul lago di Como e membri della nobiltà comasca. Interessante è osservare come alla fine del testo (f. 31v), dopo la forma di explicit, *Laus Deo finis Amen*, lo stesso copista trascriva negli ultimi fogli un altro breve trattato dell'arte di battere la lana (ff. 31v–33v), inspiegabilmente omesso dall'editore, per quanto sia coevo, omogeneo per contesto e tenore, come la nota sul vetro infrangibile nel manoscritto di Assisi. Il codice è unitario, scritto tutto da una stessa mano, reca rubriche in rosso a cura del copista e inizia senza preamboli, è cioè privo di qualsiasi velleità letteraria. Il testo si dispone su una pagina in cui la rigatura appare predisposta per un registro, come conferma anche il formato, dunque è un libro d'uso, scritto in volgare da una mano corsiva graficamente non educata, ma chiaro e ordinato, corredato da un sistema paratestuale (rubriche, iniziali delle ricette poste in evidenza nel margine esterno, numerazione dei fogli) atto a renderlo di agevole consultazione.

3 Il Cinquecento: la raccolta tecnica composita di Lodi

Diverso è il caso rappresentato dalla raccolta di Lodi, Biblioteca Comunale, XXI B 32 (cf. scheda 4 in Appendice), che riunisce trattati per l'arte dei colori insieme a trattati medici e vari prontuari. Con questo manoscritto cartaceo siamo ormai alla metà del sec. XVI. I testi di varia lunghezza si susseguono l'uno all'altro, però non in maniera disordinata come nel codice oblungo di Firenze, e neppure come nel manoscritto Queriniano, in cui si alternavano mani diverse e testi di varia natura: quella di Lodi è una vera raccolta, organizzata da un medesimo copista che ci presenta questi testi, pur eterogenei, in modo uniforme per allestimento della pagina e decorazione, con un corredo di illustrazioni, a inchiostro, di carattere didascalico; a testimonianza dell'unità della raccolta, che è evidente nonostante le aggiunte preposte e postposte, abbiamo un indice vergato dal copista, che comprende tutti i testi trascritti, dall'elisir «per conservar l'humana natura e la gioventù e scemare i mali humori» che apre il volume a tutto quanto segue: ad un gruppo iniziale di fogli dedicati alle varie ricette di elisir o acque della vita, in cui al copista principale si sovrappone una seconda mano corsiva meno calligrafica (ff. 2r–28r), segue una sezione alchemica (ff. 57r–89r); tra le due parti sono inserite le ricette relative ai colori, l'azzurro e il giallo oltre che l'olio di vetriolo (ff. 28r–56v); la sezione alchemica si chiude con il ben noto sonetto di frate Elia (Partini/Galiano 2018). Tra le parti non vi è alcuna soluzione di continuità, né cesura materiale a livello di struttura fascicolare (Fig. 2.2). Dopo l'indice (ff. 90r–92r), e il fatto non ci sorprende, gli otto fogli finali accolgono una congerie di altre ricette, anche crittografate, frammiste a preghiere, apposte da più mani coeve e da un possessore seicentesco che altrove glossa il testo. Sebbene il compilatore della raccolta rilevi la provenienza disparata dei trattatelli, affermi di omettere alcune sezioni delle fonti e riporti i nomi dei diversi autori dai quali attinge, lasciando emergere la natura composita delle sue *auctoritates*, l'intenzione è organizzare una raccolta unica e omogenea: la presenza dell'indice e della relativa numerazione dei fogli accerta tale modalità di allestimento. Il codice risulta in evidente relazione con il noto Ricettario dei Gesuati, scritto a Lucca nel 1562 e conservato presso la Kenneth Spencer Research Library of the University of Kansas, identificato Pryce MS E 1 (Biffi 2020, 303–314): l'analogia delle figure è sorprendente, e anche la filigrana del manoscritto lodigiano rimanda all'area lucchese degli anni 1525–1550. Non mi soffermo sui contenuti della raccolta, che è oggetto di studio in corso e per la quale vanno recuperati, evidentemente, i rapporti con il «Gesuatti book» d'Oltreoceano; limitiamoci qui ad osservarne la fattura materiale: con il sec. XVI comincia a stabilizzarsi il cosiddetto «libro dei segreti», fortemente compatto e organizzato su temi ricorrenti: alchimia, medicina, tecnica, religione... Il codice proviene e ha circolato in ambito religioso e per questa via verosimilmente approdò alla biblioteca dei padri Filippini di Lodi, che costituisce il fondo antico della Biblioteca Comunale in cui oggi si conserva il manoscritto (Pantarotto 2014, 22–23); a sostegno di tale circolazione può essere letto anche il ‹frontespizio› a penna premesso al volume (Fig. 2.3), che rappresenta un uso diffuso nel Cinquecento e un chiaro riflesso del ruolo di modello assunto progressivamente dal libro a stampa:[1] nel nostro esempio, entro un tempietto che profila la pagina, si fronteg-

1 Altri esempi della prima metà del Cinquecento, assai simili, in Pavia, Biblioteca Universitaria, 565 e Venezia, Biblioteca Marciana, Fondo Antico, Lat. Z 502 (1743).

giano un filosofo e un teologo le cui parole, apposte nei cartigli che fuoriescono dalla bocca, attestano la superiorità della fede sulla scienza.

4 Il Cinquecento: la raccolta tecnica composita di Venezia

Siamo così giunti alla fine del nostro percorso, con l'esempio cinquecentesco offerto dal manoscritto Venezia, Biblioteca Marciana, It. III 10 (5003, cf. scheda 5 in Appendice), manoscritto cartaceo, omogeneo, che reca il titolo *Segreti d'arte diverse* e raccoglie in poco più di 200 fogli, entro una perfetta unità codicologica e testuale, ricette che spaziano dall'alchimia alla veterinaria, all'arte culinaria, alle tecniche artistiche di vetrai, orafi, artigiani del libro, intarsiatori e pittori (Fig. 2.4). Le 409 ricette si susseguono senza altra distinzione che la rubrica iniziale e un numero, entro cui possiamo distinguere una prima sezione che comprende, pur con eccezioni, ricette attinenti in senso lato alla medicina (pillole, acque, profumi, saponi, pomate, unguenti e paste), cui segue, a partire dalla ricetta nr 194, una sezione di destinazione più artigianale e tecnica: tinture, colori, mordenti, colle e vernici; i numeri delle ricette presentano alcuni ritocchi, tuttavia la presenza di un indice redatto dallo stesso copista rende certi che la raccolta è nata con questo respiro omnicomprensivo, con la volontà di creare un manuale, anzi un «libro di segreti» per usare il termine ormai consolidato nell'editoria del sec. XVI. Il ricettario è redatto in una elegante corsiva cancelleresca del Cinquecento, presenta alcune minime aggiunte nei fogli finali e indicazioni marginali relative all'efficacia delle varie ricette, di mano del copista: questo, insieme alla risistemazione numerica e all'indice, ci rendono certi che, nonostante l'aspetto elegante e pulito, il codice sia stato concepito come prontuario, come manuale d'uso. Forse la mancanza di sedimentazioni di mani diverse si spiega con l'epoca di confezione del manoscritto, un'età in cui la cultura circola in massima parte, ormai, tramite il libro a stampa; oppure andrà collegata alla storia specifica del volume. L'area di riferimento è quella romana, intorno agli anni 1560–1570, stando alle filigrane, mentre per i rimandi interni il testo, ricco di rinvii a personaggi e a luoghi, è stato ricondotto a Gaeta, intorno al 1570: per l'autore della raccolta Cristiana Pasqualetti (2019, 146–155) ha proposto il nome di Vincenzo Pontano da Fondi, un domenicano miniatore e copista di molti codici liturgici; l'ipotesi è solidamente fondata, anche perché una raccolta che riunisca competenze mediche, chimiche e tecnico artigianali ben si colloca entro il contesto di una comunità religiosa: tuttavia, solo un'expertise paleografica rivolta a testimonianze documentarie, ossia a testi vergati in una corsiva più prossima al codice marciano, rispetto alla testuale formale dei codici liturgici sottoscritti dal frate, sarà in grado di verificare se il manoscritto possa essere anche autografo.

5 Conclusioni

Ripercorrendo dunque le tappe dell'itinerario proposto, se consideriamo la prospettiva interna, redazionale, possiamo distinguere i testimoni di manuali omogenei di natura pratica e ambito specifico (i manoscritti di Assisi e di Como) riuniti in un fascicolo o pochi fascicoli blandamente legati e circolanti per scopo e uso pratico, da un lato, e le raccolte onnicomprensive, attestate dai manoscritti di Brescia e Firenze, nel sec. XV, e dai manoscritti di Lodi e Venezia nel secolo successivo. In merito al secondo genere di testimonianze, che attestano raccolte nate per agglomerazione di diverse fonti ed esperienze, sappiamo che si tratta di una commistione comune, tuttavia attraverso la puntuale analisi dei manoscritti possiamo considerare come e quanto la loro realizzazione sia di volta in volta diversa se non peculiare, e quanto invece possa dipendere da modelli già circolanti, richiedendo uno studio approfondito che consideri il codice nella sua interezza, con attenzione particolare agli aspetti dell'allestimento, unitario o composito, e delle diverse fonti utilizzate: un antigrafo unitario o una redazione indipendente a partire da più testi compulsati, magari anche progressiva e protratta nel tempo.

Osservando le tipologie di manoscritti esaminati e combinando aspetti testuali e aspetti materiali, possiamo riconoscere un percorso dal cantiere artigiano medievale verso il «libro dei segreti» cinquecentesco, di consolidata tradizione letteraria, il cui punto di approdo finale è rappresentato dal *Libro dei segreti d'arte diverse*, il codice marciano redatto in area romano-napoletana (Gaeta) intorno al 1570. Rispetto a questa raccolta estremamente unitaria ed omogenea dal punto di vista codicologico, indipendentemente dalle fonti di provenienza, tutte trattate e livellate in modo uniforme, il codice di Lodi si presenta come la riunione di testimonianze diverse non ancora ben amalgamate: si potrebbe sostenere di essere ad uno stadio anteriore, poiché abbiamo una raccolta di testi differenti, organizzati in maniera diversa, che vengono qui fusi in un unico contenitore, senza tuttavia la regolarità della scansione delle rubriche numerate del manoscritto marciano, mantenendo la difformità di una raccolta in cui confluiscono ricette, sunto di trattati, rielaborazioni personali, massime morali e versi. Il manoscritto di Brescia, anteriore al codice marciano di un secolo, in questo percorso di agglomerazioni di tradizioni diverse per formare un'unità testuale omogenea, attesta uno stato ancora più primitivo: vediamo l'intervento di mani diverse, una mise en page variabile e troviamo proprio quei fogli bianchi al termine delle varie sezioni, in cui si sedimentano altre ricette aggiunte da lettori e possessori coevi o posteriori, che contraddistinguono il testimone come un codice di famiglia. Questo è più che mai evidente nel manoscritto di Firenze, Biblioteca Nazionale Centrale, Palatino 916, ancora più eterogeneo del codice bresciano (di area veneta), che con le sue dimensioni oblunghe si presenta come un codice di bottega e condivide con il bresciano ricordi famigliari e passaggi di padre in figlio, però in area fiorentina. Nei testimoni della metà o terzo quarto del Quattrocento (Brescia e Firenze) osserviamo insomma in corso il processo di formazione di una raccolta, mentre la fase di omogeneizzazione dei singoli testi all'interno di un tessuto unitario è ormai ben attestata dal manoscritto di Lodi e pienamente realizzata nel codice della Biblioteca Marciana.

Quanto abbiamo proposto si riferisce ad un'indagine sugli aspetti materiali dei codici che veicolano questa tipologia di testi, una ricerca di chiaro intento pratico, che mira a comprendere se siamo entro un ambito di appunti, di prontuario tecnico a scopo didattico, di manualistica o di letteratura didascalica, di trasmissione di un saper fare o se invece ci sia anche dell'altro; in questo senso è utile chiarire i contesti di trasmissione di circolazione e di uso, accanto alla tradizione filologica. In merito agli aspetti più prettamente paleografici, cioè ai redattori e copisti, osserviamo nei testimoni più antichi l'evidente matrice mercantesca e corsiva, che rinvia ad un livello di educazione grafica tecnico-pratica, che progressivamente, avanzando nel secolo, si avvicina alla competenza grafica del professionista; i manoscritti esaminati attestano un ampio spettro di tradizioni grafiche, non solo per la mano di colui che verga il testo principale, ma anche per le testimonianze offerte dal calligrafo-rubricatore e soprattutto da quelle che si sedimentano in testa, in coda e accanto al ricettario o raccolta principali. Ciò che forse merita una riflessione specifica è l'alta presenza di immagini, verosimilmente vergate dal medesimo copista, che denunciano una competenza artistica, da un lato in parte scontata, ma dall'altro forse ancora non sufficientemente indagata. Appaiono insomma rilevanti gli elementi relativi a quanto non è testo ma è intorno al testo; ciò vale ovviamente per qualsiasi testimone manoscritto, ma diventa ancora più pertinente di fronte a testi d'uso pratico come quelli di cui ci stiamo occupando: la circolazione, la ricezione di questi testi in ambiti geografici omogenei, o viceversa distanti, rientra in un certo senso anche nella storia della lessicografia.

6 Appendice

Schede dei manoscritti

1

Assisi, Sacro Convento, Fondo Antico, 692
Antonio da Pisa, *Memoria del magisterio de fare fenestre de vetro et de colori*, incipit: «In prima si voi fare uno tabernaculo. Fa sempre le base a capitello» (ff. 1r–12r)
Recepta, incipit: «Ut caseus et carnes sallite» (f. 12r)
De vetro infrangibile, incipit: «Vitrum non frangibile sic fit» (f. 12r)

Sec. XV prima metà; cart. e membr.: membranacei il bifoglio centrale ed esterno del fascicolo (ff. 1, 6–7, 12); ff. I, 12; fasc. 1 (12); inizio fascicolo lato pelo; in-8°; mm 140 × 105 = 12 [93] 35 × 14 [69] 22; rr. 2 / ll. 28 var. (f. 3); rigatura a mina di piombo. Una mano, corsiva di base testuale; *manicula* e sporadiche aggiunte marginali di mano del copista, a cui si può attribuire anche il piccolo disegno a penna al f. 3v (un forno). Invocazione *Ihesus benedictus*, in rosso, sul margine superiore del primo foglio; rubriche, iniziali semplici in rosso, segni di paragrafo e maiuscole toccate di rosso. Legatura moderna consistente in una cartellina di cartone: della legatura antica, formata da un bifoglio membranaceo di riuso da una Bibbia atlantica del sec. XII, resta ora solo l'antico piatto anteriore, legato come guardia anteriore: riporta l'inizio del libro dell'Ecclesiastico, con la fine della capitulatio in rosso e grande iniziale O decorata in stile geometrico.

Al f. 12v una mano cinquecentesca aggiunge una lista di costi relativa alle vetrate e alla loro decorazione. All'interno della O iniziale miniata al f. Ir, titolo di mano di frate Nicola Papini, custode del Sacro Convento all'inizio dell'Ottocento e negli anni Venti: «Segreti per lavorar li vetri secondo la dottrina di maestro Antonio da Pisa singolare in tal'arte».

Bibliografia: il codice è menzionato nel lavoro di Cesare Cenci, negli *Addenda et corrigenda* (Cenci 1981, vol. 2, 846), tra i codici assisani non riconosciuti nell'inventario; è stato oggetto di un'edizione con riproduzione di ogni carta nel 1991 (Mecozzi 1991, in particolare Monacchia 1991, 51–53) e di un'ampia indagine con contributi archivistici e applicazioni sperimentali a cura di Sandron/ Lautier (2008). Il ms. è digitalizzato in *Internet Culturale* al seguente link: https://www.internetculturale.it/jmms/iccuviewer/iccu.jsp?id=oai%3Awww.internetculturale.sbn.it%2FTeca%3A20%3ANT0000%3APG0213_ms.692&mode=all&teca=MagTeca+-+ICCU.

2

Brescia, Biblioteca Queriniana, A VI 5
Regimen sanitatis (ff. 1r–20r)
Medicamenta (ff. 20r–30r)
Receptae medicales, in volgare e in latino (ff. 31r–54v)
Consilia, receptae et pillulae (ff. 58r–73r)
De coloribus, in latino e volgare (ff. 76r–84v, 103r–106v, 115r–116v)
De capillis, oculis et alia remedia, in latino e volgare (ff. 85r–101v, ff. 108r–114v, 117r–147v)
Medicamenta pro animalibus (ff. 101v–103r)
Esorcismi e scongiuri (ff. 106v–107v)

Sec. XV metà; cart., ff. I, 149, I'; numerazione antica 109–260; bianchi i ff. 30v, 57v, 75v, 147r–v; fasc. 1 (10), 2 (8), 3–5 (12), 6 (3), 7 (10), 8 (8), 9 (22), 10 (12), 11 (4), 12–14 (12); richiami; in-4°; mm 270 × 200; specchio scritto a piena pagina con sfruttamento assai variabile: 19 [200] 51 × 28 [130] 42; rr. 2 / ll. 35 var. (ff. 1–54: f. 16); 28 [180] 62 × 28 [140] 32; rr. 2 / ll. 31 (ff. 76–109: f. 84), rigatura a mina di piombo; ai ff. 101–149 lo specchio è delimitato solo da una riga verticale per il margine interno e una orizzontale per quello superiore, ma lo sfruttamento della pagina è libero, talvolta anche su due colonne. Più mani: mano A: ff. 1r-18v, 31r-54v; mano B: ff. 18v-20r, 58r-73r; mano C: ff. 76r–109r; mano D: ff. 55r–57r, 73r–75r, 109v–128v, e interventi ai ff. 140r–149v; mano E: ff. 128v–140v; intervento di altra mano coeva ai ff. 20r-30r. Rubriche (ff. 1–18, 63–68); iniziali calligrafiche a inchiostro (ff. 63–68, 76–109). Legatura moderna, in cartone.

Liste di prestiti e ricordi vari datati agli anni 1450, 1459 e 1457 ai ff. 148r–149v, apposte dalla mano D, che ricorda la nascita del figlio Sebastiano nel 1459; della stessa mano una ricetta aggiunta al f. 143v, datata al 1462. Al f. Iv nota di possesso di Costanzo M. Zinelli (1704–1784), bibliofilo e direttore della Biblioteca Queriniana dal 1761 al 1765: «Ex manuscriptis Constantii Mariae Zinelli iuris utriusque doctoris serenissimi principis Venetiarum theologi ordinarii, Sancti Officii Brixiae advocati reorum». Precedenti segnature: sul dorso A*2.101 (sec. XVIII); al f. Iv Alfa 38 (sec. XX).

Bibliografia: Manusonline (2015, https://manus.iccu.sbn.it/cnmd/0000239685); Del Savio (2019, 80–82); il manoscritto è digitalizzato al seguente link: https://brixiana.medialibrary.it/media/schedadl.aspx?id=55caf488-77b0-11ed-92bd-7336c187102e.

3

Como, Biblioteca Comunale, 4.4.1
Trattato di tintoria, lacunoso, incipit: «A far uno negro avantazado per fustagni. Tova [*sic*] questa prima de farina de segala» (ff. 1r–31v)
Dell'arte della lana, incipit: «Questo rechiede nel mestier de l'arte de la lana. Per fare li pani» (ff. 31v–33v)

Secc. XV ex. – XVI in.; cart., ff. I, 35 (33), I'; fasc. 1 (17), 2 (18); numerazione antica solo dei fogli con il testo, segnati 1–25, poi proseguita da mano moderna, a lapis, fino a 33, escludendo pertanto i primi due ff. bianchi e l'ultimo, ugualmente bianco, segnati III–IV e V da mano moderna; nel primo fascicolo è presente tra i ff. 15–17 un frammento di foglio scritto strappato, numerato 16; in-folio, filigrana a balestra entro cerchio, assai simile a Briquet nr 643 (Venezia 1501); richiami orizzontali a ridosso del margine inferiore sul verso di ogni pagina; 283 × 175 = 12 [255] 16 × 17 [148] 10; rr. 2 / ll. 38 (f. 8r); rigatura a colore. Una mano corsiva. Rubriche. Legatura antica, non originale, in pergamena floscia, di tipo archivistico, con margine esterno ribattuto, slegata dal corpo dei fascicoli.

Sulla legatura antica nota di possesso: «Mi Bernardino fiol condam domino Mafeo de Canarixo di Turno ho scripto et cetera», a fianco della nota un monogramma (M, forse una B, R) e una rota partita sormontata da croce, entro la quale vi sono le lettere C M R. Alla nota cinquecentesca seguono altre note di una mano posteriore (sec. XVIII), che espongono l'albero genealogico della famiglia Canarisi, che praticava l'arte della manifattura a Torno (CO) e che nell'Ottocento si imparentò con la famiglia Odescalchi: il codice infatti reca la precedente segnatura «Già fascio 26/g carte Odelscalchi», riportata negli allegati e riferibile all'acquisto da parte della Biblioteca Comunale dell'archivio e biblioteca del notaio Plinio Odescalchi (1878–1904). Oggi il codice è conservato entro una camicia riposta in una scatola in cartone che contiene in una busta una serie di allegati; si tratta di 10 fogli moderni, per lo più cartellini delle vetrine d'esposizione nelle mostre che lo hanno fatto conoscere (Mostra viscontea di Milano nel 1958, mostra I mestieri della moda di Venezia nel 1988).

Bibliografia: Rebora (1970); Manusonline (2010), scheda di Paola Massalin.

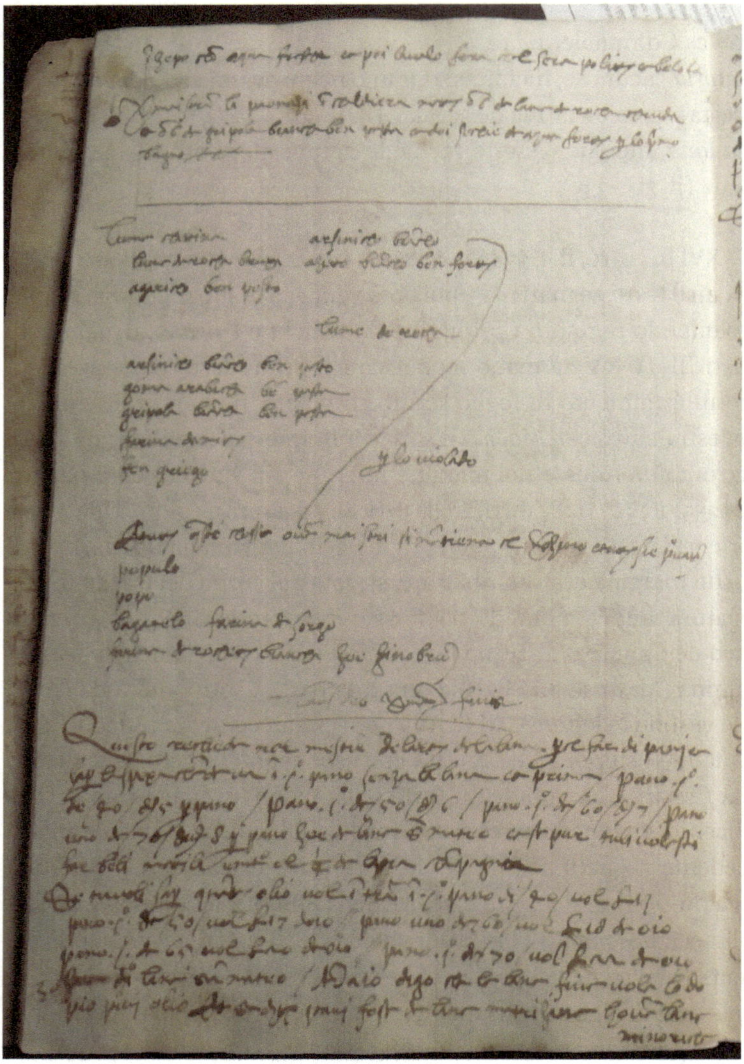

FIG. 2.1 Como, Biblioteca Comunale, 4.4.1, f. 31v.

4

Lodi, Biblioteca Comunale Paolo Borsellino, XXI B 32
Elexir vitae (ff. 2r–26v)
A far l'olio del vetriolo e del talcho (ff. 28r–35r)
A far l'azzurro oltramarino (ff. 35r–53r)
A fare l'olio del solphero giallo (ff. 53v–56v)
Ars Archimie (ff. 57r–61v)
Medecina generale (ff. 61v–63r)
De metallibus ff. 63–76r)
Ars magistri Iacobi de Ancona, incipit: «Quando io ero malato ad Argenta per la guerra di Ferrara» (ff. 76v–78v)
De petra vitrioli, incipit: «Lassando el suo prologo in 9 capitoli» (ff. 78v–88v)
Sonetto di frate Elia, incipit: «Solvete li corpi in aqua a tutti dico» (f. 89r)
Indice (ff. 90r–92r)
Ricette (ff. 92v–96r)

Sec. XVI, metà; cart.; ff. II, 96 (100), III'; la numerazione antica a inchiostro include la seconda guardia anteriore, incollata al f. I, che presenta sul verso un frontespizio ad inchiostro, e include pure gli ultimi 3 fogli, che con il foglio incollato ora al piatto posteriore costituivano un binione, non rigato, in origine bianco, in funzione di guardia; questi fogli sono segnati 98–100; bianchi i ff. IIv, 1r, 12r, 89v, 96v–97r, 99r; fasc. 1–12 (8); richiami assenti; in-8°; filigrana col motivo dell'ancora entro cerchio sovrastato da stella, simile a Briquet 1907 nr 492 (Lucca 1522); mm 169 × 117= 18 [122] 29 × 15 [77] 25; rr. 19 / ll. 19 (f. 21); rigatura mista a colore: a mina per le linee verticali, a inchiostro con pettine per le linee orizzontali. Più mani, di cui una principale ai ff. 12v–89r (mano A), cui si deve l'indice ai ff. 90r–92r; aggiunte sui fogli iniziali della mano B (ff. 2r–11v), coeva; interventi di più mani coeve ai ff. 92v–96v; note marginali e commenti di una mano del sec XVII, in particolare ai ff. 53v–56v, e altre aggiunte di epoca posteriore ai ff. 97v–100v. Frontespizio a inchiostro al f. 1v, iniziali decorate a penna, qualche motivo ornamentale a penna ottenuto mediante prolungamento dei tratti verticali a fine riga; disegni a penna ai ff. 1v, 15v–17v. Legatura in cartone rivestita di pergamena, tracce di 4 legacci; sul piatto anteriore tracce a inchiostro di una somma.

Il manoscritto proviene dalla Biblioteca dei padri Filippini di Lodi, come buona parte del fondo antico della Biblioteca Comunale.

Bibliografia: Granata (2005–2006); Baroni/Travaglio (2016, 71); Travaglio (2016, 349, 362, 363).

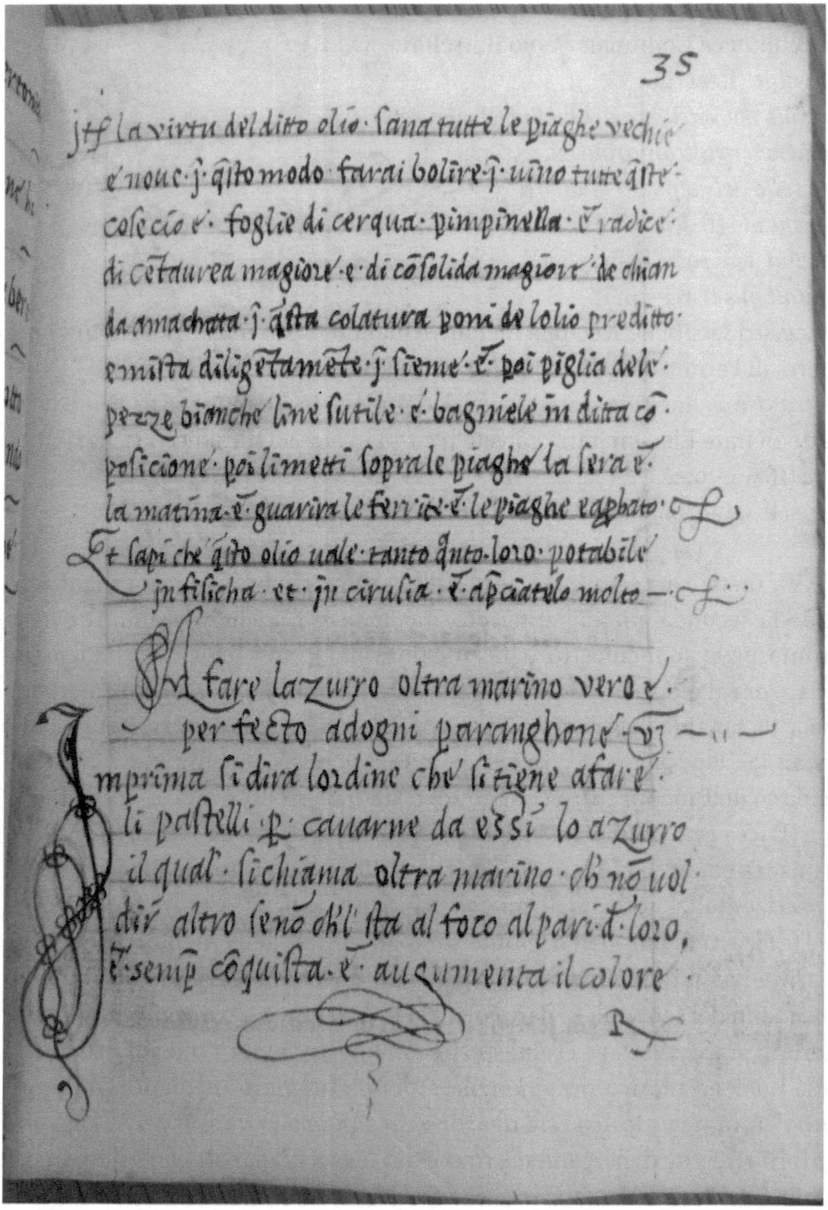

FIG. 2.2 Lodi, Biblioteca Comunale, XXI B 32, f. 35r.

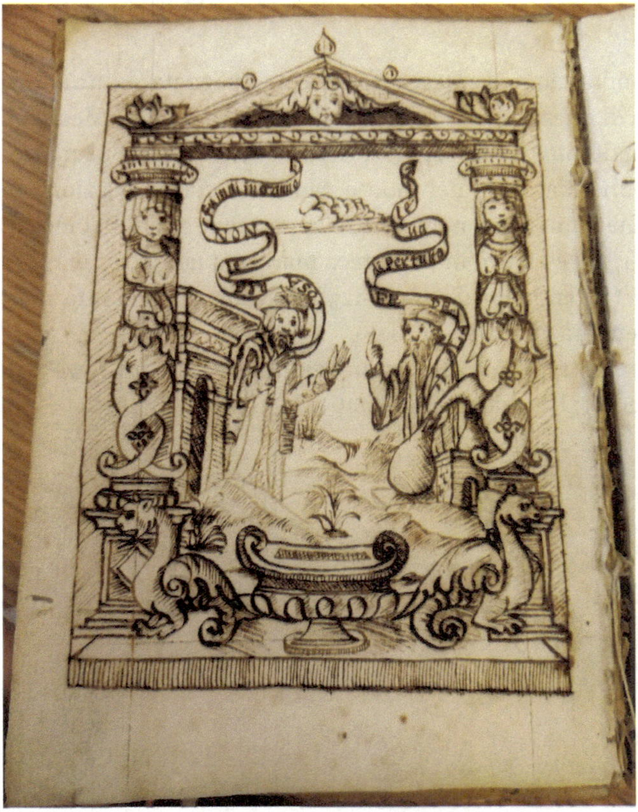

FIG. 2.3 Lodi, Biblioteca Comunale, XXI B 32, f. 1v.

5

Venezia, Biblioteca Nazionale Marciana, It. III 10 (5003)
Libro dei segreti d'arte diverse, incipit: «Pillole mirabile preservativi da dolore di podagre [...] Togli trementina lavata con acqua» (ff. 1r–199v); precede la tavola alfabetica (ff. 5r n.n. –16r n.n.).

Sec. XVI terzo quarto; cart.; ff. V, 221 (199), V'; la numerazione coeva esclude i primi 18 fogli e gli ultimi 4; bianchi i ff. 1v n.n. –4v n.n., 16v n.n. –18v n.n, 199v–203 n.n.; in-4°, filigrana a freccia in tutte le carte, sovrastata da stella, cf. Briquet 1907 nr 6291: Roma 1561–1562; fasc. 1 (4), 2 (6), 3 (4), 4 (12), 5–6 (8), 7 (4), 8 (9: 8+9'), 9 (8), 10 (2), 11–12 (8), 13 (6), 14 (8), 15 (6: 8–7', 8'), 16 (6), 17–20 (8), 21 (6), 22–29 (8), 30 (7: 8–8'), 31 (5: 4+5'); richiami verticali; mm. 242 × 173 = 30 [162] 50 × 26 [97] 50; rr. 2 / ll. 18 (f. 17); rigatura a mina di piombo. Iniziali semplici in rosso; rubriche, sporadici disegni a inchiostro di mano del copista (relativi a contenitori da usare). Una mano. Legatura moderna (sec. XVIII) in cartone e pergamena bianca.

Al f. 1r n.n. una nota cinquecentesca, forse accompagnata da un'antica segnatura: «F. Cavato di questo libro Mascalcia. Fisica et Chierugia. Medicine per la testa et generali di tutto il corpo. Fisica. Cerusia delli occhi». Sul contropiatto anteriore *ex libris* marciano del 1900 e cartellino con indicazione di provenienza: «Nani Giacomo 19»: il manoscritto appartenne alla Biblioteca di Giacomo Nani (1725–1797) ed entrò in Biblioteca Marciana nell'Ottocento per lascito testamentario (Valentinelli 1868, 114–123). Precedenti segnature marciane: «S^a QQ. I» depennata e riscritta «C.II.5».

Bibliografia: Morelli (1776, 31–32); Frati/Segarizzi (1909–1910, 312–313); Frezzato/Seccaroni (2010); Pasqualetti (2014, 146–147).

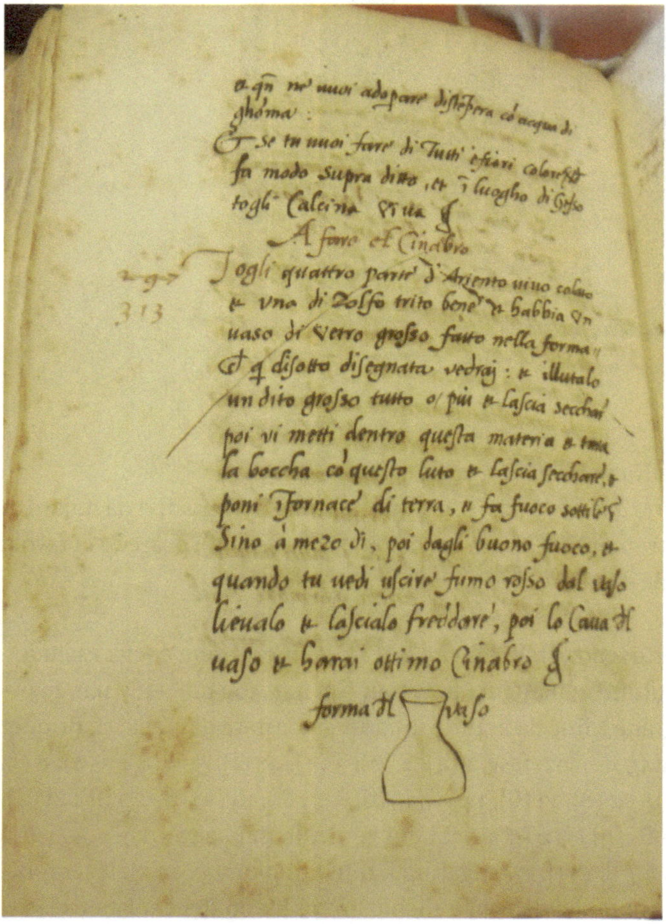
ghoma :
Et se tu uuoi fare di tutti e sopra detti colori
fa modo supra ditto, et i luogho di gesso
togli calcina
A fare el Cinabro
Togli quattro parte d'ariento uiuo colato
et una di zolfo trito bene et habbia un
uaso di uetro grosso fatto nella forma
che disotto disegnata uedraj : et illutalo
un dito grosso tutto o più et lascia secchar
poi vi metti dentro questa materia et tura
la boccha co questo luto et lascia secchare, et
poni i fornace di terra, et fa fuoco sottile
sino à mezo di, poi dagli buono fuoco, et
quando tu uedi uscire fumo rosso dal uaso
lieualo et lascialo freddare, poi lo caua del
uaso et harai ottimo cinabro
forma del uaso

FIG. 2.4 Venezia, Biblioteca Nazionale Marciana, It III 10 (5003), f. 147v.

7 Bibliografia

Delle fonti online finora e di séguito segnalate la data d'ultimo accesso è il 07.01.2026.

Baroni, Sandro/Travaglio, Paola, *Considerazioni e proposte per una metodologia di analisi dei ricettari di tecniche dell'arte e dell'artigianato. Note per una lettura e interpretazione*, Studi di Memofonte 16 (2016), 25–83.

Berveglieri, Roberto, *L'arte dei tintori e il nero di Venezia*, in: *I mestieri della moda a Venezia dal XIII al XVIII secolo*, Venezia, Museo Correr, 1988, 55–61.

Biffi, Marco, *Il ricettario gesuato lucchese del 1562. Prime osservazioni linguistiche*, in: Gagliardi, Isabella (ed.), *Le vestigia dei gesuati. L'eredità culturale del Colombini e dei suoi seguaci*, Firenze, Firenze University Press, 2020, 303–314.

Briquet, C. Moise, *Les filigranes. Dictionnaire historique des marques du papier*, Paris, Picard, 1907.

Cenci, Cesare, *Bibliotheca manuscripta ad sacrum conventum Assisiensem*, Assisi, Casa ed. francescana, 1981.

D'Agostino, Marco/Pantarotto Martina, *I manoscritti datati della provincia di Pavia*, Firenze, Sismel Edizioni del Galluzzo, 2020.

Del Savio, Michela, *Tecniche per la produzione di materiali pittorici tratte da alcuni ricettari italiani del XV secolo. Con descrizione dei manoscritti, traduzione delle ricette, note lessicali, indici*, Napoli, Douglas, 2019.

De Robertis, Teresa/Miriello, Rosanna, *I manoscritti datati della Biblioteca Riccardiana di Firenze. 4. Mss. 2001–4270*, Firenze, Sismel Edizioni del Galluzzo, 2013.

Frati, Carlo/Segarizzi Arnaldo, *Catalogo dei codici marciani italiani*, Modena, Ferraguti, 1909–1910.

Frezzato, Fabio/Seccaroni, Claudio, *Segreti d'arti diverse nel regno di Napoli. Il manoscritto It. III 10 della Biblioteca Marciana di Venezia*, Saonara, Il Prato, 2010.

Granata, Silvia, *A fare l'azurro oltramarino vero e perfecto ad ogni paranghone (ms. XXI B 32, Lodi, Biblioteca Comunale Laudense*, Tesi di Laurea, Milano, Università degli Studi di Milano, A.A. 2005–2006.

Grillo, Paolo, *Le strutture di un borgo medievale. Torno, centro manifatturiero nella Lombardia viscontea*, Firenze, La Nuova Italia, 1995.

Ito, Takuma, *Sottoscrizioni nelle vetrate toscane del Trecento e del Quattrocento*, Opera Nomina Historiae 1 (2009), 225–261.

Manusonline = *Censimento nazionale dei manoscritti delle biblioteche italiane*, Roma, ICCU-Ministero della Cultura, 2001-, https://manus.iccu.sbn.it/#bc=1.

Mecozzi, Gianantonio (ed.), *Vetrate. Arte e restauro. Dal trattato di Antonio da Pisa alle nuove tecnologie di restauro*, Cinisello Balsamo, Silvana, 1991.

Monacchia, Paola, *L'arte di dipingere il vetro secondo i dettami del maestro Antonio da Pisa*, in: Mecozzi, Gianantonio (ed.), *Vetrate. Arte e restauro. Dal trattato di Antonio da Pisa alle nuove tecnologie di restauro*, Cinisello Balsamo, Silvana, 1991, 51–54.

Morelli, Iacopo, *I codici manoscritti volgari della Libreria Naniana*, Venezia, Zatta, 1776.

Panigadi Trombetta, Pierluigi Maria, *I Canarisi: cenni storici sulle famiglie dei Canarisi eredi Volpi di Como e Canaris di Germania*, Como, Dominioni, 2014.

Pantarotto, Martina, *I manoscritti datati delle province di Brescia, Como, Lodi, Monza-Brianza e Varese*, Firenze, Sismel Edizioni del Galluzzo, 2014.

Partini, Anna Maria/Galiano, Paolo, *L'opera alchemica in frate Elia*, Roma, Ed. Mediterranee, 2018.

Pasqualetti, Cristiana, *I «Segreti d'arti diverse» della Biblioteca Marciana di Venezia, Matteo da Terranova e fra' Vincenzo Pontano da Fondi. Contributi sulla miniatura meridionale del Cinquecento*, Rivista di storia della miniatura 18 (2014), 146–159.

Pavan Taddei, Maria Cristina, *Antonio da Pisa*, in: *Dizionario biografico degli Italiani*, vol. 3, Roma, Istituto della Enciclopedia Italiana, 1961, https://www.treccani.it/enciclopedia/antonio-da-pisa_res-922861b0-87e6-11dc-8e9d-0016357eee51_(Dizionario-Biografico)/.

Piccard = Piccard, Gerhard, *Wasserzeichen des Mittelalters*, Stuttgart, Deutsche Forschungsgemeinschaft, 2010–, http://www.piccard-online.de/start.php.

Pomaro, Gabriella, *I ricettari del fondo Palatino della Biblioteca Nazionale Centrale di Firenze. Inventario*, Firenze, Giunta Regionale Toscana, 1991.

Rebora, Giovanni (ed.), *Un manuale di tintoria del Quattrocento*, Milano, Giuffrè, 1970.

Sandron, Dany/Lautier, Claudine (edd.), *Antoine de Pise. L'art du vitrail vers 1400*, Paris, Comité des travaux historiques et scientifiques, 2008.

Travaglio, Paola, *«Ad faciendum azurrum». Alcuni esempi di trattazioni sull'azzurro oltremare nel ricettario dello Pseudo-Savonarola*, Studi di Memofonte 16 (2016), 341–383.

Valentinelli, Giuseppe, *Bibliotheca Manuscripta ad S. Marci Venetiarum. Codices manuscripti latini*, Venezia, Ex Typographia Commercii, 1868–1873.

3

Distinzioni visive e ricette per pittura

Vincenzo Gheroldi

Riassunto Si analizzano tecniche quattrocentesche per creare sfumature colorate e colori opachi e lucidi, la relativa descrizione in scritti di carattere pratico coevi, la loro relazione con la percezione visiva dei contemporanei e con la valutazione qualitativa delle opere d'arte.

Abstract The essay describes fifteenth-century techniques for creating colour shades, their description in contemporary practical writings, their modern stratigraphic analysis, their influence on the visual perception of contemporaries and on the consequent evaluation of the works of art in which they are used.

Parole chiave colori lucidi e opachi – sfumature di colore – tecniche pittoriche – percezione

«La maggior parte delle abitudini visive non viene registrata in documenti scritti»: così Michael Baxandall (1978, 102) aveva indicato il principale ostacolo per gli studi sulle modalità di ricezione delle opere d'arte. Esiste però una particolare classe di documenti scritti che può essere utilizzata nella ricostruzione degli atteggiamenti con cui si osservavano i prodotti artistici. Si tratta delle ricette che descrivono i processi di fabbricazione dei materiali destinati alla produzione delle opere d'arte. Questi testi sono generalmente studiati per ricavare informazioni sugli ingredienti, sui procedimenti, sulle trasmissioni dei testi e sui lessici. Tuttavia, le ricette, quando vengono interpretate alla luce delle indicazioni provenienti dalle testimonianze materiali, possono portare informazioni anche sui criteri con i quali si esaminava una materia, si distingueva un particolare effetto visivo, si preferiva un peculiare aspetto ottico.

1 Umbra e luciditas

Nel capolettera A con la raffigurazione della *Disputa fra due angeli e due filosofi*, realizzato a c. 104r del *De civitate Dei* della Biblioteca Gambalunga di Rimini da un miniatore emiliano intorno al 1417, i due filosofi, dipinti nella porzione

HTTPS://DOI.ORG/10.1515/9783111706726-004

inferiore, sono rappresentati in un paesaggio con una montagna sullo sfondo.[1] La montagna appare molto scura a luce diffusa ma, quando viene osservata a luce riflessa, rivela la presenza di una finitura superficiale molto lucida applicata a pennello: un completamento realizzato con l'albume, che aveva lo scopo di saturare la stesura bruna per restituire un effetto cromatico quasi nero. Si tratta di una tecnica di rappresentazione della lontananza spaziale derivata dal principio ottico enunciato da Aristotele nella *Meteorologica* III iv 347b 5–20 (Pepe 2003, 145-147): «Bisogna infatti ricordare [...] che la vista con l'aumentare della distanza diventa più debole e meno penetrante; [e che] il colore nero è una specie di negazione: infatti appare scuro perché viene a mancare alla vista, e gli oggetti lontani appaiono più scuri perché la vista non riesce a raggiungerli [...]. Per questa causa dunque gli oggetti lontani appaiono più scuri, più piccoli e lisci». Fra tardo Trecento e primo Quattrocento l'assioma aristotelico regolava ancora le convenzioni della raffigurazione dello spazio. Scriveva infatti Cennini nel suo *Libro dell'arte*, cap. LXXXV *Del modo di colorire una montagna in fresco* [*o*] *in secco*: «e quando hai a fare le montagne che paiano più a lungi più fa scuri i tuoi colori».[2]

La stesura colorata, una volta completata con l'albume, risultava più satura e veniva percepita come scura. A questo particolare effetto ottico faceva riferimento lo scrittore della ricetta *Ad illustrandum colores post operationem eorum* raccolta nel ms. Napoli, Biblioteca Nazionale, XII E 27 (di seguito Napoli BN XII E 27: per la tradizione di questo ms. cf. Pasqualetti 2011), rubrica XIX, quando descriveva una finitura destinata alla miniatura composta da una miscela di albume schiumato e gomma arabica, che poteva essere applicata uniformemente a pennello «per totam operationem», oppure solo «in extremitate umbrarum», sulle parti, cioè, che dovevano apparire più scure. Questo trattamento delle ombre estreme era stato utilizzato proprio dal miniatore del *De civitate Dei* che aveva realizzato diverse stesure scure non con i colori ma con la saturazione localizzata ad albume delle campiture colorate. Ad esempio, nel capolettera N a c. 66v che rappresenta *Talete e un filosofo*, si è perfettamente conservato il ripasso ad albume in «extremitate umbrarum», eseguito con un pennellino affilato sulle pieghe dei panneggi che dovevano risultare in ombra.

1 Rimini, Biblioteca Civica Gambalunga, SC ms. 2 (deposito della Confraternita di San Girolamo), *De Civitate Dei*, membranaceo, ff. 242, mm 385 × 275, commissionato da Pandolfo III Malatesta, *scriptor* Donnino di Borgo San Donnino (documentato alla corte di Pandolfo III a Brescia nel 1415), illustrato dopo il 1415 entro il 1417. Le indagini relative ai materiali e alle tecniche di miniatura, condotte insieme a Sara Marazzani, sono inedite.

2 Rispetto al testo stabilito in Cennini (2019), questa e le citazioni che seguono sono frutto della collazione dei due testimoni principali, i mss. Firenze, Biblioteca Medicea Laurenziana, Pl. LXXVIII 23 e Firenze, Biblioteca Riccardiana, 2190.

Tuttavia, lo stesso scrittore della ricetta *Ad illustrandum colores post operationem eorum* ricordava anche una diversa funzione dell'albume. Oltre a servire per la saturazione del colore, l'albume poteva essere usato per lucidarlo, allo scopo di ottenere l'effetto ottico del colore specchiante. Quando, a proposito del rapporto percentuale nella miscela fra l'albume e la gomma arabica, lo scrittore osservava «si necesse est ponere aliquid plus de clara ovorum causa maioris luciditatis pone», considerava, al tempo stesso, il potere lucidante dell'albume e la possibilità di impiegarlo per completare il colore con una finitura più o meno lucida. L'effetto lucido si otteneva anche con l'uso dell'albume come legante. Nella ricetta *De croco*, Napoli BN XII E 27, rubrica XXVI, lo scrittore descriveva l'aspetto di questo colorante temperato «cum clara ovorum» che «relucebit ut vitrum», precisando che quando il croco veniva steso «cum pincello super licteras nigras» risultava «ad formam auri»: forniva, insomma, la suggestione visiva della doratura a foglia resa specchiante con la brunitura.

La finitura del colore con l'albume produceva, quindi, sia l'effetto dello scuro «in extremitate umbrarum» sia l'effetto lucido «maioris luciditatis». I due diversi aspetti visivi, che potevano presentarsi simultaneamente nella stessa miniatura, richiedevano perciò all'osservatore di selezionare mentalmente quale dei due effetti ottici fosse più coerente con la figurazione. La montagna del capolettera A a c. 104r del *De civitate Dei* doveva essere percepita come scura e non come lucida, in quanto lo scuro era funzionale al contesto della rappresentazione spaziale della lontananza. In questo caso la scelta fra «umbra» e «luciditas» implicava l'impiego di specifiche informazioni intellettuali. Per capire che la montagna era scura e non lucida, era necessario, infatti, possedere la competenza delle convenzioni che fra Trecento e primo Quattrocento determinavano la raffigurazione delle cose lontane.

L'opzione percettiva fra «umbra» e «luciditas» poteva essere risolta anche grazie alle conoscenze che riguardavano l'aspetto di quanto veniva raffigurato. Come abbiamo visto, nel capolettera N a c. 66v del *De civitate Dei* le ombre delle vesti dei due filosofi erano state realizzate con il ripasso ad albume del colore ma, nella medesima miniatura, l'empireo del cielo, eseguito con una campitura di lapislazzuli, era stato anch'esso ripassato con l'albume. In questo secondo caso, tuttavia, la finitura del lapislazzuli con l'albume non doveva essere percepita come «umbra» ma come «luciditas». Un osservatore del primo Quattrocento sapeva, infatti, che l'estremità del cielo possedeva un colore azzurro carico molto lucido. È un'immagine che troviamo nel *Commento* (1395) di Francesco da Buti (Giannini 1860, vol. 2, 186) a un passo della *Commedia, Purgatorio* VIII 114, dove l'empireo, che lo scrittore tardo-trecentesco chiamava il «summo cielo», veniva paragonato allo smalto translucido: «Infine al summo smalto, cioè infine al summo cielo, lo quale [Dante] chiama smalto per similitudine eccessiva: imperò che riluce più che ogni smalto: lo smalto di che si smalta l'ariento si fa di vetro et è molto relucente».

Si tratta di forme di ricezione che non si limitavano alla miniatura. Quando nella ricetta *Ad illustrandum colores post operationem eorum* lo scrittore indicava al miniatore l'esempio che doveva seguire per l'esecuzione delle finiture ad albume, ricordava l'effetto della vernice nella pittura su tavola. Lo scrittore prima osservava che le finiture lucidanti della miniatura «reluscant ad modum vernitii in tabula pictorum», poi ribadiva che questo completamento, una volta essiccato, «relucebit sicut vernitium». La ricetta *Ad illustrandum colores post operationem eorum* testimonia così come i dipinti su tavola contemporanei non solo venivano completati con la vernice «per totam operationem», ma che le loro verniciature potevano anche essere applicate solo «in extremitate umbrarum» per scurire le ombre. Un esempio dell'uso della vernice «in extremitate umbrarum» nella pittura su tavola tardo-trecentesca è costituito dalla *Madonna in trono col Bambino e il donatore Giovanni da Piacenza* di Simone dei Crocifissi della Pinacoteca Nazionale di Bologna, datata 1378. In questo dipinto, infatti, si sono ancora conservati i residui di una vernice ingiallita, evidentemente oleo-resinosa, distribuiti sulla campitura uniforme azzurra del manto della Madonna per saturare le parti che il pittore intendeva rappresentare in ombra.

Se le verniciature differenziate della pittura su tavola potevano essere indicate come un modello da imitare nell'impiego delle finiture ad albume nella miniatura, era perché l'osservazione e la memorizzazione delle lucentezze variate nei dipinti su tavola si era ormai costituita come un'abitudine percettiva diffusa. La stessa elaborata esposizione della ricetta *Ad illustrandum colores post operationem eorum* rappresenta un'informazione storica assai rilevante: testimonia che la maestria con la quale i miniatori e i pittori realizzavano le saturazioni dei colori e le variazioni di lucentezza delle superfici veniva considerata un requisito importante nella valutazione qualitativa delle loro opere.

2 Splendor

In altri casi la distinzione tra opaco, lucido e lustro era determinata dalla presenza di una specifica preferenza culturale. In una ricetta dedicata alla preparazione di un *color rosae*, posseduta dal pittore Jacob Coene, che conosciamo grazie alla trascrizione del 1398 di Giovanni Alcherio,[3] troviamo la dichiara-

3 Paris, Bibliothèque Nationale, ms. Lat. 6741 (di seguito Paris BN 6741), cc. 84r–v, rubrica 283. La ricetta appartenuta a Jacob Coene, definito da Alcherio a c. 80v «flamingus pictor dimorante tunc Parisii», era stata raccolta da Alcherio a Parigi il 28 luglio 1398, riscritta nel

zione di una particolare predilezione per l'aspetto lucido prodotto dal legante sul colore finale. Nella ricetta per realizzare un colore «bonus in tela linea sindone papiro pergameno seu carta et in tabulis dealbatis», è proposta, in primo luogo, l'alternativa fra l'acqua gommata e l'albume, e in seguito è commentato il risultato ottenuto con l'albume: «et distemperetur cum clara ovi vel cum aqua gummata de gummi arabico ut distemperatur cinobrium. Sed si distemperetur cum claro ovi relucet cum in opere est et pulcrior est». Se la stesura ad albume, una volta essiccata, «relucet» – sarà rilucente, cioè che risplende, che specchia la luce – resta implicito che la stesura a gomma apparirà opaca. A questa distinzione visiva si accompagna una dichiarazione di preferenza – «pulcrior est» – per l'effetto lucido dell'albume.

Questa preferenza, dunque, non è originata da motivazioni tecniche. Costituisce, invece, una predilezione culturale che indirizza l'attenzione durante l'osservazione e favorisce l'utilizzo di una specifica abilità di selezione visiva necessaria per la distinzione tra opaco, lucido e rilucente. Si tratta, insomma, di una di quelle forme di apprezzamento che, come ha mostrato Pierre Bourdieu (1979), incentivano la formazione delle distinzioni percettive. È quindi probabile che l'affermazione «relucet cum in opere est et pulcrior est» sia da interpretare in relazione a quell'«ammirazione per tutto ciò che splende» che Johan Huizinga (1992, 308) aveva osservato studiando le fonti letterarie delle *élites* franco-fiamminghe di questo periodo: una preferenza che, molto probabilmente, riguardava anche l'approccio estetico alle materie delle opere d'arte delle classi intellettuali e degli acquirenti degli oggetti artistici del primo Quattrocento.

Non sappiamo se l'apprezzamento per il «relucet» fosse già presente nella ricetta di Jacob Coene o sia una precisazione introdotta da Alcherio durante la trascrizione del testo. Alcherio, agente della corte viscontea, procuratore di artisti per la fabbrica del duomo milanese, raccoglieva ricette che non solo selezionava e trascriveva, ma che correggeva, integrava e commentava, dopo averle confrontate con ulteriori notizie. Jean Le Bègue, al quale Alcherio aveva passato le proprie ricette, descriveva così il metodo di lavoro di Alcherio: «correxit in pluribus partibus ea, secundum plures informationes».[4] L'approccio intellettuale di Alcherio al sapere tecnico emerge anche dalla sua definizione delle ricette come

dicembre del 1411, quindi trascritta da Jean Le Bègue fra il 1430 e il 1431. Su Jacob Coene, documentato come pittore, miniatore e architetto, originario di Bruges, attivo a Milano e a Parigi, cf. Melis (2002); su Alcherio, cf. Tosatti Soldano (1983); per Jean Le Bègue, cf. Ouy (2006).

4 Sul metodo di lavoro di Alcherio cf. le note di Le Bègue a Paris BN 6741, cc. 87r (nota del 1431) e 33r–v.

«experimenta».[5] Il termine *experimentum*, come ha spiegato Chiara Crisciani (2022), rimanda ad un retroterra filosofico aristotelico, ad ambienti universitari e a raccolte di ricette mediche prestigiose.[6] È perciò interessante notare come il termine *experimentum* non sia riuscito ad attecchire nell'ambito specifico degli scrittori e dei compilatori dei ricettari per materiali artistici che, evidentemente, operavano all'interno di un orizzonte intellettuale assai meno complesso. Per questo motivo l'impiego del termine *experimentum* da parte di Alcherio testimonia la presenza di un bagaglio culturale che gli consentiva di considerare la ricetta non solo come una semplice prescrizione tecnica, ma anche come una scrittura caratterizzata dal doppio valore di esperimento che si applica alla pratica e di esperienza pratica che riesce a produrre un valore conoscitivo.

Si tratta di un contesto che può spiegare anche il rimaneggiamento della ricetta *Ad faciendum verzin super argento* posseduta da Giovanni da Modena e raccolta da Alcherio a Bologna nel 1410 (Paris BN 6741, c. 35v). In questo testo compare infatti come un'evidente anomalia strutturale una precisazione elogiativa dello «splendor» che viene ottenuto con la lacca applicata sull'argento o sullo stagno. Dopo (a) il titolo «Ad faciendum verzin super argento», si trova (b) la ripresa del titolo stesso con la descrizione dell'effetto visivo ottenuto dalla lacca di verzino applicata su una foglia di argento o di stagno lucidati «Ad faciendum verzin super argento vel stanno verberato, ponendo taliter quod splendor argenti et stagni splendeat et lucescat», seguita (c) dal testo della ricetta vera e propria. Se teniamo presente che la struttura più comune delle ricette di questo periodo prevedeva il titolo seguito dall'esposizione tecnica, possiamo considerare l'inserto relativo al comportamento ottico della lacca translucida sul metallo lucidato un'interpolazione dovuta proprio a Alcherio.[7]

5 Paris BN 6741, cc. 32v, 39r: Alcherio scrive di «multa experimenta ad faciendum colores pro illuminando libro» e chiama *experimentum* la ricetta ricevuta da Michelino da Besozzo. Le Bègue, mantenendo le intitolazioni di Alcherio, definisce le raccolte prese dal quaderno di Alcherio «Experimenta de coloribus» e «Experimenta diversa alia quam de coloribus».

6 Il termine, presente in Aristotele, *Analitici* II e *Metafisica* I, compare nel titolo di diversi volgarizzamenti tardomedievali del *Thesaurus pauperum* di Pietro Ispano, ad esempio nella *Summa experimentorum* di London, British Library, ms. Sloane 521, c. 67r, *Incipiunt experimenta magistri Petri Ispani* (vendita Finarte, 18/XI/2020, numero 60).

7 La nota di Le Bègue, del 1431, Paris BN 6741, c. 35r, informa che «Item in principio quaderni sequentis in aedem exemplari sicut erat scriptum. 1410 die iovis xiij februaurii feci copiari qua sequentur in Bononia de manu domini Iohannis de diversi a quodam libello magistri Ioahannis de Modena pictoris habitantis in Bononia. / Et autem sciendum quod articuli sequentur scilicet ab articulo 100 usque ab articulum 116 inclusive erant in libro a quo ergo Iohannes Le Bègue presencium articulum ut supra dictum est in ytalico sermone conscripsi quem sermonem cum non intelligerem feci per quondam amicum meum utriusque lingue peritum in latinum verti eo qui sequitur modo».

Ma quali motivazioni stavano alla base di questo inserto? Il passo in questione, mentre descrive la velatura semitrasparente della lacca rossa di verzino applicata sopra l'argento o lo stagno lucidati col brunitoio, rimanda ad uno specifico effetto visivo. Il metallo brunito produce lo «splendor», e il suo riflesso luminoso («splendeat et lucescat») traspare, quando è colpito dalla luce incidente, dalla stesura rossa trasparente sovrapposta. La lacca rossa, si precisa nella ricetta, deve raggiungere, attraverso la bollitura, una discreta densità, «postea ponas super ignem in unam parva olla, et sine tantum bulire quod si posueris super unguem ibi remaneat», mentre il suo effetto di trasparenza è collegato all'impiego al di sopra delle foglie metalliche di argento o stagno riflettenti. Il metallo, infatti, deve essere lucidato, «verberato», col brunitoio. Il risultato ottico descritto richiamava dunque quello dello smalto translucido e, più precisamente, l'effetto delle placchette smaltate in *basse-taille*, nelle quali, come osservava Francesco da Buti nel 1395 (Giannini 1860, vol. 2, 186), «lo smalto di che si smalta l'ariento si fa di vetro et è molto relucente».

L'inciso sul verzino «ponendo taliter quod splendor argenti et stagni splendeat et lucescat» non descriveva quindi una semplice analogia visiva fra il risultato ottenuto con i materiali della pittura e l'effetto di un prodotto di oreficeria. Nel contesto della gerarchia delle produzioni artistiche tardo-medievali, caratterizzato dalla supremazia delle arti del lusso, costituiva un vero e proprio paragone elogiativo per una tecnica della pittura.

3 Roxa, virmiglio, purpureum

La lacca di verzino descritta nella ricetta *Ad faciendum verzin super argento* possedeva una tonalità rossa satura e scura. In un passo della ricetta, infatti, si prescrive di aggiungere ai trucioli di verzino l'acqua di calce: «postea ratices sive radas verzin et ponas in dicta acqua de calce et sine stare intus per unam horam». Si tratta di un passaggio di lavorazione col quale, mediante un processo di reazione con una sostanza alcalina, si saturava e si scuriva il colore rosso di base, come è ad esempio indicato nell'istruzione 132 alle cc. 110v–111r del ms. 2861 di Bologna, Biblioteca Universitaria (di seguito Bologna BU 2861): «Et se tu lo volesti [il verzino] più scuro metice quando bolli quanto uno cece de calcina viva».

Passaggi di questo tipo si trovano spesso nelle ricette quattrocentesche. Lo schema tecnico è sempre lo stesso: un colore di base viene modificato nell'intensità e nel tono con l'impiego di diversi reagenti basici o acidi, o con sostanze alcoliche. Queste variazioni della lacca dovevano essere ottenute con processi di reazione dal momento che le modifiche dell'intensità e del tono attraverso

TAVOLA 3.1 *Legenda*: A = ricette di Giovanni Alcherio, Paris BN 6741, cc. 22r–41v, 81v–90r (1382-1411); Ma = ricettario di Giovanni da Fossato, Modena, Biblioteca Estense, ms. α T.7.3 (1441; di seguito Modena BE α T.7.3); B = Bologna BU 2861 (1480 ca.); Mb = ricettario di suor Lucia da Modena per suor Alessandra Boschetti, Modena, Biblioteca Estense, ms. ω 0.6.15 (1485).

	A		Ma		B		Mb		Totale	
		Tot		Tot		Tot		Tot		Tot
az. lapislazzuli	15		1		27				43	
az. vegetali	4				12				16	
az. artificiali	4				30		2		36	
az. azzurrite	3				3				6	
verderame	11		1		6				18	
verdi vegetali	4				3		1		8	
verzino	16		12		19				53	
lacca cimatura	7	23	1	13	5	26	6	6	13	68
grana					2				2	
gommalacca	2				4				6	
inchiostri	3				2				5	
gialli vegetali	3		3		4		1		11	
viola vegetali	1								1	
rossi vegetali					3				3	
neri vegetali					2				2	
verdi composti			3		20				23	
cinabro					6				6	
minio			3		2				5	
biacca					4				4	
bianco calcinato			1		2				3	
orpimento			1		2				3	

la miscelazione con altri pigmenti avrebbero compromesso l'aspetto trasparente e translucido che era la caratteristica più apprezzata della lacca. La registrazione nei ricettari di queste varianti tecniche aveva così portato alla proliferazione delle ricette per la lacca. Si tratta di un'evidenza quantitativa trasversale, che possiamo documentare con lo spoglio di quattro ricettari assai diversi per collocazione culturale e professionale dei raccoglitori.

Si spiega così perché Cennini, *Libro*, cap. XLIV, aveva precisato che «honne più ricette» per la lacca e che «se ne fa di più ragioni», e per quale motivo nel ms. Bologna BU 2861, cc. 95r–116v, *Quinti capituli de laccis et pavonattiis fiendis in diversis modis et verzinis*, le ricette per la lacca sono spesso seguite da altre ricette simili intitolate «per altro modo», «per altra via», «alio modo», «per aliam formam», «per altra forma». Inoltre, più volte, le varianti di fabbricazione con reagenti sono contenute nel corpo di un'unica ricetta. Così, per rimanere all'esempio del ms. Bologna BU 2861, possiamo considerare i passi nell'istruzione tecnica (o ricetta che dir si voglia) 132 alle cc. 110v–111r, «Et se tu lo volesti [il verzino] più scuro metice quando bolli quanto uno cece de calcina viva», o nella ricetta 133 alle cc. 111r–112v, «tolli una parte de quello verzino de acquavite che serà giallo quasi et amistalo cum la decima parte de l'altro verzino de lo aceto et scrivi cum esso et serà bello, et se lo vuoi più scuro più verzino d'acquaviti ce pone et se lo voi più chiaro ce ne pone meno». Ancora più significativa è la ricetta 136 alle cc. 114r–v, «A fare perfecto collore de grana cardinalesco cum verzino», dove si legge:

> Tolli una libra de virzino et raspalo overo taglialo atraverso minuto quanto se pò et mectilo a bolire in aqua piovana chiara overo aqua de fiume, cioè che sia mezo broco, et fallo bolire tanto che se sceme per mità; et innante che leve la caldara dal fuoco habbi una libra d'alumi de rocho et fallo bolire per uno patrinostro et serà virmiglio, et levalo dal fuoco et lassalo fredare tanto che tu ce possi tenere la mano et mectice dentro aceto bianco; et se tu el voli cardinalesco non ce mectere aceto ma mectice lisia forte et harai tre colore. Et se voli che quello collore de prima diventa violato remecti quello che romane al fondo de la caldara a bolire ne la più forte liscìa che poi havere et fa calle le doi parte et serà perfecto violato etc.

Ricapitolando:

1. Verzino in acqua e allume di rocca	virmiglio
2. + aceto bianco	[colore, non specificato]
3. + liscivia forte	cardinalesco
4. + lisciva fortissima	violato

Il gruppo di ricette per la lacca del ms. Modena BE α T.7.3, rubriche 4-5, cc. 1r–v, e 8-10, cc. 1v–2v, permette di ricostruire come dall'elemento-base «acqua di verzino» sia possibile ottenere tre varianti: «rosam finam» con l'aggiunta di urina, biacca e allume, «purpureum» con l'aggiunta di albume e allume, e una miscela fra «rosam finam» con biacca e gomma che produce «roxam mortuam», cioè un colore meno intenso.[8] Oltre alle precisazioni *più chiaro, più scuro, più vivo, smorto*, che riguardano le varianti di un colore di base, e all'indicazione *lucido* che presuppone l'opposizione a *opaco*, dalle fonti quattrocentesche si ricavano termini che indicano la modifica del rosso di base verso un colore più debole, «rosa» (con la variante grafica *roxa*), «rosato», «rosam finam», più smorto, «roxam mortuam», o più intenso, «collore de grana», e vivace, «scarlacto», oppure carico con una sfumatura aranciata, «virmiglio», o con un tono bruno, «morello», o ancora purpureo, «purpureum», «cardinalesco», violaceo, «violato», o rosso violaceo di tono scuro, «pavonazzo» (o la corrispondente voce latina *pavonatium*).

L'ampia gamma di tonalità con le quali veniva prodotta la lacca aveva così portato alla formazione di elaborate differenziazioni verbali degli aspetti visivi di questo colorante. Si trattava, ovviamente, di varianti impossibili da sistematizzare. Le modifiche del colore di base ottenute con reazioni con sostanze diverse, usate in quantità differenti e lasciate agire con tempi poco misurabili, producevano, infatti, sfumature che non potevano essere classificate con precisione. Resta però da considerare come da questa specifica letteratura tecnica quattrocentesca emerga la presenza di una particolare attenzione per le più sottili variazioni ottiche con le quali un solo colore poteva presentarsi all'esame visivo. Una simile abilità discriminatoria non poteva essere limitata solo al momento della fabbricazione del colore, in quanto, evidentemente, esisteva una circolarità fra le attenzioni della produzione e le attenzioni della ricezione. Le distinzioni ottiche fra «roxa», «rosam finam», «roxam mortuam», «scarlacto», «virmiglio», «morello», «purpureum», «cardinalesco», «violato», «pavonatium», potevano, insomma, riguardare anche le modalità di distinzione visiva: riflettevano, cioè, una competenza che entrava in gioco quando si trattava di valutare e di apprezzare le stesure di lacca nella pittura.

---

8 Da questa tipologia di ricette quattrocentesche derivano alcune istruzioni presenti in raccolte cinquecentesche a stampa, come quella nel *Dificio di ricette* del 1534 intitolata *A far verzin bellissimo per scriver in quattro colori*, ripresa nell'edizione veneziana del 1555 del *De' Secreti di Donno Alessio Piemontese* (pseudonimo di Girolamo Ruscelli) col titolo *A far verzino bellissimo in quattro colori*: «Abbiate verzino, & conciatelo in acqua chiara, quella quantità che volete, tanto che cali più del terzo, o tanto che il colore vi contenti, cioè che sia ben rosso, poi partite questo colore in quattro parti, & volendo fare una parte rosato, non vi mettere niente, che sta bene il colore da per sé, & volendo fare l'altra parte paonazza, metteteci un poco d'acqua di calcina, & averete paonazzo bellissimo; & nota che il verzino vuole essere tiepido. Volendo fare violato, mettetevi della lessìa, & è perfetto. Volendo far morello, mettetevi dell'allume di feccia», dalla quale si ricava la sequenza: 1. Verzino in acqua = rosato; 2. + acqua di calce = paonazzo; 3. + liscivia = violato; 4. + allume di feccia = morello.

TAVOLA 3.2 Variazioni nell'uso degli azzurri nell'*Ultima cena* di Leonardo del refettorio di Santa Maria delle Grazie a Milano.

Prelievo	Stratigrafia		spessore in µm
Manto di Cristo	3	Lapislazzuli, poche tracce di biacca	60–80
	2	Azzurrite	33
	1	Biacca – imprimitura	13
Manto di S. Andrea	4	Lapislazzuli, poche tracce di biacca	12
	3	Azzurrite, biacca e tracce di lacca	50
	2	Biacca – imprimitura	13
	1	Carbonato di calcio – preparazione	–
Manto di S. Pietro	4	Lapislazzuli e biacca	50–70
	3	Azzurrite e tracce di biacca	30
	2	Biacca – imprimitura	10–40
	1	Carbonato di calcio – preparazione	–
Manto di S. Bartolomeo	4	Lapislazzuli, tracce di biacca	34
	3	Azzurrite e tracce di biacca e di lacca	25
	2	Biacca – imprimitura	13
	1	Carbonato di calcio – preparazione	–
Polsino di S. Filippo	5	Lapislazzuli, tracce di biacca	15
	4	Azzurrite, biacca e tracce di lacca	30
	3	Nero vegetale	16
	2	Biacca – imprimitura	10–30
	1	Carbonato di calcio – preparazione	–
Manto di Giuda	3	Azzurrite, tracce di biacca, nero e lacca	50–65
	2	Biacca – imprimitura	15
	1	Carbonato di calcio – preparazione	–

4 Violante scuro

Ma fino a che punto queste distinzioni verbali degli aspetti ottici presenti nelle ricette documentano le concrete capacità di discriminazione visiva di chi osservava la pittura? A volte, come abbiamo visto a proposito della distinzione tra opaco, lucido e lustro, si trattava di una preferenza culturale che strutturava la percezione, altre volte, come nell'esempio della lacca, le distinzioni verbali rimandano all'esistenza di una sensibilità percettiva collegata alle tecniche di fabbricazione di uno specifico materiale. Esistono però anche situazioni nelle quali le distinzioni verbali costituivano una sorta di ordinamento necessario dell'esperienza visiva, soprattutto quando riguardavano informazioni ottiche che erano indispensabili per comprendere i valori di mercato e i significati delle opere d'arte.

Quest'ultimo caso può essere illustrato usando come esempio le variazioni nell'uso degli azzurri nell'*Ultima cena* di Leonardo del refettorio di Santa Maria delle Grazie a Milano (Gallone 2005; Gallone 2010, 10). In questo dipinto murale, infatti, le stesure azzurre sono utilizzate secondo complesse distinzioni che riguardano (a) i valori di mercato dei materiali, (b) le elaborazioni delle strutture stratigrafiche e (c) le diverse granulometrie di macinazione dei pigmenti che determinano lo spessore delle singole pellicole pittoriche.

La tabulazione dei dati analitici permette di considerare come le stesure azzurre del dipinto siano state realizzate sulla base di due distinzioni qualitative. La prima, generale, riguarda l'opposizione Cristo e apostoli → lapislazzuli / Giuda → azzurrite; la seconda, particolare, limitata alle sole stesure di lapislazzuli, interessa le variazioni relative alla granulometria di macinazione del pigmento, alla sua purezza e allo spessore della sua stesura, secondo la scala gerarchica Cristo, Pietro, Bartolomeo, Filippo, Andrea.

Il dipinto era stato quindi realizzato sulla base di una programmazione tecnica che produceva variazioni visive direttamente collegate alla gerarchia iconografica. Ma queste differenziazioni ottiche, che rimandavano al valore di mercato dei materiali impiegati nella pittura, producevano anche informazioni sul potere di spesa e sullo *status* sociale del committente, che usava l'esibizione del lapislazzuli di migliore qualità e di maggiore granulometria come manifestazione di ciò che Celia Lury (1996) ha denominato *consumo posizionale*.[9]

Il differente aspetto dell'azzurro di lapislazzuli era infatti correlato al suo diverso valore economico. Per questo motivo i diversi trattatelli e le numerose ricette che fra la seconda metà del Quattrocento e i primi decenni del Cinquecento descrivono i processi di fabbricazione dell'azzurro di lapislazzuli contengono un lessico assai ricco relativo alle variazioni di colore, di tono, di intensità, di opacità e di lustro che servivano per classificare il pregio della pietra e del pigmento che se ne ricavava. L'ordinamento dei valori qualitativi si strutturava secondo una scala di evidenze ottiche che partiva dal riconoscimento della

9 Lury (1996) propone di definire *consumo posizionale* l'esibizione dei beni usati come segnale della posizione di classe, in sostituzione della classica denominazione *consumo ostentativo* coniata da Thorstein Veblen (1899).

sfumatura viola, «violante», della sua profondità, «violante scuro», «violante negro», del tono molto scuro, «negro», e dell'intensità cromatica, «carcho». Quindi le valutazioni contemplavano l'individuazione dell'aspetto lucido, «lustro», «splendente», «pare uno smalto», al quale si opponeva l'osservazione della presenza del colore smorto e opaco, «palorem», «biadeto», e della tonalità grigiastra, «cinerazo», che indicavano lo scadimento della qualità.[10] L'apprezzamento per il tono viola, «violante», soprattutto se scuro, «violante scuro», «violante negro», spiega le ricette che descrivono la correzione della polvere azzurra con bolliture nel vino rosso o con piccole aggiunte di lacca e di nero.[11] Si tratta di manipolazioni del pigmento che si praticavano proprio perché esisteva una specifica attenzione da parte degli osservatori della pittura per le particolari sfumature violacee e scure del colore. Alcune sezioni stratigrafiche delle stesure di lapislazzuli e di azzurrite usate da Leonardo nell'*Ultima cena* mostrano presenze non accidentali di lacca rossa e di nero di origine animale, che possiamo interpretare come inserti utilizzati dal pittore per ottenere un tono «violante scuro».[12]

I criteri di distinzione economica descritti da queste fonti sono essenzialmente di carattere visivo. È quindi probabile che le categorizzazioni ottiche usate per le discriminazioni qualitative nel corso della fabbricazione del pigmento fossero impiegate, almeno a grandi linee, anche durante le osservazioni e le valutazioni delle opere nelle quali il pigmento era stato impiegato.

La necessità di correlare l'aspetto visivo al valore economico aveva infatti favorito la formazione di definizioni verbali, che si erano fissate nella letteratura tecnica come veri e propri sistemi di classificazione. La domanda che ci

10 I testimoni mss. sono molto numerosi. I termini che compaiono nel testo sono ricavati da Bologna BU 2861, cc. 1v– 43r, *Tratatus de m(u)ltis et diversis azurris naturalib(us) fiendis*; Paris BN 6741, ricette 10, 111–118; München, Bayerische Staatsbibliothek, ms. 444 (in seguito München BSB 444), ricette 11–21; Chicago, Newberry Library, ms. 25, ricetta 71; Cennini, Libro, cap. LXII; Modena BE α T.73, c. 3v; Siena, Biblioteca Comunale, I.11.19, *Recepte da ffare più colori*, ricette 7–9; Siena, Biblioteca Comunale, L.XI.41, cc. 34v–36v e 40r; Firenze, Biblioteca Nazionale, Palatino 857, cc. 44v–49r; Firenze, Biblioteca Nazionale, Magliabechiano XV.8 bis, cc. 1r-3v; Ferrara, Biblioteca Comunale Ariostea, ms. 147 cl. II (in seguito Ferrara BCA 147), cc. 103r–109r; Treviso, Biblioteca Comunale, ms. 389, cc. 18v-21v, *Tratato dello azuro oltramarino*; Paris, Bibliothèque Nationale, ms. Lat. 6749 b (in seguito Paris BN 6749 b), *Tractatus qualiter quilibet artificialis color fieri possit*, ricette I-XII; Lucca, Biblioteca Statale, ms. 1939 (in seguito Lucca BS 1939), cc. 27r, 66r; Roma, Biblioteca Casanatense, ms. 1793, cc. 12r-v; Roma, Biblioteca Casanatense, ms. 2265 (in seguito Roma BC 2265), cc. 79r–102r, *Tratato de comporre colori et primo de lo azurlo*; Padova, Biblioteca del Museo Civico, ms. De Visiani A 13, cc. 93r–94v.

11 Cf. ad esempio Bologna BU 2861, cc. 5v–6r, 66r; Paris BN 6749 b, c. 61v; München BSB 444, cc. 215v–216r; Ferrara BCA 147, cc. 106v, 109r–v; Lucca BS 1939, c. 66r; Roma BC 2265, c. 79r.

12 Per questi referti stratigrafici Gallone (2005).

dobbiamo porre riguarda dunque il ruolo di questi termini verbali nella strutturazione delle esperienze visive. La famosa ipotesi di Edward Sapir e Benjamin Whorf (1956) della lingua che determina la percezione è stata recentemente modificata da Guy Deutscher (2010) che considera la distinzione fra colori otticamente simili come un'attività cognitiva influenzata dalle convenzioni culturali e dalle abitudini linguistiche con le quali si definiscono i loro nomi.[13] Le categorie verbali documentate dalle ricette costituivano probabilmente un rispecchiamento delle distinzioni percettive che trovavano la loro applicazione nel concreto della valutazione dei dipinti. Chi sapeva che l'aspetto più o meno «lustro», la particolare saturazione del colore «cargho», o sfumature del tipo «violante», «negro», «palorem», «biadeto», «cinerazo» rimandavano a diversi valori di mercato dell'azzurro impiegato, era certamente incentivato a ricercare proprio queste differenze durante l'osservazione della pittura.

La capacità di selezionare i diversi aspetti visivi e di collegarli al differente valore economico dei materiali presenti nell'opera possedeva così una duplice funzione: non solo consentiva di individuare l'impegno di spesa del committente, ma, allo stesso tempo, serviva alla comprensione dell'opera in quanto sottolineava la graduatoria iconografica e rimandava, così, ai significati della raffigurazione. Queste attese, che costituivano un incentivo ad esaminare con più attenzione i materiali del dipinto, producevano ciò che Svetlana Alpers (1983) ha denominato la *motivazione ad osservare*. Tuttavia, quando l'attenzione visiva risulta orientata dalla correlazione 'valore materiale del colore, significato iconografico dell'opera, ostentazione dello *status* del committente', si dovrebbe parlare, piuttosto, di *motivazione a distinguere*.

5 Bibliografia

Alloa, Emmanuel (ed.), *Penser l'image 2. Anthropologie du visuel*, Dijon, Les presses du reel, 2015.

Alpers, Svetlana, *Interpretation without representation, or, the viewing of «Las Meninas»*, Representation 1 (1983), 30-42.

Aristotele, *Μετεωρολογικά* [*Meteorologica*], ed. Pepe, Lucio, Milano, Bompiani, 2003.

13 Gonzalo Jiménez Pascual (2013, 747), recensendo Deutscher (2013), osserva come l'autore, a proposito del ruolo delle categorie verbali nella distinzione dei colori, non usi il concetto di determinare ma quello di influenzare. Sul ruolo dei processi culturali nella strutturazione delle selezioni visive cf. Ruby (1996); MacLaury/Paramei/Dedrick (2007); Marazzi (2008); Alloa (2015).

Baxandall, Michael, *Painting and experience in fifteenth-century Italy*, Oxford, Oxford University Press, 1972 (ed. it. *Pittura ed esperienze sociali nell'Italia del Quattrocento*, Torino, Einaudi, 1978).

Bourdieu, Pierre, *La distinction. Critique sociale du jugement*, Paris, Les Éditions de Minuit, 1979.

Buti, Francesco da, *Commento sopra la* Divina Commedia *di Dante Allighieri*, ed. Giannini, Crescentino, Pisa, Nistri, 1858-1862.

Cennini, Cennino, *Il libro dell'arte*, ed. Ricotta, Veronica, Milano, Franco Angeli, 2019.

Crisciani, Chiara, *«Experimentum», ricetta, raccolta. Un percorso epistemologico*, Studi sull'aristotelismo medievale (secc. V–XVI), 2 (2022), 223-242.

Deutscher, Guy, *Through the language glass. How words colour your world*, London/New York, Heinemann/Metropolitan Books/Holt & Co., 2010 (edizione italiana *La lingua colora il mondo. Come le parole deformano la realtà*, Torino, Bollati Boringhieri, 2013).

Gallone, Antonietta, *I blu di Leonardo nell'«Ultima Cena»*, Arte lombarda, 145 (2005), 73-75.

Gallone, Antonietta, *Cenacolo, Leonardo da Vinci*, in: Politecnico di Milano (ed.), *L'archivio di Antonietta Gallone. Il volto nascosto delle opere d'arte*, Milano, Poliprint, 2010, 8-11.

Huizinga, Johan, *Herfsttij der middeleeuwen* Haarlem, Tjeenk Willink, 1919 ([3]1928 accresciuta; edizione italiana *L'autunno del Medioevo. Studio sulle forme di vita e di pensiero del quattordicesimo e quindicesimo secolo in Francia e nei Paesi Bassi*, Roma, Newton Compton, 1992).

Lury, Celia, *Consumer culture*, Cambridge, Polity, 1996.

MacLaury, Robert E./Paramei, Galina V./Dedrick, Don (edd.), *Anthropology of color. Interdisciplinary multilevel modeling*, Amsterdam/Philadelphia, Benjamins, 2007.

Marazzi, Antonio, *Antropologia della visione*, Roma, Carocci, [2]2008.

Melis, Tine, *Jacob Coene 14de–15de eeuw. Brugs verluchter in dienst van de Franse en Italiaanse adel*, Kunsttijdschrift Vlaanderen 51 (2002), 5-7.

Ouy, Gilbert, *Jean Lebègue (1368-1457), auteur, copiste et bibliophile*, in: Croenen, Godfried/Ainsworth, Peter (edd.), *Patrons, authors and workshops. Books and book production in Paris around 1400*, Louvain/Paris/Dudley, Peeters, 2006, 143-172.

Pascual, Gonzalo Jiménez, recensione a Deutscher, Guy, *La lingua colora il mondo. Come le parole deformano la realtà*, Torino, Bollati Boringhieri, 2013, EL.LE 2 (2013), 747-751.

Pasqualetti, Cristiana, *Il «Libellus ad faciendum colores» dell'Archivio di Stato dell'Aquila. Origine, contesto e restituzione del «De arte illuminandi»*, con un saggio di Bensi, Paolo, presentazione di Perriccioli Saggese, Alessandra, Firenze, Sismel, 2011.

Ruby, Jay, *Visual anthropology*, in: Levinson, David/Ember, Melvin (edd.), *Encyclopedia of cultural anthropology*, vol. 4, New York, Holt and Co., 1996, 1345-1351.

Tosatti Soldano, Bianca, *La «Tabula de vocabulis synonymis et equivocis colorum», ms. Lat. 6741 della Bibliothèque Nationale di Parigi in relazione a Giovanni Alcherio*, ACME. Annali della Facoltà di lettere e filosofia dell'Università degli studi di Milano 36 (1983), 129-187.

Veblen, Thorstein Bunde, *The theory of the leisure class. An economic study in the evolution of institutions*, New York, Macmillan, 1899.

Whorf, Benjamin Lee, *Language, thought, and reality*, New York/London, Technology press of MIT/Wiley & Sons/Champan & Hall, 1956.

4

De la circulation à la collection de recettes. Les exemples Bentaccordi et Datini

Jérôme Hayez

Résumé Plutôt qu'un véritable réceptaire, le manuscrit composé en Provence vers 1400 par le Florentin Francesco Bentaccordi est un recueil de textes variés parmi lesquels prédominent les savoirs pratiques. Les groupes de recettes qui y sont insérés sans autre classement que la rencontre successive de diverses sources sur une trentaine d'années relèvent eux-mêmes autant de pratiques médicinales et magiques que domestiques et artisanales. Personnalisé par l'usage exclusif du manuscrit par son producteur-détenteur et l'insertion de notes personnelles, ce livre-bibliothèque fascine davantage par l'étendue des curiosités d'un citadin ordinaire mort dans la misère que par son expertise. Seule une recette est associée à une source et, pour mieux comprendre cette circulation diffuse des recettes, le fonds Datini peut offrir un terrain complémentaire. S'il ne nous a pas transmis de réceptaire, on a pu y repérer une trentaine de recettes, surtout médicales, parfois artisanales ou domestiques, écrites sur des feuillets volants ou copiées dans des lettres, des notes variées ou des livres de comptes. La langue et la graphie des manuscrits, comme les commentaires qui leur sont associés dans les correspondances, permettent ici souvent de retracer la circulation de ces textes entre des milieux variés composés de médecins et de marchands, mais aussi de notaires, d'artisans, de marchands de chevaux et de religieux.

Abstract Rather than a true recipe book, the manuscript produced in Provence around 1400 by the Florentine Francesco Bentaccordi is a collection of different texts, among which practical knowledge prevails. The groups of recipes collected therein, without any other classification than the consecutive finding of various sources over some thirty years, relate as much to medicinal and magical practices as to domestic and artisanal ones. Made specific by the exclusive use of the manuscript by its producer-holder and the insertion of personal notes, this library-book fascinates more by the extent of the curiosities of an ordinary citizen who died in poverty than by his expertise. Only one recipe declares a source, and to better understand this widespread circulation of recipes, the Datini archive can offer a term of comparison. Although it does not preserve a proper recipe book, we were able to find in the fund some thirty recipes, mostly medical, sometimes artisanal or domestic, written on loose leaves or copied in letters, various notes or ledgers. The language and writing of the manuscripts, as well as the associated glosses in the correspondence, often make it possible to trace the spread of these texts in various circles of doctors and merchants, but also notaries, artisans, horse traders and religious figures.

Mots-clé recettes – écrits privés – culture marchande – pratiques médicales – magie – savoirs artisanaux – Toscane – Provence – Francesco Bentaccordi – Francesco Datini

Keywords recipes – private writings – merchant culture – medical practice – magic – transmission of crafts – Tuscany – Provence – Francesco Bentaccordi – Francesco Datini

1 Le grimoire d'un Florentin expatrié

1.1 Le recueil de savoirs de Francesco Bentaccordi, composé en Provence au cours des trois dernières décennies de la vie de ce Florentin (1395–1425), n'est pas un pur exemple de réceptaire, mais un manuscrit associant à des notes personnelles et aux dessins d'un bestiaire tous les textes que ce personnage relativement obscur jugeait bon d'insérer dans le petit registre qu'il pouvait conserver à portée de main à travers les phases parfois compliquées de son existence.[1] Le manuscrit se caractérise donc par un projet marqué par la volonté de thésauriser sous forme de bibliothèque portative (livre-bibliothèque) un éventail varié d'écrits découverts en de multiples occasions, plutôt que par un programme conçu d'emblée autour de l'articulation encyclopédique de savoirs ou de la restitution d'expériences. Si sa composition peut sembler chaotique, le manuscrit n'en demeure pas moins intéressant par la forte diversité des intérêts d'un auteur-compilateur qui appartenait aux catégories urbaines moyennes, non assimilées par les contemporains aux milieux lettrés ni même distinguées par une expertise particulière. Après avoir présenté les circonstances de sa composition et les sections relevant de la typologie des recettes, nous pourrons mieux comprendre la circulation de celles-ci à partir d'horizons multiples en nous penchant sur l'exemple offert par un autre Toscan de la période. Le fonds

1 Brambilla/Hayez (2016). L'édition a pu s'enrichir de commentaires approfondis grâce à la collaboration de plusieurs spécialistes des recettes, pour certaines associées au présent volume. Je renvoie aux sections correspondantes de l'ouvrage pour davantage de références à la biographie de l'auteur, et de détails sur la description du manuscrit et des recettes qu'il contient.

Datini ne nous a pas transmis de réceptaire, ni d'autre recueil de savoirs que des manuels de commerce élémentaires, mais cette vaste collection de papiers privés reflète dans sa diversité typologique et sa conservation presque systématique la complexité de la transmission des savoirs.

1.2 Le lien fort entre Francesco Bentaccordi et son manuscrit se lit dans l'insertion d'annotations à caractère parfois personnel, mais d'abord dans l'autographie : à l'exception d'une note posthume figurant sur la couverture de parchemin, le Florentin a écrit à lui seul toutes les sections du registre, jusqu'aux feuillets volants qu'il y glissait ou cousait aux fascicules. Le remaniement de la reliure à un certain stade, qui a remplacé certains cahiers par d'autres et les a recousus avec une ficelle, au lieu des liens de cuir typiques de l'artisan originel, a également été accompli par Bentaccordi, du fait du développement de sa collecte. Après l'inscription d'une note latine, peut-être par le prêtre lié à l'hospice des pauvres de Carpentras, qui enregistre en décembre 1425 le décès de Bentaccordi et scelle ainsi l'œuvre d'une bonne partie de sa vie, les autres membres de l'institution ne paraissent pas l'avoir utilisé par la suite, sans doute aussi du fait des difficultés inhérentes à la langue (le toscan pratiqué dans un contexte provençal) et à la graphie cursive *mercantesca*.

1.3 Le *Memoriale* n'est donc pas un texte anonyme. L'auteur s'y présente en diverses occasions, sous son nom plus ou moins complet, en particulier dans ses notes personnelles, mais aussi dans quelques recettes. La circulation des textes découle ainsi d'abord du parcours biographique d'un individu, mais celui-ci nous reste évanescent, du fait du silence des sources sur un personnage peu éminent. Il n'a pas encore été possible de le retrouver dans les archives florentines consultées, à la différence de ses parents supposés, Bartolo di Bentaccorda, fabricant d'écuelles (*scodellaio*) dans le quartier florentin de Santa Croce (attesté de 1352 à 1383),[2] et sa femme, Gemma ou Giovanna (subsistant comme veuve jusque vers 1413). Les sources qui auraient pu, avec les notes du *Memoriale*, restituer le contexte de sa vie en Provence se limitent pour l'instant à quatre passages des livres de comptes de l'agence Datini d'Avignon[3] et à six actes notariés de

2 L'activité commerciale de Bartolo di Bentaccorda à Udine, où sa présence avait déjà été repérée à travers un acte florentin de 1366, a maintenant été précisée sur la période 1349–1369, avec la présence auprès de lui d'un fils aîné, par Vidal (2018).

3 Depuis la publication de l'ouvrage, des recherches ultérieures menées sur le fonds Datini ont fait émerger deux passages supplémentaires, par rapport aux deux qui avaient été signalés. L'entrée d'un livre de *ricordanze* de l'agence d'Avignon (Prato, Archivio di Stato, Datini [ci-dessous ASPo, D.] 48, fol. 57) signale à la date du 1er février 1397 l'achat d'un petit arc dans la boutique d'armes: « Franciescho portiere di mesere di Firenze de' dare [...] per I saepolo

Carpentras, dans lesquels Bentaccordi intervient plus souvent comme témoin que comme partie. C'est donc surtout la quinzaine d'annotations qu'il jugeait parfois bon d'inscrire sur son registre qui retrace l'essentiel de son itinéraire. Sa graphie tout comme son intérêt pour des savoirs souvent associés au commerce (manuel de métrologie et d'information commerciale, arithmétique appliquée par exemple à la valeur de marchandises troquées, au partage des profits d'une compagnie ou à la pureté des métaux, recettes dont certaines concernent le nettoyage de draps de laine et le travail des métaux précieux) le révèlent sans ambage comme imprégné de culture marchande. Aucun indice n'a cependant été retrouvé jusqu'ici de son éventuelle participation à une agence à la veille de son départ et les modalités de son expatriation laissent plutôt supposer qu'il se trouvait alors sans emploi (*scioperato*) à Florence. Nous le voyons en effet arriver en Provence en 1395, sans doute après s'être associé au voyage du marchand de produits de luxe Orlando di ser Bartolo Chermontieri, par ailleurs beau-frère de Bindo Fiesolani, prélat qui était pour sa part le principal collaborateur du cardinal Piero Corsini depuis plusieurs décennies. Le premier fait documenté du séjour à l'étranger de Francesco Bentaccordi est en tout cas son recrutement comme concierge (*portiere*) par le cardinal florentin, le 18 novembre 1395. Et il reste à son service jusqu'à la mort du prélat, le 16 août 1405. Sous la plume des membres de l'agence Datini, c'est essentiellement comme l'un de ses familiers qu'il est identifié, plus que comme compatriote, parent ou ami, ou éventuel ancien marchand : « Franciescho Bentachordi / Franciescho portiere di mesere / mo[n]signore di Firenze ».[4] Mais derrière la figure de Piero Corsini, les liens ne semblent pas moins forts avec Bindo Fiesolani. C'est grâce à son appui que Bentaccordi obtient à l'été 1403 d'être nommé courrier du pape Benoît XIII, titre honorifique qui lui vaut aussi un complément de revenu ; et les noms du père et des fils Chermontieri, beau-frère et neveux de Fiesolani, reviennent à plusieurs reprises dans ses notes mémorielles. Dans ces passages, nous le voyons peu lié à d'autres habitants de la ville, à part les témoins du mariage qu'il conclut en 1404 sous la protection des Corsini avec une femme française ou provençale, peut-être liée au milieu des menuisiers-charpentiers. Son nom n'apparaît pas non

di Firenze di s. 8 segnato s. VIIII »; un compte d'un autre livre de *ricordanze* (ASPo, D. 50, fol. 27v) mentionne à la date du 23 juin 1401 l'achat de piécettes métalliques destinées à orner un vêtement féminin: « Franciescho portiere di mesere di Fi[renze] de' dare [...] per C maglette d'ottone per dona ... s. II », montant reporté à la date du 31 octobre sur le *memoriale* ASPo, D. 85, fol. 28v, déjà cité dans l'ouvrage.

4 Voir les citations de la note précédente ainsi que Brambilla/Hayez (2016, 62). Si un échange personnel se noue, au moins provisoirement, entre Bentaccordi et un membre de l'agence Datini, c'est avec Tieri di Benci da Settignano, qui dans la référence de 1397 reporte à son propre débit l'achat du petit arc, comme s'il s'agissait d'un don de sa part, sans en donner d'autre explication.

plus dans les archives de la grande confrérie Notre-Dame-la-Majour, au sein de laquelle étaient très actifs les nombreux Toscans établis sur les bords du Rhône. Après la mort de Piero Corsini, suivie quelques années plus tard du départ de Bindo Fiesolani pour le concile de Pise et l'évêché de Fiesole qu'il occupe de 1411 à sa mort en 1421, les traces de Bentaccordi nous échappent durant six ans, avec un doute sur un éventuel séjour à Montpellier, du fait d'une note métrologique présente à la fois comme feuillet inséré et comme copie sur le registre, où le déictique « qui » de l'original devient « in Monpulieri » sur la copie. En 1411, ses notes commencent à le mentionner comme habitant de Carpentras, la petite capitale du Comtat Venaissin, avec laquelle les Toscans entretenaient des liens plus discontinus, à la différence de quelques familles piémontaises. Francesco est alors plongé dans un milieu presque entièrement provençal. Les noms locaux se multiplient dans ses notes, même si ses liens semblent surtout étroits avec le fils d'un Florentin acculturé localement, qui opérait peut-être comme courtier. De 1412 à 1423 Bentaccordi exerce la fonction de serviteur d'une veuve provençale liée à un monastère féminin, mais ne perçoit presque rien de son maigre salaire. Sans activité ni autre ressource, il entre alors comme commis dans l'hospice des pauvres, où il finit ses jours en décembre 1425.

2 Le travail de compilation

2.1 Cette pluralité des milieux où circule notre auteur se reflète dans son recueil, même si les liens les plus marqués n'y ont pas toujours beaucoup contribué, du fait de l'appartenance de ses premiers patrons à une élite lettrée à laquelle notre auteur ne participait que marginalement, peut-être par la copie de quelques poèmes. La bibliothèque du cardinal canoniste comptait plus de 320 manuscrits ; celle du liturgiste Bindo Fiesolani était sans doute assez riche aussi (Carolus Barré 1936 ; Dykmans 1975). Mais Bentaccordi ne semble pas avoir maîtrisé le latin, d'après les rares passages copiés en cette langue dans son manuscrit, et il ne leur a peut-être emprunté que quelques œuvres de Pétrarque et Dante ou les dessins du bestiaire. Il faut donc considérer que Bentaccordi s'approvisionnait surtout auprès d'individus variés qu'il pouvait rencontrer, entre clercs et laïcs, incluant éventuellement quelque notable ou médecin, mais surtout des artisans, marchands, frères ou prêtres, italiens mais aussi provençaux. Par rapport à d'autres recueils de mélanges ou réceptaires, Bentaccordi donne plus l'impression de se saisir tous les savoirs qui lui passent à portée de main, plutôt que mener des recherches focalisées sur un secteur commercial ou artisanal spécifique, ou sur une pathologie dont il aurait souffert personnellement. Et l'association aux savoirs pratiques de dessins et de textes littéraires et religieux renforcent l'hypothèse d'un homme aux curiosités dispersées, plus que d'un expert.

2.2 Dans le vaste éventail thématique représenté par le recueil, le manuel de commerce occupe presque la moitié des pages écrites ; le « réceptaire » presque un quart ; les tableaux numériques et problèmes mathématiques presque 10%; les textes littéraires environ 5%, comme les notes mémorielles, tandis que les autres typologies ne dépassent pas 3% chacune. On ne peut en revanche observer une répartition nette de ces thèmes dans la succession des six fascicules du manuscrit. Même un secteur plus compact comme les descriptions métrologiques et commerciales, inscrit sur deux fascicules contigus, se compose en réalité de trois grands blocs textuels, dont celui du centre n'est qu'un fourre-tout de notations apparemment glanées ici et là, concernant davantage la région languedocienne et catalane que le reste du manuel commercial, qui semble avoir copié un texte d'origine italienne et se retrouve en partie sur le manuscrit florentin de Simone di Giovanni Acciaiuoli (Florence, Biblioteca nazionale centrale, Tordi 139). Les notes mémorielles ont été insérées au cours de plusieurs décennies parmi les pages restées blanches dans différents secteurs ou même sur la couverture. D'autres typologies comme les textes littéraires et religieux, les problèmes mathématiques ou les recettes, sont dispersées par petites séquences ou entrées isolées sur différents cahiers, voire sur les feuillets volants insérés ou cousus dans la reliure. Cet éclatement général des thèmes au sein du manuscrit, comme l'inachèvement du projet ayant laissé certains textes sous cette forme provisoire de feuillets insérés, plaide aussi en faveur d'une pluralité marquée de sources. Le fait que certaines entrées se limitent à quelques lignes et que l'une d'elles emploie le déictique de lieu «qui» révèle que Bentaccordi ne copiait pas seulement des recueils antérieurs mais aussi de simples annotations. C'est également le cas de certaines notes mémorielles qui apparaissent basées sur un écrit obtenu d'un notaire provençal : ainsi pour l'évocation de son mariage, où Bentaccordi est présenté à la troisième personne et qui comporte la liste des témoins, ou pour la vente aux enchères de son mobilier, désigné selon un lexique provençal, par un tribunal de Carpentras. Des erreurs de lecture apparaissent ici et là, dans le manuel de commerce ou dans les recettes. Ainsi de la confusion graphique de « Tunisi » pour *Nimisi* (Nîmes) ou de « Brugia » (Bruges) pour *Bugeia* (Béjaia). Parmi les trois seules recettes latines, deux présentent de nombreuses corruptions ; la troisième, consacrée à la fabrication des talismans, présente de même la lecture erronée « pibi » au lieu de *sibi*. Dans la circulation d'autres langues comme le français et le provençal, on devine aussi des canaux très différenciés, entre les vers français de la chanson trilingue de Dante *Aï faus ris*, copiés assez fidèlement ; la description de monnaies françaises du début du XIVe siècle, qui se présente comme une traduction assez littérale et pleine de gallicismes faite par un marchand qui, à différence de Bentaccordi, séjournait dans la France d'oïl ; le texte hybride français et provençal de la complainte des trois chevaliers évoquant la région de Liège ; et les recettes majoritairement italiennes mais avec des passages latins, souvent corrompus, et quelques provençalismes (comme « pugomasso » qui adapte *pegomas* 'emplâtre de poix', ou « croia » dérivant du terme français de *craie*).

3 Les recettes de Bentaccordi

3.1 Le recueil inclut au total une bonne centaine de recettes (soit plus de 120 avec les variantes insérées au sein d'un même groupe et occasionnellement dans un autre secteur), que l'on peut répartir en trois sections thématiques plus ou moins équivalentes. L'une est dédiée aux techniques de l'artisanat, appliquées surtout aux métaux précieux ainsi qu'aux pigments et autres matériaux des peintres, mais aussi au nettoyage de draps de laine et à des objets pratiques de la vie quotidienne (colles, fenêtre de toile, sac en filet). Une autre section concerne les soins cosmétiques et médicaux, destinés aux humains mais aussi aux chevaux et aux chiens ; une troisième à des procédures magiques qui, au-delà des soins, peuvent aussi s'étendre à des charmes. Dans la composition du registre, les groupes de recettes n'occupent au mieux que quelques feuillets contigus mais apparaissent dans tous les cahiers, à l'exception des 2e et 3e, ainsi que sur la reliure et les feuillets volants. Elles sont spécialement présentes dans les 5e et 6e cahiers, où elles sont entremêlées avec des problèmes mathématiques et des textes religieux.

TABLEAU 4.1 Le secteur des recettes dans le *Memoriale* Bentaccordi : index par quantité et thématique

position	nombre	thématiques
fol. 1–v	3 + 1 variante	cosmétique, artisanale
fol. 92v–95v	23 + 5 variantes	médicale, magique, artisanale
fol. 96v–99	14 + 7 variantes	médicale, cosmétique, magique
fol. 119–127	20 + 5 variantes	médicale, magique, artisanale
fol. 133v–136	21 + 4 variantes	artisanale
fol. 138	3 + 2 variantes	artisanale, médicale
reliure plat postérieur	1	magique
2 feuillets volants	14 + 1 variante	médicale, magique, artisanale

Enfin, les différents secteurs entre lesquels se répartissent les recettes ne sont pas toujours distingués dans ces séquences : les recettes médicales et magiques sont souvent associées ; et les recettes techniques incluent souvent plusieurs branches de l'artisanat. Une particularité de ce réceptaire éclaté est enfin son hétérogénéité stylistique. Tandis que la plupart des recettes se présentent classiquement comme des prescriptions imparties par un maître-thérapeute à un élève-patient sur la base d'ingrédients et de procédures chimico-physiques, celles à caractère magique y intègrent des formules plus ou moins obscures à prononcer pour des exorcismes ou des charmes, ou à copier sur un écrit à garder sur soi ou fixer sur un animal malade, ainsi que des rituels complexes (pour la fabrication de talismans de papier, par exemple), voire des historiettes impliquant le Christ ou un saint avec d'autres personnages issus de traditions légendaires (Sixte ou le centurion Longin).[5] Dans deux recettes, Francesco Bentaccordi se présente par ailleurs comme le patient qui subit la cure (Brambilla/Hayez 2016, 380, 383) comme s'il avait dû solliciter un expert pour se procurer la formule, éventuellement par oral, au lieu de rencontrer un texte déjà disponible.

3.2 Si dans le manuel de commerce, Bentaccordi a pu surtout intervenir dans le second bloc centré sur le Languedoc et la Catalogne, sa contribution personnelle au réceptaire semble ne pas dépasser beaucoup l'assemblage de sources de provenance multiple. Les manuscrits de départ comportaient visiblement déjà les mentions « probata » ou similaires associées à certains titres, tout comme les quelques variantes proposées, et on n'y lit pas d'appréciation consécutive à une expérimentation personnelle.[6] Une recette de soin pour la rogne d'un chien présente toutefois l'originalité d'être suivie du nom « Neri Chorsini » (Brambilla/Hayez 2016, 376). Une recherche sur la famille Corsini suggère qu'il pouvait s'identifier à Neri di Giovanni Corsini, un cousin des frères Piero et Filippo di Tommaso Corsini, actif dans une boutique de draperie de Florence à la fin du XIVe siècle et mort vers 1428. Or diverses lettres et documents du fonds Datini apportent la preuve que Neri Corsini séjournait auprès de ses parents d'Avignon, entre mars 1404 et juillet 1405, et que Francesco Datini avait recours à lui pour authentifier par des lettres puis un éventuel témoignage devant le tribunal florentin de la Mercanzia les écrits de l'agence avignonnaise communiqués à Florence lors du procès qui opposait le marchand à monna Taddea, héritière de la famille Boninsegna qui

5 Pour les historiettes mettant notamment en scène l'apôtre Pierre, parfois avec Sixte, Brambilla/Hayez (2016, 379–380, 383) ; pour les formules impliquant Longin, Brambilla/Hayez (2016, 380, 384).

6 À la différence, par exemple, du manuscrit composé par Nicolò de Portis dans la seconde moitié du XVe siècle (Guariglia 2022, 192–193).

avait compté un associé et deux facteurs dans le réseau Datini.[7] La recette aurait ainsi été reçue par Francesco Bentaccordi dans les derniers mois où il séjournait auprès du cardinal. Il l'insère alors à la suite de trois autres recettes traitant de la rogne, humaine et canine, avant une page blanche suivie de quatre pages comportant une vingtaine de recettes médicales, magiques et artisanales, dont une visant aussi à soigner la rogne. Comme il a été signalé, des assemblages de ce type n'ont pas été systématiques, puisque le dernier groupe important de recettes est resté consigné sur un feuillet volant, alors même que le registre offrait encore de nombreuses pages disponibles. Une autre intervention de Bentaccordi a pu consister en l'apposition de petits dessins marginaux pour mettre en évidence un objet d'application ou une procédure technique dans une page très remplie. Cette pratique concerne avant tout les problèmes mathématiques, mais on la voit également appliquée à des recettes, illustrées par une chenille (dans une formule visant à éliminer divers insectes), un ver intestinal, une affection cutanée ou le gobelet contenant une potion (Brambilla/Hayez 2016, 381, 383, 393, 400).

4 Des recettes dispersées dans le fonds Datini

4.1 À l'exception de la formule communiquée par Neri Corsini, nous ne pouvons donc retracer plus précisément la circulation des recettes du *Memoriale* Bentaccordi, dont certaines paraissent assez courantes mais qui, pour d'autres comme aussi pour l'un des textes littéraires et de nombreux passages du registre, n'ont pu être rapprochées d'aucun autre manuscrit repéré. Cette circulation est beaucoup mieux documentée dans le fonds Datini, puisque c'est en grande partie dans la correspondance, plus massivement conservée dans cette collection de papiers privés que dans toute autre de la fin du Moyen Âge et de l'Époque moderne, que se multiplient les mentions de recettes sollicitées ou proposées. Une première tentative de recensement en fait émerger une trentaine, entre formules conservées, commentaires sur la posologie du produit, mentions d'un texte autrement expédié ou détenu. La liste n'est certainement pas exhaustive mais ne sera peut-être pas beaucoup élargie à l'avenir, dans la mesure où celles qui étaient glissées comme pièces-jointes d'une lettre en ont souvent été extraites par les premiers archivistes vers 1900 pour être placées dans une liasse de papiers divers (ASPo, D 1174) et que les lettres des médecins ont largement été explorées, entre la pre-

7 Lettres de la compagnie d'Avignon à Francesco, 7 au 21 mars 1404 (ASPo, D 631, 110235), Tommaso di ser Giovanni à Francesco, 18 au 22 septembre 1404 (ASPo, D 631, 110071) et 6 juillet 1405 (ASPo, D 632, 110088) ; annotation de Francesco sur la copie datée du 2 octobre 1404 d'un acte de 1382 (ASPo, D 1170, 1023).

mière publication importante, celle des lettres de ser Lapo Mazzei par Cesare Guasti en 1880, et ces dernières décennies.[8] Quelques recettes supplémentaires pourraient néanmoins être restées glissées dans un pli (cas similaire à ASPo, D 1111, 1403325), se trouver insérées comme passage de lettres non examinées (pour des exemples repérés de ce type, voir ASPo, D 347, 3957, D 1090, 6100283 et D 1093, 6000276) ou ajoutées sur un feuillet de notes ou de brouillon (comme ASPo, D 1174/13, 1510, D 1166, 9302433, etc.) ou la reliure d'un livre de comptes.

TABLEAU 4.2 Les recettes conservées ou mentionnées dans le fonds Datini, vers 1370–1410.

date	titre	origine	contenu	support	cote (ASPo)
1370	*Recetta di medicina e di silopo*	médecin?	2 recettes latines, déjà pratiquées par Francesco	feuillet volant avec *ricordanze* au verso	D 1174/13, 1510
années 1380?	*Alquno rimedio [per la] sordagine, riceta*	prisonnier? à Toulouse	allusion par Nastagio di ser Tommaso marchand à Avignon à une recette jadis apprise en prison à Toulouse	lettre de Nastagio à Francesco de mars au 15 avril 1400	D 629, 800445
mai 1384	*Pro uxore Francischi Marchi*	médecin?	recette latine pour fertilité	revers de lettre de Francesco à un facteur, autre main	D 347, 3957
1384–1386 ca.	*Lattovaro per mona Margherita*	maestro Niccolò et maestro Giovanni médecins	recette vernaculaire, mention de *L'ordine dato a Franc. di Marcho per maestro Nicholò e maestro Giovanni chom'egl'à a vivere e simile per mona Margherita*	feuillet de *ricordanze* de Florence	D 1166, 9302433

8 Mazzei (1880, vol. 1, 165–166 ; vol. 2, 128, 355–356, 370–389) ; Latronico (1955) ; Hayez (2001, 518, 528–530) ; Brambilla (2010, 133). Voir également les possibilités de recherche lexicale permises par l'intégration d'une part des publications au corpus Datini de l'Opera del Vocabolario italiano, http://gattoweb.ovi.cnr.it [dernier accès : 24.03.2025].

TABLEAU 4.2 Les recettes conservées ou mentionnées dans le fonds Datini, vers 1370–1410 (suite).

date	titre	origine	contenu	support	cote (ASPo)
vers 1389	*Memoria a chi volesse tingnere pannilini di robbia scharlattini*	Niccolò di Piero di Giunta?	recette vernaculaire pour teinture écarlate de textiles	livre de comptes de l'agence de teinture	D 239, fol. 236v
avant 1390	*Lattovaro*	suora Filippa di Giorgio dominicaine de Prato	épices destinées à un électuaire pour douleurs menstruelles	lettre de Prato à Margherita pour préparer recette communiquée autrement	D 1089/2, 6000178
mai 1390	*Sciroppo*	maestro Giovanni da Prato médecin	le facteur réexpédie recette du 16 avril 1388 avec conseils de posologie du médecin pour Margherita	lettre de Barnaba Agli à Francesco avec recette vernaculaire	D 1090, 6100283
déc. 1394	*Concia del vino*	Domenico di Giovanni Golli tavernier de Prato à Rome	procédure vernaculaire pour préparer tonneaux	lettre de Domenico à Francesco	D 1093, 6000276
1395	*Ordinanza per monna Margherita*	maestro Naddino Bovattieri médecin à Avignon	envoi de recette pour fertilité, après *informagione* de maestro Giovanni de Prato	lettre de Naddino à Francesco, vernaculaire	D 1091, 133438, cf. aussi 133437, 133439 et D 627, 408134
nov. 1396	*Rimedio*	maestro Matteo di Giovanni médecin à Prato	recette vernaculaire contre problèmes intestinaux, conseils diététiques	lettre envoyée avec préparation pour lavement	D 1089/2, 134944

TABLEAU 4.2 Les recettes conservées ou mentionnées dans le fonds Datini, vers 1370–1410 (suite).

date	titre	origine	contenu	support	cote (ASPo)
janv. 1397	*Medicina alle rappe, detta ricetta*	*un tedesco mastro di mascalcia* à Florence	recette vernaculaire traduite de l'allemand dans l'entourage de ser Lapo	mention dans lettre de ser Lapo Mazzei, qui la transmet à Francesco	D 1096, 1402134
juill. 1399	*Ricetta per fare vino sano per la vista degli occhi et purgare lo stomaco et cacciare dolori del corpo*	médecin de Prato?	recette de vin pour la vue, purge, contre douleurs	longue recette vernaculaire sur feuillet, main *cancelleresca*, reçue de Prato le 31 juillet	D 1174/13, 1506
juill. 1400	*Ricetta al male delle morecci; ricetta al male de' pondi*	Nastagio di ser Tommaso marchand retiré à Avignon	2 recettes vernaculaires pour hémorroïdes et intestins, main *mercantesca*	feuillet volant expédié avec lettre D 1098, 1402982	D 1174/13, 1503
mai 1404 ca.	*Scritta per memoria de' modi e quali tenere dovete nella vostra vita*	maestro Lorenzo d'Agnolo Sassoli médecin	long régime de vie vernaculaire (diète, sommeil), main *cancelleresca*	feuillet volant expédié avec lettre, cf. D 1102, 131850	D 1102, 131813
août 1404	*Pilore a surditaten, Ricetta delle pillole per l'udire, Ricetta delle pillole e dello untione pel vostro udire*	maestro Lorenzo d'Agnolo Sassoli médecin	recette vernaculaire et posologie de pillules et onguent pour l'audition	deux copies sur feuillets volants, main *cancelleresca*; posologie dans lettre D 1102, 131858, cf. aussi 131859	D 1102, 131875, 131876

TABLEAU 4.2 Les recettes conservées ou mentionnées dans le fonds Datini, vers 1370–1410 (suite).

date	titre	origine	contenu	support	cote (ASPo)
avant 1405	*Ricietta da fare inchiostro*	marchand	mention parmi tâches à mener à Florence *Di mandare a Franciescho la ricietta* [...]	feuillet polygraphe de *ricordanze* vernaculaires écrit à Prato un 28 janvier, dont main de Stoldo di Lorenzo	D 1166, dossier Firenze, ancienne cote 139
avant 1405	*Ricetta di pillole*	Stoldo di Lorenzo associé de Francesco	recette vernaculaire	feuillet volant expédié dans lettre, main de Stoldo	D 1174/13, 1507
sept. 1405	*R. capillorum veneris*	Nofri di Bonaccorso marchand à Avignon	recette latine de sirop	petit feuillet jadis collé sur lettre du même envoyée à Barcelone	D 1111, 1403325
mars 1408	*Pillole e diaciccucio / latovaro*	maestro Lorenzo d'Agnolo Sassoli médecin	posologie de pilules et autre remède, déjà évoqué dans lettre perdue, conseils pour le sommeil	lettre envoyée de Florence à Francesco à Prato	D 1101, 131887
juill. 1408	*Ricetta* [...] *forse furono venti medici a ordinalla, regola della Porretta, bello e ingegnoso scritto del collegio de' medici bolognesi*	médecins bolonais aux thermes de Porretta?	mention de recette transmise par ser Lapo Mazzei après un séjour à Porretta, pour calculs et problèmes gastriques	lettre envoyée de Porretta par ser Lapo à Francesco	D 1096, 1402229, cf. aussi 1402227, 1402228

TABLEAU 4.2 Les recettes conservées ou mentionnées dans le fonds Datini, vers 1370–1410 (suite).

date	titre	origine	contenu	support	cote (ASPo)
s.d.	[...] *da potere pisciare chi no[n] potese, ricetta fata per lo maestro Giovanni per Fra[n]ciescho*	maestro Giovanni [Banducci?] médecin	recette latine avec ajout vernaculaire	feuillet volant, 2 mains *cancelleresche*	D 1174/13, 1502
s.d.	*Lactovaro, treggea, unzione, pillole che purgano il capo, il petto e lo stomaco, ricetta*	maestro Niccolò médecin	posologie vernaculaire de médicaments envoyés à Francesco	lettre envoyée [de Florence?] à Prato	D 1174/13, 1504
s.d.	*Vino erbato fine, Scritta da fare vino sano cioè erbato ch'è buono a la vista*	marchand?	recette vernaculaire	bande verticale, main *mercantesca*	D 1174/13, 1505
s.d.	*R. vitriuoli romani,* [...] *a fare açurro fine*	marchand et lettré?	4 recettes vernaculaires, dont 2 contre fistola et nerbi ratratti et 2 pour pigments	feuillet volant, main *mercantesca*; au verso version latine de la première recette, main *cancelleresca*	D 1174/13, 1508
s.d.	*Tolete nipitella* [...]*; Item aneti* [...]	boutiquiers?	2 recettes vernaculaires cosmétiques ou médicales?	feuillet volant de *ricordanze*, mains *mercantesche*, opérations, obligation envers Francesco et Niccolò di Piero di Giunta	D 1174/13, 1509

TABLEAU 4.2 Les recettes conservées ou mentionnées dans le fonds Datini, vers 1370–1410 (suite).

date	titre	origine	contenu	support	cote (ASPo)
s.d.	[...] *medichare la mula* [...] *la rongna*	marchand	récit des soins donnés à une mule de Francesco contre la rogne	petit feuillet volant sans doute expédié avec lettre, main de Francesco	D 1174/13, 1511
s.d.	*Riceta di crespia*	marchand	recette vernaculaire vinicole	petit feuillet volant expédié avec lettre reçue de Prato le 23 septembre	D 1174/13, 1512
s.d.	*Uno quatrino d'anaci, uno quatrino d'oncenso* [...]	artisan ou marchand?	recette vernaculaire à base de vin épicé	petit feuillet volant, main élémentaire	D 1174/13, 1515
s.d.	*Chose sono buone a usare per Francescho, olio d'anete per ungniere Francescho* [...]	maestro Lorenzo d'Agnolo Sassoli médecin	liste vernaculaire d'une huile et 4 lotions	petit feuillet volant	D 1102, 131874

4.2 Les recettes circulant dans l'entourage du marchand de Prato, telles qu'on les entrevoit à l'aune de cet échantillon, se distinguent assez nettement de celles recherchées par Francesco Bentaccordi par leur aspect pratique : on ne voit pas ici beaucoup d'indices de magie, de récits légendaires mettant en scène le Christ et ses acolytes, de formules à réciter ou de rituels dépassant le cadre d'une procédure physico-chimique. Elles ont très majoritairement (aux 6/7es environ) une finalité médicale, surtout humaine quoique deux d'entre elles soient destinées à des mules ou des chevaux. Parce qu'elles sont surtout recherchées à l'occasion d'afflictions, plus qu'à titre préventif, elles évoquent les pathologies dont souffrait le couple Datini de façon souvent récurrente : pour Margherita, les menstrues douloureuses ainsi que l'infertilité, pour

Francesco notamment des troubles intestinaux, la goutte et les hémorroïdes ainsi que des problèmes d'audition. Les recettes à finalité quotidienne ou artisanale sont destinées à fabriquer de l'encre invisible, à des soins vinicoles, à des pigments et à la teinture textile (cette dernière, ASPo, D 239, fol. 236v, se trouve sur un livre de comptes de la boutique de teinture montée par Niccolò di Piero di Giunta avec l'appui financier de Francesco Datini : Melis 1962, 475, rééditée par Ammannati 2010, 518). Certaines sont rédigées en latin et une autre en double version vernaculaire et latine ; l'emploi du latin suggère que celles-ci seront remises à un médecin traitant. Dans une quinzaine de cas, elles émanent au moins indirectement de médecins, et parfois même d'un collectif de médecins bolonais, pour la recette associée aux thermes de Porretta. Outre la double version linguistique sur un même feuillet, mais avec deux graphies caractérisant des milieux très différents, l'alternance entre langue de l'élite et langue parlée peut aussi passer par une traduction diffusant la transmission jusqu'au patient, ou par une dissociation entre la recette latine destinée au spécialiste et la posologie ou les conseils généraux communiqués en vernaculaire au patient. Parmi les recettes mentionnées dans ce lot, 8 semblent n'avoir pas été conservées, sans doute précisément parce qu'elles sont restées aux mains d'un médecin ou d'un apothicaire. Les lettres de Francesco, de son médecin Lorenzo Sassoli et d'autres documents insistent par ailleurs sur la fréquentation préférentielle d'un apothicaire florentin, Guglielmo, établi dans la rue Porta Rossa, considéré comme très compétent.[9]

4.3 Les médecins se voyaient rémunérés pour leurs soins qui pouvaient inclure la délivrance de ces recettes, quand ils encadraient eux-mêmes le traitement du patient. Les lettres montrent cependant clairement qu'elles faisaient en parallèle l'objet d'une communication gratuite par des amis, au même titre que les cadeaux qu'ils pouvaient envoyer à l'occasion, sous forme d'aliments de choix ou de vins, quand ils ne résidaient pas dans une région distante. Dans cette seconde éventualité, il était plus facile d'expédier des informations utiles à l'ami resté au pays. Certaines recettes sont ainsi expédiées d'Avignon en Toscane, non seulement par le médecin toscan Naddino Bovattieri dont Francesco avait facilité l'installation auprès de la cour pontificale (pour traiter le problème d'infertilité de Margherita, qui à ses yeux serait comparable à un autre rencontré en Provence), mais aussi par Nastagio di ser Tommaso, un marchand florentin jadis lié à Francesco, qui sollicitait son aide financière après l'expérience d'une

9 « Fatela ordinare allo spetiale di Porta Rossa, cioè alla bottega di Guiglielmo, perché quivi sono e garçoni intendenti e ànno buone cose » (ASPo, D 1102, 131858; Mazzei 1880, vol. 2, 375). Voir aussi ASPo, D 1166, 9302409 et Cecchi (1990, 134, 265, 268).

faillite et s'attachait à lui fournir en contrepartie diverses recettes (contre les hémorroïdes, les problèmes gastriques et la surdité) ainsi que des conseils pour régler un différend avec des connaissances communes sur la place avignonnaise. Il faut noter la circulation complexe d'une des recettes contre la surdité. Nastagio l'aurait reçue quelques années plus tôt, alors qu'il se trouvait en prison à Toulouse ; après l'avoir utilisée personnellement avec profit, il propose à Francesco en 1400 de la lui adresser en Toscane (ASPo, D 629, 800445). Une autre recette est expédiée d'Avignon par Nofri di Bonaccorso da Prato au dirigeant de l'agence Datini de Barcelone qu'il avait fréquenté en Catalogne (ASPo, D 1111, 1403325). Dans cette logique de l'échange gracieux, les correspondants s'attachent souvent à mettre en évidence les soins qu'ils ont mis pour collecter la recette. Ayant appris en janvier 1397 qu'un voyageur germanique particulièrement expert en soins des chevaux (« per caso seppi ch'egli era il migliore mastro di mascalcia di cavalli che si truovi ») se trouvait dans une auberge florentine, ser Lapo Mazzei va le trouver et insiste jusqu'à obtenir de lui une recette allemande, qu'il fait ensuite traduire pour la remettre à un homme influent de Florence auquel il est lié, Guido del Palagio ; mais il prend aussi soin de la communiquer à Francesco et à l'entourage de celui-ci à Prato, d'autant que le marchand lui prête occasionnellement une monture pour circuler dans la région (ASPo, D 1096, 1402134). En juin 1408, ser Lapo profite d'un séjour aux thermes de Porretta, dont la popularité se diffusait alors. Ayant appris l'existence d'un régime prescrit par un collège d'une vingtaine de médecins bolonais qui s'y étaient rendus un peu avant, il se le procure et discute avec maestro Lorenzo Sassoli de son application éventuelle aux pathologies de Francesco, avant de l'adresser au marchand (ASPo, D 1096, 1402227–1402229).

5 Conclusion

5.1 Dans le cas de Francesco Datini, c'est plutôt par inertie que par volonté de thésaurisation que certaines recettes restent parmi ses papiers, sans doute souvent ensevelies dans une liasse de lettres ou de notes ou bien un registre, et de ce fait peu accessibles, à moins de retracer précisément les circonstances et la période de leur transmission par l'une de ses relations. Les recettes artisanales utilisées dans l'entreprise de teinture étaient évidemment conservées plutôt dans cette boutique et n'ont pas forcément toujours été intégrées aux papiers du marchand, à la différence d'une partie des livres de comptes du même atelier et de la boutique drapière des cousins de Francesco. On peut supposer que, quand elles n'étaient pas remises à un médecin, les formules médicales pouvaient parfois rester entre les mains d'un apothicaire et que celui-ci pouvait au besoin reproduire le médicament à une date ultérieure. Même si quelques traités détenus à sa mort par le marchand ou ses agences ont aussi pu être dispersés au cours des décennies suivantes, comme les principaux manuscrits littéraires qui composaient sa bibliothèque, les papiers préservés tendent plutôt à suggérer, par l'éparpillement général des recettes conservées, jusqu'au remaniement des premiers archivistes qui en ont rassemblé quelques-unes, que Francesco Datini n'avait pas l'ambition ou le temps de constituer un réceptaire. Les contacts sociaux du marchand dépassaient largement ceux de Francesco Bentaccordi et ils pouvaient être relayés sur un espace élargi à l'Europe occidentale et une partie de l'Orient et du Maghreb grâce à son réseau professionnel, mais la transmission de recettes semble s'être généralement déroulée à l'initiative de ses amis, plus que par une recherche délibérée au sein des contacts professionnels. Cette comparaison invite donc à insister sur la spécificité de la démarche volontaire du Florentin d'Avignon dans une quête et une thésaurisation de savoirs pratiques déterminée par la curiosité, plus que par l'expertise.

6 Bibliographie

Ammannati, Francesco, *Gli opifici lanieri di Francesco di Marco Datini*, in : Nigro, Giampiero (ed.), *Francesco di Marco Datini, l'uomo, il mercante*, Firenze, Firenze University Press, 2010, 497–523.

Brambilla, Simona, *« Padre mio dolce ». Lettere di religiosi a Francesco Datini, antologia*, Roma, Ministero per i beni e le attività culturali, 2010.

Brambilla, Simona/Hayez, Jérôme (edd.), *Il tesoro di un povero. Il Memoriale di Francesco Bentaccordi, fiorentino in Provenza (1400 ca)*, Roma, Viella, 2016.

Carolus Barré, Louis, *Bibliothèques médiévales inédites d'après les archives du Vatican*, Mélanges d'archéologie et d'histoire 53 (1936), 330–377.

Cecchi, Elena (ed.), *Le lettere di Francesco Datini alla moglie Margherita (1385–1410)*, Prato, Società pratese di storia patria, 1990.

Dykmans, Marc, *Du conclave d'Urbain VI au Grand Schisme. Sur Pierre Corsini et Bindo Fesulani, écrivains florentins*, Archivum historiae pontificiae 13 (1975), 207–230.

Guariglia, Federico, *Il « Libro » di ser Nicolò de Portis. Una raccolta pratica nel Quattrocento friulano*, Medioevi 8 (2022), 175–209.

Hayez, Jérôme, *« Veramente io spero farci bene… ». Expérience de migrant et pratique de l'amitié dans la correspondance de maestro Naddino d'Aldobrandino Bovattieri médecin toscan d'Avignon (1385–1407)*, Bibliothèque de l'École des chartes 159 (2001), 413–539.

Latronico, Nicola, *Documenti medici dell'archivio di Francesco Datini mercante pratese del Trecento*, Castalia 11 (1955), 7–15.

Mazzei, Lapo, *Lettere di un notaro a un mercante del sec. XIV*, ed. Guasti, Cesare, 2 vol., Firenze, Le Monnier, 1880.

Melis, Federigo, *Aspetti della vita economica medievale*, Firenze, Le Monnier, 1962.

Vidal, Tommaso, *Contabilità e traffici della « Chonpagnia della Stazone » (Udine, 1349–1369)*, in : Figliuolo, Bruno (ed.), *Centri di produzione, scambio e distribuzione nell'Italia centro-settentrionale, secoli XIII–XIV*, Udine, Forum, 2018, 319–348.

PARTE II

Le edizioni

5

The *Dynameron* of Nikolaos Myrepsos (13th Century): Content, Influences and Effects

Ilias Valiakos

Riassunto Il *Dynameron* di Nikolaos Myrepsos è un libro di consultazione fondamentale che contiene circa 3.000 ricette cui fanno riferimento o che citano le farmacopee dell'Europa occidentale nei secoli XV–XVIII. Queste ultime costituiscono il fondamento dello sviluppo europeo della farmacia in una scienza. In base allo studio delle fonti del *Dynameron*, è stato possibile identificarne la principale in un testo medico anonimo che risale alla seconda metà del secolo VI o alla prima metà del VII.

Abstract Nikolaos Myrepsos' *Dynameron* is a fundamental handbook with ca. 3,000 pharmaceutical recipes that are referred to or quoted in the pharmacopeias of western Europe from the 15th to the 18th century. These texts formed the foundation upon which pharmacy as a science was established and developed in Europe. Based on findings related to the sources of the *Dynameron*, it can be said that its main source is an anonymous medical text dating back to the second half of the 6th century or the first half of the 7th century.

Keywords pharmacopeia – structure of a handbook – ingredients and diseases in medieval recipes

1 Introduction

Nikolaos Myrepsos lived during the 13th century, most likely in Nicaea of Bithynia, in western Asia Minor (Smith 1870, 1192–1193; Taton 1963, vol. 1, 450–451; Hunger 1994, 142). The surname *Myrepsos* means 'perfume-maker' and was given to Nikolaos due to his specialization.[1] Over time, the name has become exclusively associated with him.

1 Regarding the epithet *Myrepsos*, it is unclear whether it denotes a professional specialization or an honorary title. Professional *myrepsoi* 'perfumers' were merchants of herbs, receiving their goods from importers. They traded in pepper, spikenard, cinnamon, aloeswood, amber,

 | HTTPS://DOI.ORG/10.1515/9783111706726-006

Very little is known about Nikolaos' life. In the past, scholars suggested that he was possibly the physician mentioned by George Akropolites (1903, vol. 1, 63), who served at the court of John III Vatatzes and was a trusted confidant of the Emperor of Nicaea, even obtaining the title of *Actuarios*, the imperial court physician. However, today, many researchers dispute this identification and do not accept his association with a specific historical person (Held 1916, 16–42; Lehmann 1925; Lutz 1960; 1963; Ilias Valiakos in Nikolaos Myrepsos 2020, xlvii–lii).

Nikolaos Myrepsos is credited with a collection of pharmaceutical recipes conventionally known as *Dynameron*.[2] This work was recently published with a German introduction (Nikolaos Myrepsos 2019) and an English introduction (Nikolaos Myrepsos 2020). Many of the recorded recipes originate from earlier physicians, such as Aelius Promotus, Galen, Aëtius of Amida, Alexander of Tralles, and others.

The work is believed to have been written shortly after the mid-13th century, likely around 1260 (Kramer/Scheidt 1999; Valiakos in Nikolaos Myrepsos 2020, xlvii). It references individuals spanning from classical antiquity (6th century BC) to the late Byzantine period (13th century AD). For many of these persons, we know their historical timeframe, such as Galen, Archigenes, Hippocrates, Hadrian, Vespasian, Diocletian, Julian, and many others. However, for some figures, such as Anatalos the Eparch,[3] pope Nikolaos,[4] Michael Synkellos,[5] and

musk, frankincense, myrrh, *varzi* 'red dye', indigo, lacquer, lapis lazuli, and other items related to perfumery and dyeing (Koder 1991, 110–111). On the other hand, in the Ecumenical Patriarchate, *Myrepsos* was an honorary title given to physicians during the Byzantine era. This title is still in use today and continues to be awarded to distinguished doctors, pharmacists, or chemists who are responsible, every decade, for preparing the Holy Myron.

2 The title *Dynameron* appears in manuscripts of Paris, National Library, Parisinii graeci 2243, 2149, 2238, and of Mount Athos, Great Lavra monastery, Lavra E192.

3 It was not possible to historically identify this person. It is very likely that he was a governor or prefect of a region in the eastern Mediterranean between the 1st and the 2nd century BC.

4 Nikolaos Myrepsos (2020, 232), at *Alpha section*, *On salts*, recipe 9, that mentions "ὁ πάπας Νικόλαος" 'pope Nicholaos'. This pope could be Nicholas I, Nicholas II or Nicholas III. Pope Nicholas I (858–867) succeeded pope Benedict III and remained pope for nine years until his death, after which he was succeeded by pope Adrian II (Kirsch 1911). Pope Nicholas II (1058–1061) succeeded pope Stephen IX in 1059 and remained pope for three years until July 1061, when he was succeeded by pope Alexander II (Weber 1911a). Pope Nicholas III (1277–1280) succeeded pope John XXI and remained pope for three years until his death in August 1280 (Weber 1911b).

5 Nikolaos Myrepsos (2020, 143), at *Alpha section*, *On antidotes*, recipe 295: the Michael mentioned in this recipe as *Syngelos* could be saint Michael Syngelos the Confessor (761–846), who received this title after being appointed *syngellos* 'advisor' to the patriarch of Jerusalem (*Gonia* at gonia.gr/gonia.php?saint=6482).

Lord John,[6] their exact identification remains uncertain, as no scholar has definitively confirmed their historical identity. Therefore, using them as evidence for specific identifications is considered unreliable.

2 Manuscripts, Preservation, and Edition

The original text of Nikolaos Myrepsos has not survived. Instead, 18 manuscripts housed in various libraries contain references to either *Dynameron* or Nikolaos Myrepsos himself. However, only eight of these manuscripts contain the complete text:

Athens, National Library of Greece, EBE1478
Città del Vaticano, Biblioteca Apostolica Vaticana, Vat. gr. 1424
Escorial, Biblioteca de l'Escorial, Rev. 83
Mount Athos, Megistre Lavra monastery, Lavra E192
Oxford, Bodleian Library, Barocc. 171
Paris, Bibliothèque nationale de France, graecii 2237, 2238, 2243

The remaining manuscripts contain either excerpts of recipes or have been incorrectly attributed to Nikolaos Myrepsos. The oldest surviving manuscript copy is Paris, National Library, gr. 2237, dating to the early 14th century, as is stated by Valiakos in the recent editions (Nikolaos Myrepsos 2019; 2020).

3 Structure and Content

The *Dynameron* contains approximately 3,000 medical recipes. Each recipe in the text includes the disease the recipe is meant to treat, the ingredients used in the preparation and the dosage and instructions for use.

The collection classifies the pharmaceutical formulas into 24 sections, called *stoicheia* 'elements', which can be understood as thematic units. These 24 sections are named alphabetically, following the Greek letters correspon-

6 Nikolaos Myrepsos (2020, 472), at *Epsilon section, On plasters*, recipe 103: "Ἔμπλαστρος ἑλκτικὴ τοῦ κυροῦ Ἰωάνου" 'a drawing plaster of lord John'. The mere mention of the word *κυροῦ* 'lord' suggests that this refers to a commonly used name in Byzantine daily life. The past attempt to identify him with John Zacharias Actuarios is incorrect, as he lived after Nikolaos Myrepsos. If we were to associate this name to a high-ranking person, a more realistic assumption would be that it refers to emperor John Vatatzes.

ding to the first letter of the title: for example, the first section is *Stoicheion Alpha*, the second is *Stoicheion Beta*, the third *Stoicheion Gamma*, and so on. Each section contains sub-chapters, also named alphabetically. This alphabetical structure provides a systematic approach to organizing the extensive pharmaceutical knowledge compiled in *Dynameron*.

Specifically, the *Alpha section* (A) contains four chapters, *On antidotes* with 511 recipes, *On salts* with 21 recipes, *On ointments* with 98 recipes, and *On honey-based preparations* with 14 recipes.

The *Beta section* (B) contains two chapters, *On cough remedies* with 56 recipes, and *On acorn-based remedies* with 21 recipes.

The *Gamma section* (Γ) contains one topic, *On women's purgatives* with 26 recipes.

The *Delta section* (Δ) contains two chapters, *On cooling remedies* with 121 recipes, and *On hemorrhoidal remedies* with 86 recipes.

The *Epsilon section* (E) contains eight chapters, *On plasters* with 199 recipes, *On poultices* with 9 recipes, *On suppositories* with 27 recipes, *On liniments* with 8 recipes, *On intestinal worms* with 9 recipes, *On nasal remedies* with 8 recipes, *On oils* with 51 recipes, and *On enemas* with 51 recipes.

The *Zeta section* (Z) contains two chapters, *On mixtures* with 51 recipes, and *On lozenges* with 28 recipes.

The *Eta section* (H) contains one topic, *On liver preparations* with 24 recipes.

The *Theta section* (Θ) contains two chapters, *On incense* with 18 recipes, and *On antidote preparations* with 10 recipes.

The *Iota section* (I) contains one topic, *On sacred preparations* with 37 recipes.

The *Kappa section* (K) contains nine chapters, *On eye lotions* with 87 recipes, *On cranial applications* with 16 recipes, *On purgatives in the form of ointments* with 4 recipes, *On hydragogue purgatives* with 43 recipes, *On purgative liniments* with 21 recipes, *On cataplasms* with 11 recipes, *On wax-based preparations* with 9 recipes, *On colic poultices* with 25 recipes, and *On granules* with 138 recipes.

The following nine sections contain one chapter each: *Lambda section* (Λ) *On febrifuges* with 23 recipes, *Mi section* (M) *On markiaton preparations* with 25 recipes, *Ni section* (N) *On nard-based preparations* with 14 recipes, *Xi section* (Ξ) *On dry preparations* with 143 recipes, *Omicron section* (O) *On oxymel preparations* with 97 recipes, *Pi section* (Π) *On pessaries* with 189 recipes, *Rho section* (P) *On rose-honey preparations* with 10 recipes, *Sigma section* (Σ) *On aphrodisiac stimulants* with 14 recipes, and *Tau section* (T) *On Troches* with 163 recipes.

The *Ypsilon section* (Y) contains three chapters, *On sublingual remedies* with 36 recipes, *On hypnotic poultices* with 12 recipes, *On various waters* with 32 recipes.

The last four sections contain as well just on topic each: *Phi section* (Φ) *On lice and other preparations* with 17 recipes, *Chi section* (X) *On lip remedies* with 16 recipes, *Psi section* (Ψ) *On scabies ointments* with 15 recipes, and *Omega section* (Ω) *On ear treatments* with 23 recipes.

At the beginning of each *stoicheion* there is a connecting paragraph – a preface – that describes the completion of the previous section and the transition to the next *stoicheion*. Each recipe details the method and process of preparing the medicine, as well as its administration. It also specifies the material from which the storage container for the medicine should be made.

The prepared medicine is given to the patient in the appropriate dosage and is always accompanied by a different type of drink each time. Some recipes, after their preparation, are paired with oxykraton (a mixture of water and vinegar), while others are taken with white wine, lukewarm water, herbal infusions, hydromel, wine, oinomel (wine with honey), rosewater, rose oil, oxymel (honey and vinegar mixture), ptisane (barley water), and more. These beverages vary depending on both the disease and the specific recipe (Valiakos 2025b). The final preparation could take many different forms, including trochiskos (small medicinal lozenges), porridge, powder, or ointment. The shape and weight of the preparations also differed.

4 Ingredients of the Recipes

The *Dynameron* includes various forms of pharmaceutical preparations, such as wax-based formulas, dry formulations, and suppositories. Its ingredients are not limited to plants or herbs – they also include stones, animal body parts, and organs, as well as human and animal blood.

The plants mentioned, while widely available in the Byzantine empire, were not exclusive to Greece or Asia Minor, but found throughout the eastern Mediterranean. At the same time, the text introduces new herbs and plants, such as myrobalan, cachrion, turmeric, and melegueta pepper. Some plant names are recorded in Italian, such as *vigitocigi*, *savina*, and *juniperi*, while others appear in Arabic (Saracen) terminology, including *be'albe*, *zedoary*, and *bel belahae*. Many plants are also listed under multiple names, such as *saxifrage* also called *pimpinella*; *pyrethrum* also called *antimonion*; *sampsychon*, also known as *marjoram* or *oregano*; *myrobalan*, also called *xanthobalan*, *chrysobalan* or *emblic*.

The ingredients used in the recipes include both organic (such as plants, trees, and animals) and inorganic (such as earths, salts, and stones) materials.

From a number of more than 350 plants, the most frequently mentioned are celery (*Apium graveolens* L.), saffron (*Crocus sativus* L.), ginger (*Zingiber officinale* Roscoe), rose (*Rosa centifolia* L.), spikenard (*Patrinia scabiosaefolia* L.), cloves (*Syzygium aromaticum* L. = *Eugenia caryophyllata* Thunb.), opium poppy (*Papaver somniferum* L.), costus (*Costus arabicus*, *Costus speciosus* L.), parsley (*Apium petroselinum* L. = *Petroselinum crispum* Mill., Fuss.), dill (*Anethum graveolens* L.), wild carrot (*Daucus carota* L. *var. silvestris*), fennel (*Foeniculum vulgare* L.), and others.[7]

By categorizing these plants into botanical families, it becomes clear that the *Apiaceae*, celery family, contains the most plants, followed by the *Lamiaceae*, mint family, *Asteraceae*, daisy family, and *Fabaceae*, legume family (Valiakos/Marselos/Sakellaridis/Constantinidis/Skaltsa 2015; Valiakos/Marselos/Sakellaridis/Constantinidis/Skaltsa 2017).

From the animal ingredients, we can identify the therapeutic use of 93 animals. In many cases, Myrepsos recommends the use of specific animal organs, which is why he includes 16 anatomical parts of different animals in his treatise. Moreover, the *Dynameron* also includes 34 animal by-products, such as milk and honey. Animal-derived medicines are used in prescriptions for diseases of the respiratory, digestive, cardiovascular, and urinary systems, as well as for gynecological disorders and diseases of the eyes, ears, and skin. Among the recipes in the *Dynameron*, 344 contain animal-derived medicines. Additionally, 268 recipes refer to animal by-products. Honey and milk are primarily mentioned as excipients. Dietary instructions are included in many cases, reflecting the attitude toward a healthy lifestyle, similar to modern beliefs about food being a key factor for good health (Valiakos/Marselos/Grafakou/Skaltsa/Sakellaridis 2021).

Inorganic compounds have been known to be used for medical purposes since antiquity. The inorganic ingredients in *Dynameron* are mentioned in 822 recipes. At least 54 different inorganic ingredients are referenced here. In comparison to plant-based and animal products, their number is significantly lower. The mentioned inorganic ingredients include earths such as chalk, selinous, lemnia, samia, and styptic earth; salts such as gangrinon, ammoniac, etc.; as well as semi-precious and precious stones, such as hematite, gagate, jasper,

---

7 The abbreviations L., Mill., Thunb., and Fuss. refer to the botanists Carl Linnaeus, Philip Miller, Karl Peter von Thunberg, and Johann Friedrich Fuss respectively, who first described this variety of the plant. As for *var.*, in many plants in botany, as a rule, the species of a plant is specified by the *var.* (= varietas).

sapphire, and others. The most frequently cited elements are arsenic (also called *sandarach*), sulfur, and copper, followed by gold, while silver is mentioned less frequently. The most common ailments for which these ingredients were used mainly included ophthalmic and ear diseases, as well as skin lesions. The concentration of these inorganic substances was kept at sub-toxic levels and for a short period, preventing both chronic and acute poisoning (Valiakos/ Marselos/Skaltsa 2021).

5 Diseases and Disorders

The number of conditions treated in the *Dynameron* is large and spans the entire range of medical science.

Disorders and dysfunctions of the respiratory system are particularly prevalent, as organs such as the larynx, trachea, bronchi, diaphragm, and lungs are often affected by short-term viral infections. Thus, respiratory diseases like pneumonitis, hemoptysis, and empyema are mentioned.

From the cardiovascular system, heart diseases are noted, including fainting, heart spirit, and syncope.

Disorders of the nervous system, such as epilepsy, depression, and melancholy, present difficult questions for physicians regarding their treatment, while there is extensive reference to headaches and migraines.

The most frequent condition of the musculoskeletal system is arthritis (referred to as *arthritis* or *arthritae*).

From the digestive system, we find prescriptions for dyspepsia and general digestive disorders, such as slow digestion, dyspepsia, gastritis, anorexia, and stomach juices.

Special mention is made of fever (referred to as *pyretics*, "those with fever", *periodic chills*). The text notes periodic fevers categorized as quartile, semitertian, tertian (which we now know refer to forms of malaria), and also mentions daily, double, chronic, intermittent, sharp, burning, and continuous fevers.

In the urinary system, nephropathy, strangury, and dysuria are addressed, with antidotes provided for kidney afflictions.

Gynecological diseases, such as menstrual issues, female disorders, and uterine disorders, are frequently referenced.

Although the sensory system includes the five senses, the most commonly addressed disorders in Myrepsos' text are ocular and aural. For ocular diseases, conditions like rheumatic eye disorders, eye pain, inflammation, ocular rheumatism, and amblyopia are noted. For aural diseases, there are references to otalgia or ear pain.

In dermatological conditions, elephantiasis, leprosy, scabies, moles, and various types of bites like echeodectic, phalangiodectic, and those suffering from differential diseases are mentioned.

In oral diseases, toothache or pain of the teeth are recorded, as well as disorders of the larynx, pharynx, and inflammation of the mouth and palate. Finally, episemasia and algidons (the precursor to disease and the sensation of pain intensity, respectively) are emphasized. This highlights the attention physicians were expected to pay to the early diagnosis of the patient's condition, as well as the high level of medical expertise achieved during this period (Valiakos/Skaltsa 2021).

6 Influences and Effects

The book by Nikolaos Myrepsos was translated into Latin by Leonhard Fuchs and published six times. The first Latin edition, entitled *Medicamentorum opus*, was that of Basel in 1549, edited by Fuchs himself; this was followed by the edition in Lyon (Lugdunum) in the same year, and a third edition in 1550 (Nikolaos Myrepsos 1549). In the 17th century, in 1625 and 1626, a reprint was published in Frankfurt under a different title (Nikolaos Myrepsos 1625), and finally in Nuremberg in 1658, again under another title (Nikolaos Myrepsos 1658).

There are significant differences between the Greek text and its Latin translation. For instance, the titles of the 24 sections (the *stoicheia* 'elements'), are not mentioned, only the chapters. The introductions to each section are completely omitted, and invocations to God are not included. Many concepts related to plants, earths, and salts are mistranslated. Additionally, there are errors in the identification of people, such as the miswriting of Michaels Syngelos as Michael Angelos, which has led to confusion and misinterpretations by scholars, especially due to the absence of the Greek text edition until recently.

As the most comprehensive pharmacopeia of the late Byzantine period, the book by Nikolaos Myrepsos became one of the main sources for later books and had a significant influence on western European pharmacy for centuries. This is evident from the fact that the *Dynameron*, in its Latin translation, became a reference point and a manual for both pharmacists and scientists of various disciplines in western Europe, serving as a guide for composing the official pharmacopeia manuals.

Recipes by Nikolaos Myrepsos are cited in numerous pharmacopeia manuals that began circulating in Europe after the mid-16th century. Moreover, his prescriptions, which are referenced or used, are countless in the official pharmacies of Europe up until the late 18th century. In the earliest *Pharmacy*, that of Valerius Cordus printed in Nuremberg in 1546, we find 42 prescriptions from Nikolaos Myrepsos, and the last reference occurs in 1734 in the *Pharmacy* of Augsburg, with 27 references to Myrepsos' pharmaceutical preparations.[8] Prescriptions are also listed in the pharmacies of Catalonia, Bologna, Antwerp, Cologne, Madrid, and others.[9]

7 The Sources

In the past, literature regarded the *Dynameron* as a copy (Lutz 1963) of two Latin pharmacological texts, the *Antidotarius magnus*, also known as *Liber Antidotarius magnus seu universalis* (Green 2019; Lutz 1960), and the *Antidotarium Nicolai* (Niccolò da Salerno 1471; 1478; Dorveaux 1896; Van den Berg 1917; Keil 1978).

Despite the existence of some similar recipes, this view can no longer be supported. Instead, it is now understood that, just like the *Dynameron* of Nikolaos Myrepsos, both Latin antidotaries copied from the same sources, specifically recipes from late ancient physicians (Kramer/Scheidt 1999). To this day, research into the sources of these two Latin antidotaries remains incomplete.

It is now certain that earlier authors, whom Nikolaos Myrepsos himself cites in his book, served as sources for his work. Among the names listed in the titles of some of the recipes in the *Dynameron* are Galen, Philagrius, Alexander of Tralles, Andromachos, Asclepiades, Apollonios, Artemidoros, Archigenes, Democrates, Dioscorides, Heras, Justos, Hippocrates, Mithridates, Mnaseas, Oreibasios, Paul of Aegina, Pelagios, Proclos, Rufos, Soranos, Hermes Trismegistos, and others.

However, countless other recipes were original and could not be identified. In the search for the sources of Nikolaos Myrepsos' *Dynameron*, the manuscript in Florence, Biblioteca Laurenziana, Pluteo LXXV 3, recently published (Valiakos 2025a, xxiv–xxxvi), presents particular interest.

---

8 First mentions are to be found in Cordus (1546, 12, 15, 17, 25, 43–45, 47, 51, 53, 55, 90, 94, 99, 105–106, 120, 124, 148, 192, 205–214, 217–225, 238). As for the following ones, *Enchiridion* (Occo 1564, 35, 61–62, 65, 77, 81, 120, 128, 165, 176, 207–210, 212, 214, 246) and the many editions of the *Pharmacopoeia, seu Medicamentarium* (Occo 1573) up to the XVIII century (i.e. 1580; 1597; 1613; 1622; 1640; 1646; 1652; 1653; 1667; 1668; 1675; 1684; 1694; 1710; 1734).

9 Cf. *Pharmacopoea cathalana* (Alós 1686, 69, 78–79, 129, 209); *Antidotarium bononiense* (Aldrovandi 1641, 34, 39, 52, 58–59, 61, 65, 110, 115, 119, 130, 134); *Antidotarium, sive de exacta* [...] *ratione* (L'Ecluse 1561, 59, 61–64, 75, 79); *Dispensarium usuale* (1565, 129, 131, 142, 155–156, 160); *Pharmacopoeia matritensis* (1762, 12).

The text of this manuscript spans from f. 33v to f. 229v. It is an anonymous text written by an unknown author in the late 10th century, around 970–980 AD. However, from the study of the recipes, writing style, and lexicological analysis of the manuscript, it has been found that this text of the Laurenziano Pluteo LXXV 3 manuscript was likely composed earlier, possibly in the 6th or 7th century.

Here, a large number of recipes not only match word-for-word with the *Dynameron*, but also follow the same order of classification. The number of recipes copied and transferred from one text to the other is remarkably large. It should be noted that when we speak of matching recipes, we are not simply referring to a similarity in titles or ingredients but to an exact, word-for-word, and precise copying of entire recipes. The layout, structure, and recipes of this manuscript are identical to those in Myrepsos' *Dynameron*. The importance of this manuscript is evident, as over 65% of its recipes have been transferred to Nikolaos Myrepsos' *Dynameron*, while identical recipes, based on their titles, amount to 75%. Additionally, among the remaining recipes, an extra 10% can be verified, as they either introduce the word *Ἄλλο* (indicating a variation), have no title, list only a few ingredients, or have a title that mentions one ingredient matching that of the *Dynameron*, or only one disease or field of application, which is identical (Valiakos 2025a, xxxvii).

8 Conclusions

Nikolaos Myrepsos' *Dynameron* is an extremely important handbook and reference book, particularly for the development of pharmacy and pharmaceutical texts throughout Europe. It includes approximately 3,000 recipes, in which are found about 350 different plants, 96 animal-derived products, and 25 inorganic ingredients. The significance of this work is evident from the copying of its recipes into pharmaceutical manuals and the continuous references to Nikolaos Myrepsos in the pharmacopeias of western Europe from the 15th to the 18th century. The numerous and frequent references to its pharmaceutical recipes, along with direct citations of Myrepsos, made the *Dynameron* a crucial manual for the compilation of pharmaceutical texts and the preparation of medicinal formulations. These texts formed the foundation upon which pharmacy as a science was established and developed in Europe. This, in turn, led to the recognition of pharmacy as a distinct scientific discipline, ultimately contributing to the development of pharmacology as an independent field.

The *Dynameron* was only recently published in its original Greek language in 2019, with a German introduction, and in 2020 with an English introduction (Nikolaos Myrepsos 2019; 2020).

Based on findings related to the sources of the *Dynameron*, it can be said that although this work has various sources, its foundation – or rather its main source – lies in an anonymous medical text preserved in the manuscript Firenze, Biblioteca Laurenziana, Pluteo LXXV 3. This appears to be the earliest source of the *Dynameron*, dating back to the second half of the 6th century or the first half of the 7th century. Over time, many recipes from earlier medical authors were added to this anonymous text, while only a few recipes correspond to those found in the two Latin *Antidotaria* (il *magnum* e il *Nicolai*), which seem to have evolved in parallel in different regions.

9 Bibliography

The online sources listed below were last accessed on 01/07/2025.

Aldrovandi, Ulisse, *Antidotarium bononiense*, Bologna, erede di Vittorio Benacci, 1641.

Alós, Juan (ed.), *Pharmacopoea cathalana, sive Antidotarium barcinonense*, Barcelona, Antonio y Baltasar Ferrer, 1686.

Akropolites, Georgios (Georgius Acropolita), *Opera*, ed. Heisenberg, Augustus, Leipzig, Teubner, 1903.

Cordus, Valerius, *Pharmacorum omnium quae quidem in usu sunt conficiendorum ratio*, Nürnberg, Johann Petreius, 1546.

Dispensarium usuale pro pharmacopoeis inclytae reipublicae Coloniensis, Kohln, Arnold Birckmann Erben, 1565.

Dorveaux, Paul, *L'Antidotaire Nicolas*, Paris, Welter, 1896.

Green, Monica H., *The "Antidotarium magnum". A short description*, posted on Academia.edu 02.11.2013, last revised 16.09.2019, https://www.academia.edu/40255503/The_Antidotarium_magnum_A_Short_Description_2019_.

Held, Friedrich Karl, *Nicolaus Salernitanus und Nikolaos Myrepsos*, inaugural dissertation, Bern/Leipzig, New York Academy of Medicine, 1916.

Hunger, Herbert, *Byzantine literature. The secular literature of the Byzantines*, vol. 3: *Mathematics and astronomy, natural sciences, medicine, martial art, legal literature, music*, tr. Benakis, Linos G., et al., Athens, Morfotiko Idryma Ethnikis Trapezis, 1994.

Keil, Gundolf, *Zur Datierung des "Antidotarium Nicolai"*, Sudhoffs Archiv für Geschichte der Medizin 62 (1978), 190–196.

Koder, Johannes (ed.), *Das Eparchenbuch Leons des Weisen*, Wien, Österreichische Akademie der Wissenschaften, 1991.

Kramer, Andreas/Scheidt, Korinna, *Die Handschriften des "Antidotarius magnus"*, Sudhoffs Archiv für Geschichte der Medizin 83:1 (1999), 109–116.

Kirsch, Johann Peter, *Pope St. Nicholas I.*, in: *The Catholic Encyclopedia*, vol. 11, New York, Robert Appleton Company, 1911. http://www.newadvent.org/cathen/11054a.htm.

L'Ecluse, Charles de, *Antidotarium, sive de exacta componendorum miscendorumque medicamentorum ratione libri*, Antwerpen, Cristophe Plantin, 1561.

Lehmann, Hermann, *Zu Nicolaus Myrepsus*, Archiv für Geschichte der Medizin 17 (1925), 299–306.

Lutz, Alfons, *Der verschollene frühsalernitanische "Antidotarius magnus" in einer Basler Handschrift aus dem 12. Jahrhundert und das "Antidotarium Nicolai"*, in: Dann, Georg Edmund (ed.), *Die Vorträge der Hauptversammlung der Internationalen Gesellschaft für Geschichte der Pharmazie*, Internationaler Pharmaziegeschichtlicher Kongress (Dubrovnik, 26–31 August 1959), Stuttgart, Internationale Gesellschaft für Geschichte der Pharmazie, 1960, 97–133.

Lutz, Alfons, *Das "Dynameron" des sogennanten Nikolaos Myrepsos und das "Antidotarium Nicolai"*, Veröffentlichungen der Internationalen Gesellschaft für Geschichte der Pharmazie n.F. 21 (1963), 57–73.

Niccolò da Salerno, *Antidotarium*, Venezia, Nicolas Jenson, 1471.

Niccolò da Salerno, *Antidotarium liber*, Napoli, Mattia Moravo, 1478.

Nikolaos Myrepsos, *Medicamentorum opus in sectiones quadraginta octo digestum*, tr. Fuchs, Leonhart, Basel, Johann Oporinus, 1549 (reprints Lyon, Balthazar Arnoullet, 1549 e 1550).

Nikolaos Myrepsos, *Dispensatorium medicum* [...] *opus in sectiones XLVIII digestum*, Frankfurt am Main, Zacharias Palthenius, 1625 (reprint 1626).

Nikolaos Myrepsos, *Theatrum medico-practicum* [...] *opus in sectiones XLVIII digestum*, Nürnberg, Wolfgang und Johann Andreas Endter, 1658.

Nikolaos Myrepsos, *Das "Dynameron"*, ed. Valiakos, Ilias, Heidelberg, Propylaeum, 2019, DOI: org/10.11588/propylaeum.455 (open access).

Nikolaos Myrepsos, *Dynameron*, ed. Valiakos, Ilias, Heidelberg, Propylaeum, 2020, DOI: org/10.11588/propylaeum.657 (open access).

Occo, Adolf, *Enchiridion, sive ut vulgo vocant dispensatorium, compositorum medicamentorum, pro reipublicae Augstburgensis pharmacopoeis*, Augsburg, s. e., 1564.

Occo, Adolf, *Pharmacopoeia, seu medicamentarium pro republica augustana*, Augsburg, Willer, 1573 (reprints up to 1734).

Pharmacopoeia matritensis, Madrid, Antonio Perez de Soto, ²1762.

Smith, William, *Dictionary of Greek and Roman antiquities*, Boston, Little, Brown and company, 1870.

Taton, René (ed.), *A general history of the science*, tr. Pomerans, Arnold J., 4 voll., London, Thames and Hudson, 1963–1966.

Valiakos, Ilias, *Die anonyme medizinische Rezeptsammlung im codex Laur. Plut. 75.3*, Heidelberg, Propylaeum, 2025, DOI: org/10.11588/propylaeum.1495 (open access) (= 2025a).

Valiakos, Elias, *Herbal ingredients of liquid preparations in Nikolaos Myrepsos' "Dynameron"*, tome 2: *Plants, botany, gardens*, in: Oberhelman, Steven M. (ed.), *Materia medica. Ethnopharmacology*, Berlin/Boston, De Gruyter, 2025, 461–500, DOI: https://doi.org/10.1515/9783110778878-018 (access through institution) (= 2025b).

Valiakos, Elias/Marselos, Marios/Grafakou, Maria-Eleni/Skaltsa, Helen/Sakellaridis, Nikos, *Remedies of animal origin and their indications in Nikolaos Myrepsos'* Dynameron, Journal of Ethnopharmacology 276 (2021), 114–191, DOI: https://doi.org/10.1016/j.jep.2021.114191 (access through institution).

Valiakos, Elias/Marselos, Marios/Sakellaridis, Nikos/Constantinidis, Theophanis/Skaltsa, Helen, *Ethnopharmacological approach to the herbal medicines of the "Antidotes" in Nikolaos Myrepsos' "Dynameron"*, Journal of ethnopharmacology 163 (2015), 68–82, DOI: https://doi.org/10.1016/j.jep.2015.01.005 (access through institution).

Valiakos, Elias/Marselos, Marios/Sakellaridis, Nikos/Constantinidis, Theophanis/Skaltsa, Helen, *Ethnopharmacological approach to the herbal medicines of the "Elements Alpha" to "Delta" in Nikolaos Myrepsos' "Dynameron"*, part II, Journal of ethnopharmacology 205 (2017), 246–260, DOI: https://doi.org/10.1016/j.jep.2017.04.021 (access through institution).

Valiakos, Elias/Marselos, Marios/Skaltsa, Helen, *Inorganic substances and their uses in Nikolaos Myrepsos' "Dynameron". Recent applications in modern therapy*, Toxicology reports 8 (2021), 1792–1802, DOI: https://doi.org/10.1016/j.toxrep.2021.10.009 (open access).

Valiakos, Ilias/Skaltsa, Eleni, *Φάρμακα και ασθένειες στο Δυναμερόν του Νικολάου Μυρεψού την ύστερη βυζαντινή εποχή/Herbal medicines and diseases by Nikolaos Myrepsos' "Dynameron" in the late Byzantine period*, in: Perdicoyianni-Paléologou, Hélène (ed.), *Health, disease and healing from antiquity to Byzantium. Medicinal foods, herbs and spices*, Amsterdam, Adolf M. Hakkert, 2021, 281–303.

Van den Berg, Willem Simon, *Eene middelnederlandsche vertaling van het "Antidotarium Nicolai"*, Leiden, Brill, 1917.

Weber, Nicholas, *Pope Nicholas II.*, in: *The Catholic encyclopedia*, vol. 11, New York, Robert Appleton Company, 1911. http://www.newadvent.org/cathen/11055a.htm.

Weber, Nicholas, *Pope Nicholas III.*, in: *The Catholic encyclopedia*, vol. 11, New York, Robert Appleton Company, 1911. http://www.newadvent.org/cathen/11056a.htm.

6

Osservazioni filologiche sulle ricette mediche nel manoscritto Londra, Wellcome Library, 307

Giuseppe Zarra

Riassunto Si analizza una sezione del manoscritto composito Londra, Wellcome Library, 307, dimostrando ch'essa tramanda una scelta di ricette mediche dell'*Antidotarium* dello Pseudo Mesue in traduzione tosco-veneta autonoma da quella altrimenti molto diffusa nei manoscritti e nella vulgata a stampa. La dimostrazione avviene in base a osservazioni relative ai contenuti e alla lingua del piccolo corpus, del quale si propone una futura edizione autonoma a testimone unico.

Abstract A section of the composite manuscript, London, Wellcome Library, 307, is analyzed to demonstrate that it consists of a selection of medical recipes from the *Antidotarium* of Pseudo-Mesue in a Tuscan-Venetian translation distinct from the translation otherwise widely attested in manuscripts and in the printed Vulgate. The demonstration is based on the content and the language of the small corpus, of which a future independent edition, based on this single manuscript, is proposed.

Parole chiave Pseudo Mesue – volgarizzamenti di corpora di ricette, edizione critica di testi a tradizione attiva

1 Il manoscritto Londra, Wellcome Library, 307

Comincio *in medias res* dalla presentazione del manoscritto in cui si trovano le ricette di cui mi occupo in questo contributo: il codice pergamenaceo Londra, Wellcome Library, 307, acefalo e mutilo, si configura come una miscellanea medica di estratti in volgare, perlopiù in forma di ricette dedicate alla medicina umana, a cui si affianca una sezione sulla cura delle malattie dei falconi.

Sulla scia della dettagliata scheda codicologica del catalogo della biblioteca londinese, aggiornata per la versione in rete da Laura Nuvoloni,[1] è possibile ricondurre la scrittura gotica corsiva di media formalizzazione al tardo XIV secolo[2] ed evidenziare la seguente descrizione interna:

cc. 1r–6r: estratti in volgare dell'*Antidotarium Nicolai* (sezioni relative alle lettere P-U);[3]

cc. 6r–11v: traduzione in volgare di Alberto Magno, *De animalibus*, XXIII, capp. 20–21 e 23; si tratta della sezione dedicata alle cure per i falconi, introdotta dal seguente passo: «Da poi ch'abbiamo mostrato per lettera alphabetale di quello che pare et è utile ala salute del corpo humano qui vogliamo dire di quello che è utile ale passione degli austori, acciò che paia nostro tractato utile et fructuoso in tutto» (c. 6r);

cc. 11v-13v: testo anonimo sull'uroscopia, sempre in volgare, che fornisce diagnosi basate sull'esame dell'urina. Il passaggio a questo testo è così introdotto: «Tractato di sopra de Remedij che sono necessi [*sic*] alla salute del corpo humano et poi degli ostori, con le medicine a loro necesse; ora vogliamo dare certa cognicione dele intrinseche infirmitate che viene et può vegnire a corpi di huomeni et di donne, comminciando da l'urina però ch'è segno assai ragionevole» (c. 11v);

cc. 13v–43r:[4] volgarizzamento di Gerardo da Montpellier, *Summa de modo medendi* (Ventura 2021b). Nell'*explicit* del testo si trova un riferimento al volgarizzatore, «grosso et inutele scolaro» che ha tradotto «come meno male à sapiuto», e al committente della traduzione, «Bernardo di Pantaleoni di Firenze»: «Explicit, cioè qui comple questa opera di pratica utele et fructuosa in l'arte de medicina. Reducta in vulgare latino per mano de uno grosso et inutele scolaro come meno male à sapiuto. A instancia et requisicione di Bernardo nobele citadino di Pantaleoni di Ferenze. Deo gracias. Amen» (c. 43r);

cc. 43r–44r: silloge di aforismi sulla filosofia naturale e sulla medicina, intitolata *Regule* e attribuita a «Costantino medico» (c. 44r). Per esempio, il primo aforisma «La medicina è sciencia di sani et degli infermi e di tutti doi in generale» dipende con ogni evidenza

1 Cf. Moorat (1962–1973, vol. 1, 195–196) e la scheda disponibile nel catalogo in rete della biblioteca, https://wellcomecollection.org/works/rexwctzt, in cui si legge: «Description enhanced by Laura Nuvoloni in Summer 2016 based on the compiler's own research».

2 Nella scheda, ivi, si ipotizza anche «possibly by a French scribe».

3 Sulla fortuna dell'opera in area italo-romanza cf. Fontanella (2000); Zamuner (2013; 2018; 2020).

4 Il testo è incompleto tra le carte 42v e 43r a causa della perdita di due carte.

dal primo capitolo della *Microtegni* di Galeno, nella traduzione di Costantino Africano, «Medicina est scientia sanorum et egrorum et neutrorum» (come rivela TK n. 858B);

cc. 44r–45v: raccolta di composti medici in volgare, comprendente un gruppo di sette ricette per gli occhi e altre tredici in forma di unguenti e cerotti. In questo caso, non sono presenti note nel manoscritto che segnino il passaggio a quest'ultima sezione; il fatto che il codice, come s'è detto, è mutilo rende impossibile la verifica di eventuali cenni alle opere menzionate nell'*explicit* della sezione in questione, come accade nel caso degli aforismi riconducibili alla tradizione volgare di Costantino.

A quanto mi consta, l'identificazione delle tredici ricette finali di questa sezione con la *undecima distinctio* 'distinzione undicesima' dell'*Antidotarium sive Grabadin* dello Pseudo Mesue si deve a Nuvoloni nella già ricordata scheda del catalogo, mentre non è stata ancora identificata la fonte delle ricette immediatamente precedenti che, come abbiamo detto, offrono cure per patologie degli occhi (cf. Ventura 2021a, 228).

Con riferimento all'attenta rassegna delle differenze tra i ricettari di uso scientifico e quelli di uso domestico, realizzata da Cifuentes (2016), la miscellanea medica del manoscritto londinese, che accoglie le ricette dell'*Antidotarium Nicolai* e dell'*Antidotarium sive Grabadin* accanto ad altre opere di medicina umana e animale, con connotazione propria della teoria medica, manifesta caratteristiche affini alla fattispecie dei ricettari di uso scientifico.

2 L'*Antidotarium sive Grabadin* e il *corpus* dello Pseudo Mesue

L'*Antidotarium sive Grabadin* appartiene a un *corpus* di scritti di farmacologia attribuiti allo Pseudo Mesue, che include anche i *Canones universales*, il *De consolatione simplicium medicinarum* e la *Practica sive Grabadin*. Come evidenzia Ventura (2021a, 185–190), la prima opera di tale *corpus*, dal titolo *Canones universales*, si colloca nel filone della medicina teorica, mentre le altre appartengono alla medicina pratica: la raccolta di semplici nel *De consolatione simplicium medicinarum*, la raccolta di composti nell'*Antidotarium sive Grabadin*, che distingue undici categorie diverse (come *electuaria*, *olea*, *unguenta*, *trocisci* etc.),[5] e il ricettario della *Practica sive Grabadin*, che propone la con-

5 I rimedi sono presentati come affidabili e sperimentati e poggiano sul riscontro delle *auctoritates*, talora menzionate esplicitamente, come accade spesso nella medicina pratica medievale: ad esempio, nel *Thesaurus pauperum*, su cui cf. Rocha Pereira in Pedro Hispanico (1973) e, per i volgarizzamenti in area italiana, Rapisarda (2001); Zarra (2018).

sueta presentazione delle patologie *a capite ad calcem* (con una sezione per le malattie universali, come febbri, malattie della pelle, veleni, ecc.).[6]

La genesi del *corpus* dello Pseudo Mesue è dubbia; l'ipotesi di una traduzione latina a partire da un originale arabo si scontra con le difficoltà, forse insormontabili, nell'identificare con certezza una fonte in un testo arabo e un autore arabo dal nome compatibile con lo Pseudo Mesue, anche noto come «Iohannes Mesue jr.» o «Mesue jr.» e distinto dal *Mesue* autore degli *Aphorismi* nel sec. IX. Pertanto, rispetto all'ipotesi di una diretta ricezione di una fonte araba nella cultura medica occidentale, ha preso piede negli studi di storia della medicina spiegare l'origine del *corpus* come rielaborazione di contenuti provenienti dalla medicina e farmacia arabe in Occidente, in un torno di tempo fra il 1250 ed il 1310, da parte di un autore o di più autori forse di una scuola medica; si tratterebbe, dunque, di autori occidentali, passati alla storia con uno pseudonimo che rimanda al mondo arabo.[7]

L'*Opera Mesue* ebbe un enorme successo: si conservano più di 230 testimoni manoscritti, alcuni latori di singoli testi o di parti del *corpus*, e più di settanta stampe tra il 1471 e il 1623, a testimonianza dell'interesse nei confronti del testo anche durante l'età moderna, al di fuori degli ambienti accademici d'avanguardia dal punto di vista scientifico. Le approfondite ricerche di Ventura (2019; 2021a; 2021c) sulla diffusione europea del *corpus* dello Pseudo Mesue individuano numerose traduzioni databili fra il XIV e il XVI secolo in varie lingue (ebraico, tedesco, inglese, francese, spagnolo, volgari italiani) e sottolineano peculiari modalità di ricezione e trasmissione di queste opere. Quanto all'area italiana, i volgarizzamenti risalgono già alla fine del XIV secolo e sono stati ricondotti da Ventura (2021a, 204–206 e 214–257) a quattro versioni differenti.

a) Una traduzione toscana dell'intero *corpus*,[8] tràdita dal codice Firenze, Biblioteca Medicea Laurenziana, Pluteo LXXIII 45, datato su base paleografica tra la fine del sec. XIV e l'inizio del XV e latore di tre opere (è privo della *Practica*); dal codice Firenze, Biblioteca Nazionale Centrale, Pal. 569, cc. 127ra–168ra, in cui sono presenti soltanto le traduzioni dei

6 Quest'opera ci è giunta mutila; presenta, infatti, soltanto le patologie dalla testa fino ai polmoni e al cuore. La perdita del testo deve essere stata piuttosto antica: risalgono al XIV secolo due *Additiones*, una attribuita a Pietro d'Abano e una a Francesco da Piedimonte, che si incontrano nei codici, sia insieme alla *Practica* sia separatamente, nei secc. XIV e XV, e poi confluiscono nelle edizioni a stampa.

7 Riprendo in sintesi la dettagliata ricostruzione di Ventura (2019, 87–99), con ampia bibliografia; cf. anche Ventura (2020, 242–243; 2021a, 184–187).

8 Si noti che la *Practica* è priva delle *Additiones* di Pietro d'Abano e di Francesco da Piedimonte.

Canones universales e del *De consolatione*; e dal codice Londra, Wellcome Library, 492, l'unico a presentare anche la *Practica*, pur incompleta.[9] Da questo volgarizzamento dipendono l'incunabolo pubblicato a Modena nel 1475, con il titolo *Libro della consolatione delle medicine semplici* (ISTC: im00518000), l'incunabolo fiorentino del 1492 per i tipi di Bartolomeo de' Libri (ISTC: im00520000) e le cinquecentine, in cui si afferma il titolo *Mesue volgare*.

b) Una traduzione completa nota dal ms. Monaco, Bayerische Staatsbibliothek, Cod. Ital. 9, che, come si legge nella sottoscrizione di c. 189v, è stato esemplato da un copista di nome «Nico<la> Sabadin», attivo a Chioggia nel 1465.[10]

c) La traduzione dell'*Antidotarium sive Grabadin* preceduta da un prologo, più breve di quello latino, conservata nel codice Roma, Biblioteca Nazionale Centrale, San Pantaleo 15 (Fondi minori 108), cc. 40vb–94rb.

d) L'estratto dell'*Antidotarium sive Grabadin* nel codice Londra, Wellcome Library, 307, cc. 44v–45v, risalente alla fine del XIV secolo.[11]

È senz'altro auspicabile un approfondimento complessivo relativo alla tradizione italoromanza dello Pseudo Mesue a partire dalla preziosa proposta avanzata da Ventura (2021a), con l'obiettivo di approdare a edizioni affidabili dei testi, utili ad arricchire le nostre conoscenze della medicina medievale e, dalla specola degli studi sui linguaggi tecnico-specialistici del Medioevo, le nostre conoscenze del lessico medico antico.[12]

---

9 Cf. Moorat (1962–1973, vol. 1, 326–327) e la scheda disponibile nel catalogo in rete della biblioteca, https://wellcomecollection.org/works/enyfjnay, in cui si legge: «Description enhanced by Laura Nuvoloni in 2017 based on the compiler's own research».

10 Le riproduzioni del codice sono disponibili nella teca digitale della biblioteca, https://mdz-nbn-resolving.de/details:bsb00094609.

11 Il ricettario del manoscritto Firenze, Biblioteca Riccardiana, 2228 e quello del manoscritto Firenze, Biblioteca Nazionale Centrale, Magl. XV 23 recano alcune ricette che potrebbero derivare dall'*Antidotarium sive Grabadin*: cf. Ventura (2021a, 215 nota 36 e 257).

12 Segnalo che Francesca Pentassuglia ha approntato, nella sua tesi di laurea magistrale discussa presso l'Università degli Studi di Bari «Aldo Moro», l'edizione e lo studio linguistico del volgarizzamento toscano dei *Canones universales* nel manoscritto Firenze, Biblioteca Mediceo Laurenziana, Pluteo LXXIII 45.

3 Origine e caratteristiche delle ricette del ms. Londra, Wellcome Library, 307 a confronto con gli altri testimoni

In queste pagine, come ho anticipato, mi limiterò a riflettere in prospettiva filologica sulle ricette dell'*Antidotarium* dello Pseudo Mesue nel codice 307 della Wellcome Library. Gli interrogativi relativi al trattamento filologico di queste ricette sono correlati ad altre questioni procedurali. La prima riguarda il rapporto delle tredici ricette del codice londinese con il resto della tradizione dell'*Antidotarium* dello Pseudo Mesue e comporta una netta distinzione fra l'ipotesi di un volgarizzamento effettivamente a sé stante, come suggerisce Ventura nel saggio già più volte ricordato, e l'ipotesi di un legame con il volgarizzamento toscano (a) o con quello veneto (b).

I volgarizzamenti, e ancor di più i volgarizzamenti di opere pratiche, sono caratterizzati da una tradizione senz'altro di tipo *attivo*.[13] Ciò rende arduo, non di rado disperante, il tentativo di discernere fra diverse traduzioni di uno stesso testo di partenza, rifacimenti a partire da un volgarizzamento o innovazioni nella trasmissione di uno stesso volgarizzamento. In prospettiva filologica, si può indicare nel riconoscimento dell'errore di traduzione il discrimine fra il caso di testimoni di uno stesso volgarizzamento rimaneggiato attivamente dai copisti e per l'appunto il caso di testimoni di volgarizzamenti distinti, frutto di atti autonomi del tradurre. Al contrario, innovazioni non riconducibili entro lo statuto dell'errore di traduzione, per quanto profonde e capaci di intaccare contenuto e forma, possono dipendere dall'intervento di singoli copisti e possono essere catalogate come varianti o errori nella trasmissione di uno stesso volgarizzamento. E non va dimenticato che il riconoscimento dell'errore di traduzione è operazione delicata e non sempre pacifica, perché si rende necessario individuare o ricostruire, almeno parzialmente, il testimone a disposizione del volgarizzatore con una disamina della tradizione del modello.[14]

Tenendo conto di questi aspetti metodologici generali, ho condotto una collazione puntuale fra le ricette farmacologiche del codice londinese (sigla L), il testo latino dell'*editio princeps* dello Pseudo Mesue (1471, ISTC: im00509000,

13 Sulla nozione di tradizione attiva si veda il classico Varvaro (2004). Rimando poi alle considerazioni relative alla «filologia delle ricette», non soltanto mediche, nei saggi di questo volume.

14 Per fare due soli esempi, sono caratterizzati dall'attenta ricognizione della tradizione manoscritta e dal puntuale riconoscimento delle diverse versioni dei volgarizzamenti le recenti edizioni critiche con ricco commento di Valentina Nieri del Palladius (2022), e di Gualdo (2023). Segnalo anche la scelta pienamente convincente da parte di Maggiore (2021) di presentare l'edizione del volgarizzamento aretino del *Liber de pomo* affiancata dall'edizione critica del modello latino.

sigla EdLat1471), il testo nel ms. Firenze, Biblioteca Medicea Laurenziana, Plut. LXXIII 45 (sigla F) – scelto in quanto testimone più antico del volgarizzamento toscano –, il volgarizzamento veneto nel ms. di Monaco (di cui sopra alla lettera b; sigla M), il testo nel codice Roma, Biblioteca Nazionale Centrale, San Pantaleo 15 (sigla R) e il testo dell'*editio princeps* modenese dello Pseudo Mesue in volgare (di cui sopra alla lettera a; sigla EdVolg1475), testimone del volgarizzamento toscano noto anche da F.

Un aspetto che colpisce immediatamente è l'ordine delle ricette. Il testo latino, almeno nell'*editio princeps* (EdLat1471), e il testo volgare di F, M, R ed EdVolg1475 concordano in una sequenza diversa da quella del ms. londinese. Numerando la sequenza delle ricette nella tradizione latina e volgare da 1 a 13 otteniamo la seguente corrispondenza nel ms. londinese:

TAVOLA 6.1 Sequenza delle ricette

Tradizione latina e volgare	1	2	3	4	5	6	7	8	9	10	11	12	13
L	1	2	3	7	6	4	5	9	10	11	12	13	8

Fra le differenze più evidenti si nota che la ricetta conclusiva della sequenza nel manoscritto londinese ricorre invece all'ottavo posto nella tradizione. Come spiegare una raccolta non sequenziale rispetto al resto della tradizione? Il motivo va con ogni probabilità individuato negli interessi pratici del compilatore a cui far risalire la breve raccolta di tredici composti: il compilatore mette assieme cure per le piaghe e le malattie della pelle (con riferimento alla numerazione nello specchietto, 1, 2, 3, 7, 6, 4, 5) e cure per il prodursi di indurimenti e ascessi (9, 10, 11, 12, 13, 8). Naturalmente alcuni rimedi sono presentati come utili anche per altre patologie: ad esempio, la ricetta in L numerata con 9, a c. 45v, è utile anche contro il dolore del fegato, dei reni, della vescica: «è buono [...] et a dolore de figato et di splegna, di rene, di matrice et di vesica».

È poi significativa l'eliminazione di elementi teorici e di richiami alle *auctoritates* della tradizione medica esplicitati nel testo latino e negli altri testimoni in volgare; mi limito a due esempi:

L. 1. Unguento nobele a tucte piaghe putride (c. 44v)
F. Unguento nobile relato a Nicodemo che vale ale ferite putride (c. 160r)
M. Unguento nobile mandado a Nicodemo vale ale vulnere putrede (c. 85va)
R. Unguento buono rilevato a Nichodemo che è buono a ferite putride (c. 83ra)
EdVolg1475. Unguento nobile relato a Nicodemo che vale alle ferite putride (c. 95vb)

EdLat1471. Unguentum nobile relatum ad Nichodemum valens ad vulnera putrida (c. 87rb)

L. 9. Cerotto dyacereson valet ad mollificationem omnis duriciei (c. 45v)
F. Isopo cerota diateseron descriptione de Democrito molifica ogni dureza (c. 163v)
M. Ceroto de yxopo dyatexereon per la disscrizion de Democrito vale ala molificazion de tute le dureze (c. 87va)
R. Isapi cierotto diataseron secondo Deomocrito vale a molifichazion d'ongni durezza (c. 85ra)
EdVolg1475. Isopo ceroto diatessaron descriptione di Democrito. Mollifica ogni dureza (c. 97vb)
EdLat1471. Ysopi caeratum diatesseron de scriptione Democriti usque ad mollificationem omnis duritiei (c. 89rb)

La medesima inclinazione a semplificare le informazioni del modello caratterizza l'*Unguentum basilicon* (la ricetta 6 di L), che nel manoscritto londinese mostra la rinuncia alle quantità degli ingredienti note al resto della tradizione dell'*Antidotarium Mesue*:

L. 6. Togli cera biancha, resina, sepo di vaccha, pice, galbano, olibano, glutino, mirra, ana, oglio quanto basti, et queste cose si vuole resolvere et fare unguento (c. 45ra)
F. Recipe cera biancha, resina, e siero de vacha, pece, termentina, olibano, mirra, ana, [...] olio quanto basta, e nell'olio cera onz. vi, pece onz. iii e allio onz. I sem. (c. 161v)
M. Recipe zere albe, rexine, sepi vacini, picis, glutini, holibani, mirre, ana, oley tanta che sia sufiziente, et in altro cere onz. vi, spize onz. iii, aliorum onz. I e sem. (c. 86va)
R. Recipe ciera, resina, sievo di vacha, pecie, trementina, olibano, mirra, ana, parte eguale, olio quanto basta, e uno altro si fa cera, onz. vj, pecie onz. iij, e lle altre cose dr. i sem. E questo si conserva per tre o quatro anni. (c. 84ra)
EdVolg1475. Recipe cera biancha, resina, e sevo di vacha, pecie e trementina, olibano, mirra, ana, olio quanto basta e nel'altro cera unz. vi, pecie unz. iii e d'altre unz. i sem. (c. 97ra)
EdLat1471. Recipe caerae albae, resinae, sepi vaccini, picis glutinis, olibani, myrrae, ana, olei quantum sufficit et in alio caerae unz. VI, picis unz. III et aliorum unz. I et sem. (c. 88rb)

Come s'è visto, nella ricetta di L è presente l'*ana* 'nella stessa quantità', senza però la necessaria esplicitazione. Fa eccezione l'ingrediente dell'olio, di cui si dice di inserirne quanto basta. Si noterà che, a differenza di tutti gli altri testimoni, R presenta un'aggiunta finale relativa alla durata dell'efficacia e della conservazione dell'unguento: si tratta di un intervento, evidentemente innovativo, che ricorre sistematicamente nei vari composti (lo nota già Ventura 2021a, 242).

Un ulteriore intervento di semplificazione si coglie nell'*unguentum rose* (ricetta in settima posizione in L), che il modello latino descrive come «sedativum inflammationum et erisipilae et ignis persici et confert sodae calidae et inflammationi stomaci et epatis» (EdLat 1471, c. 88rb); alla resa fedele del latino, ad esempio di M, c. 86rb, «sedativo dele inflamazion e dela erisipilla e del fuogo persico e zuova ala soda calda e ala inflamazion del stomago e del figa», si oppone un'innovazione terminologica e di conseguenza contenutistica in L, c. 45r, che omette la terminologia più tecnica (*soda* ed *erisipila*) nella resa «remediativo di dolori de inflature et di cocture di fuoco et ad inflacione di figato et de stomacho».[15]

Il manoscritto londinese vede l'omissione di informazioni utili a garantire la coesione all'interno del ricettario; in questo modo il compilatore a cui si deve l'allestimento delle tredici ricette conservate in L rifugge da una riproposizione pedissequa della fonte e opera una consapevole rielaborazione, verosimilmente in forma di estrazione e di resa in volgare delle ricette di interesse, con conseguente rinuncia ai rimandi interni al testo che funge da modello. Anche in questo caso un solo esempio:

L. 5. et aceto quanto basti, et redullo come unguento (c. 45r)
F. e aceto quanto basta, fa come l'unguento de cerusa (c. 163r)
M. et azeti che bassta, fia fato sì como onguento de ceruxa (c. 87rb)
R. aceto ana, quanto basta, e fallo chome quello della cierusa (c. 84vb)
EdVolg1475. e aceto quanto basta, fa come unguento di cerusa (c. 97vb)
EdLat1471. Fiat sicut unguentum de cerusa (c. 89ra)

Gli indizi raccolti inducono a riconoscere nella sezione in volgare della *undecima distinctio* dell'*Antidotarium* dello Pseudo Mesue una breve raccolta opportunamente rielaborata per rispondere a esigenze speculative, con potenziali ricadute pratiche, del compilatore e dei suoi destinatari. Ma le caratteristiche delle ricette discusse finora non permettono di fugare i dubbi riguardo alla loro origine come frutto di una distinta azione di traduzione dal latino o viceversa come riscrittura, con vari adeguamenti, a partire da un volgarizzamento.

15 Su questo aspetto richiama l'attenzione già Ventura (2021a, 229).

Di là dalle divergenze imputabili a interventi in un diverso progetto compositivo alla base della raccolta londinese, è particolarmente significativo l'*incipit* della ricetta 9 nel ms. londinese:

L. 9. Cerotto dyacereson valet ad mollificationem omnis duriciei et nodositates que fiunt in membris et apostemata dura, çoè che è buono a molificare tutte cose dure et nodositate che vegna ne' membri et dure aposteme (c. 45v)
F. Isopo cerota diateseron descriptione de Democrito. Molifica ogni dureza e nodosità de membri e l'apostemationi dure (c. 163v)
M. Ceroto de yxopo dyatexereon per la disscrizion de Democrito vale ala molificazion de tute le dureze e nodoxità, le qual se fa in li membri et ale postemate dure (c. 87va)
R. Isapi cierotto diataseron secondo Deomocrito, vale a molifichazion d'ongni durezza e nodosità che si fanno ne' menbri e aposteme duri (c. 85ra)
EdVolg1475. Isopo ceroto diatessaron descriptione di Democrito. Mollifica ogni dureza e nodosità di membri e l'apostemationi dure (c. 97vb)
EdLat1471. Ysopi caeratum diatesseron de scriptione Democriti usque ad mollificationem omnis duritiei et nodositates quae fiunt in membris et apostemata dura (c. 89rb)

Nel manoscritto londinese la ricetta comincia in latino e passa al volgare in corrispondenza di una glossa che offre la traduzione del testo latino. Siamo di fronte a una ricetta circolante in una particolare forma di commutazione di codice che è più facilmente giustificabile a partire da un modello latino, a cui viene affiancato il volgare, piuttosto che da un testo in volgare con ritorno al latino promosso dal compilatore.[16] Se questa constatazione è convincente, si tratta di un indizio forte a favore dell'ipotesi di un testo che dipende da una traduzione a sé stante.

Verso quest'ultima ipotesi, cioè verso l'indipendenza delle ricette londinesi dagli altri testimoni del testo in volgare, indirizzano scelte lessicali sistematicamente diverse:

togli di L (1–13) vs. *recipe* di F, M, R (1–13), in traduzione del latino *recipe*;

16 Per esempi della compresenza di latino e volgare nei ricettari medici si vedano Vitale Brovarone (2006); Zarra (2018, 463–467); Lacanale (2020, 299–303; 2024); Lemme (2024). A Baglioni (2016) si deve una proposta di classificazione delle forme della commutazione di codice nell'italiano scritto in epoca medievale; si veda anche Baglioni (2017), con particolare attenzione ai documenti cancellereschi plurilingui.

piaghe di L (1, 2, 6, 8) vs. *vulnere* di M (1, 2, 6, 8), *ferite* di F, R (1, 2, 6, 8); sia F sia M presentano *piaghe* in due ricette (2 e 4), in traduzione del latino *vulnera*, mentre R reca rispettivamente *ulciere* (2) e *piaghe* (4);

giova di L (2, 6) vs. *vale* di F, R (2, 6), in traduzione del latino *confert*; ma nella ricetta 11 abbiamo *vale* in L così come in F e in R, in traduzione, però, del latino *valet*. M concorda con L nella resa *zuova* (2, 6) e con L, F, R nella resa *vale* (11);

resolvi (12), *resolvere* (13) *resolve* (13) di L vs. rispettivamente *disolve* (12), *dissolvere* (13), *disolve* (13) di F, *solvili* (12), *disolve* (13) di M, *pone* (12), *disolvere* (13), *disolve* (13) di R, in traduzione del latino *solve* (12), *dissolvenda* (13), *dissolvit* (13);

con buono ordene (1), *con suavitate* (7), *soavemente* (7) di L vs. *con facilità* (1), *con agievoleza* (7), *con facilità* (7) di F, *con fazilità* (1, 7 due volte) di M, *adagio* (1, 7 due volte) di R, in traduzione del latino *cum facilitate* (1, 7 due volte).

Benché tali scelte lessicali prese singolarmente non siano dirimenti, perché in un processo di copia di un testo non si può escludere una sostituzione sistematica di un lessema con un altro, più familiare o giudicato più adatto dal copista, credo che il numero delle soluzioni divergenti esorti a vedere in tale costante divergenza una prova dell'autonomia delle tredici ricette del manoscritto londinese rispetto al resto della tradizione in volgare.

Nel tentativo di approfondire ulteriori aspetti di questa traduzione verosimilmente a sé stante dell'*Antidotarium* si può chiamare in causa la patina linguistica del testo, che manifesta, oltre a netti influssi latineggianti, ovviamente non sorprendenti in un testo della fine del Trecento e a maggior ragione in un volgarizzamento, la compresenza di tratti toscani e tratti riconducibili alle varietà settentrionali. A fronte di un campione testuale complessivamente contenuto, si ricavano informazioni preziose dalla distribuzione del fenomeno del dittongamento. Lo spoglio linguistico restituisce, infatti, varie occorrenze di forme con dittongo, come *buone* 45v, *buono* 44v due volte, 45r quattro volte, 45v quattro volte; *fuoco* 45r due volte, 45v tre volte; *chuoci* 45r; sono particolarmente interessanti *tuole* 'toglie' 45r, 45v due volte e *puoco* 45v, accanto a *poco* 45r. Di queste forme il Corpus OVI[17] annovera soltanto occorrenze in testi veneziani (*tuore* nello *Zibaldone da Canal*), padovani (nel *Serapiom*) e più genericamente veneti (come *il Tristano Corsiniano*, di area veneta orientale, e il volgarizzamento veneto

17 Do in forma compendiosa i riferimenti bibliografici ai testi che recano gli esempi qui individuati e commentati, perché si possono facilmente recuperare nella forma completa dalla BTV.

indicato con la lettera D nell'edizione dell'*Ars amandi* ovidiana a cura di Vanna Lippi Bigazzi e nel commento a questo volgarizzamento). Sempre all'area veneta rimandano il verbo *molgere* (*molgie* 45r), di cui il TLIO registra un solo esempio nello *Zibaldone da Canal*, nonché *incarnare* (*incarna* 44v) con il significato di 'cicatrizzare', attestazione coeva all'unica segnalata nel TLIO dal *Serapiom* padovano, e l'imperativo *mesceda* 'mescola' 45v, in traduzione del latino *misce* e in corrispondenza di *mescola* nel volgarizzamento toscano; stando ai riscontri del Corpus OVI, il tipo *mescedare/mesedare* circola eminentemente in area veneziana e veneta con episodici affioramenti in testi di area bolognese e toscana.[18]

Questi primi riscontri inducono a collocare il volgarizzamento lungo una direttrice che va dalla Toscana al Veneto, due aree centrali per la circolazione della cultura, anche scientifica, in epoca medievale. E, come osserva Ventura (2021a, 233), «nell'area del Veneto e del Nord-Est [...] sembra concentrarsi anche la prima e più interessante fase di trasmissione manoscritta e ricezione dello *Schriftencorpus* latino dello Ps.-Mesue». Alla luce della presenza nel manoscritto londinese del volgarizzamento della *Summa de modo medendi* di Gerardo da Montpellier su committenza di Bernardo Pantaleoni di Firenze, è forse più economica l'ipotesi di una miscellanea medica con volgarizzamenti allestiti e assemblati in Toscana, ma copiati successivamente in area settentrionale. Resta inteso che tale ipotesi potrà essere sottoposta alla verifica con uno spoglio linguistico esteso all'intero manoscritto, in maniera tale da chiarire la compresenza di tratti linguistici non univoci e capirne genesi e direzione.

Allo stato attuale delle conoscenze della tradizione manoscritta del testo e a séguito delle verifiche condotte e commentate fin qui, per le ricette dell'*Antidotarium* dello Pseudo Mesue tràdite dal manoscritto londinese si impone un'edizione interpretativa basata su un testimone unico; e non sarà inutile ricordare che il trattamento ecdotico riservato ai ricettari consta principalmente di edizioni fondate su un solo testimone, orientamento metodologico dominante anche per le altre tipologie di opere mediche e farmacologiche del medioevo e della prima età moderna.[19]

Avviandomi a concludere, passerei a discutere almeno una scelta ecdotica in un punto controverso del testo londinese a confronto con gli altri testimoni del testo latino e volgare, nonché con gli antichi commenti allo Pseudo Mesue. Nell'*incipit* della seconda ricetta di L si legge *Unguento crasceo*, lezione evidentemente insoddisfacente. Il latino, stando all'*editio princeps*, reca la lezione *Unguentum cera-*

---

18 L'interesse della forma *mesedare* è messo in rilievo anche da Ventura (2021a, 232–233), che commenta altre forme verosimilmente proprie di «un'area che collega Bologna verso il Nord-Est dell'Italia».

19 Mi limito a un solo esempio citando l'edizione esemplare di Emanuele Ventura (2020).

seos, che è anche la lezione accolta in F, M, R ed EdVolg1475. In L la forma *crasceo* è verosimilmente una banalizzazione di *ceraseo* con un errore paleografico che riduce a <cra-> l'originario <cera-> e con il digramma <sc> come soluzione grafica alternativa a <s> (il che avviene anche nella forma *mesceda* per *meseda* già citata).

Tuttavia, la bontà della lezione *ceraseos*, aggettivo di relazione di *cerasium*/ *cerasum* 'ciliegia', è messa in discussione già dai commentatori cinquecenteschi dell'*Antidotarium* dello Pseudo Mesue: nell'opera dal titolo *In Antidotarium Ioannis filii Mesue cum declaratione simplicium medicinarum, & solutione multorum dubiorum, ac difficilium terminorum*, pubblicata a Venezia nel 1543 per i tipi di Tolomeo Gianicolo e di Bartolomeo Zanetti,[20] gli autori Bartolomeo da Civitavecchia e Angelo Paglia affermano:

> Etenim haec duo unguenta, in cunctis fere exemplaribus et in vulgari aeditione non ceraseos (ut per impressiones latinas legitur) sed Caesareos intitulantur. Tanquam a Caesare quod putamus rectius. Non enim recipiunt cerasia ut ex ipsis denominari credantur.

I commentatori ipotizzano, dunque, la seguente trafila: un originario *caesareos* 'di Cesare', evidentemente non perspicuo, passa al metatetico *ceraseos*, con banalizzante richiamo al frutto della ciliegia, che però non è uno degli ingredienti della preparazione farmacologica, che presenta invece piante (aristologia e ireos), resine (sangue di dragone e armoniaco) e *litargiro* 'ossido di piombo', «trito, polverizato e cotto». Tuttavia, anche la lezione *caesareos* non pare soddisfacente a causa dell'assenza di riscontri nella tradizione medica medievale. Dal momento che nelle preparazioni farmacologiche dell'epoca è comune l'uso della *cerussa*, pure nota come *biacca* 'carbonato di piombo di colore bianco', sfruttata anche nella pittura e nella cosmesi come colorante, si potrebbe pensare alla lezione *ceruse*, passata già nella trasmissione latina dell'*Antidotarium sive Grabadin* a *ceraseos* e intesa come *cesareos* nella prima ricezione dell'opera. Il fatto di dare alla ricetta il nome dell'ingrediente dominante non è sorprendente, come si vede, per restare al testo di L, dalla ricetta 7 *unguento rosato*, in cui sono adoperate le rose, e dalla ricetta 8 *ungento palmeo*, anche indicato come *di palma*, per l'uso di tre rami di palma nella preparazione del medicamento. Va, però, segnalato che nella *distinctio undecima* dell'*Antidotarium* dello Pseudo Mesue sono presenti altre ricette esplicitamente indicate come unguenti *ceruse* (o *de cerusa*), in cui la lezione autentica non è andata incontro a banalizzazioni nella tradizione latina e nei volgarizzamenti.

---

20 È nota anche un'edizione pubblicata a Lione nel 1560.

Tornando al punto di nostro interesse, reputo preferibile correggere in un'eventuale edizione delle ricette del manoscritto londinese la banalizzazione *crasceo* e proporre a testo la lezione *ceraseos*, che avvicina L al resto della tradizione dell'opera, e avanzare in sede di commento la descrizione della rarità della parola e della distribuzione delle varianti, con la possibile congettura. Si tratterebbe di una scelta coerente con il principio metodologico che prevede per le edizioni basate su un solo testimone un elevato tasso di fedeltà al testo tràdito, in special modo quando le edizioni ambiscono ad essere utili per lo studio linguistico, anche e soprattutto di fatti grafici, fonetici e morfologici.

4 Osservazioni conclusive

Le osservazioni filologiche qui raccolte mettono in evidenza l'indipendenza delle ricette in volgare dell'*Antidotarium* dello Pseudo Mesue nel manoscritto londinese rispetto agli altri volgarizzamenti di area italo-romanza noti e consentono di imputarne l'origine a una distinta opera di traduzione dal latino in un lavoro verosimilmente di estrazione dal modello e di resa in volgare che produce la rinuncia ai rimandi alle *auctoritates*, la semplificazione delle indicazioni preparatorie, la perdita di alcuni tecnicismi del testo fonte latino e l'eliminazione dei rimandi interni al testo. Si può, pertanto, rafforzare l'ipotesi di una genesi del blocco delle tredici ricette come «lavoro di estrazione, organizzazione ed adattamento di materiali reperiti in un originale più ampio, ed adattati allo scopo di breve silloge di riempitivo di fogli e di supporto informativo in situazioni specifiche» (Ventura 2021a, 232).

Ribadirei, in conclusione, l'auspicio di futuri approfondimenti sia sulla tradizione latina e volgare del *corpus* dello Pseudo Mesue, che potrebbero portare all'emersione di nuovi testimoni affini alle ricette dell'*Antidotarium* in L, sia sui testi che costituiscono la miscellanea medica di L, con particolare riguardo alla loro posizione nelle rispettive tradizioni testuali: da ricerche di tal sorta si ricaveranno presumibilmente elementi utili a far luce sulla formazione della miscellanea medica di L e a collocarla con maggiore sicurezza in un determinato ambiente geografico e culturale.

5 Bibliografia

Delle fonti online finora e di séguito segnalate la data d'ultimo accesso è il 07.01.2026.

Baglioni, Daniele, *Per una fenomenologia della commutazione di codice nei testi antichi*, La lingua italiana 12 (2016), 9–35.

Baglioni, Daniele, *Perché scrivere un testo in più lingue: sulle dinamiche del «code-switching» e «code-mixing» nei documenti cancellereschi plurilingui*, in: Bianco, Francesco/Špička, Jiří (edd.), *Perché scrivere? Motivazioni, scelte, risultati. Atti del convegno internazionale (Olomouc, 27–28 marzo 2015)*, Firenze, Franco Cesati, 2017, 289–300.

Bartolomeo da Civitavecchia/Angelo Paglia, *In Antidotarium Ioannis filii Mesue cum declaratione simplicium medicinarum, & solutione multorum dubiorum, ac difficilium terminorum*, Venezia, Tolomeo Gianicolo e Bartolomeo Zanetti, 1543.

BTV = *Bibliografia dei testi volgari*, Istituto del CNR Opera del Vocabolario Italiano, 2019, http://pluto.ovi.cnr.it/btv.

Cifuentes, Lluís, *El receptari mèdic baixmedieval i renaixentista. Un gènere vernacle*, in: Badia, Lola/Cifuentes, Lluís/Martí, Sadurní/Pujol, Josep (edd.), *Els manuscrits, el saber i les lletres a la Corona d'Aragó, 1250–1500*, Barcelona, Publicacions de l'Abadia de Montserrat, 2016, 103–160.

Corpus OVI = *Corpus OVI dell'italiano antico*, a cura dell'Opera del Vocabolario Italiano (OVI – Istituto del CNR), 1997–, http://gattoweb.ovi.cnr.it.

eTK = *A digital resource based on* Thorndike, Lynn/Kibre, Pearl, *A catalogue of incipits of medieval scientific writings in Latin*, Cambridge, Mass., Medieval Academy of America, 1963, https://cctr1.umkc.edu/cgi-bin/search.

Fontanella, Lucia (ed.), *Un volgarizzamento tardo duecentesco fiorentino dell'«Antidotarium Nicolai». Montréal, McGill University, Osler Library 7628*, Alessandria, Edizioni dell'Orso, 2000.

Gualdo, Irene (ed.), *I volgarizzamenti anonimi del «Liber de doctrina dicendi et tacendi» di Albertano da Brescia*, Pisa, ETS, 2023.

ISTC = British Library, *Incunabula short title catalogue*, 1980–, https://data.cerl.org/istc/_search.

Lacanale, Marcella, *Le ricette per gli occhi nel ms. 1408 della Biblioteca Statale di Lucca*, Carte romanze 8:2 (2020), 287–309.

Lacanale, Marcella, *Per una disamina delle teorie sulla commutazione di codice nei ricettari medici medievali*, in: Martignoni, Alice/Pierno, Franco (edd.), *Convergenze plurilingui. Incroci e convivenze linguistiche tra Medioevo e prima età moderna*, Berlin/Boston, De Gruyter, 2024, 83–104.

Lemme, Claudia, *Ricettari medici plurilingui. Il caso del ms. Ravenna, Biblioteca Classense, 215 (XV sec.)*, in: Martignoni, Alice/Pierno, Franco (edd.), *Convergenze plurilingui. Incroci e convivenze linguistiche tra Medioevo e prima età moderna*, Berlin/Boston, De Gruyter, 2024, 165–183.

Maggiore, Marco (ed.), *Liber de pomo, o della morte di Aristotele. Edizione del volgarizzamento aretino (ms. Paris BNF It. 917)*, Pisa, ETS, 2021.

Moorat, Samuel Arthur Joseph (ed.), *Catalogue of Western manuscripts on medicine and science in the Wellcome Historical Medical Library*, London, The Wellcome institute for the history of medicine, 1962–1973.

Palladius Rutilius Taurus Aemilianus, *Opus agriculturae. Volgarizzamento fiorentino trecentesco (II)*, ed. Nieri, Valentina, Pisa, ETS, 2022.

Pedro Hispanico, *Obras médicas*, ed. Rocha Pereira, Maria Helena da, Coimbra, Universidade de Coimbra, 1973.

Pseudo Mesue, *Opera*, Patavii, Laurentius Canotius de Lendenaria, 1471.

Pseudo Mesue, *Libro della consolatione delle medicine semplici solenni*, Modena, Johannes Vurster, 1475.

Rapisarda, Stefano (ed.), *Il «Thesaurus pauperum» in volgare siciliano*, Palermo, Centro di studi filologici e linguistici siciliani, 2001.

TLIO = Beltrami, Pietro/Squillacioti, Paolo (dir.), *Tesoro della lingua italiana delle Origini*, Firenze, Istituto del CNR Opera del Vocabolario Italiano, 1997–, tlio.ovi.cnr.it/TLIO.

Varvaro, Alberto, *Critica dei testi classica e romanza. Problemi comuni ed esperienze diverse*, in: Varvaro, Alberto, *Identità linguistiche e letterarie nell'Europa romanza*, Roma, Salerno, 2004, 567–612 (già in: Rendiconti dell'Accademia di archeologia, lettere e belle arti di Napoli 45, 1970, 73–117).

Ventura, Emanuele (ed.), *La «Chirurgia magna» di Bruno da Longobucco in volgare. Edizione del codice Bergamo, MA 501, commento linguistico, glossario latino-volgare*, Berlin/Boston, De Gruyter, 2020.

Ventura, Iolanda, *Les mélanges de médecine autour du Pseudo-Mésué. Un corpus de textes et ses contextes de lecture*, Micrologus 27 (2019), 87–165.

Ventura, Iolanda, *On the impact of arabic pharmacological knowledge in Europe. The example of Ps.-Serapion's «Liber aggregatus de simplicibus medicinis»*, Micrologus 28 (2020), 227–281.

Ventura, Iolanda, *Sulla trasmissione vernacolare dello «Schriftencorpus» attribuito allo Ps.-Mesue. Per una ricognizione delle traduzioni tra XIII e XVI secolo*, Carte romanze 9:2 (2021), 183–265 (= 2021a).

Ventura, Iolanda, *Pharmacopée et «pharmacologie» entre textes et pratiques. Nouvelles perspectives*, in: Jacquart, Danielle/Paravicini Bagliani, Agostino (edd.), *Le Moyen Âge et les sciences*, Firenze, SISMEL–Edizioni del Galluzzo, 2021, 487–517 (= 2021b).

Ventura, Iolanda, *Typologies and pharmaceutical markets. The reception of Pseudo-Mesue's «Schriftencorpus» in print*, in: Goeing, Anja-Silvia/Parry, Glyn/Feingold, Mordechai (edd.), *Early modern universities. Networks of higher learning*, Leiden/Boston, Brill, 2021, 349–370 (= 2021c).

Vitale Brovarone, Alessandro, *Intrecci di lingue nei testi scientifici volgari. Casi paradigmatici*, in: Librandi, Rita (ed.), *Lo scaffale della biblioteca scientifica in volgare (secoli XIII–XVI). Atti del Convegno (Matera, 14–15 ottobre 2004)*, Firenze, Sismel-Edizioni del Galluzzo, 2006, 47–62.

Zamuner, Ilaria, *Un volgarizzamento fiorentino dell'«Antidotarium Nicolai» (XIII sec. ex.)*, in: Larson, Pär/Squillacioti, Paolo/Vaccaro, Giulio (edd.), *«Diverse voci fanno dolci note». L'Opera del Vocabolario Italiano per Pietro G. Beltrami*, Alessandria, Edizioni dell'Orso, 2013, 153–165.

Zamuner, Ilaria, *L'«Antidotarium Nicolai» volgarizzato del codice 52 della Yale Historical Medical Library a New Haven (XIII sec. u.q.)*, Bollettino dell'Opera del Vocabolario Italiano 23 (2018), 85–105.

Zamuner, Ilaria, *Il glossario dell'«Antidotarium Nicolai» volgarizzato (ms. New Haven, Yale university, Historical Medical Library, 52, ff. 86v–96ra)*, Studi di lessicografia italiana 37 (2020), 5–26.

Zarra, Giuseppe (ed.), *Il «Thesaurus pauperum» pisano. Edizione critica, commento linguistico e glossario*, Berlin/Boston, de Gruyter, 2018.

7

Gastronomia «dei dodici commensali» in un frammento Marciano di tardo Trecento

Simone Pregnolato

Riassunto Il saggio offre un'edizione finalmente critica di un foglio pergamenaceo, nel *recto* del quale sono trascritte dieci antiche ricette di cucina, oggi segnato Venezia, Biblioteca Nazionale Marciana, Lat. XIV 232 (4257), nr 142 (= **Ve**). Sebbene frammentario e lacunoso, il manoscritto è uno dei testimoni della tradizione di ricette culinarie nota come «dei dodici commensali», con la quale le dieci ricette qui conservate vengono confrontate. L'esame paleografico consente di proporre una nuova data del frammento, riconducendo così l'allestimento della copia all'ultimo quarto del sec. XIV. La nuova data è imposta dall'identificazione della mano che ha trascritto le ricette con la mano *M'* del manoscritto Venezia, Biblioteca Nazionale Marciana, Lat. XIV 223 (4340), testimone sostanzialmente unico, non autografo, delle *Rime* e delle *Epistole* di Giovanni Dondi dall'Orologio (ca. 1330–1388), codice quest'ultimo che proviene senz'altro dall'ambiente prossimo al Dondi. Il saggio propone inoltre un'analisi linguistica che distingue i tratti toscani da quelli veneti compresenti in **Ve**.

Abstract This essay presents a new, finally scholarly edition of the parchment leaf whose *recto* contains ten ancient cooking recipes, currently cata-

Avvertenza: La ricerca rientra nei lavori intrapresi per il *Progetto AtLiTeG – Atlante della lingua e dei testi della cultura gastronomica italiana dall'età medievale all'Unità*, PRIN 2017, coordinato a livello nazionale da Giovanna Frosini (https://www.atliteg.org/). L'articolo espande e riconsidera alcune prime osservazioni sul frammento Marciano «dei dodici commensali» che avevo proposto in Pregnolato (2022b, 1032–1034); per quanto attiene all'esame linguistico, avevo raccolto note preliminari in Frosini/Lubello (2023, 65–68), qui superate dal §5. Ho più volte scomodato un *pool* di paleografi per chiarimenti, perizie e suggerimenti: ringrazio sentitamente Mirella Ferrari, Martina Pantarotto e Marco Petoletti per il loro aiuto generoso. Il mio grazie va anche a Enrico Castro, Michele Colombo (Università di Bologna), Francesco Crifò, Francesca Geymonat, Giovanna Frosini e Sergio Lubello, che hanno letto per primi il dattiloscritto e condiviso i loro pareri. Ringrazio Monica Berté per avermi consentito la lettura in anteprima della sua scheda sul Dondi uscita nel frattempo negli *Autografi dei letterati italiani. Le Origini e il Trecento*, vol. 2; ringrazio infine la dott.ssa Alessia Giachery, coordinatrice del Dipartimento Manoscritti e Rari della Biblioteca Nazionale Marciana, per alcuni dati che cortesemente m'ha riferito visionando per me il frammento, attualmente in fase di restauro.

logued as Venice, Biblioteca Nazionale Marciana, Lat. XIV 232 (4257), nr 142 (= **Ve**). Although highly fragmentary, this manuscript is one of the witnesses to the so-called culinary tradition of the «Twelve diners», against which the ten preserved recipes are compared. A paleographic analysis has now assigned this fragment a revised date, placing the composition of the recipes in the last quarter of the 14th century. This re-dating is made possible by identifying the hand that wrote the recipes as the hand M^1 present in the manuscript Venice, Biblioteca Nazionale Marciana, Lat. XIV 223 (4340), a codex associated with Giovanni Dondi dall'Orologio (ca. 1330–1388), who was virtually the sole – though not autograph – transmitter of his *Rime* and *Epistole*, and who certainly came from a milieu very close to Dondi himself. The article is enriched with a linguistic note that attempts to distinguish the Tuscan elements from those of the Veneto variety present in the **Ve** fragment.

Parole chiave Dodici commensali – culinaria medioevale – linguaggio gastronomico – paleografia latina – Giovanni Dondi dall'Orologio – grammatica storica – veneto medioevale

0 Siglario

Ba Doha, Museum of Islamic Art, TX721.L53 1400, *olim* Sorengo (Lugano), Bibliothèque Internationale de Gastronomie, MS 3 / Inv. 1339, cc. 15v-24v
[*Liber quoquine*]

Bo Bologna, Biblioteca Universitaria, 158, cc. 86r-91v
[«frammento Bolognese»]

Fi Firenze, Biblioteca Riccardiana, 1071, cc. 40r-67v
[*Modo di cucinare et fare buone vivande*]

Lo London, British Library, Additional 18165, cc. 1r-21v
[*Di buone e dilicate vivande*]

Mc Venezia, Biblioteca Nazionale Marciana, Lat. XIV 223 (4340)
[mani M^1 + M^2]

Ro Roma, Biblioteca Casanatense, 255
[*Libro per cuoco*, ex «Anonimo Veneziano»]

Ve Venezia, Biblioteca Nazionale Marciana, Lat. XIV 232 (4257), nr 142
[«frammento Marciano», antica coperta di **Mc**]

LEGENDA: In questo contributo indico col neretto le sigle dei codici menzionati, mentre uso il corsivo per distinguere le mani degli scribi di **Mc**. I titoli dei ricettari che nel *Siglario* sono stampati in corsivo sono desunti, coevi o meno che siano al loro rispettivo testo di cucina, dai manoscritti relatori, mentre i titoli in tondo fra caporali sono stati assegnati modernamente nell'àmbito del *Progetto AtLiTeG*.

1 Scheda descrittiva di Ve

La nostra indagine verte su un'antica coperta membranacea, attualmente legata a un codice fattizio, relatrice d'una decina di ricette culinarie in volgare afferenti alla filiera testuale cosiddetta «dei dodici commensali» e qui offerte in nuova edizione col corredo di un'illustrazione linguistica (§§5–6).[1] Lo studio di questo malnoto scampolo di ricettario, corrispondente oggi al frammento che Pietro Zorzanello numerò come 142[a] unità codicologica del ms. cartaceo e membranaceo segnato Venezia, Biblioteca Nazionale Marciana, Lat. XIV 232 (4257), prenderà avvio col preliminare esame materiale del singolo foglio che ce lo trasmette, «probabilmente l'unico restante di un rotolo» (Lubello 2016, 76),[2] e con la determinazione della sua data, ricostruita per via paleografica (§4). Segnalo soltanto, in apertura, che il frammento è stato chiamato **Ve** in Redon/Bertolini (1993) e che per ragioni di continuità – vista anche l'autorevolezza dello studio nel quale la sigla è stata impiegata per la prima volta – così si continuerà a denominarlo compendiosamente.

1 Sulla cucina «dei dodici commensali», testimoniata nel complesso da otto codici in volgare, cf. almeno Lubello (2006, 393–395) per il censimento dei manoscritti e Frosini/Lubello (2023, 63–65, con bibliografia).

2 L'informazione è ricavata da Redon (1993, 43 nota 25), che a sua volta la mutuava da Bruno Laurioux «après analyse du format et de l'écriture de ce feuillet». Noterà poi Laurioux (1997, 53), usando proprio il nostro frammento Marciano per esemplificare l'alto tasso di dispersione delle ricette culinarie medioevali, che «La réutilisation de textes culinaires comme plats de reliure témoigne de ces destructions, parfois anciennes mais qui durent, prendre une nouvelle ampleur avec le développement de la production imprimée. Il est impossible de calculer le taux de déperdition des livres de cuisine, mais il fut probablement considérable».

Ve = Venezia, Biblioteca Nazionale Marciana, Lat. XIV 232 (4257), nr 142.

Membranaceo, un foglio solo privo di numerazione antica. Sec. XIV ultimo quarto.

Mm 301 × 350 (specchio 250/273 × 315/318). Scrittura corsiva con alcuni tratti cancellereschi, elegante e di modulo piccolo, che scrive unicamente sul *recto* della pergamena (lato carne); bianco il *verso*. Assenza di rigatura. La pergamena presenta una piega verticale che funge da confine scrittorio per lo scrivente e che si colloca in corrispondenza dei due terzi della lunghezza: 37 linee di scrittura nella colonna a sinistra della piega, 33 a destra, 4 aggiunte nel margine inferiore dello specchio (cf. *infra*).

Stato di conservazione: precario. La pergamena, lacera, è esclusa infatti dalla consultazione autoptica ed è attualmente sottoposta a restauro.[3] Numerosi i punti nei quali l'inchiostro, a quanto risulta dalla fotoriproduzione, è debole, e la sua lettura difficile o francamente compromessa.

Provenienza: Roberto Papafava dei Carraresi, Padova (sec. XVIII); alla c. Iv del ms. Venezia, Biblioteca Nazionale Marciana, Lat. XIV 223 (4340), **Mc**, del quale **Ve** era la coperta, una nota del prefetto della Marciana, Giuseppe Valentinelli, informa che «codicem hunc ms. possedevit Robertus Papafavius, Albertini [*corrige*: Ubertini *(?)*] filius»;[4] Jacopo Morelli (1745–1819, «custode» della Marciana dal 1778 alla morte), *olim* ms. 420.

Il foglio **Ve**, come si diceva, apparteneva all'attuale ms. **Mc** (secc. XIV ex.-XV in.) e coincide con la faccia interna della sua antica coperta posteriore.[5] Non è da

3 Comunicazione scritta della dott.ssa Alessia Giachery in data 11.06.2025. La mia descrizione della pergamena è stata condotta su un'immagine a colori messa a disposizione dal Servizio Fotoriproduzioni della Biblioteca Nazionale Marciana; tale fotografia di **Ve** verrà stampata nel volume complessivo sulla tradizione gastronomica «dei dodici commensali» a cui sto lavorando.

4 La correzione è suggerita da Gianfranco Folena (2015b, 315 nota 16) ed Elena Maria Duso (Quirini 2002, XXXII nota 52). Cf. anche Mezzetti (2013, 219): «l'antico possessore del ms. è probabilmente da individuare in quel Roberto Papafava, figlio di Albertino e Adriana Ventramin, nato il 21 agosto 1735 [...], che nel 1793 donò alla biblioteca veneziana una raccolta di stampe».

5 La scoperta – si legge in Folena (2015c, 342 nota 11) e ancora in Russo (2023–2024, IX nota 13) – va assegnata a Giorgio Emanuele Ferrari, Direttore della Marciana dal 1969 al 1973; che **Ve** sia stata la coperta di **Mc** è già esplicitamente dichiarato nel *Catalogo dei codici latini della Biblioteca Nazionale Marciana di Venezia* autografo di Pietro Zorzanello. La coperta anteriore sarebbe, stando a Zorzanello (1985, 365), il frammento nr 1 del medesimo codice; segnala tuttavia Mezzetti (2013, 219) che «Zorzanello descriveva, in realtà, l'antica coperta, suddivisa in due frammenti, rilegati rispettivamente al nr 1 e al nr 142 del lat. XIV, 232, ma attualmente si è perduta traccia della prima membrana». Di quest'ultima osservazione di Mezzetti mi dà conferma per iscritto (e-mail del 20.06.2025) la dott.ssa Alessia Giachery: il dato riportato nel *Catalogo* dello Zorzanello non trova più riscontro nel codice. Anche una verifica nel microfilm risalente agli anni Ottanta-Novanta, per quanto effettivamente si riesca a vedere in

escludere che dovesse originariamente fasciare un quadernetto d'uso (il formato suggerisce che essa non facesse parte d'un codice o che fosse al più inserita all'interno d'un codice). La pergamena s'è salvata perché venne rilegata all'ultimo posto (unità nr 142) della celebre silloge di frammenti di codici in latino, greco e glagolitico – secc. VII-XV – confezionata dal Morelli nel 1817, dove si trova tuttora.

Descrizione interna. Le prime cinque righe di **Ve** riportano, vergate da un'unica mano, una lista di nomi di persona in latino con rinvii a carte d'un registro non identificato.[6] L'inchiostro è molto sbiadito; si riesce a decifrare soltanto (ma la lettura è incerta, e per questo si usa qui il corsivo):

(l. 1)		*car(ta) 60*
(l. 2)	*Jacobus Burus de Montagnone*	*a tergo 61*
(l. 3)		*a carta 58*
(l. 4)	*.....Jacobi de ....*	*a carta 25*
(l. 5)	*B(er)thus dictus Bertacius de Pucivegiano*	*... 62*

Seguono, vergate da un'unica mano (= M^1: cf. §4), che però non è la stessa delle prime cinque linee di scrittura, dieci ricette di cucina ascrivibili alla tradizione «dei dodici commensali»: (1) *blansmangier per* XII *persone* (incipit: «Se vuoy fare blansmangier p(er) XII p(er)sone»); (2) *meliaci bianchi*; (3) *blansmangere di pesse per* XII *persone*; (4) *specie fine comunale*; (5) *specie dolci*; (6) *specie forti nere*; (7) *bianzazevero*; (8) *savore a fazano e a starne*; (9) *savore rinforzato*; (10) *savore francesco* (explicit: «et dàllo crudo»).

Le prime tre ricette occupano la parte della pergamena che sta a sinistra della piega (la si dirà, per praticità, «colonna A»); le ricette dalla nr 4 alla nr 9, più brevi delle precedenti, sono scritte nel terzo rimanente della membrana, cioè nel risvolto («colonna B»); poiché la loro lunghezza complessiva è pari a quella delle prime tre ricette, le ricette nel risvolto risultano perfettamente allineate alle ricette di sinistra. La decima ricetta occupa invece l'intera giustezza della pergamena («colonna C»):[7] se ne ricava che dev'essere stata scritta per

---

questa pellicola assai poco nitida, mostrerebbe che il frammento 1 non era al suo posto già in fase di microfilmatura.

6 Non sono quindi, com'è stato scritto da Marina Scopel (2006, 20 nota 46), «titoli di altre ricette»; la studiosa prosegue segnalando che «non risultano però studi specifici su queste scritte che potrebbero suggerire ulteriori approfondimenti sull'origine dello scritto».

7 Nel corso dell'articolo, e particolarmente nei §§5–6, i riferimenti topografici a **Ve** prevedono l'indicazione della colonna e, dopo un punto, il numero della linea di scrittura. «Colonna C» è sì un'indicazione sintetica e di comodo, ma sostanzialmente scorretta: più appropriato sarebbe parlare, in questo caso, d'aggiunta a margine inferiore (trasversale alle due colonne soprastanti).

ultima e che non va letta – e trascritta – come fosse la quarta. In definitiva, la disposizione dei dieci brevi testi gastronomici può essere rappresentata in via schematica così (la linea nera verticale indica la piegatura):

[col. A]	[col. B]
(1) ________	(4) ________
	(5) ________
(2) ________	(6) ________
	(7) ________
	(8) ________
(3) ________	(9) ________

[col. C]
(10) ________

BIBLIOGRAFIA: Kristeller (1963–1992, vol. 2 [1967], 268: **Mc** è «supposedly the autograph of Giov. Dondi»; vol. 6 [1992], 263 [ancora per **Mc**]); Zorzanello (1985, 328, 337–338 [mano «del Dondi»] e 364–383 [per l'intero ms. Marc. Lat. XIV 232]: 383 [**Ve**]): la membrana **Ve** viene assegnata al «sec. XIV» e la mano a Giovanni Dondi; *Répertoire*, 359 nr 124 (sec. XIV); Redon (1993, 39, 43 [sec. XIV^{1}]); *Et coquatur*, 275 (scheda di Tiziana Plebani, con riproduzione in bianco e nero di soli mm 50 × 57 della pergamena Ve, che viene datata al «secolo XIV» e creduta autografa di Giovanni Dondi dall'Orologio, erroneamente chiamato «Girolamo»); Gualdo Rosa (2004, 257–258 nr 243 [per l'intero ms. Marc. Lat. XIV 232]); Lubello (2006, 394 nr 2); Mezzetti (2013, 219).

2 Precedenti edizioni di Ve

Se tralasciamo, da un lato, l'edizione diplomatica della sola ricetta nr 9 (*Savore rinforzato*) di **Ve** offerta come *specimen* da Lubello (2016, 76),[8] e dall'altro quella della ricetta nr 10 (*Savore francesco*) da me stampata in Frosini/Lubello (2023, 65)

8 In occasione della *Piazza delle Lingue* organizzata dall'Accademia della Crusca per *Expo 2015*. Mi riferisce Sergio Lubello d'essersi potuto appoggiare a una trascrizione di servizio dell'intero frammento messagli a disposizione parecchi anni fa da Lucia Bertolini, che interpretava la ricetta nr 9 come l'ultima dello scampolo (da cui la sigla Ve10). Cf. in proposito anche l'esame macro-strutturale di Bertolini (1993, 51), nel quale «l'inedito Ve» (ivi, 51) veniva comunque inserito, come s'avrà modo di dire più oltre nel §3, all'interno della *Tavola di raffronto delle ricette* [*dei «dodici commensali»*] – presumibilmente attraverso la trascrizione di servizio di cui si diceva poc'anzi – dopo aver apposto alle dieci ricette un numero d'ordine (= Ve1, Ve2, Ve3…).

come campione linguistico di Ve, mi risulta che finora il frammento Marciano sia stato edito per intero soltanto una volta, nel 2006, da parte di Marina Scopel.[9]

L'ediz. Scopel (2006, 20–26) ha goduto d'assai scarsa circolazione fra gli studiosi a causa della periferica sede editoriale che l'ha accolta: è senz'altro per questa ragione che Lubello (2016, 76) ha potuto affermare una decina d'anni fa che Ve non è «mai citato in letteratura, neppure nell'ampio glossario di Carnevale Schianca (2011)».[10] La trascrizione di Marina Scopel risulta abbastanza affidabile, improntata com'è a una certa conservatività (e in linea, quindi, con le consuetudini degli storici della lingua medioevale); il testo è corredato da note di commento storico-alimentare e da sporadici raffronti con altri ricettari culinari. Segnalo di séguito le maggiori differenze di lettura o di resa editoriale che ho riscontrato nel collazionare l'ediz. Scopel col manoscritto:[11]

(1) A.7 (p. 20.1) de mandole] di ma(n)dole A.9 (p. 20.5) laltre] l'altre A.9–10 (p. 20.6) amacina] a maci|na A.10 (p. 20.7) ben] bem A.12 (p. 21.1) lessare] lissare A.13 (p. 21.3) per se, et meti] p(er) sé. Et metti A.14 (p. 21.4) bohe] bolle (p. 21.5) lacte] latte A.15 (p. 21.5) metilo a bohire] metillo a bol*i*re indrieto in] in dricto en A.16 (p. 21.6) meti] metti (p. 21.8) e] è A.17 (p. 21.8) iscudella] I scudella A.18 (p. 21.10) garofani] garafani.

9 Un'edizione integrale di Ve, in realtà, era stata annunciata da Bruno Laurioux, stando almeno a quanto riportato nel *Répertoire*, 359 nr 124 (punto nr 8); in *Et coquatur*, 275 si dichiara che la Tesi di Dottorato (Laurioux 1992, vol. 4, 1288–1291), nell'insieme rimasta inedita e dattiloscritta, conterrebbe in effetti l'edizione integrale di Ve: non ho potuto vedere questo testo.

10 Non è menzionata neppure in Pregnolato (2019, 237 nr 2 della Tabella 1, 252 nr 6 della Tabella 3), dove Ve è erroneamente indicato come inedito; cf. poi Pregnolato (2022a, 102). Una riprova dell'assenza del frammento Marciano dagli studi sulle filiere testuali della gastronomia italiana tre-quattrocentesca è la recente edizione critica del *Libro de la cocina* copiato nel secondo troncone del ms. Bologna, Biblioteca Universitaria, 158, cc. 93r-103r: nella sua rassegna dei ricettari italiani più antichi, infatti, Möhren (2016, 35, 38 nota 68) accenna solo a un non meglio precisato «ms. Marciana» per poi dichiarare di volerlo tralasciare nella sua analisi.

11 Al numero progressivo della ricetta (lettera alfabetica maiuscola, punto fermo e numero arabo) segue, fra parentesi, il numero della pagina e della riga di Scopel (2006); la lezione dell'edizione Scopel è seguita, dopo la parentesi quadra chiusa, da quella dell'edizione qui offerta al §6 (A, B e C indicano le colonne di Ve, a cui segue il numero della linea di scrittura: cf. §1). Fra le differenze editoriali non si considerano quelle, ovvie, d'interpunzione e quelle relative allo scioglimento delle abbreviazioni, che l'editrice non racchiude in parentesi; annoto solo alcuni casi in cui sono differenti l'uso dei segni diacritici e la *discretio* delle parole (ma non lo faccio in rapporto alle preposizioni articolate). Si noterà che talune divergenze fra la mia lezione e quella dell'edizione Scopel si riverberano sulla *facies* fonomorfologica di Ve.

(2) A.22 (p. 21.15) V (?)] VI (p. 21.16) x 6 (?)] X (p. 21.16–17) sognazo] sagnazo A.23 (p. 21.19) duna] d'una A.24 (p. 21.20) lavedo che tu ai et fa] lardo ch(e) tu ài. Et fà A.26 (p. 21.22) laltra mita] l'altra mità.

(3) A.28 (p. 22.3) ii] *III* A.32 (p. 22.10) aguisa] a guisa A.33 (p. 22.11–12) e levato] è levato A.34 (p. 22.13) te remaso et fa] t'è rimaso, et fà A.35 (p. 22.14) e spresso acoto] è p(re)sso a coto A.36 (p. 22.15) tira indrieto per minestrare] tra' indrieto p(er) ministra(r)e

(4) B.1 (p. 22.18) Specie] Spe[c]ie B.3 (p. 23.2) di garofani] de garafani B.4 (p. 23.3) de] ad.

(5) B.6 (p. 23.5) onza] unz(a) B.7 (p. 23.6) onza] unz(a) B.8 (p. 23.6) ...] cardamo(n)e B.8–9 (p. 23.7) galanga (?)] *sugo*

(6) B.11 (p. 24.2) onze] unz(e)

(7) B.15 (p. 24.6) pichi dagli] [s]pichi d'agli B.16 (p. 24.7) stempra] ste(m)p(er)a B.17 (p. 24.7) et] *o* B.18 (p. 24.9) de caponi] di caponi

(8) B.19 (p. 24.10) voy] vuoy fasano e] fazano o (p. 24.11) Togli [...] el] togli del B.20 (p. 24.11) rosto] *lesso* B.24 (p. 25.2–3) astempera] diste(m)pera B.25 (p. 25.3) sugo ... et metine] *sugo de ranzi*, (et) metive B.25–26 (p. 25.4) metti abolire] meti a bolire

(9) B.28 (p. 25.6) Togli garofani] Togli i garofani B.29 (p. 25.6–7) cardamone] cardamon*o* (p. 25.7) cenere] cene(r) B.31 (p. 25.8) un poco] un*o* poco B.33 (p. 25.9–10) sia arosto] arosto

(10) C.2 (p. 26.2) garofani] garafani C.2–3 (p. 26.3) alquanti per persona spichi dagli] alqua(n)ti spichi d'agli C.3 (p. 26.4) fine] fin

Ricordo infine che nel 2022 il testo di **Ve** è stato inserito in edizione provvisoria nel Corpus AtLiTeG per sostenere la redazione informatica del *Vocabolario Storico della Lingua Italiana della Gastronomia* (VoSLIG).[12]

3 Una «cucina della salute»?

Quando, nel giugno del 2006, Marina Scopel pubblicava il testo del frammento Marciano intitolando il suo saggio *La cucina della salute di Giovanni Dondi medico padovano*, era ancora verisimile ritenere che il codice **Mc**, del quale era noto che **Ve** avesse costituito l'antica coperta, fosse stato scritto personalmente

12 Trascrizione, revisione ed edizione digitale del *Frammento Marciano* a cura di Simone Pregnolato, https://corpus.atliteg.org/opera/frammento-marciano/7. Del VoSLIG, che si consulta liberamente all'indirizzo https://vocabolario.atliteg.org/lemmario (a oggi, 23.05.2025, annovera 386 lemmi), parla Sergio Lubello nel suo contributo a questo volume.

da Giovanni Dondi dall'Orologio (Chioggia, ca. 1330–Abbiategrasso, 1388), «la più forte personalità culturale del secondo Trecento padovano» (Folena 2015b, 314): professore universitario di medicina, astronomo, geniale inventore del primo orologio planetario dell'Occidente medioevale,[13] amico intimo, corrispondente e *princeps medicorum* del Petrarca (cf. Pesenti 1992 e, sui lasciti al Dondi stabiliti dal testamento petrarchesco, Forner 2023). Pareri favorevoli all'autografia di **Mc** di autorevoli studiosi apparivano, in tal senso, dirimenti (Zorzanello 1985, 337: «Ritengo tutto il codice autografo del Dondi»; Folena 2015c, 342 nota 11, con *retractatio* di considerazioni precedenti: «ricette autografe di Giovanni Dondi e corrispondent[i] in tutte le particolarità grafiche al [Marc. Lat.] XIV. 223»).[14]

Ne conseguiva che anche **Ve**, in forza sia dell'identità di mano con **Mc** – codice che taluni, peraltro, credettero vergato da un'unica mano attiva in momenti diversi (cf. §4) – sia della sua originaria provenienza codicologica, venisse giudicato autografo di Giovanni Dondi.[15]

L'accettazione dell'autografia dondiana di **Ve** diveniva il punto di partenza – il vizio di fondo? – delle ricerche d'una storica dell'alimentazione come Marina Scopel, che rinunciava a indagini di carattere paleografico o filologico («Non è obiettivo di questo lavoro voler accertare o verificare ipotesi assai complesse di datazioni storiche o di attribuzioni»: Scopel 2006, 7) dichiarando di fondarsi, per un aspetto importante quale la cronologia di **Ve**, sull'ipotesi formulata da Odile Redon (cioè che il frammento risalisse al primo quarto del sec. XIV).[16] Nell'introduzione alla sua trascrizione del frammento la studiosa mirava a

13 Capolavoro della meccanica medioevale, da Enrico Morpurgo (1960, 26) paragonato addirittura alla *Commedia* dantesca per sofisticazione concettuale e di costruzione, il marchingegno è stato illustrato *ex post* dallo stesso Dondi nel *Tractatus Astrarii* «nel quale matematica, dinamica, astronomia e filosofia si accordano in un'armonia indissolubile». Dall'*Astrarium* del Dondi ha preso l'abbrivio Gianfranco Folena per un famoso saggio del '79, *L'orologio del Petrarca* (Folena 2002).

14 Gianfranco Folena (2015c) mutò parere e si convinse dell'autografia di **Mc** a séguito d'una suggestione, peraltro abbastanza indiretta, di Billanovich (1947, 345); la precedente posizione è espressa in Folena (2015b, 314–315): «mi sembra da escludere che nel codice Marciano compaia la mano di Giovanni Dondi, e la scrittura si direbbe posteriore d'una generazione». Paul O. Kristeller sembra aver compiuto un tragitto simile a quello di Folena, se è vero che nel 1967, nell'*Iter Italicum*, egli lasciava aperta l'ipotesi d'una supposta autografia di **Mc**, laddove invece in Kristeller (1955, 388) affermava recisamente che «non si tratt[a] di codice autografo come fu creduto da qualche studioso», bensì al limite d'idiografo.

15 Così ancora, seppur con margine di dubbio, in Paccagnella (2013, 77). L'articolo col quale Claudio Pelucani avrebbe espunto definitivamente sia **Mc** sia **Ve** dal catalogo autografico del Dondi, ampliando quanto già enunciato in Belloni (1982, 27 nota 31), sarebbe uscito appena un anno dopo l'edizione Scopel; cf. ora Berté (2025, 59–60) e §4.

16 Senza accorgersi, tuttavia, che questa datazione collide con l'idea d'un Giovanni Dondi copista se non addirittura compilatore delle dieci ricette recate da **Ve**.

ricostruire il «quadro alimentare in cui si muove il copista» – cioè, per lei, il Dondi – e il legame di **Ve** «con la realtà dietetica e gastronomica dell'epoca» (ivi, 7–8). Le dieci ricette tràdite da **Ve** venivano così interpretate come piatti, sì, ma soprattutto come rimedi o prescrizioni d'igiene alimentare, «perfettamente congruenti ai principi dietetici medioevali» e «finalizzat[e] alla prevenzione delle infezioni» (ivi, 14). Ne derivava una lettura si può dire orientata, se non «ideologizzata», del frammento Marciano, come fosse lo stralcio d'un ricettario di farmacopea, una pagina d'appunti scritti dallo stesso autore degli *Experimenta*: il Dondi, appunto.[17] La disamina storica di Marina Scopel si concludeva in modo perentorio: **Ve**, secondo la studiosa, manifesterebbe «in modo inequivocabile il suo carattere medico-dietetico a conferma che il copista della breve raccolta intenda suggerire, in coerenza con la propria etica professionale (di medico in questo caso), piatti elaborati *ad divitum* [*sic*] perfettamente rispondenti a precise norme alimentari ancora vitali alla fine del Medioevo» (ivi, 19).[18]

Le dieci ricette di **Ve** andranno ricondotte invece, senza dubbio alcuno, a una precisa famiglia di testi gastronomici molto antica (**Fi** ne è il primo rappresentante), diffusasi lungo tutta la Penisola dopo una trasmissione avvenuta probabilmente per via orale.[19] Si tratta d'una tradizione espressa soltanto in volgare (nei vari volgari italoromanzi) e anonima, che annovera, oltre a **Ve**, altri sette testimoni manoscritti e che è stata ribattezzata, in seno al *Progetto AtLiTeG*, «dei dodici commensali» (cf. Pregnolato/Cupelloni 2025, 4–7). Il dato, in relazione al testimone Marciano, è noto da tempo: furono infatti le ricerche di Bruno Laurioux (1994, 1799; 1996a, 269; 1996b, 40 nota 29; 1997, 53 e nota 4) ad ascrivere al gruppo «dei dodici commensali» anche il nostro frammento **Ve** (allora inedito), inserendo a buon diritto tale pergamena di riuso nel novero dei rappresentanti di questa filiera.[20] Lo studio di Redon/Bertolini (1993 [ma: 1995])

17 Gli *Experimenta* di Giovanni Dondi sono un trattatello di ricette mediche, ancora inedito, custodito a Padova, Biblioteca Civica, ms. C.M. 172, cc. 194r–198r (a. 1453), contenente «terapie per numerose infermità, con l'indicazione dei cibi considerati adatti e quelli invece da evitare» (Scopel 2006, 11).

18 Scopel (2006, 20 nota 49) ricorda anche che «Giovanni Dondi viene indicato, nella tradizione popolare, come l'importatore nel Veneto della gallina di razza padovana in conseguenza di un suo soggiorno in Polonia al seguito del padre, ma non esistono documenti validi in grado di suffragare questa ipotesi».

19 Lo notava già Scopel (2006, 8 e 16–17), che poi però lasciava in sospeso il discorso: «Ma la questione rimane ancora aperta, non essendo sufficientemente esaustiva e probante la documentazione finora conosciuta».

20 **Ve** invece non si trova censito in quella che Giovanni Rebora (1996, 24–52) chiama «famiglia toscana», né in Benporat (1996, 9–10; 1997). Gli studi di Laurioux smentiscono quanto

allegò poi la «prova regina», il riscontro testuale che ancora mancava: grazie al riconoscimento di talune identità nella seriazione delle ricette, e pur al netto dell'inevitabile mutabilità di dosi e procedimenti che i testi di cucina contemplano (e anzi quasi incentivano), fu possibile congetturare per via filologica la presenza d'un *Urtext* comune a tutti i testimoni «dei dodici commensali».[21]

Riproduco *infra*, con lievi ammodernamenti tipografici e minime correzioni o aggiunte dovute al riscontro dei manoscritti, una sezione dell'importante tavola sinottica con la quale Lucia Bertolini inaugurava, nel '93, l'applicazione della cosiddetta filologia delle strutture all'esame dei ricettari gastronomici del Medio Evo italiano (e di quelli «dei dodici commensali» in specie). Considerato il discorso che siamo venuti facendo fin qui, scelgo **Ve** come pietra di paragone per la collazione (fondino nero). La tabella si legge dall'alto verso il basso per ricostruire le identità macro-testuali, ma anche in orizzontale, per ripercorrere, attraverso quello che s'è riconosciuto essere un «criterio esterno – e tuttavia neutro ed oggettivo – secondo cui organizzare il materiale» (Bertolini 1993, 57), la disposizione cronologica dei codici «dei dodici commensali».[22]

Ripeto, per completezza di discorso, la datazione che è stata conferita ai ricettari qui collazionati nel corso del riesame del testimoniale manoscritto svolto per conto del *Progetto AtLiTeG*: **Fi** primo quarto sec. XIV; **Ve** ultimo quarto sec. XIV (cf. *infra*); **Bo** seconda metà sec. XIV; **Ba** secc. XIV–XV; **Lo** primo quarto sec. XV; **Ro** sec. XV ultimo quarto. Indico le edizioni cartacee nelle quali – al momento – si leggono i cinque ricettari che vengono confrontati con **Ve**, nell'attesa che nuove edizioni, uniformi nei criteri, vengano prodotte e radunate nel repertorio *I più antichi ricettari italiani di cucina (secc. XIV-XVI)*, vol. 2: *La tradizione «dei dodici commensali»*:[23] Pregnolato (2019, 257–277) per **Fi**; Bergonzoni (2006, 33–60) per **Bo**; Boström (Anonimo Meridionale 1985,

ha affermato Benporat (1997, 21 nota 16), cioè che nel 1987, quando Rebora pubblicò la prima versione delle sue indagini storiche, il frammento Marciano fosse ignoto.

21 In relazione alla tradizione bilingue del *Liber de coquina* cf. ora la *Tavola di raffronto delle ricette* in calce a Cupelloni (2025, 293–299). Preferisco parlare di *Urtext* piuttosto che d'antigrafo, perché questo termine presupporrebbe un ragionamento di tipo lachmanniano o stemmatico che coi libri di ricette risulta poco calzante.

22 Dalla cronologia dei testimoni manoscritti discende per questo tipo di testi, malgrado a rigor di metodo l'operazione sia altrimenti impropria, la cronologia dei testi. I numeri d'ordine delle ricette nella tabella sono quelli originari nei manoscritti (non quelli assegnati in sede d'edizione moderna sulla base delle ricette effettivamente superstiti), con il solo accorgimento che le cifre originarie, se romane, sono state convertite in arabe.

23 Pregnolato (in preparazione), nella collana *Iter Gastronomicum* di Olschki. Cf. intanto Pregnolato (2022a, 102–103) per il programma di ricerca, e il Corpus AtLiTeG (https://corpus.atliteg.org/elenco-opere) per edizioni digitali di tutti i codici, già allestite in funzione del VoSLIG.

32–48 [*Libro B*]) per **Ba**; Benporat (2011, 13–62) per **Lo**; Faccioli (1966, vol. 1, 61–105) per l'edizione non antologica di **Ro**.

Ricetta (titolo di Ve)	Fi	Ve		Bo	Ba	Lo	Ro
Blansmangier		1	= Ve1	1* e [134]	[20]	(4) e (6)	5*
Meliaci bianchi	39*	2*	= Ve2	30	(61)	(58)	41*
Blasmangier di pesse	40*	3*	= Ve3	[140]		93*	
Specie fine comunali		4	= Ve5				73
Specie dolci		5	= Ve6				74
Specie forti nere		6	= Ve7				75
Bianzazevero		7	= Ve8	[63]	19		69
Savore a fazano o a starne		8	= Ve9	[73]			
Savore rinforzato	67	9	= Ve10	[65]	18	16	67
Savore francesco	61	10	= Ve4			(90)	

LEGENDA:
* = dosi per 12 commensali.
( ) = incomparabilità formale delle ricette (ma loro identità sostanziale o della loro titolazione).
[ ] = presenza della ricetta solo nella tavola delle ricette che apre il codice (= indice), ma non nel testo (per lacuna meccanica o trascrizione omessa dal copista).
Fondino nero = ricette di **Ve**, qui prese come riferimento per il confronto «verticale» con gli altri cinque ricettari della tavola (accanto, dopo il segno d'uguale, numerazione delle ricette del frammento Marciano assegnata in Bertolini 1993).
Fondino grigio = seriazioni interne a un ricettario che trovano corrispondenza nella sequenza di **Ve** (il fondino corrisponde perciò al tratto continuo verticale che viene adoperato da Lucia Bertolini per rimarcare i parallelismi fra ricettari).

Spiccano, nel raffronto fra codici, le identità macro-sequenziali fra **Ve** e il veneziano **Ro**, i due testimoni veneti «dei dodici commensali» (fra di essi passa circa un secolo). La coincidenza di seriazione nelle ricette 73-74-75 di **Ro**, vale a dire la compatta terna di *specie* (= **Ve** 4-5-6), è ancor più notevole se consideriamo che **Ro** è l'unico ricettario della filiera a disporre le ricette secondo l'ordine alfabetico, non anzitutto per tipologia.[24] Il criterio alfabetico di **Ro** è uno dei segnali

24 L'ordine è unicamente «limitato, come è ovvio in epoca medievale, alla lettera iniziale» (Bertolini 1993, 53); la disposizione alfabetica «tend à l'interpréter comme une sorte d'aide-mémoire de cuisinier» (Redon 1993, 43). Un'ulteriore e analoga sequenza che assume particolare rilievo filologico è quella relativa a tre *torte*, la *parmesana bona*, l'*ungaresca* e quella *de Romania* 'd'Ormania' (**Ro** 112-113-114), perfettamente corrispondenti a **Fi** 17-18-19, anche nel numero dei convitati ideali (venti in **Fi** 17 = **Ro** 112, dodici in **Fi** 18-19 = **Ro** 113-114).

– lo sottolineava già Bruno Laurioux (1996a, 269) – del fatto che la tradizione dei «dodici» tendeva ormai, verso il tramonto del Quattrocento, a esaurire le proprie peculiarità e quelle specificità che in antico s'erano presentate come le più caratterizzanti (penso per esempio alla registrazione distesa e precisa delle dosi). Come ha ben notato Lucia Bertolini (1993, 53–54), la serie **Ro** 73-74-75 serve a ricostruire un dato storico che si mostra assai probabile, il fatto cioè che, «pur all'interno della riorganizzazione alfabetica del materiale, Ro dipenda da sequenze che egli trovava già nella tradizione», al pari del più antico **Ve**.[25]

Resta tuttora allo stadio di suggestione, per quanto si tratti di un'ipotesi fascinosa, l'idea avanzata da Odile Redon secondo la quale i testi culinari «dei dodici commensali», prodotto della «brigata spendereccia» e ghibellina di Siena, sarebbero giunti nel Veneto per tramite del senese Niccolò de' Bonsignori (non Niccolò de' Salimbeni), identificato dalla studiosa nel «Niccolò che la costuma ricca | del garofano prima discoverse» (*If* XXIX 127–128), podestà a Padova durante il primo semestre del 1300.[26] «Pour organiser les banquets de

---

Cf. in proposito Bertolini (1993, 54): «Tornando alla sequenza Ro 112-113-114, pare dunque molto più verisimile che quella serie compatta all'interno dell'ampia sezione riservata da Ro alle torte e ai tortelli sia il resto di un ordine precedente conservato a dispetto della ristrutturazione generale in base al criterio alfabetico. Infatti è vero che Ro 112-113-114 sono ricette di torte a base di pollame (o di pollame e carne di maiale combinate), ma se questo criterio di accorpamento è confermato in Fi 17-18-19 dal fatto che Fi 16 (*morteruolo*) e Fi 20 (*torta fresca*) sono anch'esse ricette che utilizzano polli e capponi, esso è incoerente con il già verificato comportamento di Ro che, nella sezione 94–114 dedicata alle torte, alterna casualmente torte a base di pesce (Ro 94 e 97), di vegetali (Ro 95, 98, 100, 101, 102, 105, 107, 108, 109), di carne (Ro 99, 104, 110 e 111)».

25 Identica osservazione in Redon (1993, 43): «la présence de certaines recetts oblige à le considérer comme dérivé du même modèle que le fragment de la Biblioteca Marciana, mais bien plus loin de l'original». Peraltro Laurioux (1996b, 40 nota 29), che recuperava la datazione di **Ve** assegnata dalla Redon («inizio XIV secolo») pur riportando in modo errato la segnatura («Lat. XIV, 32 n° 142»), sottolineava che queste tre ricette 73-74-75 «non si trovano da nessun'altra parte [fuorché in **Ro**] e del resto non presentano i tratti formali che contraddistinguono la tradizione dei Dodici ghiotti».

26 Il dato è registrato, sotto l'anno MCCC, negli *Annales Patavini* (nella redazione del ms. Parma, Biblioteca Palatina, HH V 63; edizione in *Rerum Italicarum Scriptores*, 188), qui sfruttati da Redon (1993, 44 e nota 32). Male interpreta le parole della studiosa Bruno Laurioux (1996a, 269), che fa risalire la podesteria padovana di Niccolò di Bonifazio Bonsignori al 1279, anno invece della sua nomina a cavaliere; non accenna al trasferimento in Veneto del Bonsignori il profilo biografico di Catoni (1971). Sulle due possibili identificazioni storiche del *Niccolò* dantesco, già affioranti nell'antica esegesi al poema, cf. la sintesi di Anna Martellotti (2005, 158 e nota 53). Il più recente e molto ampio commento di Luisa Ferretti Cuomo (Alighieri 2022, 775) parla unicamente di Niccolò de' Salimbeni in veste d'introduttore dell'uso gastronomico del chiodo di garofano (non così Giorgio Inglese in Alighieri 2016, 348).

Padoue, Niccolò n'aurait-il pas éprouvé le besoin de faire copier les recettes du cuisinier de sa compagnie siennoise?» (Redon 1993, 45).

4 La mano e la datazione di Ve

Per datare la mano di **Ve** – e perciò, nella prospettiva lessicografica del VoSLIG, la lingua e il lessico di **Ve** –, occorre introdurre la già menzionata miscellanea *olim* Morelli 11, attuale Venezia, Biblioteca Marciana, Lat. XIV 223 (4340), risalente alla fine del Trecento.[27] «Insigne antologia»; «una traiettoria culturale europea *sub specie civitatis*, entro una prospettiva marcatamente municipale»; «codice di eccezionale significato per la storia della cultura veneta e del primo umanesimo latino e volgare»; «un *iter* dall'età comunale del primo Trecento a quella signorile e al Petrarca»: in questi termini è capitato a Gianfranco Folena, nel suo continuo ritornare a **Mc**, di qualificare quest'importante manoscritto.[28]

Mc, in effetti, è un vero e proprio «cibreo di rarità» (Pelucani 2007, 56), e la sua unicità si riverbera in almeno due aspetti: da un lato, nel ridurre *ad unum* «tre momenti fondamentali nella storia delle lettere padovane del Trecento: il protoumanesimo comunale, del quale quel manoscritto offre retrospettivamente una delle testimonianze capitali; l'interesse antiquario e scientifico del Dondi; il Petrarca volgare e il primo petrarchismo cittadino» (Folena 2015b, 316); dall'altro lato, nell'accostare latino e volgare – anzi, nell'ordine corretto: volgare e latino –, come pure tipologie testuali diverse che spaziano dalla

---

27 Cartaceo, mm 291 × 220, cc. I + 78 + I′, integralmente digitalizzato in *Internet Culturale. Cataloghi e collezioni digitali delle Biblioteche Italiane*, https://www.internetculturale.it/jmms/iccuviewer/iccu.jsp?id=oai%3A193.206.197.121%3A18%3AVE0049%3ACSTOR.244.14208&mode=all&teca=marciana. Non avendo visionato direttamente **Mc**, ricavo i dati codicologici da Mezzetti (2013, 218), avvertendo che il numero di fascicoli qui individuati (nove: 1^{10}, 2^{16}, 3^{10}, 4^{8}, 5^{6}, $6\text{-}7^{8}$, 8^{7}, 9^{5}) non coincide con l'assetto descritto in Pelucani (2007, 59), che conta invece sette fascicoli (1^{10}, 2^{16}, 3^{10}, 4^{8}, 5^{2}, 6^{22}, 7^{10}); dalle riproduzioni digitali è difficile valutare, ma mi pare che Mezzetti ricostruisca la fascicolatura più probabile. Si fa urgente, come si può intuire, la necessità d'una descrizione articolata e dettagliata, esterna e interna, di **Mc**, che ancora manca (lo notava già Perucchi 2016, 131 nota 1); suppliscono al momento, per i contenuti latini, il *Database mediolatino* di *MIRABILE – Archivio digitale della cultura medievale*, https://www.mirabileweb.it/manuscript/venezia-biblioteca-nazionale-marciana-lat-xiv-223—manuscript/2657 e, da ultimi, Pelucani (2007, 59–61) e Russo (2023–2024, XXXIII–XXXIV, con ulteriore bibliografia).

28 Folena (2015b, 313, 316; 2015c, 342–343). Impiego la sigla **Mc** già adoperata da Elena Maria Duso in Quirini (2002) e da Russo (2023–2024). Il celebre ms. è citato anche, nella letteratura di settore, con la sigla **M**.

poesia all'epistolografia all'annotazione erudita.[29] È già stato notato che tanto la parte in volgare dello zibaldone **Mc** quanto quella latina si chiudono con la produzione extra-scientifica di Giovanni Dondi dall'Orologio, rispettivamente rime e *dictamina* prosaici, «il che sta a significare che la silloge è in funzione di lui e del suo rapporto col Petrarca» (Folena 2015c, 343).

Lungo tutto il codice **Mc**, trasversalmente alle sei sezioni testuali che vi si individuano (cf. Pelucani 2007, 60–61), s'alternano – e lo notarono per primi Domenico De Robertis (1963, 497), Neal W. Gilbert (1977, 322–329) e Annalisa Belloni (1982, 26) – due mani in minuscola cancelleresca. Un dato è ormai pacifico, dopo le ispezioni di Claudio Pelucani: si tratta, per l'appunto, di due copisti distinti, non piuttosto (come pure alcuni ritennero: Morpurgo 1893–1894, 135 nota 1; Duso in Quirini 2002, XXXI) d'uno stesso scriba all'opera in due occasioni diverse, ancorché vicine, della sua attività scrittoria. Parimenti, è stato ormai accertato, dopo una *querelle* bisecolare che ha visto nomi d'illustri studiosi propendere *pro* o *contra* l'autografia di **Mc**, il fatto che nessuna delle due mani appartenga al Dondi: il confronto incrociato con gli autografi certi e la caratterizzazione della grafia del Dondi che Mirella Ferrari ha eseguito per gli *Autografi dei letterati italiani* ci danno, in proposito, un grado assoluto di sicurezza.[30] Ciò non toglie che la miscellanea Marciana debba essere ricondotta a

---

29 Quest'ultima è rappresentata dal cosiddetto *Iter Romanum*. L'*Iter* (**Mc**, cc. 45–46 [sezione IV]; edizione di riferimento: *Codice Topografico*, vol. 4, 65–73), monotestimoniato, adespoto e anepigrafo, è un *cahier archéologique* che riporta la descrizione e la trascrizione, più o meno dettagliata, di antiche epigrafi classiche e post-classiche incontrate nel corso d'un viaggio verso l'Urbe. La paternità dell'*Iter*, lungamente assegnato al Dondi (sin dai tempi del Morelli e dello Zorzanello) specie in forza di un'annotazione iniziale, «Hec retuli dum de Roma redii in tabellis scripta» a c. 45r nel margine superiore, oggi assegnabile alla mano *M*², è stata di recente messa in dubbio da Giulia Perucchi (2016, 132–133), che ha definito quest'attribuzione «un resistente, grave equivoco», oltreché «del tutto autoschediastica». Petoletti (2020, 383 nota 7) ha però chiosato, più di recente: «La questione non mi sembra ancora risolta in via definitiva e dovrà essere ripresa».

30 Gli autografi di Giovanni Dondi dall'Orologio sono cinque (seguo, sintetizzando, Berté 2025, 60–61, e cf. comunque Perucchi 2017, 136 nota 1): (1) Mantova, Archivio di Stato, Archivio Gonzaga, busta 169 [E XLIX 3], c. 232: commendatizia a Ludovico Gonzaga per il medico padovano Giovanni Francesco datata Pavia, 28 gennaio 1382 (edizione Petoletti 2020, 403–404 nota 41); (2) Padova, Archivio di Stato, Fondo notarile, busta 80, c. 188r: testamento datato 4 luglio 1371 autenticato dal notaio Ottone di Marostica (edizione Gloria 1888, vol. 2, 88–89); (3) Padova, Biblioteca Capitolare, D 39: *Tractatus astrarii*, redazione A, *post* 1364 (prima edizione critica: Petrucci 1960, con perizia paleografica che riconosceva come autografa la mano *P*¹ del correttore del testo e di conseguenza, ma erroneamente, dichiarava autografa anche *M*²); (4) Padova, Biblioteca del Seminario Vescovile, 358, codice composito (autografe le cc. 2r-4r, 16r-19r col *De fontibus calidis agri Patavini*); (5) Venezia, Biblioteca Nazionale Marciana, Lat. VIII 17 (2819): *Tractatus astrarii*, redaz. C, a. 1397, inedito.

un àmbito vicinissimo al medico, forse direttamente al suo scrittoio personale (di **Mc** come d'un «testimone 'domestico'» ha parlato infatti, con felice espressione, Vecchi Galli 1991, 618).[31]

Se, con Claudio Pelucani, sigliamo M^1 e M^2 le mani che si avvicendano in sincronia nella stesura di **Mc**,[32] possiamo sintetizzare la loro alternanza nel modo che segue.

– M^1 (mano principale): cc. 1–26 (= sezione I), 35v (la carta appartiene alla sezione II, che contiene le *Rime* di Giovanni Dondi), 37–78 (= sezioni III-VI).

È una mano «più innovativa» di M^2 dal punto di vista paleografico, ancorché «frettolosa» e «sciatt[a] quanto a qualità della scrittura» (rispettivamente Monti 1985, 74 e Pelucani 2007, 68), datata al primo Quattrocento da Pelucani: il che sarebbe già sufficiente a escluderne l'autografia (ivi, 67). Sempre Pelucani ha ipotizzato che M^1 possa essere riconosciuta come la mano d'uno dei figli di secondo letto di Giovanni, Gian Galeazzo (1380-*ante* 1428) oppure Gabriele (1382-*post* 17 agosto 1428), per spiegare in tal modo il facile accesso che il compilatore di **Mc** – un parente? – dovette avere alle carte originarie del Dondi.

M^1 trascrive, fra le altre cose, le *Rime* – adespote – di Giovanni Quirini, primo imitatore veneto di Dante e cognato del Dondi (cc. 9r-23r: Quirini 2002), l'*Iter Romanum* (cc. 45–46 = sezione IV), le *Epistole* di Giovanni Dondi rivolte a vari destinatari (cc. 47–68, sezione V), i *Versus ad Affricam* del Boccaccio (cc. 25r-26r, su cui cf. Piacentini 2016) e otto sonetti adespoti e anepigrafi (cc. 23r-24v), per alcuni dei quali Daniele (2006) ha avanzato un'ipotesi attributiva a favore dello stesso Dondi (cf. ora Perucchi 2017 per la decifrazione del sonetto *Cesaro goditore et porcho grasso*).

---

31 Cf. già Folena (2015a, 302) e Duso (Quirini 2002, XLVI-XLVII). Come si diceva, il codice **Mc**, padovano (sec. XIV ex.), proviene da una cerchia molto vicina a quella del Dondi, probabilmente proprio da casa sua «per quanto [confezionato] con scarsa attenzione e generale incomprensione della grafia di Dondi» (Pelucani 2007, 75). Cf. ora la sintesi di Mezzetti (2013), che muove dalla ricostruzione storiografica e dalla disamina paleografica di Pelucani (2007), cui si sono aggiunte in séguito le prove «testuali» contro l'autografia di **Mc** fornite in Casarsa (2011, 172 e nota 18) e poi in Perucchi (2016: in quest'ultimo studio, peraltro, vengono offerti ulteriori argomenti a favore della derivazione di **Mc** da materiali già presenti sullo scrittoio del Dondi). Russo (2023–2024, XII), forse sulla scorta di un'antica considerazione di Kristeller (cf. nota 14), si spinge a postulare l'idiografia di **Mc**.

32 Mezzetti (2013) denomina le mani, rispettivamente, *A* (= M^1) e *B* (= M^2); di recente Russo (2023–2024, XXXIII) è tornata al sistema di sigle di Claudio Pelucani. La contemporaneità d'azione dei due copisti sarebbe dimostrata dalla c. 35v, vergata da M^1 benché la carta si trovi all'interno del fasc. 2, che è steso da M^2 («a meno di pensare ad una pagina lasciata bianca da M^2», ipotizza Pelucani 2007, 75): cf. appena oltre.

– *M*² (mano secondaria): cc. 27–35r, 36.

È una mano trecentesca «di foggia più arcaizzante» (Pelucani 2007, 60). È già stato riconosciuto come tratto separativo delle due mani il *ductus* della *r*, sistematicamente arrotondata in *M*¹ ma non in *M*².

In pratica, *M*² stende per intero e soltanto la sezione II, recante, come si diceva, i testi poetici dondiani. Le *Rime* sono l'unica opera tràdita da **Mc** che viene esplicitamente ricondotta al nome di Giovanni Dondi: la c. 27 funge infatti da copertina della raccolta poetica in volgare con l'epigrafe «Soneti q(ui)dam mag(ist)ri Joh(ann)is de Dondis Paduani civis et d(omini) Fra(n)cisi [*sic*] Petra‹r›che» (= *Rvf* 244 e 302).[33] La filigrana *huchet* 'corno da caccia' presente in queste carte e non negli altri fascicoli del codice è databile *post* 1387 (Briquet 7731).[34] Non è stata smentita finora – e anzi acquista sempre maggiore vigore – la suggestiva ipotesi di Vittorio Lazzarini (1969, 259), ripresa da Carla Maria Monti (1985, 75 nota 13), in base alla quale si potrebbe intravedere in questa sezione II il nucleo primigenio di **Mc**: le cc. 27–36, in altre parole, come sembrerebbero comprovare la filigrana e la grafia più risalente, costituirebbero un'unità codicologica autonoma, il fascicolo più antico della raccolta, forse l'unico allestito vivo il Dondi, identificabile con il «libelus quidam in quo sunt sonnecti vulgares et aliqua alia» di cui parla il lascito testamentario del medico padovano al lemma nr 95 (Lazzarini 1969, 266).[35]

---

33 Le *Rime*, di cui **Mc** è relatore sostanzialmente unico, sono state pubblicate da Antonio Daniele (Dondi 1990), che ripropose in larga parte la rara edizione di Antonio Medin (Dondi 1895). L'insufficienza ecdotica di questo studio è stata notata da più parti, e per questo l'edizione Daniele, al momento insostituita, dev'essere letta in parallelo con le osservazioni e le integrazioni proposte in Daniele (2006, 398–401) e con le prime recensioni al libro (Gresti 1991; Vecchi Galli 1991; Luparia 1992), in attesa che venga stampata la Tesi di Dottorato di Milena Russo (2023–2024) nella quale il testo delle *Rime*, debitamente commentato, è fissato a partire dall'apografo Marciano. All'edizione Daniele è dedicato l'intervento di Donato Gallo – *Paralipomeni dondiani* (*in margine alle «Rime» di Giovanni Dondi dall'Orologio*) – tenuto all'Accademia Galileiana di Scienze, Lettere ed Arti in occasione delle *Due giornate di studio in memoria di Antonio Daniele* (*1946–2023*): https://www.youtube.com/watch?v=Oq-hiVIGeq8 (cf. ora gli Atti in Formentin 2025, nei quali manca però il contributo di Gallo).

34 In Briquet, vol. 2, il gruppo nel quale compare tale filigrana va dal nr 7705 (Milano, 1367) al nr 7746 (Grandson?, ca. 1420). L'origine è senza dubbio italiana, e la filigrana è largamente documentata in area milanese (ricordo che il Dondi fu nel Ducato di Milano, a Pavia, fra il 1362 e il 1365, e poi ancora dal 1379 alla morte): il tipo *huchet* compare a Milano a partire dal 1367 e non oltre il 1391 (Briquet 7734). In termini assoluti, il Briquet non registra il tipo iconografico dopo l'anno 1420.

35 Annoto a margine che in quest'inventario dondiano, che oltre a centodieci libri elenca anche arredi e utensili per la mensa di straordinaria ricchezza e suntuosità, figura anche al nr 80 una «sentencia Zanbonini de Gaço»: sul suo *Liber de ferculis et condimentis* cf., nell'ordine, Carnevale Schianca (2001); Martellotti (2001); Carnevale Schianca (2002).

Ebbene, dal confronto di **Ve**, antica coperta di **Mc**, con quest'ultimo manoscritto emerge che la mano corsiva che esempla **Ve** è *M*^{1}.[36] Le somiglianze sono evidenti: a volerne censire alcune, oltre a quelle già elencate in Pregnolato (2022b, 1033 nota 40), annoto la *V* maiuscola a bandiera, la *z* e la *x* eseguita in un tratto con «pancia» arrotondata sul lato destro. «Certo, è difficile pensare ad un lavoro su commissione: *M*^{1} non è un professionista e parallelamente anche la presenza di ricette di cucina di sua mano sulla pergamena che un tempo rivestiva il codice M [scil. **Mc**], porterebbe a pensare che il lavoro sia stato commissionato e svolto in un ambito domestico o addirittura per uso personale. Chiunque fosse, *M*^{1} certamente aveva a disposizione le carte della famiglia Dondi dall'Orologio» (Pelucani 2007, 75).[37]

Poiché *M*^{1} è la mano che stende le ventotto *Epistole* dondiane, epistole comunque mancanti d'ordine cronologico e prive d'un criterio ordinatore tematico (basti pensare che la lettera XXVIII fungerebbe in realtà da proemio),[38] e poiché ad alcune di tali epistole si può assegnare una datazione certa, talora *ad annum*, in base ad alcuni elementi interni, ne discende una possibile datazione anche per il nostro frammento culinario. Un quadro bibliograficamente aggiornato dell'epistolario dondiano che pone opportunamente l'accento sui riferimenti storici e prosopografici interni ai testi è oggi in Petoletti (2020). Da questo studio si ricava anzitutto una forte concentrazione di scrittura epistolare da parte del Dondi fra gli anni Settanta (cf. per esempio le lettere I [*ante* 1371], II [1374], X [*post* 13 luglio 1370] e XXIV [1372]) e gli anni Ottanta (cf. per esempio le lettere III [*ante* 1384], VI [*ante* 1383], VIII [*ante* 1382], XII [*ante* 1386], XIII [1383] e XXIII [*post* 1386]), e poi, in seconda istanza, si ricava che la più antica epistola di **Mc** (la lettera XXVII *magistro Guidoni* da Bagnolo) è del 26 dicembre 1366, mentre la più recente (per forza di cose anteriore alla morte del Dondi, 1388), la lettera XII *fratri Gulielmo de*

36 L'identità paleografica mi viene confermata dalle nuove perizie di Marco Petoletti (comunicazione orale del 06.05.2025) e di Martina Pantarotto (comunicazione scritta del 03.07.2025). Cf. già Belloni (1982, 27 nota 31) e Mezzetti (2013, 219; a 218 un'immagine a colori della c. 42v di **Mc** dalla quale emergono nitidamente i tratti peculiari di *M*^{1}).

37 Questa citazione precisa indirettamente quanto era stato dichiarato dallo studioso (ivi, 64), nell'assegnare – in maniera un po' elusiva e generica – le ricette culinarie di **Ve** alla «stessa mano di M», senza ulteriori distinzioni fra *M*^{1} e *M*^{2}. Un'analoga provenienza da casa Dondi ha ribadito, in linea con Guido Martellotti e Gino Belloni, Malandrino (2017, 16 e 267) a proposito del ms. Venezia, Biblioteca Nazionale Marciana, Lat. XIV 202 (4294), una miscellanea di poetica e retorica che tramanda, fra le tante cose, anche alcune rime dondiane.

38 Alle ventotto lettere tràdite da **Mc** se ne somma una ventinovesima a Gasparo Squaro relata dal ms. Città del Vaticano, Biblioteca Apostolica Vaticana, Vat. Lat. 5223, cc. 134r-135r: cf. Petoletti (2020, 392). L'epistolario dondiano resta, nel suo complesso, ancora inedito.

Cremona, è databile *ante* 1386: con ogni probabilità M^1 deve aver copiato le lettere dondiane dopo questa data limite.

A causa delle forti somiglianze grafiche fra **Ve** e le epistole latine, anche la stesura di **Ve** può essere fatta risalire a questo medesimo periodo: possiamo parlare, prudentemente, di ultimo quarto del Trecento. Inoltre, credo che la datazione della mano M^1 assegnata da Pelucani (sec. XV in.) possa essere leggermente rialzata senza per questo smentire le valutazioni qualitative che ne sono state date. Non vedo grossi ostacoli, infatti, a una caratterizzazione grafica di M^1 che la collochi sullo scorcio del sec. XIV, in perfetta sintonia dunque con la datazione (ultimo Trecento, appunto) conferibile a M^2, la mano minoritaria che opera sulle membrane della miscellanea Marciana in assoluta contemporaneità e prossimità «domestica», per dir così, con M^1.

L'*expertise* paleografica sul frammento Marciano, in sostanza, incrociando gli elementi temporali desumibili dall'epistolario dondiano, consente d'abbassare la datazione dell'antica coperta di **Mc** dal primo quarto del Trecento, dove arbitrariamente la collocava Odile Redon, all'ultimo quarto del secolo – e forse, con maggiore precisione, intorno agli anni '80.

5 Nota linguistica

In questo §5 offrirò alcuni dati derivanti dallo spoglio linguistico del nostro scampolo di ricettario. Quel poco che finora è stato detto intorno alla lingua di **Ve** coincide con un rilievo d'ordine stratigrafico: nel frammento Marciano si riconoscono e convivono, sovrapposti, due differenti sistemi linguistici, uno toscano e uno veneto. Si tratta di un'osservazione fatta da Lucia Bertolini ma espressa da Odile Redon (1993, 43 e nota 26) trent'anni fa all'interno del saggio bilingue che le due studiose scrissero a quattro mani: **Ve** «a été copié dans la première moitié du XIVe siècle, en toscan mais par un scribe de Vénétie» – e questa è una «condivisibile ipotesi» anche secondo Lubello (2016, 76 nota 13). È capitato poi che il sintagma «de Vénétie» 'del Veneto' impiegato dalla Redon venisse mal tradotto come 'di Venezia', e che si attribuisse perciò allo strato veneto del nostro ricettario una qualifica linguistica altamente geolocalizzante, che andrà invece verificata.[39] Peraltro, l'originaria provenienza della per-

39 Chissà, forse perché indotti dal fatto che il frammento è conservato a Venezia – ma anche a me è capitato in passato di parlare sbrigativamente della lingua di Ve come di volgare veneziano, per esempio in Pregnolato (2019, 235 nota 45). Per una sintesi dei caratteri linguistici originari e peculiari del veneziano medioevale cf. Tomasin (2010, 29–33; 2015, 166–168); resta imprescindibile il panorama complessivo procurato da Stussi (2005a),

gamena da casa Dondi, cioè da un contesto padovano, rappresenta un dato non trascurabile anche nella valutazione linguistica del frammento Marciano.[40]

Se lo strato toscano pare potersi ulteriormente circoscrivere alla zona della Toscana centrale, più difficili risultano l'esame dialettologico dello strato veneto e una sua eventuale «localizzazione forte».[41] Da un lato, infatti, l'esiguità del materiale linguistico, considerato lo stato altamente frammentario del ricettario, non permette di rintracciare fenomeni e forme che gioverebbero senz'altro alla determinazione d'una varietà vernacolare rispetto alle altre: basti, per dire, l'assenza in **Ve** d'un morfema quale la terminazione dell'indicativo presente di 2ª pers. (cf. Castro 2019) che, se sigmatica, avrebbero ricondotto facilmente e con ogni evidenza alla Venezia dei secc. XIII–XIV. Dall'altro lato, rimane vero quanto è già stato sottolineato, anche di recente, a proposito degli ostacoli che sempre s'incontrano nell'ascrivere un testo tardo-medioevale a una specifica area del Veneto su base strettamente linguistica.[42] E poi in **Ve**, lo si diceva in apertura, agisce il diasistema, e la provenienza settentrionale del copista, filtrando «dall'alto» sull'antigrafo toscano «dei dodici commensali», ha sì finito per alterarlo, ma senza impedire una risalita dal basso molto forte del fiorentino originario.

---

oggi integrato dalle *Dieci avventure d'archivio* di Formentin (2018). È sicuramente molto ben caratterizzato in senso veneziano, benché resti ancora privo di un'escussione linguistica completa, il *Libro per cuoco* **Ro**, appartenente come **Ve** al gruppo «dei dodici commensali». La cucina padovana ha invece la sua più estesa testimonianza nel poderoso ricettario tardo-quattrocentesco di Sheffield, Ruskin Gallery, Collection of the Guild of St. George, R. 3550, edito la prima volta in Benporat (2012) e fatto oggetto di studio recente in Scopel (2017; 2025).

40 È per questo che sarà proprio ai coevi testi di lingua padovana che si guarderà prioritariamente, in ottica contrastiva. In questa *Nota linguistica* limiterò i riscontri col veneto medioevale ai lemmi fondamentali, e in special modo agli studi linguistici delle prose di carattere pratico (per un disegno dello sfondo culturale, testuale e linguistico coevo cf. Tomasin 2009 e Cecchinato 2014), dando particolare risalto, come dicevo, alla cinquantina di testi padovani d'età carrarese (1366 ca.–1380) riuniti da Lorenzo Tomasin nei TPd. È implicito il rimando alla letteratura secondaria (studi «classici» quali, per esempio, Stussi 1995) che, di volta in volta, viene sfruttata negli studi che qui si citano; ad essa aggiungo le più recenti acquisizioni documentarie trecentesche – debitamente commentate dal punto di vista linguistico – di Serena Rovere (2020) per Padova e di Francesca Panontin (2022; 2025) per Treviso.

41 Ho già adoperato e discusso questa nozione in Pregnolato (2022b, 1021–1023), prendendo le mosse da riflessioni teoriche di Vittorio Formentin.

42 Cf. per esempio Panontin (2016, 59 nota 1); sulla nozione di «veneto antico», anche come *diasistema*: Tomasin (2019).

Anticipo qui, prima di presentare i dati,[43] un'osservazione riepilogativa che discende da una riconsiderazione finale e complessiva dello spoglio. Non sembra di poter riscontrare, fra i tratti assegnabili all'ipoteca settentrionale – alla koinè veneta –, un numero consistente di elementi linguistici che inconfondibilmente «sanno di padovano» trecentesco (attingo l'espressione da Formentin 2018–2019, 236), in linea quindi con la provenienza codicologica del frammento, né di veneziano. Restringendomi ai soli comparti della fonetica e morfologia, temo di poter citare come sintomatiche solo la forma (metafonizzata?) *pulli*, la conservazione di *-ar-* intertonico e le condizioni dell'apocope vocalica. Tra questi tre fenomeni, solo l'ultimo è forse quello davvero rilevante ai fini d'una determinazione geolinguistica, perché *pulli* resta un caso isolato e il mantenimento di *-ar-* è un tratto genericamente anti-fiorentino. Credo dunque di dovermi risolvere a favore d'una definizione genericamente veneta dello strato settentrionale del diasistema, rinunciando a una sua caratterizzazione ulteriore e specifica.

Alla luce della disamina dialettologica che segue e di quanto detto al §4 a proposito della ricostruita cronologia di **Ve**, confermerei oggi, nella prospettiva del VoSLIG, la datazione che già avevo assegnato al frammento Marciano in occasione dell'allestimento del Corpus AtLiTeG («Sec. XIV ultimo quarto»),[44] ma preciserei invece il campo *Collocazione geografica* della scheda testuale informatica, che designa al momento una sola area regionale («Veneto»). Sulla scorta di quanto viene fatto all'Opera del Vocabolario Italiano con alcuni testi del Corpus TLIO di provenienza non univoca, opterei ora per una indicazione geolinguistica multipla e mista (area specifica + area generica), benché mai impiegata dall'OVI: «fior.-ven.», o al limite, direzionando l'azione del copista, «fior.>ven.».[45]

---

43 Il simbolo ~ servirà a introdurre i controesempi. Nella documentazione linguistica riproduco le parentesi tonde che risolvono le abbreviazioni solo se la cosa risulta opportuna ai fini del discorso, ma generalmente le elimino. Se vengono riportate abbreviazioni bibliografiche di testi antico-italiani che sono state assegnate dall'Opera del Vocabolario Italiano e sono in uso nel TLIO, è sottinteso il rinvio, per il loro scioglimento, alla BTV (*Bibliografia dei Testi Volgari*: http://pluto.ovi.cnr.it/btv/).

44 La scheda AtLiTeG è in *open access* (pubblicata online il 12.01.2022) all'indirizzo https://corpus.atliteg.org/opera/frammento-marciano/7.

45 Più azzardata, infatti, sarebbe una determinazione «fior.-padov.»/«fior.>padov.». Segnalo a margine che «tosc.-padov.» risultano, nella BTV dell'OVI, due soli testi: Ant. da Tempo, *Rime* (ed. Grion), 1332 (ms. di Padova, Biblioteca del Seminario, cod. 4, sec. XIV ex.) e, soprattutto, il *Fiore di virtù tosco-padov.*, XIV sm., relato dal ms. Firenze, Biblioteca Medicea Laurenziana, Gaddi rel. 115, cc. 7r-47r, copia padovana d'un testo di provenienza bolognese (cf. Formentin 2002, 11 nota 13); «tosc.>padov.» è invece la ballata anonima *S'e' ho rasom*, c. 1368. E ricordo infine che quattro dei complessivi otto manoscritti «dei dodici commensali» sono in vol-

5.1 Grafia

⟨x⟩ = [z], grafismo caratteristico delle *scriptae* settentrionali, compare in posizione intervocalica – e non è mai primario – in *braxa* (< **bras-/brasi̯-*: LEI, vol. 7, 175–229) A.15, A.35, *rixo* A.7 (~ *riso* A.10, A.14, A.29, A.31, A.34) e *roxata* A.17; in *fazano* (< PHASIĀNUM) B.19 ⟨z⟩ equivale a ⟨x⟩ nel rendere la sibilante sonora, esito «normale in tutto il Veneto» (TPd, 143 §47) del nesso -SJ-. Per il resto, in **Ve** c'è sempre e solo la scempia ⟨z⟩ (mai ⟨ç⟩) in rappresentanza dell'affricata alveolare, di grado debole o forte a seconda dei casi (cf. §5.3): gli esempi in cui si presenta il grafema ⟨z⟩ (tot. 44 occ.) sono *bianzazevero*, *faza*, *fazano*, *luzo*, *meza -o*, *onza -e*, *peza -e*, *ranzi*, *rinforzato*, *sagnazo so- su-*, *stazato*, *terza*, *unza -e*, *zafarano*, *zucharo*.

In *tolii* ('procùrati', imperativo) A.7 si trova *-ii* in luogo di *-i*.[46]

In quindici casi compare la grafia doppia ⟨ss⟩ = [sː]: *essere* A.18, A.37; *grassi* A.22; *grosso* A.29; *lesso* part. pf. A.32, B.20; *lissare* A.12; *pesse* 'pesce' A.27, A.32, A.35; prep. *presso* A.35; *rassutto* A.11; agg. *spesse* A.30; avv. *spesso* A.35 (*ispesso* A.16).[47] Hanno valore palatale i digrammi ⟨ce⟩, con 16 occ. (*aceto* B.17, B.32, C.3; *cenamo* B.2, B.7, B.22, B.28, C.2; *cener* B.29; *cuocere* A.26, A.34; *dolce -i* A.37, B.5; *francesco* C.1; *noce* B.9, B.12), e ⟨ge⟩, con 6 occ. (*gengevo* B.2; *gengiavo* B.6, B.14, B.22, B.28; *strugere* A.12). I due digrammi non documentano mai il valore velare come accadrebbe invece in veneziano: ⟨ce⟩ e ⟨ge⟩ s'affiancano cioè ai trigrammi, parimenti attestati in **Ve**, ⟨cie⟩ e ⟨gie⟩, che hanno 3 occ. ciascuno: *specie* B.4, B.5, B.10; *blansmangier* A.6, B.27; *giengiavo* C.2.

Per ⟨ch⟩ = [k] (13 occ. davanti a vocale centrale, 21 davanti a vocale palatale) do l'elenco esaustivo dei casi, tutti aderenti a una fonetica di tipo toscano:[48] (+ *a*) *biancha* A.18, A.37; *tincha* A.29; *zucharo* A.8, A.16, A.17, A.28; *zuch(a)ro* A.35–36, A.36, B.16, B.25, B.30, C.3; (+ *e/i*) *anch(e)* A.24; *bianch(e)* A.18; *bianchi*

gari toscani: **Fi**, **Lo** (entrambi schiettamente fiorentini) e **Bo**; l'altro testimone fiorentino, gemello di **Lo**, era un tempo custodito alla Bibliothèque Internationale de Gastronomie di Sorengo sotto la segnatura MS 19 (cf. ora Pregnolato 2025 per il suo ritrovamento a Doha).

46 La doppia vocale finale *-ii* viene rintracciata anche in un testo padovano coevo a **Ve** pubblicato fra quelli raccolti da Tomasin nei TPd, 93 §8 (*Patti tra Bartolomeo da Brazzolo e Boniacopo*, ca. 1375: *mii*, *ognii*, *plantonii*) oltreché nelle *Disposizioni testamentarie in volgare padovano* (a. 1386) edite e commentate da Formentin (2019, 198–199), ma non possiamo escludere, nel nostro caso, che non si tratti di doppia vocale e che ⟨li⟩ sia piuttosto un digramma.

47 Vero è, però, che anche a Padova ⟨ss⟩ fra vocali è soluzione ben diffusa per la sibilante sorda intensa: TPd, 91 §7.

48 Anche nei documenti padovani degli anni '60–'70 del Trecento sondati in un saggio apripista di Alfredo Stussi (1998, 460) la velare sorda + *a/o* è resa sempre con ⟨ch⟩, mentre, parallelamente, [ʧa] = ⟨ca⟩.

A.19; *che* A.34; *ch*(*e*) A.20 (2), A.21, A.24, A.25, A.26 (2), A.32 (2), A.33, A.34.[49] Mai ⟨ch⟩ davanti a vocale velare o nel nesso labiovelare, reso con ⟨qu⟩, mentre ⟨gu⟩ rappresenta [g^{w}]. Per *pinochi* A.29, A.36 e *spichi* B.15, C.2, se la lingua del copista dovesse essere veneziana (cf. TVe, XXIV §4.1), potrebbe ritenersi ancora possibile che il digramma testimonî l'esito palatalizzato del nesso secondario -CL-, una pronuncia cioè in affricata prepalatale sorda che Crifò (2016, 244) sente di non poter escludere del tutto ancora nei *Diarii* del Sanudo, assai più tardi del nostro frammento (aa. 1496–1533). Propendo però per una realizzazione di tipo toscano in [c] (= /k/). Mancano in **Ve** attestazioni di ⟨gh⟩.

⟨gli⟩ sembrerebbe rappresentare la laterale palatale intensa (a Padova – e non solo – ⟨gl(i)⟩ ha valore d'affricata palatale sonora: cf. TVe, LI-LII §7.5; TPd, 88 §3; Crifò 2016, 244–245), soluzione preponderante e quasi esclusiva in **Ve**: *agli* B.15, C.3; 30 occ. di *togli* imperativo; *tovaglia* A.31. Possono essere considerati cultismi *meliaci* A.19, *meliore* A.20 e *tovalia* A.11; il lemma *folio* 'olio aromatico vegetale' B.9, stando al TLIO s.v. *folio*, compare, oltreché in toscano (**a** *Antidotar Nicolai* volg., XIII ex. [fior.]; *Palladio* volg., XIV pm. [tosc.]; **a** *Piero de' Crescenzi* volg. [ed. S. Eugenia], XIV [fior.]), anche in due testi veneti: **f** *Tariffa pesi e misure*, p. 1345 (venez.) e nel *Serapiom* volg., p. 1390 (padov.). Notevole il caso di *tolgi* A.8, A.10, A.12 e del suo corrispettivo dittongato *tuolgi* A.20, con l'allografo ⟨lgi⟩ che potrebbe essere interpretato come un grafismo settentrionale, in effetti largamente attestato nella *scripta* veneziana ancora in Marin Sanudo (dov'è variante di resa d'un suono allogeno, [ʎi]: cf. Stussi 2005a, 70; Crifò 2016, 245); per *falgi* imperativo 'falli!' cf. § 5.5.

Meno rilevante il caso del digramma ⟨gn⟩, che è soluzione esclusiva per la resa della nasale palatale, con 6 occ. in tot.: *istamigna* A.10; *ogni* B.4; *sagnazo* A.22; *sognazo* A.8, A.13; *sugnazo* A.16.

Emerge poi nella *scripta* di **Ve** una certa patina culta, che si manifesta, ancorché temperatamente, nel nesso ⟨ct⟩ = [t:] (*dricto* A.15; *lacte* A.13, A.14 ~ 2 occ. di *latte* A.14, A.33 e una occ. di *late* A.34; *strecta* A.18),[50] nella congiunzione copulativa *et* quando scritta a tutte lettere (64 occ. in tot.), nell'esclusività delle scritture *aqua* (7 occ.) e *libra* -*e* (8 occ. in tot.), nella forma in grafia etimologica *spitiale* A.11 (su cui cf. Crifò 2024, anche per la chiusura di *e* protonica di cui al §5.2). Il termine *specie* 'spezie', per la sua sistematicità di attestazione in **Ve**

49 Già notava Tomasin che mentre nel padovano del Trecento «la vocale palatale finale provoca l'assibilazione della consonante velare della radice in *amixi* [...] non si ha invece palatalizzazione dopo consonante in *bianche* [...]» (TPd, 163 §68).

50 In opposizione a un buon numero di esempi con ⟨tt⟩, fra i quali segnalo soltanto *petti* pl. A.12, forma non plausibile in fonetica veneziana (che presenta invece *peti* sg. e pl.: cf. TVe, LXII–LXIII e nota 80; Formentin 2004).

(3 occ.: B.4, B.5, B.10), non può essere certo spiegato per dimenticanza della cediglia, segno che peraltro – lo s'è detto – non compare mai nel nostro frammento; la scrizione andrà interpretata come un latinismo grafico che potrebbe celare una realizzazione in affricata, di cui potrebbe dare conferma la coppia verbale *stazato* A.31 ~ *staciare* A.12. Infine, il grafema iper-grecizzante ⟨y⟩ (= [j]) è riscontrabile unicamente nei dittonghi dopo vocale *a*/*o* e in fine di parola (cf. TPd, 93 §8), all'interno delle forme dell'indicativo presente di 2ª pers. *ày* A.26 (2), A.32, A.33, A.34 (~ *ài* A.24), *puoy* A.32 e *vuoy* A.6, A.19, A.27, B.19.

5.2 Vocalismo

Si segnalano subito le forme provenienti da Ĕ e Ŏ latine che rispondono al dittongamento cosiddetto spontaneo (fa il punto sul veneziano Baglioni 2016):[51] per [jɛ] *indrieto* A.36; *insieme* B.15, C.3; *lievito* A.20, A.21 (~ 1 occ. di *levito* A.23); *tienlo* A.15; manca il dittongo in *intere -i -o* (probabilmente da *INTĬGRUM: EVLI s.v. *intero, intiero*) A.9, A.36, C.2; per [wɔ] *buone -o* B.3, B.28, B.32; *cuocere* A.26, A.34; *fuoco* A.13 (2), A.23; *puote* A.20 (~ *pòe* A.37, forma che mantiene intatto l'esito di Ŏ); *puoy* A.32; *tuolgi* A.20; *vuole* A.37, B.17 (~ *vòle* ridotto A.18); *vuova* (< ŎVUM < ŌVUM) A.22; *vuoy* A.6, A.19, A.27, B.19.[52] Non avviene mai in **Ve** la contrazione dei dittonghi a semplici vocali, *ie* > *i*, *uo* > *u*, «una peculiarità del padovano» (TPd, 105 §19).

In **Ve** potrebbe essere ricondotto alla metafonia per condizionamento da Ī, fenomeno praticamente assente nel veneziano (TVe, XXXVII §5.4) ma di cui Padova si configurerebbe come il centro irradiatore entro il Veneto antico, specialmente nel settore dei pronomi, dei nomi e dei verbi (la 5ª pers. dell'indicativo presente -ĒTIS), soltanto un lessema: il sostantivo maschile plurale *pulli* B.18 (~ *pollo* sg. A.33). Direbbe Stussi che su *pulli* «grava il dubbio del latinismo» (ivi), ed è così, anche se la tendenza del copista di **Ve** a una grafia che latineggia pare, in termini generali di sistema, piuttosto limitata (cf. §5.1); considerata l'opposizione col sg. *pollo*, tenderei a non sottovalutare del tutto quest'esempio con vocale alta, che resta purtroppo irrelato vista la generale assenza, in **Ve**, di

51 Escludo dal novero, ovviamente, il gallicismo *maniera* A.20.

52 Il quadro del dittongamento spontaneo in sillaba libera nel padovano trecentesco, ove si sarebbe instaurato relativamente tardi, «nel corso del sec. XIV», è in TPd, 103–105 §18; ivi (103–104) s'osserva che «le forme dittongate convivono con quelle intatte in proporzioni bilanciate quanto ad Ĕ, mentre per Ŏ prevalgono decisamente le forme intatte. [...] Il dittongo da Ŏ si rileva solo in otto testi (il più antico del 1364) e riguarda perlopiù esiti del suffisso -ŎLU».

forme metafonetiche utili a confortare il dato.[53] Tuttavia, va detto che l'esempio altrettanto isolato di *figato* B.20 (< FĪCĀTUM: cf. EVLI s.v. *fegato*),[54] con una sola attestazione – in alternanza con quella appena successiva di *fegato* B.21 – spiegabile come forma semidotta che conserva l'esito di Ī ma lenisce la velare sorda intervocalica, potrebbe essere un secondo caso di conservazione della vocale etimologica e un argomento a favore dell'interpretazione di *pulli* come parola dotta. Nessun dittongo metafonetico da [ɛ]/[ɔ] è documentato nel nostro frammento: forse per scarsezza di materiale linguistico conservato, ma forse anche perché nel padovano di tardo Trecento – il veneziano e il lidense la presentano in dosi limitatissime: è tratto fonetico della Terraferma (TVe, XXXVIII–XXXIX § 5.4) – la dittongazione condizionata delle medio-basse sarebbe già stata pienamente sopravanzata da quella spontanea (cf. TPd, 102 e nota 58).

L'anafonesi fiorentina dello strato «basso» del diasistema è testimoniata, per il I tipo innanzi a fono palatale, in *istamigna* A.10;[55] per il II tipo innanzi a nasale velare, in *tincha* A.29; *lungo* A.34 (~ *longo* A.25); *perverlungo* B.8, B.12, B.22; *unto* A.25 (per estensione analogica).

Per l'innalzamento in iato primario riporto i due casi di *sia* A.20, A.25 (per la vocale palatale) e *due* A.7, A.14, A.26 (per quella velare).

Presenta il passaggio [o] > [u] in contesto nasalizzante *unz*(*a*) -(*e*) < ŬNCIA(M) (B.6, B.7, B.11 ~ *onz*(*a*) -(*e*) A.29, B.1, B.2 [2]): si tratta d'un tratto settentrionale che nel veneziano è attestato in misura parziale (Tomasin 2015, 167), in particolare nella terminazione *-un* < -ONEM. Tuttavia la forma *unza* e le sue varianti grafiche e flessionali, se ricercate nel Corpus TLIO, appaiono solidamente attestate in veneziano.[56]

53 Quali sarebbero stati i dimostrativi maschili plurali tipo *quilli*. Non è di grande conforto la forma *pullastri* presente in un *Inventario di terre* padovano pressoché contemporaneo a Ve (1379 ca.: TPd, 69 l. 19), trovandosi qui la vocale *u* in posizione pretonica.

54 Venez. *figà* < *figao*: cf. VEV s.v. *figà*; Esposto (2022, 69–71). «Tipica del Padovano è invece la riduzione *-ào* > *ò*» (TVe, XXXVI §5.2); cf. più in generale, sugli incontri vocalici prodotti dal dileguo della dentale in padovano, fenomeno più esteso rispetto alla norma veneziana, TPd, 111–117 §23.

55 Per la forma *sugnazo* (< *sugna* < AXŬNGIAM) A.16 (~ *sagnazo* A22, con assimilazione a distanza; *sognazo* A.8, A.13), in assenza in Ve di un'attestazione di *sugna*, penso a una chiusura vocalica in protonia piuttosto che a una forma anafonetica analogica.

56 Cito i testi del Corpus TLIO che la attestano (ma, beninteso, occorrerebbe verificare caso per caso che la lezione non sia frutto d'uno scioglimento di compendio abbreviativo): *Doc. venez.*, 1270 (2); *Doc. venez.*, 1278/79 (3); *Doc. venez.*, 1278/79 (3); *Lett. venez.*, 1303; *Lio Mazor, Appendice* 1312 (venez.) (ma cf. Tomasin 2001 e Castro 2023, 60–62); *Zibaldone Ricc.*, XIV pi.di.; *Zibaldone da Canal*, 1310/30 (venez.). Altre occ. venete si hanno in testi

Quanto al vocalismo atono, segnalo il mantenimento costante di *ar* intertonico in *zafarano* con le 3 occ. B.3, B.6, C.2,[57] e postonico in *zucharo* con 10 occ.: A.8, A.16, A.17, A.28, A.35–36, A.36, B.16, B.25, B.30, C.3. Credo che qui sia lo strato veneto ad agire: il padovano infatti tendenzialmente conserva *ar* protonico, e Tomasin in TPd, 120 §26 dà numerosi esempi di *ar* intatto in posizione intertonica (per esempio *aparechià* [a. 1379] e *garofolli* [a. 1367]), pur parlando di «*ar* protonico».

L'innalzamento di *e* protonica si osserva in *lissare* A.12, *midolla* B.20 (~ *medolla* C.3), *ministrare* A.36, *mità* A.26 e in *spitiale* A.11 (in veneziano e in padovano «con maggiore frequenza e regolarità ciò avviene a contatto con elementi palatali»: TVe, XLVII §7.2, e cf. anche TPd, 118 §25). La chiusura in protonia è assente in *meliaci* A.19 e in *meliore* A.20.[58] Minoritaria e sporadica la mancanza di chiusura in sandhi esterno della preposizione *de* (13 occ. ~ 29 occ. di *di*).

Quanto al dileguo delle vocali atone finali dopo sonorante, commento qui i casi d'apocope di *-e* non succedanea di -AE pl. (mai apocope di *-o* in **Ve**):

dopo *n* in *be*(*n*) – se il *titulus* non è una contrazione sillabica – A.10, A.30 (3), A.31 (~ 23 occ. di *bene* scritto per intero); *bem* A.10 (nel sintagma *bem lavato* A.10–11); *fin aceto* 'fino' C.3;

dopo *r* in *blansmangier* (A.6, A.27), che però potrebbe essere semplicemente un gallicismo; *dar crudo* B.17; *far blansmangier* A.6; *far se puote* A.20 (~ *fare* intatto A.19, A.27, B.19), con salita del clitico di fronte a un verbo a ristrutturazione e sequenza infinito-clitico-verbo di modo finito (basti qui Stussi 2005b, 98–100); *cene*(*r*) B.29, parola non piana (nel sintagma *cene*(*r*) *calda* B.29–30, ma anche questa volta potrebbe trattarsi di contrazione della sillaba *-re* mediante *titulus* increspato). Sono molti però, in **Ve**, gl'infiniti verbali non apocopati, che mantengono salda la vocale finale; li elenco tutti: *bolire* A.15, B.26; *colar*(*e*) A.10; *cuocere* A.26, A.34; *fredar*(*e*) A.32; *lissare* A.12; *macinare* B.31; *ministra*(*r*)*e* A.36; *pestare* A.11; *sfilare* A.12, A.32; *staciare* A.12; *strugere* A.12.7. Il mantenimento di queste vocali finali può esser segno di toscanismo, ma non si scordi che «il padovano è caratterizzato da un limitato dileguo delle vocali finali» (TPd, 124 §30) e che

dell'ultimo quarto del Trecento: *Doc. ver.*, 1382 (2); *Serapiom* volg., p. 1390 (padov.); *Elogio Buzzacarini*, 1392/97 (padov.).

57 *Zafarano* compare tra le forme registrate nel VEV s.v. *zafran* (e cf. anche Esposto 2022, 128); la variante con mantenimento di *-o* aggalla già in un testo molto antico, *Tariffa venez.*, XIII sm.

58 In padovano la chiusura di *e* protonica, comunque non sistematica, avviene tendenzialmente in prossimità di fono palatale, compreso iod (cf. TPd, 118 §25).

in questa varietà del Veneto «la conservazione [di *-e*] è significativamente più estesa rispetto all'apocope [dopo *l*/*r*/*n*]», ancora nel dialetto moderno (ivi).[59]

Come si sarà notato, i troncamenti presenti in **Ve** dopo *n*, *r* non rispondono *in toto* alle condizioni veneziane del fenomeno, non motivate da condizionamenti fonosintattici (sintetizzando, con Stussi 2005a, 66 e Tomasin 2010, 30: a Venezia *-e*, quando non è marca del pl., cade dopo *l*/*n*/*r* semplici primarie, anche negli sdruccioli; *-o* cade dopo *n* in parole piane e dopo *l*/*r* entro i suffissi tonici *-er*/*-ol*). Ma le apocopi del frammento Marciano non sembrano accostabili *in toto* nemmeno al tipo padovano, nel quale *-e* cade solo dopo nasale; «la caduta di *-e* dopo *r* negli infiniti è limitata al caso in cui ci sia un nesso sintattico stretto (infinito dell'ausiliare + participio, *fare* causativo): [...] si tratta dunque di una regola sincronica di apocope colta, per così dire, al primo stadio – che necessita cioè, perché si realizzi, di un ben determinato ‹incentivo prosodico› – e non di un troncamento fonologizzato e lessicalizzato come in veneziano» (Formentin 2019, 200). Nel caso di due delle tre occorrenze d'infinito tronco censite *supra* (*dar crudo*, *far blansmangier*), il «nesso sintattico stretto» di cui parla Formentin sarebbe quello predicativo-argomentale che il verbo instaura con l'oggetto diretto (cf. anche Formentin 2018–2019, 232 nota 53: *far donaxon*, a. 1347) o col predicativo; nel lessema *blansmangier*, come dicevo, credo che l'influsso fonetico francese, evidente, si sia fatto vivo anche per quanto concerne il morfema finale apocopato. In buona sostanza, le condizioni dell'apocope non sembrano mostrare speciali indizi in senso padovano e direi nemmeno in senso settentrionale; si tratta, in tutti i casi, di troncamenti che potrebbero trovarsi senza difficoltà a Firenze o in Toscana: a conferma del fatto che abbiamo a che fare con un testo toscano cui il copista ha aggiunto una leggera patina veneta non meglio determinabile.

5.3 Consonantismo

Il passaggio [w-] germanico > [g^w-], diversamente dall'esito tipico del veneziano [v-] (TVe, LX §7.13), avviene in *guisa* A.32. Toscano è anche l'esito *poscia* < POSTEA B.31, con [ʃː] < -ST- davanti a vocale palatale, come pure il passaggio del nesso -LJ- a laterale palatale (cf. per esempio *agli* B.15, C.3; *tovaglia* A.31) e non a [j], soluzione più frequente in padovano (che non conosce [ʎ]), o a [ʤ], esito che ha poi finito per imporsi nel veneziano (cf. TPd, 144 §48).

59 «L'uso degli infiniti con *-e* conservato è anche oggi un immediato elemento di riconoscimento dei Padovani dagli altri Veneti» (TVe, XXXIV nota 21).

Merita una glossa a parte il lemma 'zenzero'. In **Ve** sono presenti le forme trisillabiche *gengevo* (B.2), *gengiavo* (B.6, B.14, B.22, B.28) e *giengiavo* (C.2), con due affricate palatali sonore. Sono tutti tipi fiorentini (Tomasin 2016, 63), anche in forza della *-o* finale, dato l'etimo *GĬNGĬBER; si ha invece *çençevro* (< ZĬNGĬBER) nel veneziano (VEV s.v. *zènzaro*) e nel padovano antichi. La vocale postonica della sillaba centrale in **Ve** non è mai velarizzata; la forma in *a* potrebbe spiegarsi economicamente per dissimilazione (ĭ-ĭ > [e]-[e] > [e]-[a]) o, come suggerisce Lorenzo Tomasin (che offre anche una terza possibile spiegazione, riprendendo un'ipotesi già di Heinrich Lausberg: ivi, 66), per influsso di gastronimi quali *cénnamo* e *sìsamo* che hanno *a* postonica. In *bianzazevero* di **Ve** (B.13), *-zevero* sembrerebbe attestare la tipica forma veneziana all'interno d'un composto (*-zevero* è dunque la forma aferetica di *zenzevero*?).

Fiorentina è la riduzione a iod di -RJ- in *mortaio* B.23 (a Venezia e nel Veneto nord-orientale, com'è noto, -ARJUM si risolve in **-airo* > *-er(o)*; a Padova e nel Veneto centrale in *-aro*). All'area italiana settentrionale fanno capo invece altri esiti: il nesso iniziale BL si risolve in [bj] nel già citato *bianzazevero* e nelle forme flesse dell'agg. *bianco -cha -che -chi* (A.18 [2], A.19, A.37, B.14, B.17), ma resta intatto in *blansmangier* (A.6, A.27), gastronimo conservativo della base fr. *blanc manger* (Cella 2003, 350).[60]

La lenizione intervocalica è presente in **Ve**, ma in modo bilanciato:

(velare) *sugo* < SŪCUS B.9, B.25, ma sempre *fuoco* A.13 (2), A.23 (al posto d'un virtuale *fogo*, ben attestato in testi documentari padovani databili intorno al 1379: TPd, 135 §39) e *poco -a* (10 occ. in tot.), agg./avv. della Toscana centrale che a Pisa/Lucca avrebbe facilmente presentato la sonora (cf. Castellani 2000, 295);

(dentale) del termine 'scodella' (< SCUTELLA(M) < SCUTRA) si trovano attestate in **Ve** tutte le tappe della trafila dal latino al volgare: *scutelle* A.14, latineggiante; *scudella* A.17 e *iscudelle* A.36, con la sonorizzazione e il mantenimento di [u] protonica originaria («il latino *scutella* presenta *-ŭ-*, mentre gli esiti romanzi testimoniano una *-ū-* per l'avvicinamento a *scūtum* 'scudo'»: EVLI s.v. *scodella*); *scodella* A.23, con lenizione della dentale e passaggio di Ŭ atona a [o]. È notevole l'assenza di sonorizzazione in [*noce*] *moscate* B.9, B.12, dove si registra anche l'accordo in *-e* del femminile plurale (cf. §5.5);[61]

60 Il veneziano, com'è noto, tende alla conservazione del nesso primario BL (TVe, LI §7.5) e a lasciare intatto pure il nesso CL; in **Ve** però abbiamo *chiara* agg. (A.10, A.30). Il padovano, come ha già rilevato Tomasin, sembra anticipare l'evoluzione dei nessi di bilabiale + laterale rispetto a Venezia e al Veneto settentrionale (TPd, 151 §55).

61 Non si colgono in **Ve** casi di dileguo di *-d-* < *-t-*, fenomeno che avrebbe altamente connotato il frammento in direzione padovana, essendo il fenomeno distintivo di questa varietà rispetto al veneziano (cf. TPd, 131–132 §37).

(bilabiale) P spirantizza in *peverlungo* B.8, B.12, B.22 (~ 4 occ. di *pepe* B.1, B.11, B.21, C.2) e in *savore* 'salsa' (B.16, B.17, B.19, B.23, B.27, B.32, C.1); vi si oppone *sopra* A.17 (*-vr-* a Padova: TPd, 136 §40). L'assenza della fricativa in *vianda* A.18 (~ *vivanda* A.37) è spia di gallicismo: cf. Cella (2003, 576–578).

Rinvia certamente alla Toscana centrale *pinochi* < PINŬCULI (A.29, A.36), tradizionale forma fiorentina per 'pinoli' (scalzata dal successo dell'uso collodiano come nome proprio): lo conferma la documentazione esclusivamente fiorentina censita nel TLIO s.v. *pinocchio*.[62] Gli s'affianchi, per l'esito secondario di -CUL- postonico, *spichi* < SPICULI C.2, B.15 (ma questa seconda occ. è oggetto d'emendazione editoriale).

Il gruppo latino SC passa in **Ve** a sibilante sorda ([s]/[s:], in luogo del toscano [ʃ:]): *pesse* (A.27, A.32, A.35), che s'affianca a *rassutto* A.11 (~ *asciuto* A.31).[63] Il passaggio alla sibilante sorda si verifica dunque in combinazione con vocali palatali e labiali (ma solo l'unione di SC con *e*/*i* è censita nei TPd, 153 §57).

Assibilazione (cf. TPd, 141–143 §§45, 47): si ha [ts]/[t:s] < CJ, in posizione intervocalica e dopo consonante nasale, in *faza* congiuntivo presente 3ª pers. A.21; *luzo* < LŪCIU(M) 'luccio' A.29; *stazato* < SETACIĀRE A.31; *unza* *-e* B.6, B.7, B.11; si ha [z] < -SJ- in *abrusato* B.21–22; *fazano* B.19 (con grafia ⟨z⟩ = ⟨x⟩: cf. §5.1); *casi* (< CASEĪ) A.21, A.24, A.26. A parte sta il caso di *ranzi* 'arance' in *sugo de ranzi* B.25, dall'ar. *nāranǧ* (LEI-Orientalia, vol. 2/9, 34.40), che presenta l'aferesi per discrezione; in veneziano è ben documentato il femminile *naranza* (VEV s.v.; Esposto 2022, 92–93) coi suoi derivati *naranzada* e l'odonimo *Naranzeria*. Foneticamente venete sono anche le forme *lissare* A.12, *pesse* A.27, A.32, A.35 e *rassutto* A.11, con [s:] al posto di [ʃ:].

Per l'«apparente labializzazione delle nasali in fine di parola» (Crifò 2016, 295) segnalo *-m* in *bem* (A.10), seguito in catena di frase, benché sia separato dal fine rigo, da una laterale alveolare in *bem lavato* A.10–11. È un caso isolato (conto 29 occ. tot. di *ben*, *-ne*) che potrebbe essere interpretato, al pari di quanto Tomasin fa con altri monosillabi padovani, come un fatto puramente grafematico (TPd, 155 §59):[64] ⟨m⟩ = ⟨n⟩, cioè come «grafie foneticamente equi-

62 La prima attestazione lessicale è in *Doc. fior.*, 1317. «Gli esempi di *pinocchio* (forma di più generale diffusione) che ho potuto raccogliere sono più tardi rispetto ai *pignocchi* del Libro della Mensa [...]. I *pignocchi* risulterebbero dunque documentati a Firenze prima dei *pinocchi*» (Frosini 1993, 132).

63 Anche Paolino Minorita, 1313/15 (venez.) attesta *assugandosene* (TLIO s.v. *asciugare* §0.4). Per l'etimo EXSŪCARE cf. Castellani (2009, vol. 1, 90–91).

64 Ma nei TPd, 155 §59 il passaggio *-n* > *-m* si verifica innanzi a consonante occlusiva bilabiale, dentale e velare; in Formentin (2018–2019, 232–233) *-n* > *-m* si registra davanti a occlusiva velare e dentale, sibilante, affricata alveolare. Nessun riscontro, insomma, di *-n* > *-m* prima d'una *l*.

valenti di un arcifonema nasale» (Crifò 2016, 207). Ricordo che *-m* si riscontra sia nel veneziano (TVe, LIX §7.11) sia nel padovano (ivi, nota 71); Francesco Crifò (2016, 297–299), richiamando quanto già argomentato da Nello Bertoletti (2005, 182–184 §31), propende per l'interpretazione di ⟨m⟩ non come rappresentazione di [m], ma come segnale grafico indicante o la nasalizzazione della vocale precedente oppure l'articolazione allofonica della nasale velare [ŋ].

Si registrano casi di scempiamento delle consonanti intense e la presenza, invece, di qualche esempio che attesta la consonante doppia:[65] *arosto* B.18, B.26, B.33; *batuto* A.25; *bolire* A.15, B.26; *coto* A.35 (~ *cotto* A.16, A.32); *fredare* A.32; *late* A.34 (~ *lacte* A.13, A.14; *latte* A.14, A.33); *quatro* A.7; *sotile* A.12, A.32; *spichi* < SPICULI (C.2, B.15, di cui la seconda occ. è oggetto d'emendazione editoriale); *strugere* A.12 (~ *istrutto* A.16, A.22). *Cenamo* è attestato anche in testi toscani (cf. TLIO s.v. *cennamo*). Gli imperativi *meti* B.25 e *metilo* A.25 s'alternano con *metillo* A.15 (e *metti* A.13, A.16 [2], A.33, B.23): sia in *metilo* sia in *metillo* si registra lo scempiamento della dentale ma, nel secondo caso, anche il mantenimento della doppia laterale etimologica nell'enclitico oggettivo di 3ª pers. maschile (cf. TPd, 173 §75 e *infra*, § 5.5). Lo scempiamento consonantico comunque non avviene in modo sistematico: cf. per esempio, oltre agli altri controesempi già riportati, *soffritte* A.17.

5.4 Fenomeni generali

L'assimilazione vocalica intersillabica è attiva in *garafani* A.18, B.3, C.2 (~ 6 occ. di *garofani* A.8, A.28, A.36, B.11, B.22, B.28). C'è una doppia dissimilazione terminale (della nasale bilabiale e della vocale) in *cardamone* < CARDAMŌMU(M) B.8, B.23 (qui di lettura incerta), nel quale non può escludersi l'influsso analogico dei sostantivi in *-one*; si tratta d'una forma già presente, oltreché in Toscana (e a Firenze in maniera quasi esclusiva: *cardamone* è anche in **Fi**), in area veneziana: nello *Zibaldone Ricc.*, XIV pi. di. (venez.) e nello *Zibaldone da Canal*, 1310/30 (venez.) si riscontra infatti *gardamoni*, con la sonora iniziale;[66] **Ve** attesta anche, una sola volta, *cardamono* B.29, con regolare mutamento in *o* di Ŭ (ma la lettura di *-o* è incerta). A una spinta dissimilativa potrebbe ricondursi anche *niciole* 'nocciole' B.29, benché esista un'antica variante radicale in *nic-* rappresentata ancora in AIS 1302. Dissimilazione fonosintattica assente nel sintagma articolato *l'altre* A.9.

---

65 In un paio di casi l'esito scempiato è successivo all'assimilazione del nesso intervocalico CT primario.

66 Cf. TLIO s.v. *cardomomo* §1. Il *Serapiom* volg., p. 1390 (padov.) ha 8 esempi di *cardamon* (Corpus OVI).

Ordinaria l'addizione di *i-* davanti a *s* impura: *iscudelle* A.36; *isfilate* A.15; *ispesso* A.16; *istamigna* A.10; *istrutto* A.16, A.22. La prostesi (di *v-*)[67] è anche in *vuova* A.22, senza controesempi; il rafforzamento dell'approssimante iniziale è condizionato, come ha dimostrato molto recentemente Balsemin (2024, 141), dal preliminare dittongamento di ŏ. Il fenomeno è presente in veneziano, ma si riscontra anche nella Toscana trecentesca d'area occidentale (cf. Castellani 1980, vol. 2, 297 nota 43; 2000, 310) e, a ben vedere, nel fiorentino della prima e della seconda metà del Trecento. Consistenti attestazioni fiorentine di *vuova*, databili con precisione al secondo quarto del sec. XIV (aa. 1344–1345), sono testimoniate dalla mano del camarlingo frate Bartolo nel *Libro di spese della Mensa dei Priori* (Frosini 1993, 141–142),[68] e credo che tali attestazioni debbano essere soppesate e valutate anche alla luce della contestuale presenza nel *Libro*, presso la stessa mano, della forma prostetica *vuve* 'uve' (ivi, 134: *vuve da Narni*), ritenibile non estranea al tipo fiorentino come forma espressiva e popolaresca. La presenza a Firenze di *vuova*, forma a lungo considerata un precoce occidentalismo (come pure potrebbe indurci a ritenere la dominanza pisana di occorrenze che ci viene restituita oggi da un'interrogazione per forme del Corpus OVI),[69] dev'essere – credo – vagliata tenendo anche nel debito conto il fatto che le prime apparizioni (tardo-duecentesche) di *vuova* stanno nel *Registro di Entrate e Uscite di Santa Maria di Cafaggio* (*Doc. fior.*, 1286–90, [1289]). Per quanto, nel caso di specie di **Ve**, la forma possa essere comunque ricondotta allo strato veneto, non mi pare affatto escludibile per *vuova*, data la situazione direi forte di contesto, un'etichetta fiorentina, che anzi sarei propenso ad assegnarle.

Epentesi e metatesi. A quest'altezza cronologica, *mandola -e* (tot. 4 occ.: A.7, A.9, A.13, A.17) non può ritenersi una forma di Firenze.[70] È nell'antico fiorentino, infatti, che sembra essersi introdotta quella *r* parassitaria che poi da *man-*

67 «Forse, più esattamente, passaggio della prima parte di *u̯-* a spirante labiodentale sonora» (Castellani 2000, 310). Ha precisato molto recentemente Balsemin (2024, 143–144 e nota 15) che «l'approssimante viene 'rafforzata' non modificandone la natura melodica ma propagandone la melodia ad una precedente posizione strutturale. [...] In sostanza, nella sequenza di due slot temporali associati a una melodia *w*, il primo slot temporale viene reinterpretato foneticamente come [v], ricorrendo quindi al segmento più simile all'approssimante dal punto di vista melodico».

68 «La mano β, di frate Bartolo, non presenta elementi che inducano a non ritenerla fiorentina» (ivi).

69 In realtà si tratta di molti esempi tratti da pochi testi; cito almeno questi: *Libro della natura degli animali* (A), XIII ui.di. (pis.); *Libro della natura degli animali* (C), XIII ui.di. (pis.); *Bestiario Tesoro* volg., XIII ex. (pis.); *Libro di ragioni*, XIV po.q. (pis.); *Stat. pis./sard.*, a. 1327; *Thes. pauper.* volg., XIV pi.di. (pis.). Cf. sempre Frosini (1993, 142).

70 *Mandola* è posto a lemma nel VEV (cf. anche Esposto 2022, 86–87).

drola (e in **Ve** è attestato anche *mandrole* A.28, A.30, A.33) ha condotto per metatesi a *mandorla* (-*e* B.14), «un'innovazione toscana» (Frosini 1993, 127 nota 1; cf. DELIN e TLIO s.v. *mandorla* §0.5). La metatesi – della vibrante postconsonantica – si registra anche in *indrieto* A.36, tipica forma toscana (Corpus OVI).

Per la caduta delle vocali finali cf. §5.2.

5.5 Morfologia

Notevole la presenza dell'articolo definito maschile sg. *el* (mai *ol* in **Ve**) nel sintagma *quando el lacte* B.14 (~ *il lacte* A.13, A.3); al pl. solo *i*, in 3 occ.: *i petti* A.12; *i due casi* A.26; *i garofani* B.28. La forma isolata *el* è però contraddetta da altre 8 occ. dell'articolo sg. *il*, tutte dopo vocale: *il bolore* A.34; *il gengiavo* B.14; *il lardo* A.23; *il levito* A.23; *il pesse* A.32; *il più sotile* A.32; *il riso* A.31; *il sognazo* A.13. Un'attestazione di *lo* articolo determinativo (preceduto da vocale e seguito da *s*- complicata) appare soltanto nel gruppo *a lo spitiale* A.11.[71]

Peza A.29 e *peze* A.29 (con riferimento al pesce, nel significato di 'trancio') non sono mai al maschile in **Ve** (e quelle femminili sono le forme più antiche, dal celtico **pettia*: cf. EVLI s.v. *pezza*). Per i nomi femminili della III declinazione latina (il tipo *la parte*/*le parte*) segnalo i sintagmi *buone specie comunale* B.3–4, *spe*[*c*]*ie fine comunale* B.1 e *II noce moscate* B.9, B.12, che presentano nomi col sg. e il pl. in -*e* (cf. già TVe, LXII §8.1; TPd, 164 §68 per i nomi, 166 §70 per gli aggettivi della II classe).

La preposizione *en* emerge in una sola occ.:[72] *en su la braxa* A.15; per il resto, si trova *in* con 4 occ. in tot.: *in una pentola* A.13; *in dricto* A.15; *in su la braxa* A.34–35; *in cener* A.29.

Notevole *ogni* (toscano) nella sequenza *ogni cosa* B.4, laddove il veneziano avrebbe *ogna* per il femminile (TVe, LXIV §8.2); a Padova invece il femminile del quantificatore può essere tanto in -*a* quanto in -*i*/-*ii*: TPd, 166–167 §70, 176 §79.

L'avv. *primamente* A.17 non presenta il suffisso -*mentre* così ben attestato nei testi pratici padovani (sebbene si trovi in oscillazione con l'uscita minoritaria -*te*: TPd, 167 §71) e in veneziano (TVe, LXIV §8.3).

Per il settore dei pronomi personali, annoto il proclitico impersonale *se* in *se puote* A.20 e *se vuole dar* B.17 (cf. TPd, 174 §75). Sottolineo poi l'enclitico OD di 3ª pers. maschile -*lo* in *dàllo* B.26, B.33, C.4; *metillo* A.15; *metilo* A.25; *fallo* A.11, A.26, A.32) e l'enclitico OI -*ne* in *serbane* A.9. Come già constatava Lorenzo Tomasin,

---

71 È noto che in veneziano *el* coesiste con *lo* solo verso la metà del sec. XIV (prima *lo* era impiegato in modo esclusivo: TVe, XLIV-XLV §6.4); nei TPd *el* è, nel complesso, predominante (ivi, 168–169 §73).

72 Anche nei TPd, 178 §80 una sola occ. nel *Formulario notarile volgare* del 1375 ca.

anche in **Ve** «i pronomi atoni che si accompagnano a un imperativo sono di norma enclitici, non solo quando ricorrano le condizioni della legge di Tobler e Mussafia» (TPd, 204 §101). A parte commento il caso di *falgi* 'falli!' in *Tolgi i petti de le galine, et falgi lissare poco* A.12, dove si può riconoscere l'enclisi dell'OD di 6ª pers. maschile *-lgi* < ILLI. Il clitico [ʤi], che è forma tipica di Padova, figurerebbe qui in un'occorrenza isolata – non c'è mai *gi* articolo o pronome in **Ve** – nella posizione dove per lo più lo presenta il padovano trecentesco, vale a dire, per l'appunto, in enclisi postverbale (cf. Formentin 2002, 19 e 28; TPd, 173 §75).

Notevole, infine, *-ve* enclitico avverbiale di luogo da IBI (nei TPd, 127 §32 è segnalato *ive*): *metive* B.25 (~ 8 occ. di *metivi* A.15, A.23, A.24 [3], A.35, B.16, C.3).

Morfologia verbale. Al di là del fatto che in **Ve** la 3ª pers. dell'indicativo presente di 'essere' è sempre *è* (mai, per dire, *xé*/*sé*), e al di là dell'imperativo di 2ª pers. del vb. 'togliere', per il quale è documentata in **Ve** una ricca polimorfia che s'è già documentata (quattro forme in tutto, di cui solo una dittongata: *tolii*, *togli*, *tolgi* e *tuolgi*), annoto qui soltanto i participi forti a suffisso zero da -ATU(M): *lesso* 'lessato' (A.32, B.20), *mondo* 'mondato' e sue forme flesse (A.10, A.29, A.30, A.36, B.14, B.15, B.29), *pesto* 'pestato' (A.31, B.20).[73] **Ve** attesta anche le forme toscane del participio perfetto debole, che mantengono intero il suffisso e non indeboliscono la dentale: *colate -o* A.23, A.30; *isfilate* A.15; *lavato -e* A.11, A.30, A.31; *levato* A.33; *macinato -e* A.30, B.21, B.24; *menato* A.23; *rinforzato* B.27; *roxata* A.17; *stazato* A.31; *stemperate* A.30. Non sono certo forme venete: si sa infatti che a Venezia resta l'incontro vocalico *-ao*, mentre a Padova < -ATU(M) si risolve in *-ò*/*-à* (TVe, XXXVI §5.2; TPd, 113 §23).

Per chiudere con una notazione morfosintattica, si osserva il rispetto della cosiddetta «legge Migliorini» (o «regola del Bembo») relativa al complemento di materia: *la farina del riso* A.14, A.34.

6 Edizione di Ve

6.1 Criteri editoriali

Pubblico il frammento Marciano in edizione conservativa, attenendomi ai criteri di séguito elencati.[74]

---

73 Potrebbe essere associato a questi casi anche il sintagma lessicalizzato *melograne* pl. (< *granate*) B.24.

74 Il repertorio *I più antichi ricettari italiani di cucina* che si sta allestendo, e che includerà nel vol. 2 la ristampa dell'edizione di Ve, prevede un alleggerimento e una generale semplificazione del «sistema Castellani» di trascrizione dei testi medioevali.

(a) Regolo modernamente le lettere maiuscole, l'univerbazione e la divisione delle parole vergate in *scriptio continua*; in particolare, univerbo gli avverbi in *-mente* e i sostantivi *bianzazevero* B.13 e *peverlungo* B.8, B.12, B.22, mentre scindo le preposizioni articolate quando scritte con *l* scempia.

(b) Distinguo l'ipergrafema ⟨u⟩; trascrivo sempre con ⟨i⟩ il segno ⟨j⟩ anche nei numerali in cifre romane (che stampo in maiuscoletto senza i puntini che li circoscrivono), mentre mantengo ⟨y⟩.

(c) Risolvo tutti i compendi fra parentesi tonde. M'attengo alle forme espresse a tutte lettere per la trascrizione della nota tironiana *7*, resa con (*et*) in forza della sua maggioranza statistica rispetto a *e* (rispettivamente 64 occ. di *et* ~ Ø esempi di *e*); quanto allo scioglimento del *titulus pro* nasale dinanzi a consonante bilabiale, in assenza di forme intere mi rifaccio all'uso moderno (dunque ⟨(m)p⟩): *diste*(*m*)*pera* B.24, *ste*(*m*)*pera* A.14, A.34, B.16, C.2 e *ste*(*m*)*perate* A.30. Anche nel caso di *zuch*(*a*)*ro* A.35–36, A.36, B.16, B.25, B.30, C.2 s'è prestata attenzione alle forme scritte a tutte lettere: *zucha*(*r*)*o* A.8, A.17 e *zucharo* A.16, A.28 (Ø occ. di *zuchero* esteso).

(d) Stampo con accento gl'imperativi di 2ª pers. *fà* (cf. Salvi-Renzi 2010, vol. 2, 1446) e *dàllo* (ma *tra'* A.36 = *trai* imperativo). Ricorro qua e là, dove mi pare opportuno e comunque in casi d'omografie o eventuali ambiguità, ad accenti oppure apostrofi disambiguanti: per esempio accento l'indicativo presente di 2ª pers. di 'avere' *ài*. Il punto in alto segnala la caduta fonosintatticamente legittima di consonante finale in *tolgi-· riso* A.10 (= *tolgi-l riso*), dove si noterà che l'articolo, dal punto di vista tipografico, viene saldato alla parola precedente attraverso un trattino (Castellani 1982, XVII nr 4).

(e) Nel dotare il testo di un'interpunzione moderna, distinguo gli accumuli nominali, che vengono semplicemente giustapposti, dalle enumerazioni frasali, che generalmente scandisco con segni di pausa (debole, media o anche forte).[75] Pertanto si potranno incontrare sequenze in accumulo come *Togli cenamo intero et giengiavo* (*et*) *garafani et zafarano* (*et*) *pepe alqua*(*n*)*to* (*et*) *alqua*(*n*)*ti spichi* | *d'agli* (*et*) *medolla di pane* C.2–3, e al contempo *Queste cose macina molto insieme,* (*et*) *ste*(*m*)*pera co*(*n*) *fin aceto,* (*et*) *metivi alq*(*ua*)*nto zuch*(*a*)*ro, et dàllo crudo* C.3–4.

(f) Inserisco in tondo fra parentesi quadre, [xyz], le integrazioni editoriali; i tre puntini fra quadre, [...], marcano una sequenza di lettere non più recuperabile. Le lettere stampate in corsivo sono quelle di più dubbia lettura (per esempio perché evanide).

75 Procedimento attuato nell'edizione critica di **Fi**: cf. Pregnolato (2019, 253).

(g) Riproduco a testo il rigaggio del ms., per rappresentare il quale mi servo di aste verticali singole.[76] L'asta doppia, ||, segnala il cambio di colonna. Numero solo le linee di scrittura 5, 10, 15, 20 etc. con cifre in neretto elevate a esponente.

(h) Di ciascuna ricetta evidenzio il titolo – o, nel caso eccezionale della ricetta nr 8, che è anepigrafa, il nome della pietanza oggetto della preparazione – mediante spaziatura tipografica. La numerazione moderna che conferisco alle ricette di **Ve** in cifre arabe, fra quadre, è progressiva, ma viene affiancata dalla sigla adoperata in Bertolini (1993, 59–61) in modo che resti fruibile l'imprescindibile *Tavola di raffronto delle ricette* dei «dodici commensali» ivi pubblicata.

(i) Le eventuali note in calce all'edizione della singola ricetta possono fungere da apparato critico. In particolare, vi si segnalano porzioni di testo che sono scritte nell'interlinea superiore; si stampano fra parentesi uncinate, ‹xyz›, le cassature di mano del copista.

6.2 Il testo

|**col. A**|

[1 = Ve1]

[6] Se vuoy far blansmangier p(er) XII p(er)sone |

Tolii tre libre di ma(n)dole (et) una libra (et) meza di rixo et quatro galine et due libre de | sognazo fresco (et) una libra (et) mezo di zucha(r)o et mezo quarto de garofani. Et tolgi | le ma(n)dole, (et) mo(n)dale bene, et serbane cinqua(n)ta intere, et l'altre fà macinare a maci|na co(n) aqua chiara (et) poca, et bene colar(e) co(n) istamigna. Et tolgi-· riso be(n) mo(n)do (et) bem | lavato a tre aque calde et bene rassutto co(n) tovalia, (et) fallo bene pestare a lo spitiale, (et) | bene staciare. Tolgi i petti de le galine, et falgi lissare poco, et sfilare sotile. Et fà strugere | il sognazo co(n) poco fuoco in una pe(n)tola p(er) sé. Et metti a fuoco il lacte de la ma(n)dola, et ser|bane due scutelle; et qua(n)do el lacte bolle bene ste(m)pera la farina del riso co(n) questo latte crudo, | et metillo a bol*i*re, et tienlo in dricto en su la braxa. Et metivi inco(n)tane(n)te le polpe isfilate, | et metti del sugnazo istrutto, et mestalo ispesso, (et) metti del zucharo qua(n)tità. Et qua(n)do è cotto | *poni* sop(ra) I scudella p(ri)mame(n)te aqua

76 Come indicato nell'edizione, la prima ricetta di **Ve** comincia col rigo 6, essendo preceduta da cinque righe sbiadite d'un indice (cf. §1). La col. C, che occupa la lunghezza d'entrambe le colonne A e B, si compone di sole quattro linee di scrittura.

roxata poca, la seco(n)da zucha(r)o, la terza mandole soffritte | bianch(e), la quarta garafani. Questa vianda vòle essere biancha come neve (et) strecta. |

[2 = Ve2]
Se vuoy fare meliaci bianchi |

La meliore maniera ch(e) far se puote p(er) XII p(er)sone: tuolgi tanto lievito ch(e) sia I pane, et tolgi | aqua ben calda poca, et mena molto questo lievito tanto ch(e) faza filo. Togli IIII casi grandi o VI | et bene grassi, et togli X *v*uova, et togli II libre de sagnazo fresco et bene istrutto co(n) poco | fuoco et bene colato. Et qua(n)do è molto menato il levito metivi suso farina qua(n)tità d'una scodella | picola, et metivi anch(e) aqua poca, (et) metivi III casi triti, et metivi mezo il lardo ch(e) tu ài. Et fà | questo batuto ch(e) sia longo, cioè molle, et metilo nel testo caldo no(n) troppo et bene unto, et | trita i· suso i due casi ch(e) tu ày bene triti et l'altra mità de· lardo ch(e) tu ày molto caldo, et fallo cuocere. |

23 vuova *preceduto da* ‹Vo› 26 bene triti *aggiunto in interlinea superiore*

[3 = Ve3]
Se vuoy fare blansma(n)gier di pesse p(er) XII p(er)sone |

Togli III libre di ma(n)drole, et togli meza libra di zucharo, (et) togli mezo quarto de garofani, et togli *III* | onz(e) di pinochi mo(n)di, et togli I libra di riso, et togli II peze di luzo grosso et I peza di tincha, et | togli le ma(n)drole bene mo(n)de (et) be(n) lavate (et) be(n) macinate (et) ste(m)p(er)ate co(n) aqua chiara bene spesse (et) be(n) col*ate*, | (et) togli il riso be(n) netto (et) ben lavato co(n) aqua calda (et) bene asciuto co(n) tovaglia (et) bene pesto (et) bene stazato. | (Et) togli il pesse ch(e) tu ày lesso (et) bene cotto, (et) fallo fredar(e), et sfilare il più sotile ch(e) *tu* puoy a guisa di pol|pe di pollo. Et togli il latte de le ma(n)drole ch(e) tu ày: le III p(ar)ti metti nel vasello netto. Qua(n)do è levato | il bolore, ste(m)pera la farina del riso che tu ày col late crudo ch(e) t'è rimaso, et fà cuoce(re) da lungo in su | la braxa, (et) mestal*o* spesso. Et qua(n)do è p(re)sso a coto metivi dentro le polpe del pesse et qua(n)tità di zuch(a)|ro, (et) tra' indrieto p(er) ministra(r)e. Et poni p(er) iscudelle zuch(a)ro (et) garofani interi (et) pinochi mo(n)di. Questa | viva(n)da vuole essere biancha qua(n)to pòe (et) dolce. ||

|**col. B**|

[4 = Ve5]

Spe[c]ie fine comunale

Togli I onz(a) di pepe et I | onz(a) di cenamo (et) I onz(a) di gengevo (et) I mezo quarto | de garafani (et) I quarto di zafarano. Queste sono buone | specie comunale ad ogni cosa. |

[5 = Ve6]

Specie dolci |

Togli I quarto di zafarano, (et) togli I unz(a) di gengiavo, | (et) togli I unz(a) di cenamo fino, (et) togli mezo quarto di | cardamo(n)e, (et) togli alqua(n)to pever*l*ungo, et togli alqua(n)|to *sugo*, (et) togli II noce moscate, (et) togli alqua(n)to folio. |

[6 = Ve7]

Specie forti nere |

Togli II unz(e) di pepe, (et) togli mezo quarto di garofani, | et togli alquanto peverlungo, (et) togli II noce moscate. |

[7 = Ve8]

Bianzazevero |

Togli il gengiavo bianco (et) ma(n)dorle bene mo(n)de, (et) alqua(n)| ti [s]pichi d'agli mo(n)di (et) salvia, (et) queste cose pesta insieme. | Et metivi alqua(n)to zuch(a)ro, (et) ste(m)p(er)a questo savo(r)e co(n) agre|sto *o* co(n) aceto bianco. Questo savo(r)e se vuole dar crudo | co(n) *a*(*r*)*osto* di caponi o de pulli. |

[8 = Ve9]

Se vuoy fare savore a fazano o a starne *t*ogl*i* del | figato loro *lesso* (et) bene pesto (et) midolla di pane abrusa|t*o* (et) bene nero (et) bene macinato col fegato loro et pepe | et peverlungo (et) cenamo (et) gengiavo (et) garofani et | cardamo(n)*e*. (Et) metti questo savo(r)e al mortaio (et) bene | macinato; diste(m)pera col vino de melograne o | co(n) *sugo de ra*(*n*)zi, (et) metive qua(n)tità de zuch(a)ro, et meti | a bolire, (et) dàllo co(n) q(ue)sto arosto. |

[9 = Ve10]
Savo(r)e r*i*nforzato |

Togli i garofani (et) buono gengiavo, cenamo | et uno poco di cardamon*o* (et) niciole mo(n)de in cene(r) | calda, (et) uno poco di crosta di pane (et) zuch(a)ro. Pesta | queste cose un*o* poco, et poscia le fà macinare co(n) | aceto. Et questo savore sì è buono co(n) qualu(n)que | arosto, et dàllo crudo. ||

|**col. C**|
[10 = Ve4]
Savo(r)e francesco |

Togli cenamo intero et giengiavo (et) garafani et *z*afarano (et) pepe alqua(n)to (et) alqua(n)ti spichi | d'agli (et) medolla di pane. Queste cose macina molto insieme, (et) ste(m)pera co(n) fin aceto, (et) metivi alq(ua)nto zuch(a)ro, | et dàllo crudo.

35 spichi *preceduto da* ‹spi›

7 Bibliografia

Delle fonti online finora e di séguito segnalate la data d'ultimo accesso è il 07.01.2026.

AIS = Jaberg, Karl/Jud, Jakob, *Sprach- und Sachatlas Italiens und der Südschweiz*, 8 voll., Zofingen, Ringier & Co., 1928–1940; NavigAIS: https://navigais.pd.istc.cnr.it/.

Alighieri, Dante, *Commedia. Inferno*, ed. Inglese, Giorgio, Nuova edizione, Roma, Carocci, 2016.

Alighieri, Dante, *Commedia. Inferno*, vol. 2: *Commento*, ed. Ferretti Cuomo, Luisa, Padova, Libreriauniversitaria.it, 2022.

Anonimo Meridionale, *Due libri di cucina*, ed. Boström, Ingemar, Stockholm, Almqvist & Wiksell International, 1985.

Baglioni, Daniele, *Sulle sorti di [ɔ] in veneziano*, in: Buchi, Eva/Chauveau, Jean-Paul/Pierrel, Jean-Marie (edd.), in: *Actes du XXVIIe Congrès international de linguistique et de philologie romanes (Nancy, 15–20 juillet 2013)*, vol. 1, Strasbourg, ELiPhi, 2016, 353–365.

Balsemin, Tommaso, *«VOVO» ovvero del trattamento di «wo» iniziale in veneziano*, Quaderni veneti n.s. 13 (2024) [= D'Onghia, Luca (ed.), *Parole in corso, a Venezia e altrove*], 137–161.

Belloni, Annalisa, *Giovanni Dondi, Albertino da Salso e le origini dello Studio pavese*, Bollettino della Società Pavese di Storia Patria, n.s. 36 (1982), 17–47.

Benporat, Claudio, *Cucina italiana del Quattrocento*, Firenze, Olschki, 1996.

Benporat, Claudio, *La cucina dei 12 Ghiotti*, Appunti di gastronomia 22 (1997), 5–22.

Benporat, Claudio, *Un ricettario inedito, il Ms. Add. 18165, «Libro di buone e delicate vivande» della British Library di Londra*, Appunti di gastronomia 65 (2011), 5–62.

Benporat, Claudio, *Il manoscritto R 3550 della Guild of St. George, Ruskin Gallery di Sheffield*, Appunti di gastronomia 67 (2012), 5–144.

Bergonzoni, Elena, *Due testi medievali di cucina nel manoscritto 158 della Biblioteca Universitaria di Bologna*, Bologna, CLUEB, 2006.

Berté, Monica, *Giovanni Dondi dall'Orologio* [con una *Nota sulla scrittura* di Mirella Ferrari], in: Azzetta, Luca, et al. (edd.), *Autografi dei letterati italiani. Le Origini e il Trecento*, vol. 2, Roma/Padova, Antenore, 2025.

Bertoletti, Nello, *Testi veronesi dell'età scaligera*, Padova, Esedra, 2005.

Bertolini, Lucia, *II. Problemi testuali dei libri di cucina. L'organizzazione del testo nella tradizione dei «XII ghiotti»*, in: Redon, Odile/Bertolini, Lucia, *La diffusione in Italia di una tradizione culinaria senese tra Due e Trecento*, Bullettino senese di storia patria 100 (1993) [ma: 1995], 47–81.

Billanovich, Giuseppe, *Petrarca letterato*, vol. 1: *Lo scrittorio del Petrarca*, Roma, Edizioni di Storia e Letteratura, 1947 [riproduz. anast. 1995, con *Indici* a cura di Paolo Garbini].

Briquet = Briquet, Charles-Moïse, *Les filigranes. Dictionnaire historique des marques du papier dès leur apparition vers 1282 jusqu'en 1600. A facsimile of the 1907 edition with supplementary material contributed by a number of scholars*, ed. Stevenson, Allan, 4 voll., Amsterdam, The Paper Publications Society, 1968: https://briquet-online.at/.

BTV = *Bibliografia dei Testi Volgari*, Istituto CNR Opera del Vocabolario Italiano, Firenze, 2019–: http://pluto.ovi.cnr.it/btv.

Carnevale Schianca, Enrico, *Il «Liber de ferculis et condimentis», un ricettario di cucina araba nella traduzione di Jambonino da Cremona*, Appunti di gastronomia 35 (2001), 5–60.

Carnevale Schianca, Enrico, *Ancora a proposito di Jambonino e del «Liber de ferculis»*, Appunti di gastronomia 38 (2002), 11–38.

Carnevale Schianca, Enrico, *La cucina medievale. Lessico, storia, preparazioni*, Firenze, Olschki, 2011.

Casarsa, Laura, *Giovanni Dondi e Francesco Petrarca. «Disputatio seu ludus»*, in: Bottari, Francesca, et al. (edd.), *Dignum laude virum. Studi di cultura classica e musica offerti a Franco Serpa*, Trieste, Edizioni Università di Trieste, 2011, 169–192.

Castellani, Arrigo, *Sull'atto lucchese in volgare del 1288* [1970], in: Castellani, Arrigo, *Saggi di linguistica e filologia italiana e romanza (1946–1976)*, vol. 2, Roma, Salerno Editrice, 1980, 286–302.

Castellani, Arrigo, *La prosa italiana delle Origini*, I. *Testi toscani di carattere pratico*, vol. 1: *Trascrizioni*, Bologna, Pàtron, 1982.

Castellani, Arrigo, *Grammatica storica della lingua italiana*, vol. 1: *Introduzione*, Bologna, il Mulino, 2000.

Castellani, Arrigo, *Nuovi saggi di linguistica e filologia italiana e romanza (1976–2004)*, ed. Della Valle, Valeria, et al., 2 voll., Roma, Salerno Editrice, 2009.

Castro, Enrico, *Il mantenimento di un tratto morfologico nel veneziano. Il caso della «-s» di seconda persona singolare*, La lingua italiana. Storia, strutture, testi 15 (2019), 21–41.

Castro, Enrico, *La percezione dello spazio linguistico veneziano. Il caso della laguna nord*, in: Dal Negro, Silvia/Mereu, Daniela (edd.), *Confini nelle lingue e tra le lingue. Atti del LV Congresso della Società di Linguistica Italiana (Bressanone, 8–10 settembre 2022)*, Milano, Officinaventuno, 2023, 59–73: https://www.societadilinguisticaitaliana.net/pubblicazioni/atti-dei-congressi-sli/atti-del-lv-congresso-sli-bressanone-2022/.

Catoni, Giuliano, *Bonsignori, Niccolò*, in: *Dizionario Biografico degli Italiani*, vol. 12, Roma, Istituto della Enciclopedia Italiana, 1971, 410–412: https://www.treccani.it/enciclopedia/niccolo-bonsignori_(Dizionario-Biografico)/.

Cecchinato, Andrea, *La varietà linguistica nella produzione volgare a Padova*, in: Paccagnella, Ivano/Gregori, Elisa (edd.), *Lingue testi culture. L'eredità di Folena vent'anni dopo. Atti del XL Convegno Interuniversitario (Bressanone, 12–15 luglio 2012)*, Padova, Esedra, 2014, 371–383.

Cella, Roberta, *I gallicismi nei testi dell'italiano antico (dalle Origini alla fine del sec. XIV)*, Firenze, Presso l'Accademia [della Crusca], 2003.

Codice Topografico = Valentini, Roberto/Zucchetti, Giuseppe (edd.), *Codice topografico della città di Roma*, 4 voll., Roma, Istituto Storico Italiano per il Medio Evo, 1953.

Corpus AtLiTeG = Frosini, Giovanna (ed.), *Corpus testuale dell'«Atlante della lingua e dei testi della cultura gastronomica italiana dall'età medievale all'Unità»*, 2024: https://corpus.atliteg.org/elenco-opere.

Corpus OVI = Larson, Pär/Artale, Elena/Dotto, Diego (edd.), *Corpus OVI dell'Italiano antico*, Firenze, Istituto CNR Opera del Vocabolario Italiano, 1997–: http://gattoweb.ovi.cnr.it/.

Corpus TLIO = Larson, Pär/Artale, Elena/Dotto, Diego (edd.), *Corpus TLIO per il vocabolario*, Firenze, Istituto CNR Opera del Vocabolario Italiano, 2005–: http://tlioweb.ovi.cnr.it/.

Crifò, Francesco, *I «Diarii» di Marin Sanudo (1496–1533). Sondaggi filologici e linguistici*, Berlin/Boston, De Gruyter, 2016.

Crifò, Francesco, *A proposito degli esiti di «-ar» / «-arius» in veneziano: il caso di «spizier» 'speziale'*, Studi di lessicografia italiana 41 (2024), 11–20.

Cupelloni, Francesca, *I più antichi ricettari italiani di cucina* (*secc. XIV–XVI*), vol. 1: *La tradizione del «Liber de coquina»*, Firenze, Olschki, 2025.

Daniele, Antonio, *Del Dondi, del Petrarca e di altri. Qualche ipotesi attributiva*, in: Brugnolo, Furio/Verlato, Zeno Lorenzo (edd.), *La cultura volgare padovana nell'età del Petrarca. Atti del Convegno di Monselice/Padova* (*7–8 maggio 2004*), Padova, Il Poligrafo, 2006, 381–401 [già in: Antonio, Daniele, *La memoria innamorata. Indagini e letture petrarchesche*, Roma/Padova, Antenore, 2005, 177–194].

De Robertis, Domenico, *Censimento dei manoscritti di Rime di Dante* (*IV*), Studi danteschi 40 (1963), 443–498.

DELIN = Cortelazzo, Manlio/Zolli, Paolo, *Il nuovo etimologico. DELI – Dizionario etimologico della lingua italiana*, Seconda edizione, edd. Cortelazzo, Manlio/ Cortelazzo, Michele, Bologna, Zanichelli, 1999.

Dondi dall'Orologio, Giovanni, *Le Rime*, ed. Medin, Antonio, Padova, Tipografia dei Fratelli Gallina, 1895.

Dondi dall'Orologio, Giovanni, *Rime*, ed. Daniele, Antonio, Vicenza, Neri Pozza, 1990 [*Introduzione* rist. in: Daniele, Antonio, *La memoria innamorata. Indagini e letture petrarchesche*, Roma/Padova, Antenore, 2005, 167–176].

Esposto, Micaela (ed.), *Parole veneziane 5. Cucina e tavola nel «Vocabolario storico-etimologico del veneziano»*, Venezia, Lineadacqua, 2022.

Et coquatur = *Et coquatur ponendo... Cultura della cucina e della tavola in Europa tra Medioevo ed Età moderna*, Prato, Istituto Internazionale di Storia Economica «Francesco Datini», 1996.

EVLI = Nocentini, Alberto/Parenti, Alessandro, *L'Etimologico. Vocabolario della lingua italiana*, Firenze, Le Monnier, 2010.

Faccioli, Emilio (ed.), *Arte della cucina. Libri di ricette, testi sopra lo scalco, il trinciante e i vini. Dal XIV al XIX secolo*, 2 voll., Milano, Il Polifilo, 1966.

Folena, Gianfranco, *L'orologio del Petrarca* [1979], in: Folena, Gianfranco, *Textus testis. Lingua e cultura poetica delle Origini*, Torino, Bollati Boringhieri, 2002, 266–289.

Folena, Gianfranco, *La presenza di Dante nel Veneto* [1965–1966], in: Folena, Gianfranco, *Culture e lingue nel Veneto medievale*, con una nuova *Presentazione* di Paolo Trovato e *Il Veneto di Gianfranco Folena* di Alfredo Stussi, Padova, Libreriauniversitaria.it, 2015, 287–308 [riproduz. anast. dell'ediz. Padova, Editoriale Programma, 1990; il saggio è rist. anche in: Folena, Gianfranco, *Il senno del poi. Saggi danteschi*, ed. Peron, Gianfelice, Firenze, Cesati, 2025, 165–189] (= 2015a).

Folena, Gianfranco, *Il primo imitatore veneto di Dante, Giovanni Quirini* [1966], in: Folena, Gianfranco, *Culture e lingue nel Veneto medievale*, con una nuova *Presentazione* di Paolo Trovato e *Il Veneto di Gianfranco Folena* di Alfredo Stussi,

Padova, Libreriauniversitaria.it, 2015, 309–335 [riproduz. anast. dell'ediz. Padova, Editoriale Programma, 1990; il saggio è rist. anche in: Folena, Gianfranco, *Il senno del poi. Saggi danteschi*, ed. Peron, Gianfelice, Firenze, Cesati, 2025, 191–220] (= 2015b).

Folena, Gianfranco, *Il Petrarca volgare e la sua «schola» padovana* [1979], in: Folena, Gianfranco, *Culture e lingue nel Veneto medievale*, con una nuova *Presentazione* di Paolo Trovato e *Il Veneto di Gianfranco Folena* di Alfredo Stussi, Padova, Libreria-universitaria.it, 2015, 337–352 [riproduz. anast. dell'ediz. Padova, Editoriale Programma, 1990] (= 2015c).

Formentin, Vittorio, *Antico padovano «gi» da* ILLI. *Condizioni italo-romanze di una forma veneta*, Lingua e stile 37:1 (2002), 3–28.

Formentin, Vittorio, *Un esercizio ricostruttivo. Veneziano antico «fondi» 'fondo', «ladi» 'lato', «peti» 'petto'*, in: Drusi, Riccardo/Perocco, Daria/Vescovo, Piermario (edd.), *«Le sorte dele parole». Testi veneti dalle Origini all'Ottocento. Edizioni, strumenti, lessicografia. Atti dell'Incontro di Studio (Venezia, 27–29 maggio 2022)*, Padova, Esedra, 2004, 99–116.

Formentin, Vittorio, *Prime manifestazioni del volgare a Venezia. Dieci avventure d'archivio*, Roma, Edizioni di Storia e Letteratura, 2018.

Formentin, Vittorio, *Due testamenti padovani in volgare di metà Trecento*, Atti e memorie dell'Accademia Galileiana di Scienze Lettere ed Arti in Padova 131 (2018–2019), 207–237.

Formentin, Vittorio, *Disposizioni testamentarie in volgare padovano d'età carrarese*, Lingua e stile 54:2 (2019), 177–204.

Formentin, Vittorio (ed.), *Due giornate di studio in memoria di Antonio Daniele (1946–2023). Atti del convegno di Padova e Udine (28–29 maggio 2024)*, Padova, presso la sede dell'Accademia [Galileiana di Scienze Lettere ed Arti], 2025.

Forner, Fabio, *La famiglia Dondi dall'Orologio, Francesco Rolandello e il «Testamentum» di Petrarca*, Studi petrarcheschi 71:1 (2023), 201–221.

Frosini, Giovanna, *Il cibo e i Signori (La Mensa dei Priori di Firenze nel quinto decennio del sec. XIV)*, Firenze, Presso l'Accademia della Crusca, 1993.

Frosini, Giovanna/Lubello, Sergio, *L'italiano del cibo*, Roma, Carocci, 2023.

Gilbert, Neal W., *A letter of Giovanni Dondi dall'Orologio to fra' Guglielmo Centueri. A fourteenth-century episode in the Quarrel of the Ancients and the Moderns*, Viator 8 (1977), 299–346.

Gloria, Andrea (ed.), *Monumenti della Università di Padova (1318–1405)*, 2 voll., Padova, Tipografia del Seminario, 1888 [riproduz. anast. Bologna, Forni, 1972].

Gresti, Paolo, recensione a Dondi dall'Orologio (1990), Studi petrarcheschi n.s. 8 (1991), 291–294.

Gualdo Rosa, Lucia (ed.), *Censimento dei codici dell'epistolario di Leonardo Bruni*, vol. 2: *Manoscritti delle biblioteche italiane e della Biblioteca Apostolica Vaticana*, con una Appendice di lettere inedite o poco note di Leonardo Bruni a cura di James Hankins, Roma, Istituto Storico Italiano per il Medio Evo, 2004.

Kristeller, Paul Oskar, *Il Petrarca, l'umanesimo e la scolastica*, Lettere italiane 7:4 (1955), 367–388.

Kristeller, Paul Oskar, *Iter italicum. A finding list of uncatalogued or incompletely catalogued humanistic manuscripts of the Renaissance in Italian and other libraries*, 6 voll. + *Indici*, London/Leiden, The Warburg Institute/Brill, 1963–1992.

Laurioux, Bruno, *Les livres de cuisine en Occident à la fin du Moyen Âge*, Thèse de Doctorat en Histoire, directeur Robert Fossier, 4 voll., Université Paris I Panthéon-Sorbonne, 1992.

Laurioux, Bruno, [*Scheda del MS 3*], in: Bagnasco, Orazio (ed.), *Catalogo del fondo italiano e latino delle opere di gastronomia* (*sec. XIV–XIX*), vol. 2, s.l., Edizioni B.IN.G., 1994, 1798–1799.

Laurioux, Bruno, *I libri di cucina*, in: *Et coquatur*, 249–270 (= 1996a).

Laurioux, Bruno, *I libri di cucina italiani alla fine del Medioevo. Un nuovo bilancio*, Archivio storico italiano 567:1 (1996), 33–58 (= 1996b).

Laurioux, Bruno, *Les livres de cuisine médiévaux*, Turnhout, Brepols, 1997.

Lazzarini, Vittorio, *I libri, gli argenti, le vesti di Giovanni Dondi dall'Orologio* [1925], in: Lazzarini, Vittorio, *Scritti di paleografia e diplomatica. Seconda edizione ampliata con sei saggi*, Padova, Antenore, 1969, 253–273.

LEI = Prifti, Elton/Schweickard, Wolfgang (edd.), *Lessico etimologico italiano* (*LEI*), fondato da Max Pfister, Wiesbaden, Reichert, 1979–: https://lei-digitale.it/

LEI-Orientalia = Schweickard, Wolfgang, *Orientalia*, in: Prifti, Elton/Schweickard, Wolfgang (edd.), *Lessico etimologico italiano* (*LEI*), fondato da Max Pfister, 2 voll., Wiesbaden, Reichert, 2023–2024.

Lubello, Sergio, *La nascita del testo. Un tipo testuale in diacronia*, in: Librandi, Rita/Piro, Rosa (edd.), *Lo scaffale della biblioteca scientifica in volgare* (*secoli XIII-XVI*). *Atti del Convegno* (*Matera, 14–15 ottobre 2004*), Firenze, SISMEL/Edizioni del Galluzzo, 2006, 389–404.

Lubello, Sergio, *Le parole del cibo nell'italiano antico*, in: Morgana, Silvia/De Martino, Domenico/Stanchina, Giulia (edd.), *L'italiano del cibo. Atti* [*della Piazza delle Lingue*] (*Milano, 30 settembre–2 ottobre 2015*), Firenze, Accademia della Crusca, 2016, 73–82.

Luparia, Paolo, recensione a Dondi dall'Orologio (1990), Giornale storico della letteratura italiana 169:545 (1992), 131–137.

Malandrino, Aurelio (ed.), *I codici petrarcheschi latini della Biblioteca Nazionale Marciana di Venezia*, Roma/Padova, Antenore, 2017.

Martellotti, Anna, *Il «Liber de ferculis» di Giambonino da Cremona. La gastronomia araba in Occidente nella trattatistica dietetica*, Fasano, Schena Editore, 2001.

Martellotti, Anna, *I ricettari di Federico II. Dal «Meridionale» al «Liber de coquina»*, Firenze, Olschki, 2005.

Mezzetti, Corinna, *L'unico testimone della «Vita» di Francesco Petrarca*, in: De Robertis, Teresa, et al. (edd.), *Boccaccio autore e copista. Firenze, Biblioteca Medicea Laurenziana, 11 ottobre 2013-11 gennaio 2014*, Firenze, Mandragora, 2013, 218–219.

Möhren, Frankwalt, *Il «Libro de la cocina». Un ricettario tra Oriente e Occidente*, Heidelberg, Heidelberg University Publishing, 2016: https://heiup.uni-heidelberg.de/catalog/book/123?lang=en.

Monti, Carla Maria, *Per la fortuna della «Questio de prole». I manoscritti*, Italia medioevale e umanistica 28 (1985) [= *Primo umanesimo a Padova. Lovato, Mussato, Rolando da Piazzola, Pietro d'Abano, Petrarca*], 71–95.

Morpurgo, Enrico, *L'umanesimo padovano e l'Astrario*, in: Giovanni Dondi dall'Orologio, *Tractatus Astrarii. Biblioteca Capitolare di Padova, Cod. D. 39*, Introduzioni, trascrizione e glossario, con la riproduzione fotografica del codice, edd. Barzon, Antonio et al., Città del Vaticano, Biblioteca Apostolica Vaticana, 1960, 17–44.

Morpurgo, Salomone, *Dante Alighieri e le nuove rime di Giovanni Quirini*, Bullettino della Società Dantesca Italiana, n.s. 1:7 (1893–1894), 134–139.

Paccagnella, Ivano, *Per una storia linguistica del Veneto. Dal Medioevo al Rinascimento*, in: Paccagnella, Ivano, *Tramature. Questioni di lingua nel Rinascimento fra Veneto e Toscana*, Padova, CLEUP, 2013, 25–139.

Panontin, Francesca, *Rassegna di studi sugli antichi volgari veneti (1995–2015)*, La lingua italiana. Storia, strutture, testi 12 (2016), 59–72.

Panontin, Francesca, *Testi trevigiani della prima metà del Trecento. Edizione, commento linguistico e glossario*, Berlin/Boston, De Gruyter, 2022.

Panontin, Francesca, *Osservazioni sintattiche su testi pratici di provenienza trevigiana (prima metà del Trecento)*, Cuadernos de filología italiana 32 (2025), 155–162.

Pelucani, Claudio, *Della presunta autografia del codice Marc. Lat. XIV. 223 (4340)*, Medioevo e Rinascimento 21, n.s. 18 (2007), 55–76.

Perucchi, Giulia, *Appunti antiquari medievali. L'«Iter romanum» attribuito a Giovanni Dondi dall'Orologio*, in: Tinelli, Elisa (ed.), *Petrarca, l'Italia, l'Europa. Sulla varia fortuna di Petrarca. Atti del Convegno di studi (Bari, 20–22 maggio 2015)*, Premessa di Davide Canfora, Bari, Edizioni di Pagina, 2016, 131–139.

Perucchi, Giulia, *Due epistole e un sonetto. Giovanni Dondi a Paganino da Sala*, Italia medioevale e umanistica 58 (2017), 123–158.

Pesenti, Tiziana, *Dondi dall'Orologio, Giovanni*, in: *Dizionario biografico degli italiani*, vol. 41, Roma, Istituto della Enciclopedia Treccani, 1992, 96–104: https://www.treccani.it/enciclopedia/giovanni-dondi-dall-orologio_(Dizionario-Biografico)/.

Petoletti, Marco, *La lettera di Giovanni Dondi dall'Orologio al veronese Gasparo Squaro su Seneca, «Epistulae ad Lucilium» 7, 3–5*, Rationes rerum 16:2 (2020, luglio-dicembre) [= *Per Scevola Mariotti nel centenario della nascita*], 381–410.

Petrucci, Armando, *Il ms. D. 39 della Biblioteca Capitolare di Padova. Descrizione e trascrizione*, in: Giovanni Dondi dall'Orologio, *Tractatus Astrarii. Biblioteca Capitolare di Padova, Cod. D. 39*, Introduzioni, trascrizione e glossario, con la riproduzione fotografica del codice, edd. Barzon, Antonio et al., Città del Vaticano, Biblioteca Apostolica Vaticana, 1960, 45–176.

Piacentini, Angelo, *Note per l'edizione critica dei «Versus ad Affricam» di Giovanni Boccaccio*, Filologia mediolatina 23 (2016), 295–313.

Pregnolato, Simone, *Il «più antico» ricettario culinario italiano nel codice Riccardiano 1071. Appunti preliminari, nuova edizione del testo e Indice lessicale*, Studi di erudizione e di filologia italiana 8 (2019) [= *Tra filologia, erudizione e linguistica. Per Giuseppe Frasso, cinque giovani allievi*], 219–323.

Pregnolato, Simone, *Prolegomeni medioevali all'«AtLiTeG»*, in: Cortelazzo, Michele A./ Morgana, Silvia/Prada, Massimo (edd.), *Lessicografia storica dialettale e regionale. Atti del XIV Convegno ASLI – Associazione per la Storia della Lingua Italiana (Milano, 5–7 novembre 2020)*, Firenze, Cesati, 2022, 93–105 (= 2022a).

Pregnolato, Simone, *Aspetti testuali e problemi linguistici (di datazione e localizzazione) dell'antica lingua del cibo. Esempi dal Trecento volgare*, Zeitschrift für romanische Philologie 138:4 (2022) [= Pregnolato, Simone (ed.), *Per un Atlante della lingua e dei testi della cultura gastronomica italiana dall'età medievale all'Unità (AtLiTeG). Presentazione dei lavori in corso. Atti del Seminario Internazionale di Studi (Milano, Università Cattolica del Sacro Cuore, 9 novembre 2021)*], 1018–1054 (= 2022b).

Pregnolato, Simone, *I più antichi ricettari italiani di cucina (secc. XIV–XVI)*, vol. 2: *La tradizione «dei dodici commensali»*, Firenze, Olschki, in preparazione.

Pregnolato, Simone, *Il cibo e gli Emiri (notizia sulla B.IN.G. ritrovata in Qatar)*, Studi linguistici italiani 51:2 (2025), 300–323.

Pregnolato, Simone/Cupelloni, Francesca, *Testi e voci. Notizie dal cantiere AtLiTeG sui più antichi ricettari italiani*, in: De Blasi, Nicola et al. (edd.), *Dulcis in fundo. Atti del Convegno di studi conclusivo del PRIN 2017 AtLiTeG (Università per Stranieri di Siena, 3–4 giugno 2024)*, Firenze, Olschki, 2026, 3–30.

Quirini, Giovanni, *Rime*, ed. Duso, Elena Maria, Roma/Padova, Antenore, 2002.

Rebora, Giovanni, *La cucina medievale italiana tra Oriente ed Occidente*, Genova, Università di Genova/Dipartimento di Storia Moderna e Contemporanea, 1996 [1987].

Redon, Odile, *I. Les douze gourmands ou la bande prodigue*, in: Redon, Odile/Bertolini, Lucia, *La diffusione in Italia di una tradizione culinaria senese tra Due e Trecento*, Bullettino senese di storia patria 100 (1993) [ma: 1995], 35–46.

Redon, Odile/Bertolini, Lucia, *La diffusione in Italia di una tradizione culinaria senese tra Due e Trecento*, Bullettino senese di storia patria 100 (1993) [ma: 1995], 35–81.

Répertoire = Hieatt, Constance B./Lambert, Carole/Laurioux, Bruno/Prentki, Alix (edd.), *Répertoire des manuscrits médiévaux contenant des recettes culinaires*, in: Lambert, Carole (ed.), *Du manuscrit à la table. Essais sur la cuisine au Moyen Âge et Répertoire des manuscrits médiévaux contenant des recettes culinaires*, Montréal/Paris, Les Presses de l'Université de Montréal, 1992, 315–362.

Rerum Italicarum Scriptores = Carducci, Giosuè/Fiorini, Vittorio (edd.), *Rerum Italicarum Scriptores. Raccolta degli storici italiani dal Cinquecento al Millecinquecento ordinata da L.A. Muratori*, Nuova edizione riveduta ampliata e corretta, vol. 8:1: *Rolandini Patavini Cronica Marchie Trivixane*, Città di Castello, Lapi, 1905.

Rovere, Serena, *Un registro trecentesco in volgare della Casa di Dio padovana. Edizione e commento linguistico*, Roma, Edizioni di Storia e Letteratura, 2020.

Russo, Milena, *Le «Rime» di Giovanni Dondi dall'Orologio. I sonetti, le ballate e il madrigale di corrispondenza*, Tesi di Dottorato in Italianistica, Sapienza Università di Roma, tutori: Lorenzo Geri e Marco Grimaldi, XXXVI ciclo, a.a. 2023–2024: https://iris.uniroma1.it/handle/11573/1730505.

Salvi, Giampaolo/Renzi, Lorenzo (edd.), *Grammatica dell'italiano antico*, 2 voll., Bologna, il Mulino, 2010.

Scopel, Marina, *La cucina della salute di Giovanni Dondi medico padovano*, Appunti di gastronomia 50 (2006), 5–26.

Scopel, Marina, *Cucina e convivialità a Padova nel Quattrocento*, Trento, Edizioni del Faro, 2017.

Scopel, Marina (ed.), *Ricettario di Anonimo Padovano. Sec. XV*, con un contributo di Otello Fabris, Prefazione di Danilo Gasparini, Sommacampagna (VR), Cierre Edizioni, 2025.

Stussi, Alfredo, *Padova 1388*, L'Italia dialettale 58 (1995), 69–83.

Stussi, Alfredo, *Contributo alla conoscenza del padovano trecentesco*, in: Fido, Franco/Syska-Lamparska, Rena A./Stewart, Pamela D. (edd.), *Studies for Dante. Essays in honor of Dante Della Terza*, Fiesole, Cadmo, 1998, 459–466.

Stussi, Alfredo, *Medioevo volgare veneziano* [1995–1997], in: Stussi, Alfredo, *Storia linguistica e storia letteraria*, Bologna, il Mulino, 2005, 23–80 (= 2005a).

Stussi, Alfredo, *La lingua del «Decameron»* [1995], in: Stussi, Alfredo, *Storia linguistica e storia letteraria*, Bologna, il Mulino, 2005, 81–119 (= 2005b).

TLIO = Squillacioti, Paolo (dir.), *Tesoro della lingua italiana delle Origini*, fondato da P.G. Beltrami, Firenze, Istituto del CNR Opera del Vocabolario Italiano, 1997–: http://tlio.ovi.cnr.it/TLIO/.

Tomasin, Lorenzo, recensione a Elsheikh, Mahmoud Salem (ed.), *Atti del Podestà di Lio Mazor. Edizione critica e lessico*, Presentazione di Alfredo Stussi, Venezia, Istituto Veneto di Scienze, Lettere ed Arti, 1999, Revue critique de philologie romane 2 (2001), 169–173.

Tomasin, Lorenzo, *La cultura testuale volgare nella Padova trecentesca*, Textual cultures 4:1 (2009), 84–112.

Tomasin, Lorenzo, *Storia linguistica di Venezia*, Roma, Carocci, 2010.

Tomasin, Lorenzo, *Venezia*, in: Trifone, Pietro (ed.), *Città italiane, storia di lingua e culture*, Roma, Carocci, 2015, 157–201.

Tomasin, Lorenzo, *Sugli esiti di* ZĬNGĬBER, Vox romanica 75 (2016), 59–72.

Tomasin, Lorenzo, *Che cos'è il veneto antico*, Archivio glottologico italiano 104:2 (2019), 237–250.

TPd = Tomasin, Lorenzo, *Testi padovani del Trecento. Edizione e commento linguistico*, Padova, Esedra, 2004.

TVe = Stussi, Alfredo, *Testi veneziani del Duecento e dei primi del Trecento*, Pisa, Nistri-Lischi, 1965.

Vecchi Gialli, Paola, recensione a Dondi dall'Orologio (1990), Rivista di letteratura italiana 9:3 (1991), 617–620.

VEV = D'Onghia, Luca/Tomasin, Lorenzo (edd.), *Vocabolario storico-etimologico del veneziano*, Losanna/Pisa/Firenze, 2020–: http://vev.ovi.cnr.it/.

VoSLIG = Progetto AtLiTeG (ed.), *Vocabolario storico della lingua italiana della gastronomia*, 2024: https://vocabolario.atliteg.org/lemmario.

Zorzanello, Pietro, *Catalogo dei codici latini della Biblioteca Nazionale Marciana di Venezia non compresi nel catalogo di G. Valentinelli*, vol. 3: *Classe XIV*, Trezzano sul Naviglio (Milano), ETIMAR, 1985.

8

Il manoscritto Firenze, Biblioteca Riccardiana, 1246 (oltre il trattato sull'azzurro di frate Domenico Baffo)*

Michela Del Savio

Riassunto Si presenta il contenuto del ricettario conservato nel manoscritto Firenze, Biblioteca Riccardiana, 1246 con particolare attenzione alle ricette dedicate alla pergamena, e se ne suggerisce l'origine veneta. In appendice l'indice delle due sezioni di ricette tecniche.

Abstract This contribution describes the contents of the recipe book transmitted in the manuscript Florence, Biblioteca Riccardiana, 1246, with particular attention given to the recipes for the care of parchment; their Venetian origin is identified. An appendix includes an index of the two sections of technical recipes.

Parole chiave ricette tecniche – pergamena – Veneto

1 La cura dei libri

Longe namque diligentius librum quam calceum convenit conservari. Già, la materia prima per far scarpe e libri è la medesima, ma gli studenti di Richard de Bury sembrano ignorare le differenze che li distinguono, in termini di cura e attenzioni necessarie. Studiando, tengono i libri troppo aperti, ci starnutiscono sopra, lasciano segni di nota bene 'con quelle croppe sotto le unghie sozze, nere e fetide come il giavazzo', non si fanno scrupoli 'a mangiar formaggio e frutta sul testo aperto', 'sbatacchiare il bicchiere di qua e di là', 'farcire il libro con viole del pensiero', e 'tutte le volte che passano dal refettorio allo studio [...] a scorrere i fogli con le dita ancora intinte d'unto'. Queste sono solo alcune delle abitudini di lettura denunciate da Richard nell'osservazione dei suoi stu-

*Il presente contributo vuole essere un segno tangibile di amicizia verso le curatrici del volume e il progetto da loro diretto, nonché una sintetica nota introduttiva al testo integrale del ms. 1246 (sole porzioni di ricette), che sarà reso fruibile nel corpus digitale da loro allestito. La bibliografia sul manoscritto è aggiornata (marzo 2026) sulla base delle informazioni bibliografiche rinvenibili nello schedario della Biblioteca Riccardiana.

 | HTTPS://DOI.ORG/10.1515/9783111706726-009

denti chierici, quella 'tale razza di disutili maleducati', *cui utinam loco codicis corium subderetur sutoris*.[1]

L'opera dell'umanista inglese è unica nel suo genere: una specie di memoria in venti capitoli (lui la definisce *tractatus*) scritta con l'intenzione esplicita e retorica di purgare la propria anima dal troppo amore per i libri, confidandone la salvezza al dono del personale enorme patrimonio librario (vi fa riferimento, forse con invidia, Petrarca *Familiares* III 1) all'università di Oxford, con l'istituzione della prima biblioteca universitaria della storia. Le intenzioni autentiche dell'incorreggibile vescovo e precettore reale sono però chiare: glorificare ancora una volta se stesso, presentandosi come mecenate e munifico salvatore di libri, e promuovere una lamentela-invettiva contro gli ordini mendicanti, le donne, le guerre e gli studenti lasciando parlare direttamente i libri, chiamati a esprimersi in un lungo discorso diretto. Il trattato, scritto nel 1344, è oggi letto e ricordato soprattutto per le norme di base per la gestione del patrimonio librario che vi sono contenute, tra regolamentazione del prestito e indicazioni per la prevenzione dai guasti e dall'usura. Con grande gusto narrativo, il vescovo inglese, precettore del futuro re Edoardo III, poi divenuto tesoriere e cancelliere del regno, nonché ambasciatore del sovrano alla corte pontificia di Avignone, al cap. XVII enumera i principali rischi cui sono sottoposti i libri, «prezios[i] per la poligenesi della patologia libraria» (Minonzio 2001, 68). È logico quindi che da innumerevoli guasti derivassero numerose modalità di restauro, di cui l'aristocratico Riccardo non tratta, ma che è certo conoscesse. Ne trattano piuttosto raccolte che generalmente esulavano dai gusti dei bibliofili umanisti, per quanto fossero il frutto di una manifesta necessità. La manutenzione dei libri antichi è infatti sempre stata avvertita come una prassi indispensabile, da cui la messa per iscritto dei procedimenti di più comune utilità.

Un esempio – tra i tanti – dell'attenzione per una conservazione attiva dei libri ci giunge non a caso dall'ambiente monastico:[2] il ms. Firenze, Biblioteca Riccardiana, 1246, già noto agli studiosi per essere uno dei due testimoni latori di un corto ma prezioso trattato sull'impiego del blu, il «trattato di frate Domenico

1 Le citazioni sono tratte dalla traduzione di Riccardo Fedriga (Richard de Bury 1998, 185–189), a fronte dell'edizione critica stabilita da Antonio Altamura (Richard de Bury 1954).

2 Che il manoscritto venga da ambiente monastico è suggerito da diversi indizi: a c. 2r si legge «Probatum est per uno deli nostri fratelli»; a c. 3v, nel margine inferiore: «Magister Franciscus quo multos curavit cum hoc [...] electuario ab opilationem dabat in principio de ipso ad quantitatem castanee [...]», assieme al già citato riferimento al frate *Domenico Baffo ordinis carmelitarum*. Ancora, è impiegata in una ricetta la locuzione *fare asperges*, §IV.31 (LessCrusca, V, vol. 1, 749, s.v. *asperges* 'l'atto dell'aspergere'). Cf. anche Baroni/Travaglio (2016, 71, note 152 e 154).

Baffo» (come si legge al principio di c. 66r),[3] merita di essere menzionato anche per la ricca raccolta inedita di procedimenti tecnici dedicati alle arti in senso lato, con ricette per la produzione di colori e coloranti, per la preparazione e il trattamento del luto, la tintura delle pelli, la produzione di colle[4] e cere colorate, ma anche per la decorazione libraria, il restauro e la manutenzione di supporti.

2 Descrizione del manoscritto

Due note sul manoscritto: databile alla metà del XV secolo, conta II+95+IV' fogli cartacei, scritti in italiano (fortemente connotato come veneto)[5] e in latino. Il formato è ridotto (149 × 111 mm); la scrittura, umanistica, è regolare e di modulo piccolo. Legatura di restauro, con carte leggermente rifilate. Due sono le mani compilatrici, di seguito M1 e M2.

Tra le molteplici filigrane, solo una risulta completamente visibile (alle cc. 18 e 24), del tipo comunissimo *ancre dans un cercle*.[6]

Il manoscritto presenta la seguente composizione di contenuti:

I. (cc. 1r–42v): ricette mediche e alchemiche in italiano e latino, M1 (annotato nel margine da M1 e M2), comprende:
   a. (cc. 8r–19r): *Incipit collectio elletuarii, colirii, pulveris et pillolarum*;
   b. (cc. 19v–20v): *Libellus conservande sanitatis editus a magistro Thadeo*, Taddeo Alderotti;
   c. (cc. 21r–27v): ricette mediche, in it.;
   d. (cc. 28r–30r): *Liber de sanitate corporis ab Iohanne de Toleto compositus*, Giovanni da Toledo;
   e. (cc. 30v): *Avicena. Tercio canone in capitulo sive tractatu de oculis*;

3 Edizioni parziali in Mazzi (1906) e Travaglio (2016, con il merito di evidenziare una parentela significativa con il trattato contenuto nel ms. Ferrara, Biblioteca Ariostea, Cl. II 147), entrambi per il solo trattato sull'azzurro «di Domenico Baffo», nonché in Del Savio (2017), con edizione completa delle ricette tecniche. Riferimenti in Grauert (1901, 140); Thompson (1935); Paravicini Bagliani (1981, 406); Elsheikh (1990); Cacho (2001, vol. 2, 368), per quanto il ms. non sia di provenienza ispanica; Clarke (2001, 75), ms. n° 990; Ricotta (2013); Mander (2016, 320).

4 Si ricordi il *Libro dell'arte* cenniniano (ultima edizione Cennini 2019), che dopo aver accennato alla conclusione della quarta parte dell'opera, prima di passare alla quinta, inserisce una larga porzione di ricette (chiamate poi *capitoli* nel processo di redazione in forma di trattato) dedicate proprio alla produzione di colle.

5 Nel testo si menzionano inoltre i ducati d'oro veneziani e diversi elementi dell'ambiente lagunare.

6 Per quanto possa valere, vi è somiglianza con Briquet (1907), nn^{i} 460, 461, 463, che esamina documenti veneziani compresi tra gli anni 1475–1498.

- f. (cc. 31r–38v): ricette mediche e alchemiche, in lat.;
- g. (cc. 39r–42v): ricette mediche; porzione di regime dietetico, in lat.;

II. (cc. 43–-47v): ricette mediche e tecniche, in it. e lat., M2;

III. (cc. 48r–65v): ricettario medico, in lat., M1, comprende:

- a. (cc. 48r–53r): *Remedia saluberima contra pestem quibus multi sunt ab ipsa peste liberati*;
- b. (cc. 53v–58v): *De regimine vite talium qui infirmantur ex peste*;
- c. (cc. 59r–65v): *De venenis magistry Petro de Abbano de Padua*;

IV. (cc. 66r–76r): trattato sull'azzurro detto «di Domenico Baffo», in it., M2, annotato da M2.

V. (cc. 76r–95v): ricette tecniche (e poche mediche) in italiano, M2.

3 Le glosse di commento

Per quanto riguarda le sole sezioni II e V, cioè quelle contenenti anche procedimenti per le arti, colpisce la cura con cui il testo è commentato e revisionato nei margini o nell'interlinea dal medesimo compilatore (M2) che ne aveva prima copiato il corpo principale. Il sistema, quasi di glossa su alcune carte, come si può apprezzare dall'immagine che segue, è preso a prestito da sistemi di lettura e studio generalmente riservati a altre tipologie di testi, segno di una consuetudine dotta apprezzabile anche dalla lingua preferita per i commenti, il latino.

Un esempio del tenore di glosse e commenti viene dal cap. II.1.ii, *A fare cera biancha et de altri colori*, che presenta inserzioni interlineari e marginali prevalentemente in latino, apposte tramite un sistema di richiami chiaro e rigoroso:

> Ancora cera rossa:(1) toli II lb. de cera, 3 on. de cenaprio, 3 on. de trementina;(2) e in prima fa' deslenguare la cera e la trementina insieme, poi fa' polvere de quel cenaprio e mescola cun olio,(3) poi(4) meti ogni cossa insieme e non lassar bollire e getala in la forma vitrea.(5)

(1) *cera rossa* glossato con «cuiusvis coloris», in margine sinistro con richiamo.
(2) *de trementina* glossato con «dimidium estate intus exigitur de trebentina quam hyeme», in margine destro con richiamo.
(3) *cun olio* glossato con «et alii non apponunt oleum» in interlinea.
(4) «cum ceperit cera infrigidari cum terbentina imponitur cynabrium pulverizatum et ducitur cum spatula ne petat fundum» è aggiunto, con richiamo, in margine destro.
(5) *forma vitrea* glossato con «primo ben bagnata» in interlinea.

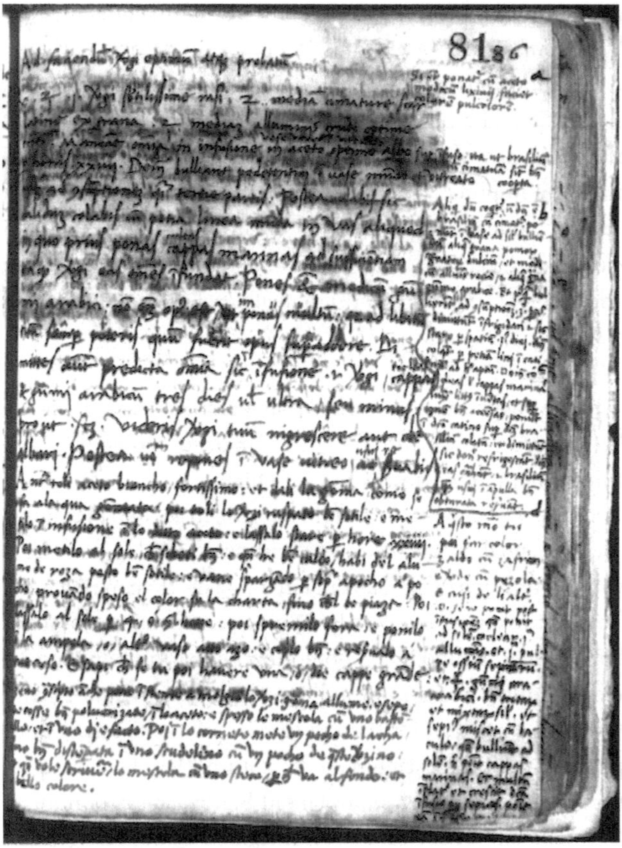

FIG. 8.1 ms. Firenze, Biblioteca Riccardiana, 1246, c. 81r.

Il tenore dei commenti non interessa solo i contenuti, ma talvolta anche la forma del testo: la ricetta V.19.i. *Ad faciendum vergi optimum atque probatum*, che offre un buon campionario dei diversi tipi di interventi interlineari e marginali, è commentata anche con l'intenzione di suggerire il riordino di una sequenza di parole che sembra originarsi addirittura da una preoccupazione stilistica, non usuale per il tipo di raccolta, facendo pensare alla volontà di preparare il testo per una successiva copia (sotto, note 9–14, a indicare che la frase «semper poteris quum fuerit opus superaddere», peraltro corretta, sia da riordinare in «semper quum opus fuerit superaddere poteris»):

Recipe dr. I vergi subtilissime rasi, on. mediam cimature scarlatine ex grana, dr. mediam alluminis crudi optime triti. Maneant omnia in infusione in vase vitreo vel vitreato[1] in aceto optimo albo[2] supra infuso, ita ut brasilium cum cimatura sint bene cooperta,[3] per horas XXIIII. Deinde bulliant pedetentim in vase mundo et vitreato[4] usque ad consumptionem tertie partis.[5] Postea sic calidum[6] colabis cum petia linea munda in vas aliquod in quo prius ponas cappas[7] marinas ad sufficientiam ita quod vergi eas omnes infundat. Pones et modicum gummi arabici: non enim opus est ut imponas[8] multum, quia ad libitum tuum semper[9] poteris[10] quum[11] fuerit[12] opus[13] superaddere.[14] Dimittes autem predicta omnia sic in infusione et vergi, cappas[15] et gummi arabicum tres dies vel ultra seu minus prout videris[16] vergi tuum nigrescere aut dealbari. Postea repones[17] in vase vitreo ac usui reservabis.[18]

(1) «in vase vitreo vel vitreato» aggiunto con segno di integrazione in interlinea.
(2) *in aceto optimo albo* glossato con «Si vero ponatur cum aceto modicum lixivii faciet colorem pulcriorem» in margine destro, senza richiamo.
(3) «supra infuso [...] cooperta» è aggiunto in margine destro, in seguito al testo.
(4) *et vitreato* aggiunto con segno di integrazione in interlinea.
(5) *usque ad consumptionem tertie partis* glossato, nel margine destro con richiamo, con «Aliquod dum coquantur unum diem et brasilium cum cimatura ponient in vase ad similiter bulliendum aliquod grana pomorum granatorum dulcium et modicum allumis rocie et aliqua grana gumme arabice. Et plus quem bullierint ad consumptionem tertie partis dimittunt in frigidari et sic stare per spatium unus diei. Deinde colant per petiam lini in catinum ad hic aptum. Deinde cocleas vel cappas marinas iuxtum littus inventas et supra ignem ben accensas ponunt in dicto catino supra dictum brasilium colatum et dimittunt sic donec refrigescant deinde eas extrahunt et brasilium ipsum usui. In ampulla ben obturata reservant».
(6) *sic calidum* corretto dopo *colabis*, che è cancellato.
(7) *cappas* glossato con *cocleas* in interlinea.
(8) *imponas* corretto dopo *ponas*, che è cancellato.
(9) *semper* glossato con *a* in interlinea.
(10) *poteris* glossato con *f* in interlinea.
(11) *quum* glossato con *b* in interlinea.
(12) *fuerit* glossato con *d* in interlinea.
(13) *opus* glossato con *c* in interlinea.
(14) *superaddere* glossato con *e* in interlinea.
(15) *cappas* glossato con *cocleas* in interlinea.
(16) *videris* corretto dopo parola illeggibile, poiché cancellata.
(17) *repones* corretto dopo parola illeggibile, poiché cancellata.
(18) *usui reservabis* corretto dopo *servabis*, con integrazione di *usui re-* in interlinea.

La volontà di concepire un testo riletto, annotato e corretto, arricchito addirittura dalla citazione di fonti autorevoli (al cap. II.17 la parola *manza* 'mangia' è glossata con «Plinius ponit auctem [...]») e da testimonianze di corretta applicazione e funzionamento dei procedimenti (V.2 «hoc est verum et probatum et pluries expertum»; V.81 «ut experti sumus»), sembra suggerire che il testo circolasse entro un ambiente avvezzo alla cultura dello scritto, come quello monastico (cf. nota 2), al contempo anche sinceramente interessato alla raccolta di procedimenti tecnici validi e di contenuto disparato.

4 Le indicazioni per il restauro dei libri

Il contesto erudito e al contempo artigiano ben si sposa con la presenza di procedimenti che toccano la conservazione e il restauro librario. Tra questi si annoverano ricette per diversi tipi di interventi: colle per congiungere le carte (II.2, V.92), procedimenti per rendere la carta trasparente (V.20, forse da impiegare per le finestre), ricette per pulire la carta riparando ai danni più frequenti, come macchie causate dal vino o dalla sporcizia delle dita (V.22, 25, 115), così come Richard da Bury ben sapeva, ricette per creare coperte cerate che siano idro- e oleorepellenti (V.24), oltre alle più consuete ricette per cancellare l'inchiostro o per ottenere carte colorate. Tutti i procedimenti sono intesi per la pergamena (la carta è distinta dall'attributo *bambasina*), che ancora oggi, in seguito ad alcuni guasti o accidenti, viene trattata con modalità simili in sede di restauro (è il caso per esempio dell'umidificazione con acqua per distendere la membrana).

> [II.2] **A far colla da ogni cossa che tu voli.**
> [...]
> [xi] Ancora ad incolare charta: toli goma arabica e destempera in aqua, e cum questa mescola biacha e fa' a modo de polto.
> [xii] Ancora toli chiara de [44v] ovo ben batuta e conza, poi metile dentro dela goma arabica,[7] non pocha, segondo a ti parerà necessario, e lassa bene desfare et incorporare insieme et hè bona colla per charta.
> [xiii] Ancora colla de pesse hè bona da incolare charte.

7 *arabica* glossato con «ben trita», in margine sinistro con richiamo.

[V.20] A far charta lucida.

[i] Toli una pietra de marmoro ben polita e onzila cum olio de seme de lino e lassala sechare al sole; e poi habi el biancho del'ovo batudo e dali una man sopra la pietra e lassala sechare; poi habi colla de charta chiara quam albe possibile, e dali un'altra man sotile e lassala sechare, et poi replicha un'altra man. E tante [82r] volte li replica la cola cusì sotile che doventi grossa quanto tu voli. Poi lassala sechare anchora III giorni et hè fatta.

[ii] Ancora toli un bacile ben neto et onzelo cum un pocho de sepo de candela, poi habi la colla de charta[8] biancha quanto poi et bene liquida, ponila in lo bacile e mena lo bacile in qua e in là, sì che la cola se sparza per tuto. Poi vuoda fora la cola e quelo che roman in fondo lassalo ben sechare. Poi lo cava destramente et hè fatto.

[V.21] A cassar le lettere dela charta senza guastar la[9] charta.

[i][10] Item dissolve tartarum crudum per diem naturalem in aqua comuni, et post in ea aqua madefac spongiam nitidam et ipsam duc super litteras, donec mollescant; post frica litteras sic madefactas cum spongia sucta, vel cum pumice, et recedent. [...] cum aqua florum genestre lambicata, overo frega bene.

[ii] Toli late de figo e metilo in una ampoletta[11] de vetro, e meti dentro dela biacha polverizata e mesida, tanto che doventi pasta liquida. Poi la fa' sechare al'umbra, poi fane anchora polvere e meschola cum lacte, como hai fatto de sopra, e così fa' III o IIII volte. E quando tu voli cassar le lettere, habi una peza de lino bagnata in aqua e spremila bene e fregala supra la charta legieramente, poi geta su de quela polvere e lassa stare una notte; e la matina pilgia un'altra peza piena de bambaze e fregala su et andarano via le lettere.

[iii] Ancora toli sugo de pomo ranzo o d'altro pomo ben acerbo e salvatico, e cum questo sugo bagna la charta e le lettere e lassa stare una hora o II, e poi habi una peza de panno[12] ben aspero e fregalo suso e andarano via le lettere.

---

8 Una ricetta per la colla di carta si trova a II.2.iv: «Ancora toli taiadure de carte e meti in aqua chiara II o III dì. Poi gieta via quella aqua e lavale bene II o III volte cum aqua chiara, tanto che la calcina sia tuta fora. Poi fale bollire in aqua 6 hore, azonzendoli l'aqua quando mancha, e mescola spesso cum un bastone. Poi la cola cum una peza o cum una stamegna e subito la porai adoperare, se tu voli. Se non, lassala strenzere a modo de zelatina, poi talgiala menuda o [44r] grossa como te piace, e lassala sechare al'umbra e al vento senza sole; e se cum questa colla voli metere oro o arzento in charta o in legno, fala star a mole in aqua chiara 3 dì, poi scaldala un pocho al fogo e serà bona a questo et ad ogni altra cossa da incolare».

9 ms. *la la*.

10 § V.21.i è interamente aggiunto in margine destro.

11 *ampoletta* glossato con «o altro vaso» in interlinea.

12 *de panno* glossato con «de lana» in interlinea.

[iv] Ancora toli sal gema, sal comune, allume de roza II on. per uno; IIII on. de sal armoniaco. Distila ogni cosa a lambico, e se cum questa aqua bagni la charta scripta, andarà via la lettera et non parerà che mai lì sia sta scripto.
[v] Ancora toli radice[13] de ranzi marini e sechale e fane polvere e mescola cum chiara de ovo, e meti sula lettera e andarà via.
[vi] Ancora toli ruta de marzo, o de aprile o de mazo, e urtica, e fane sugo e mescola cum formaio o cum lacte. Poi mescola ogni cossa cum calcina viva, e fane a modo [82v] de pasta. Poi fane ballote e fale sechare al sole e fane polvere; e quando tu voli cassare le lettere, bagna un pocho cum aqua e cum saliva mesculata, poi geta su de questa polvere, poi bagna ancora e andarà via subito.
[vii] Ancora toli alume de roza e tritalo e impastalo cum sugo de ranzo e lassalo sechare al'umbra, item frega sopra la littera e andarà via.

[V.22] A redure le charte che fosseno guaste per aqua o per vino che li fusse caduto.
[i] Toli una peza de lino bianchissima quanto havere poi[14] e bagnala in aqua e metela su quella charta;[15] e quando la charta hè molle, tirala e redula al primo modo como era inanti. Poi sopra questa charta meti una charta bambasina, e habi un piumazolo de pano, e finché la charta hè cusì bagnata et cusì destesa, meti questo piumazolo sopra la charta bagnata e finché 'l piumazolo sia un pocho caldo. Poi getali su polvere de sepia,[16] meteli de sopra tormentina cotta e polverizata, e ritornerà cusì bella como era inanti.
[ii] Ancora toli del sabione humido e ponilo sopra la charta viciata che stia destesa, e lassa star tanto che la carta deventi humida e posesi tirar e destendere. Poi lieva via la arena de su la charta cum mano o peza o scoveto cautamente, che le lettere non cadino; poi tira la carta e poni sopra la charta bambasina, item ut supra.
[iii] Over habi un ferro a forma de una chaza de muraro che habi un pocho de panzeta, e s'el fosse de ramo sarìa melgio, e quando le[17] charte son humide e ben tirade habi questo ferro caldo, e valo menando e fregando sopra le invitiature e rapadure dele charte fino che siano ben sute e desviciate.
[iv] Over habi un tympano che habia le bande de legno tanto alte che ponendoli soto badile, copo o testo de fogo, la charta del tympano se schaldi ma non se brusi; et habia dale teste a parte de soto una incastratura meza tunda, quasi mezo buso,

13 *radice* corretto dopo *sugo*, che è cancellato e espunto.
14 «quanto havere poi» aggiunto con segno di integrazione in interlinea.
15 *charta* glossato con «si la machia dela aqua o vino fosse secca o vechia» in margine sinistro con richiamo.
16 «Poi getali su polvere de sepia» aggiunto in margine sinistro con richiamo.
17 *le* corretto dopo *la*, che è espunto.

[83r] inde se possa meter e cavar commodamente di dicti badile copo o testo di fogo. E quando le carte son conze e humide presertim cum la peza bagnata, in un lenzolo bagnato, o tovalgia se sono molte, destendi a una a una le dicte charte sul tympano, e un capo, zoè la banda de sotto, poni cum lo ventre apozandote sul tympano; l'avanzo destendi e tyra con tute II le mano e cum li denti, sì che tuta la strafenzi. E fa' sia ben tirada, voltandola da capo a piedi; poi bene destesa, e piegala in folgio[18] e ponila nel suo quinterno, et poi fala star a [...]esse et hè fatto.
Et se fosse charta viciata in libro ligato, che haverai humefatto la charta cum la peza ut supra, habi charte bambasine a mesura del libro e metile una per lati dela charta humefatta, aziò non guaste le altre, poi trala bene como debe stare, et serà el libro ben stretto, et falo star cusì fino che sia ben sutta.
Et nota che la peza bagnata per humifadare la charta debe in prima esser ben struchata, se li metesse un'altra peza suta tra lei et la charta sarìa securo, aziò la tropo humidità non guasti le lettere o minii.

[V.24] A far coperte de libri de tela de lino che non teme aqua ni olio ni altra cossa.
[**i**] Toli II on. de peze, una libra de sevo da far candele, 5[19] on. de cera. Destempera queste cosse al focho, cum questo incera che tela tu voi e serà perfecto da far coperte a libri, melgio che non sono le asse.
[**ii**] Ancora toli goma arabica e destempera in aqua e mescola cum biacha e fane a modo de polte, e cum questo incola più e più charte insieme [83v] e sarano forte da fare asse da libri.
[**iii**] Cusì fa la colla de pe[sse].

[V.25] A cavar olio dale char[te] che fosse m[achiate].
Toli osse de animali e brusale e fane polvere e gietala sula machia scaldando prima la polvere al focho, aziò ne essa la humidità,[20] poi li meti suso qualche peso: sechando questo, andarà via la machia.
Si è altra machia, come vino et simile, desvicia la charta como hè dito de sopra.

18 «in folgio» aggiunto con segno di integrazione in interlinea.
19 *5* glossato in interlinea con «vel 3».
20 *la humidità* glossato con «et tante volte lo rescalda et reponi suso che remanga biancho lo dicto polvere. Poi frica ben cum 1ª peça de lino, fino che l'olgio ne esca» in margine sinistro con richiamo.

[V.47] Ad tollendum lineas plumbi vel carbonis aut maculas lutosas a cha[rta].
Sepe ac sepius ducas micam panis recentis calidam a furno supra lineas de plumbo, aut carbone, aut maculas pinguedinis manuum lutosas et similia, et recedent sine lesione charte.

[V.48] Ad tingendum pelles in celesti colore.
Recipe endegi lb. I, luminis fecis dr. I; fac bullire cum aqua dulci usque ad consumptionem medietatis, et pone supra pelles ut fit, et facies XV^{cim}.[21]

[V.49] Ad tingendum in colore nigro.
Recipe lb. I vitrioli romani, lb. I vitrioli teotonici, lb. I limature ferri; fac bullire ut scias et facies XV^{cim}.[22]

[V.50] Ad tingendum in colore viridi.
Recipe baculas spini cerbini et fola cum pedibus; deinde fac ad modum vini et bulliat et misce bene hinc inde. Postmodum pone in caldaria, donec levet bolium, et dimitte infrigidare.

[V.51] Ad tingendum in colore verz[ini].
Recipe lb. I verzini raspati[23] et quartum unum de cenaprio pisto, et permitte bullire in lexivio forti[24] usque ad consumptionem medietatis. Deinde permitte parum tepescere, postea tende [...] tingere pellem fac verzinum bullire in aqua dulci.[25]

[V.52] Item ad tingendum pelles cum vergino.[26]
Recipe raspaturam vergini et fac bullire cum aqua clara per tres horas, tunc adde sextam partem on. alluminis roze, et fac bullire simul media horam. Post hoc, accipe de dicto colore et pone supra chartam. Si non habuerit pulchrum colorem, mitte intus modicum de aceto forti et iterum fac bullire modicum. Deinde distende pellem bene tiratam et tinge cum dicto colore.

21 Si legga 'e con questa quantità se ne tingono XV'.
22 Cf. nota precedente.
23 *raspati* aggiunto con segno di integrazione in interlinea.
24 «in lexivio forti» aggiunto con segno di integrazione in interlinea.
25 «Deinde [...] dulci» è aggiunto in seguito al testo da mano diversa.
26 §V.52 è interamente aggiunto in margine inferiore, dalla medesima mano del testo principale.

[V.92] Colla ad glutinandum chartas librorum.
Recipe gummi de prunis vel cerasis et distempera cum clara ovi. Deinde chartas quas vis coniungere simul subtilia cum raxorio, vel novacula. Post inunge cum predicta confectione et una ponatur super aliam. Post habeas de radituris chartarum ex quibus fiunt mubli quaternorum vel de aliis talgiaturis chartarum abrasis et subtiliatis. Postea plana cum pumice cum siccus fuerit, vel cum rasorio.

[V.115] Modus amovendi a chartis librorum sordes[27] causatas ex frequenti et nimia attrectatione earum cum digitis.
Leva prius bene ipsas sordes a libro rassando leviter et diligenter cum cultello qui non multum acute incidat. Deinde habeas lignum rotundum qui habeat planitiem in summitate, quam undique conteges bono fustagno, postea pones de vernice cum qua scribitur quantum necesse videbitur super loca singillatim, que prius cultello erasisti. Deinde diligenter fricabis ea cum dicto ligno et fustagno, donec ad plenum discedat ab ipsis chartis omnis earum spurcitia et pinguedo.

5 Le indicazioni relative alla cera

Di particolare rilevanza per circoscrivere l'area di provenienza del manoscritto, al di là della lingua, che attende uno studio approfondito, è la presenza ingente (e altrimenti rara) di ricette per il trattamento, la colorazione o lo sbianchimento della cera.

La colorazione della cera era necessaria per ottenere soprattutto candele ornate da bruciare nelle chiese e nei santuari. «Le candele più pregiate sono infatti quelle colorate e lavorate, prodotte principalmente a Venezia e Ancona» (Moroni 2009, 15).

[II.1] A fare cera biancha et de altri colori.
[i] Toli una lb. de cera ragusina e taiala bene menuda e fala bollir in aqua salada una hora o più. Poi la cava fora, e fa' bollire cum una lb. de salnitrio bene trito; poi la geta in aqua freda e serà cera biancha.
[ii] Ancora cera rossa:[28] toli II lb. de cera, 3 on. de cenaprio, 3 on. de trementina;[29] e in prima fa' deslenguare la cera e la trementina insieme, poi fa' polvere de quel

27 *sordes* è aggiunto in interlinea con segno di integrazione.
28 *cera rossa* glossato con «cuiusvis [...] coloris», in margine sinistro con richiamo.
29 *de trementina* glossato con «dimidium estate intus exigitur de trebentina quam hyeme», in margine destro con richiamo.

cenaprio e mescola cun olio,[30] poi[31] meti ogni cossa insieme e non lassar bollire e getala in la forma vitrea.[32]
[iii] A fare cera verde: toli II lb. de cera, 3 on. de verderame, 3 on. de trementina;[33] incorpora insieme come hai fatto in la cera rossa.
[iv] A far cera colorita: toli zafrano e meti in una peza, e questa peza meti in aceto biancho un dì e una note. Poi el premi, e quelo che vien fora meti in la cera delenguada e parerà cera nova.
[v] Ancora a far cera artificiale che parà naturale: toli polvere de solfero e tridalo sula prieda a modo de cenaprio, poi fa' lexiva de cenere de cerro e de calcina viva e meti questa polvere in un vaxo de vedro o de terra, e meti dentro el solfero e mescola bene cum un bastone e la lexiva doventerà grassa. Geta via quella lexiva e metige del'altra e mescola, e fa' cusì fin a che non ge sia più grassa e sia a modo de farina, poi lava bene cum aqua fresscha, poi la secha e metila al focho: se arde e non puza hè bono, se puza lavalo tanto che non puzi. Poi toli II lb. de cera e una lb. de questo solfero cusì fatto, e mescola insieme et haverai bona e perfecta cera ad ogni cossa, salvo che in medesina.
[vi] A renovare la cera vechia: delengua la cera vechia et in una lb. meti un quarto de trementina et una o [43v] II radixe de celidonia e serà bella e colorita como cera nova.
[vii] Ancora fa' polvere de fior de genestra e deslengua la cera e meti dentro questa polvere e parerà nova.

Ottenere cera bianca era invece importante non solo per la produzione ancora una volta di candele, ma anche per la scultura, perlopiù di oggetti votivi.[34] «Il principale centro di lavorazione della ‹cera biancheggiata› era sicuramente Venezia [...]. A Venezia, che per tutta l'Età moderna resterà luogo di confluenza della cera sia balcanica che levantina, negli ultimi decenni del Cinquecento sono censiti 23

30 *cun olio* glossato con «et alii non apponunt oleum» in interlinea.

31 «cum ceperit cera infrigidari cum terbentina imponitur cynabrium pulverizatum et ducitur cum spatula ne petat fundum» è aggiunto, con richiamo, in margine destro.

32 *forma vitrea* glossato con «primo ben bagnata» in interlinea.

33 *trementina* glossato con «vel [...]» in interlinea.

34 Nonostante Franco Sacchetti (2014, 249), alla morale della novella CIX, lamenti che «Di questi boti e di simili ogni dì si fanno, li quali son più tosto una idolatria che fede cristiana», nel 1530 nella chiesa della Santissima Annunziata, a Firenze, sono testimoniati 600 ritratti votivi in cera in cui figuravano papi, re, grandi signori e nobildonne accanto ai ritratti di famiglia dei mercanti e dei ricchi artigiani fiorentini, 22.000 voti in cartone e 3.600 immagini dei miracoli della Santissima Annunziata, rappresentando solo una parte di quanto era rimasto dopo che i frati dovettero fondere un buon numero di ex-voto in cera per far fronte a una nuova imposta (così racconta Warburg 1966, 138).

impianti, impegnati nella produzione non solo di candele [...] ma anche di cera sbiancata da utilizzare nell'arte della ceroplastica» (Moroni 2009, 11).

[V.18] Modus dealbandi ceram.

Recipe lb. V cere cuius color declinat ad albedinem si potes, et si non, accipe de cera munda et meliori et pone in ollam novam, vel in catinum bene mundum, cum medietate eius ex aqua clara, et [80v] pone supra ignem donec liquefiat tota et natet in superficiem aque. Deinde accipe vas vitri cuius pars exterior sit lenis, et madefac ipsum in aqua frigida et submerge minus medietatis eius in cera liquefacta et extrahe cum cera que sibi adheret et dimitte infrigidari in aqua frigida et separa ceram illam a vase, qua ipsa erit habens formam parapsidis. Et hoc facias sepe, donec totam tali modo abstraxeris. Deinde extende istas formas ad solem supra herbam unius prati per spatium dierum decem, vel donec albescat. Deinde collige ceram et postea accipias ollam novam que sit intus vitriata et prope eius horificium facias foramen parvum in quem ponas unum calamum, et pone eam supra prunas lenti ignis cum lb. I aceti albi[35] et clari et quan incipit bullire, pone ceram paulatim, semper agittando cum baculo, donec liquefiat, et cum liquefacta fuerit abstrahe ab igne et pone dictam ollam in unum vas et circuncirca et subtus[36] pone paleas; deinde aufer spumam eius bene et post cooperies dictam ollam pannis et dimitte eam coopertam per spatium quattuor Miserere.

Postea aufer pannos et si videris aliquantulum clarescere sparge supra eam infrascriptos pulveres. Recipe camphoram ad quantitate[m] unius ciceris, aluminis roche quartum I, salis comunis quartum I, et ex his fac pulverem subtilissimum, et postquam de supra posueris pulverem iterum cooperies ollam cum pannis[37] per spatium duorum Misere[re]. Deinde paratas habeas parapsides semiplenas aqua, et desupra ipsas per illum calamum paulatim infundas ceram. Et sic facies formiculas cere albe, et iterum ponas eas ad solem aspergendo eas aqua per spatium duorum dierum. Et isto modo facies eam multum albam. Amen.[38]

---

35 *albi* glossato con «fortissimi» in margine sinistro senza richiamo.

36 «et subtus» aggiunto con segno di integrazione in interlinea.

37 «cum pannis» aggiunto con segno di integrazione in interlinea.

38 «Si vero facere volueris candelas oportet que transferas ceram in aliud vas simile, postquam salaveris de dicto pulvere ut supra, et cooperueris eam pannis propter facem. Hoc attento quod illud secundum vas habeat intus similiter acetum calidum, et labora cum cacia de terra invitriata» è aggiunto da mano diversa in margine inferiore, in seguito al testo.

6 Conclusione

Il ms. 1246 merita di essere reso noto e il suo testo disponibile - al di là del solo trattato sull'azzurro - in virtù dell'accuratezza con cui sono trattati i contenuti, del grande numero di procedimenti evocati, dell'originalità di alcune tecniche menzionate e descritte.

La lingua andrà analizzata da vicino; di seguito poche annotazioni lessicali che puntano con certezza verso il Veneto: *aradigare* 'sbagliare' (IV.11, 18, 21), per cui si può supporre un *ERRATICARE come estensione verbale dell'agg. lat. ERRATICUS (Boerio s.v. *radegar*, ma cf. anche TLIO s.v. *eradegar*); *deslenguare* 'struggere, liquefare' (II.1.ii), dal lat. DELIQUARE (come in REW 2542, che riporta l'avenez. *desleguar*: l'inserzione di -N- si trova anche in romancio, lombardo e genovese, cf. FEW, forse come appoggio prima dell'occlusiva velare labializzata, più che per incrocio paretimologico, ma semanticamente poco convincente, con DELINQUERE, come in REW 2541b 'Verlassen'); *disviciare* 'nettare, ripristinare', dal lat. (dis+)VICIUM (Boerio s.v. *disviziar* 'correggere i difetti'); *strafenzare* 'stravoltare' o 'stravolgere', dal lat. *EXTRA-CĬNGĔRE (per cui cf. Rossi/Vigolo 2022, soprattutto 110; anche in Boerio s.v. *strafozar*); *strucare* 'spremere' (voce longobarda, per cui cf. TLIO s.v. *struccare*; la voce è anche in Cennini), forse dal lat. EX+TORCU(L)ARE; e ancora *baro*, §II.13 (Boerio s.v. *baro* 'fronda'); *broenteri*, §V.57.i (Boerio s.v. *broente* 'bollente'); *retrazer*, §II.6.ii (Boerio s.v. *retrazer* 'lo stesso che ritrarre'); *setasti*, §IV.4.i (Boerio s.v. *setar* 'lo stesso che accomodare') ...

Il Veneto rappresenta un polo relativamente poco studiato ma di primaria importanza nella diffusione in Italia della letteratura tecnico-artistica, dove cercare un possibile raccordo tra la fortuna europea e la ricezione italiana di questa letteratura e la propagazione di diversi termini tecnici. La storia del ms., ancora da indagare, andrà forse messa in relazione con il pezzo successivo della collezione riccardiana, il ms. 1247, sempre di provenienza veneta e di ambiente monastico («Probatum in monasterio nostro», c. 16r), con interessanti annotazioni che suggeriscono un legame con il mondo germanico tanto a livello testuale (richiami diretti alla tecnica proveniente dalle Fiandre al §183 «in Fiandra non adopera altro color», al §188 *A conzar una tella per depenzer a modo de Fiandra*, dedicato all' imprimitura della tela, al §189 *Tenperar colori a modo de Fiandria*) che linguistico (i.e. *paraseroto*, c. 20v, unica attestazione italianizzata del *Paris rot*).

7 Appendice

Indice delle sezioni II e V[39]

39 L'edizione integrale delle ricette del ms. 1246, corredata da indici tematici, è contenuta nella mia tesi di dottorato (Del Savio 2017).

[V.10] [A far perle].
[V.11] Ad faciendum sal alkali. [c. 78v]
[V.12] Oleum tassi.
[V.13] De azuro, a partir le sorte l'una dal'altra.
[V.14] Calcinatio lapidis lazuli et auri ab ipso extracti. [c. 79r]
[V.15] A fare bono angiostro crudo.
[V.16] Lutum sapientie se fa in questo modo. [c. 79v]
[V.17] De tornasole, id est peciola azurra.
[V.18] Modus dealbandi ceram. [c. 80r]
[V.19] Ad faciendum vergi optimum atque probatum. [c. 81r]
[V.20] A far charta lucida. [c. 81v]
[V.21] A cassar le lettere dela charta senza guastar la charta. [c. 82r]
[V.22] A redure le charte che fosseno guaste per aqua o per vino che li fusse caduto. [c. 82v]
[V.23] A far armadura che non se pò passare ni talgiare cum ferro. [c. 83r]
[V.24] A far coperte de libri de tela de lino che non teme aqua ni olio ni altra cossa.
[V.25] A cavar olio dale char[te] che fosse[no] m[achiate]. [c. 83v]
[V.26] Contra pedocchi o pedicoli.
[V.27] A far congregar molti serpenti in un loco.
[V.28] Se uno non potesse orinare.
[V.29] Polvere bona a nervi contracti et ancho ad ogni vicio de nervi e ad ogni ferita e piaga.
[V.30] A guarir una [ve]na che sia rota o ta[lgiata].
[V.31] Lutum optimum pro campanis. [c. 84r]
[V.32] Lutum sustinens humidum fimi calidi.
[V.33] Lutum pro furno magne ignitionis.
[V.34] Lutum ad formandum cum eo qualecumque opera.
[V.35] Lutum cum quo summitur sigillum et induratur et item.
[V.36] Lutum pro formando omnia cera.
[V.37] Lutum durans in igne. [c. 84v]
[V.38] Aliud lutum durans in igne.
[V.39] Lutum cum quo lutantur ligna cum molla desber[...] a molino, quia mures neque farina non intrent.
[V.40] Lutum pro carceribus forte in muro.
[V.41] Lutum cum quo fit campus vel alia materia vitrea ut pro furnis stuarum cum figuris.
[V.42] Lutum ex quo fit sigillum vel anulum de vitro. [c. 85r]
[V.43] Lutum in coniunctione vasorum.

[V.44] Lutum pro lutando vasa de vitro ad distillandum.
[V.45] Ad idem sed non ita forte.
[V.46] Lutum sapientie comune.
[V.47] Ad tollendum lineas plumbi vel carbonis aut maculas lutosas a cha[rta]. [c. 85v]
[V.48] Ad tingendum pelles in celesti colore.
[V.49] Ad tingendum in colore nigro.
[V.50] Ad tingendum in colore viridi.
[V.51] Ad tingendum in colore verz[ini].
[V.52] Item ad tingendum pelles cum vergino.
[V.53] Ad faciendum saponem pro barbitonsoribus odoriferum.
[V.54] Recepta ad faciendum saponem album immo albissimum et sine igne. [c. 86r]
[V.55] Ad occidendum pediculos. [c. 87v]
[V.56] Ad faciendum saponem nigrum perfectissimum.
[V.57] Modus conservandi incorrupta pisa et fabas. [c. 88r]
[V.58] Ad faciendum salnitrium. [c. 88v]
[V.59] Ad affinandum salnitrium.
[V.60] Ad albificandum salnitrium.
[V.61] Ad faciendum amidum. [c. 89r]
[V.62] Ad mollificandum ebur quasi ceram.
[V.63] Ad faciendum corallum.
[V.64] Liquatio coralli in una die. [c. 89v]
[V.65] Mollificatio coralli.
[V.66] Fusio coralli uti esset plumbum.
[V.67] Succus limonum.
[V.68] Ut ferrum non rubiginosum fiat.
[V.69] Ad faciendum ossa alba de cornu vace sicut ebur.
[V.70] Mollificatio eboris ut possit incidi.
[V.71] Mollificatio cornu bovis ad flectendum et [...].
[V.72] Ut ebur efficiatur album.
[V.73] Sine conflatione es mollius plumbo fieri et post celeriter conflari.
[V.74] Colla pro auro, argento et lapide. [c. 90r]
[V.75] Colla pro ligno, auro, lapide et vitro.
[V.76] Colla pro vitro.
[V.77] Colla pro lapidibus, et pro una mola scissa.
[V.78] Colla de caseo pro lignis contra calidum et humidum perseverans.

[V.79] Colla intra vitrum et lapidem.
[V.80] Colla coniungens vitrum, lapide et cetera omnia inseparabiliter. [c. 90v]
[V.81] Colla contra ignem et aquam, ad lapides.
[V.82] Colla ad coniungendum lapides.
[V.83] Colla pro vitro et lapide contra humidum.
[V.84] Colla pro vitro et christallo.
[V.85] Colla pro lapide et vitro.
[V.86] Colla que efficitur dura sicut ferrum.
[V.87] Colla pro lapide vivo scisso. [c. 91r]
[V.88] Colla pro lapidibus supra spontonos ad laborandum.
[V.89] Colla pro gemmis in anulis.
[V.90] Colla pro lapidibus contra humidum.
[V.91] Colla pro balistis teothonicis et arcubus ungaris.
[V.92] Colla ad glutinandum chartas librorum.
[V.93] Colla optima ad vitrum et scutellas.
[V.94] Colla contra humidum.
[V.95] Colla pro vitro in muro contra humidum.
[V.96] Colla pro bocciarum collis et alembicis in distillando. [c. 91v]
[V.97] Colla ad vitrum glutinandum. Vide, est in folio 159.
[V.98] Azurum sophisticum.
[V.99] Decoctio gypsi perfecta pro pingendo sic fiat.
[V.100] Ad tollendum nigredinem ab azurro.
[V.101] Optima azuri purificatio. [c. 92r]
[V.102] Clarificatio azuri de luna creati.
[V.103] Restitutio coloris azuro rem quadripartitam.
[V.104] Cognitio lazuli si est perfectus vel non.
[V.105] Item alius modus restituendi azuro colorem amissum. [c. 92v]
[V.106] Item ad colorandum azurum carens colore.
[V.107] Cautela pro coloribus corruptibilibus.
[V.108] Quilibet color ponitur sic contram aquam.
[V.109] Quomodo mollificatur corallus ut fiat ex eo quacumque forma.
[V.110] Modus autem faciendi aquam predictam talki [...]. [c. 93r]
[V.111] Modus purificandi zucharum pro electuariis conficiendis.
[V.112] Sapor optimus ex marinellis diu durans. [c. 93v]
[V.113] Item alius sapor ex amigdalis similiter durans.
[V.114] Ad solvendum corpus. [c. 94r]

[V.115] Modus amovendi a chartis librorum sordes causatas ex frequenti et nimia attrectatione earum cum digitis.
[V.116] Carnes bene et pollite elixari.
[V.117] Remedium optimum contra guttas [94v] et diversos alios dolores ex causa frigida quo usus est dominus [...].
[V.118] Cerotum [...] pro ruptura. [c. 94v]
[V.119] Ad occidendum cimices. [c. 95r]
[V.120] Modus faciendi bonam mostardam.
[V.121] Item alio modo.
[V.122] Item alio modo. [c. 95v]
[V.123] Item alio modo.
[V.124] Color aureus ad inaurandum argentum sive stagnum.

---

8 Bibliografia

Delle fonti online di séguito segnalate la data d'ultimo accesso è il 07.01.2026.

Baroni, Sandro/Travaglio, Paola, *Considerazioni e proposte per una metodologia di analisi dei ricettari di tecniche dell'arte e dell'artigianato. Note per una lettura e interpretazione*, Studi di Memofonte 16 (2016), 25–83.

Boerio = Boerio, Giuseppe, *Dizionario del dialetto veneziano*, Venezia, Reale tipografia di G. Cecchini, 1867.

Briquet, Charles-Moïse, *Les Filigranes. Dictionnaire historique des marques du papier, dès leur apparition vers 1282 jusqu'en 1600, avec 39 figures dans le texte et 16112 fac-similés de filigranes*, Genève/Paris, Alphonse Picard et fils, 1907.

Cacho, María Teresa, *Manuscritos hispánicos en las bibliotecas de Florencia, descripción e inventario*, Firenze, Alinea, 2001.

Cennini, Cennino, *Il libro dell'arte*, ed. Ricotta, Veronica, Milano, Franco Angeli, 2019.

Clarke, Mark, *The art of all colours. Mediaeval recipe books for painters and illuminators*, London, Archetype, 2001.

Del Savio, Michela, *Ricettari per le arti nell'Italia di fine XV secolo. Nuovi testi per uno studio delle intersezioni tra cultura tecnica e società*, tesi di dottorato, Torino, Università di Torino, 2017.

Elsheikh, Mahmoud Salem, *Medicina e farmacologia nei manoscritti della biblioteca Riccardiana di Firenze*, Roma, Vecchiarelli, 1990.

GDLI = Battaglia, Salvatore/Bàrberi Squarotti, Giorgio (edd.), *Grande dizionario della lingua italiana*, 21 voll., Torino, UTET, 1961–2002; con *Supplemento 2004*, dir. Sanguineti, Edoardo, Torino, UTET, 2004, e *Indici degli autori citati nei volumi*

I–XXI e nel Supplemento 2004, ed. Ronco, Giovanni, Torino, UTET, 2004, https://www.gdli.it/.

Grauert, Hermann, *Meister Johann von Toledo*, Sitzungsberichte der Bayerischen Akademie der Wissenschaften 2 (1901), 111–325.

LessCrusca = *Lessicografia della Crusca in rete*, Firenze, Accademia della Crusca, https://www.lessicografia.it/.

Mander, Micaela, *«Pastellus fit isto modo». Una trattazione legata all'azzurro oltremare*, Studi di Memofonte 16 (2016), 332–340.

Mazzi, Curzio, *Del modo di comporre l'azzurro oltramarino*, Rivista delle biblioteche e degli archivi 17 (1906), 31–50.

Minonzio, Franco, *Tutta la pienezza del mondo è nel libro. Appunti di lettura dal «Philobiblon» di Richard de Bury*, Biblioteche oggi 19 (2001), 56–71.

Moroni, Marco, *Alcune note sulla produzione e sul commercio della cera in area adriatica tra basso Medioevo ed età moderna*, Proposte e ricerche 62 (2009), 7–22.

Paravicini Bagliani, Agostino, *A proposito dell'insegnamento di medicina allo Studium curiae*, in: Maierù, Alfonso/Paravicini Bagliani, Agostino (edd.), *Studi sul XIV secolo in memoria di Anneliese Maier*, Roma, Edizioni di storia e letteratura, 1981, 395–413.

REW = Meyer-Lübke, Wilhelm, *Romanisches etymologisches Wörterbuch*, Heidelberg, C. Winter, [3]1935, https://www.rew-online.gwi.uni-muenchen.de/.

Richard de Bury, *Philobiblon*, ed. Altamura, Antonio, Napoli, Fiorentino, 1954.

Richard de Bury, *Philobiblon, o L'amore per i libri*, introduzione di Fumagalli Beonio Brocchieri, Mariateresa, tr. it. di Fedriga, Riccardo, Milano, Rizzoli, 1998.

Ricotta, Veronica, *Per il lessico artistico del medioevo volgare*, Studi di lessicografia 30 (2013), 27–92.

Rossi, Silvia/Vigolo, Maria Teresa, *Interpretazioni testuali ed etimologiche di voci pavane*, Romance Philology 76 (2022, ma 2024), 105–117.

Sacchetti, Franco, *Le trecento novelle*, ed. Zaccarello, Michelangelo, Firenze, Edizioni del Galluzzo, 2014.

Thompson, Daniel V., *Trial index to some unpublished sources for the history of medieval craftsmanship*, Speculum 10 (1935), 410–431.

TLIO = Beltrami, Pietro/Squillacioti, Paolo (dir.), *Tesoro della lingua italiana delle Origini*, Firenze, Istituto del CNR Opera del Vocabolario Italiano, 1997–, http://tlio.ovi.cnr.it/TLIO/.

Travaglio, Paola, *«Ad faciendum azurrum». Alcuni esempi di trattazioni sull'azzurro oltremare nel ricettario dello Pseudo-Savonarola*, Studi di Memofonte 16 (2016), 341–383.

Warburg, Aby, *La rinascita del paganesimo antico*, ed. Bing, Gertrud, Firenze, La nuova Italia, 1966.

PARTE III

Il lessico

9

Experimenta: lessico, epistemologia e scrittura

Chiara Crisciani

Riassunto Si descrive la concezione medievale della differenza tra conoscenza in senso filosofico e in ambito scientifico, di contro alla considerazione dei saperi pratici e in specie dell'applicazione sperimentale dei precetti. Si delineano anche le varie forme nelle quali si organizzano le raccolte di ricette.

Abstract This contribution outlines the medieval conception of the difference between knowledge in the philosophical sense, and in the scientific field, in contrast to the consideration of practical knowledge and especially of the experimental application of precepts. It also analyzes the various forms in which recipe collections are organized.

Parole chiave conoscenza pratica – esperimento – ricetta

1 Terminologia: accezione specifica di *experimentum*

In testi di scienza e tecnica del secondo medioevo (medicina, farmacologia, tecniche artigianali varie, problemi domestici e di vita quotidiana, magia),[1] in non pochi casi la ricetta viene detta *experimentum*. È vero, certo, che, per lo più, la prescrizione operativa è introdotta, e per così dire «intitolata», da formule quali l'imperativo *recipe/prendi/tolli*; o dai più espliciti moduli quali «contro la tosse», «per eliminare la febbre», «a fare littere de oro»,[2] «se vuoi capelli biondi fai così», «electuarium de gutta»: e qui sono meglio messi in risalto il malanno da scongiurare, l'obiettivo da ottenere, e il prodotto da realizzare;[3] ed è vero

1 La bibliografia su ricette e ricettari è molto vasta: in generale, almeno Laurioux/Paravicini Bagliani (2023); Treccani/Zaccarello (2012); Bénatouil/Draelants (2011); Agrimi/Crisciani (1990); Cifuentes (2016); Corradini Bozzi (1997); Pomaro (1991); Crisciani (2022a); Rapisarda (1996).

2 È uno dei titoli dello Pseudo Savonarola (1992): Badiali/Baraldi (2023).

3 In linea teorica (Hunt 1990) le parti di una ricetta medievale sono: rubrica (enunciato iniziale), indicazione (dell'obiettivo della ricetta), composizione (gli ingredienti), preparazione (combinazione degli ingredienti), applicazione (come somministrare/usare il preparato), dichiarazione di efficacia (i suoi effetti e garanzie di efficacia, cioè casi risolti con successo e

anche che, sebbene il termine *recepta*[4] si affermi universalmente solo più tardi (Laurioux 2023, 7), non è affatto assente tra i secc. XIII–XV; resta comunque che in questo lessico e formulario variegati non mancano numerosi esempi di ricetta/*experimentum*, su cui mi concentro in questo contributo, limitandomi a scritti di alchimia[5] e soprattutto di medicina.

A conferma della presenza di *experimentum* nell'accezione di 'ricetta', ecco alcune occorrenze, tratte da testi disposti tra il XIII e XV secolo. Già però Michele Scoto registra tra le molte ricette dell'*Ars alchimie* un suo «experimentum super solem [...] a me probatum verax», e riporta anche un «experimentum ad solem veracem secundum Modifar saracenum» (Vinciguerra 2011, specie 300–302);[6] sempre di ambito alchemico è l'«experimentum secundum Magistrum Marinum», presente nella miscellanea ricettistica di un codice Campori di Modena (Bachelli/Crisciani 2010, 128); Zucchero Bencivegni consiglia a chi desidera folti capelli che «si dee fare lavare la testa in aqua colata, e si dee ungnere lo chapo d'olio rosato e d'ollio di mirra, e fare questi isperimenti, i quali guardano i chapelli di chadere e fanno gli altri venire a nasciere» (Treccani/Zaccarello 2012, 125–126); in un volgarizzamento del *Thesaurus pauperum* si raccomanda un «isperimento il quale usano gli spagnuoli molto. Togli uno granello d'orzo [...]» (Pazzini 1971, 153); ci sono poi pervenuti gli *Experimenta Magistri Nicolai*[7] e gli *Experimenta cancellarii et Cardinalis* (McVaugh 1976, 178), che sono appunto raccolte di ricette; lo Pseudo Arnaldo da Villanova (in Arnaldo da Villanova 1585, ma già in edizioni precedenti), nel *Contra calculum*,

---

personale constatazione: «ego expertus sum»). Nei fatti non sempre questa scansione, pur implicita comunque, è rispettata esplicitamente in tutti i suoi momenti. Sulla struttura delle ricette anche Laurioux/Paravicini Bagliani (2023) e specie Laurioux (2023); Taape (2023, specie 471); anche Telle (2003).

4 Ad es. Pseudo Arnaldo da Villanova (1520, 209vb; Giralt 2002); la «Recettha probata per me de reuma ali ochi e cum fatiga s'à posù aver da uno che non la volea insegnar» è ricordata nel suo zibaldone dal nobile friulano Nicolò de Portis (2010, 39); varii esempi in Palmero (s.a., passim); nel prologo della sua *Cirurgia* Pietro Argelata (1492, 2ra) comunica che «Rogaverunt me socii mei ut secundum quod legerem eis [...] receptas ordinarem»; per la *recepta de magistro Pietro de Abano* e per una *Ricetta excellentissima contro ogni febbre* (sec. XV) Pazzini (1971, 191–192); in generale e per altri esempi Artale (2023).

5 Per approfondire questo settore segnalo Colinet (2020); Corbett (1936); Bacchelli/Crisciani (2010); Rapisarda (2006); Azzarone (2021); Crisciani (2004); Scotti (2003); Cezard (1945); Karl (1929); Lagerkrantz (1925); e le osservazioni di Barthélemy (2003, specie 120–134); stranamente il più recente Moureau (2023), più concentrato su testi arabi e certo interessante, non mi pare tenga gran conto di questa documentazione.

6 Per i medici salernitani (secc. XII–XIII) Ausehache (2023).

7 Pazzini (1971, 191); si tratta di Nicola Polacco (sec. XIII, Montpellier), su cui Eamon/Keil (1987); Keil (1992).

in ambito farmacologico mette in guardia così: «Itaque olim multa experimenta veterum medicorum <sunt> salubria que propter defectum [*scl.* hominis] hodie sunt mortifera [...] Moderamini ergo medici moderni, quod mundi labor agitat dogmata et experimenta antiquorum»; e ammonisce però poco prima che anche le novità farmacologiche sono sospette: infatti «Novis experimentis fidelis medicus non studeat quia solent novitates pericula inducere», mentre altrove Arnaldo (1975, 28) – negli autentici *Aphorismi de gradibus* – consiglia di tenere come *approbata* i *necessaria experimenta antiquorum*, senza voler «ad alia probanda transire»; nel *Breviarum practicae* (ancora dello Pseudo Arnaldo: Paravicini Bagliani 1991: 43, e in generale 1–51) si menziona un «experimentum contra tertianam» di un certo «Franc. V. domini pape medici» non meglio identificabile; probabilmente autentici invece sono le ricette e i piccoli *consilia*, cioè gli *Experimenta* di Arnaldo (McVaugh 1971); in raccolte di Montpellier sono riportati, tra le altre ricette, un «experimentum Magistri Jo. Baster [...] contra quartanam»; un «experimentum Magistri Bernardi de Bona Hora contra omne apostema de materia venenosa»; un «experimentum Magistri Natalis Angati contra calculum» e gli «experimenta Magistri Durandi Teneri contra sputum sanguinis» (McVaugh 1976); numerosi sono gli *experimenti* curativi in volgare siciliano in un codice del sec. XIV della Biblioteca comunale di Palermo come, ad esempio, «experimentu ad curam epilentie di testa», «experimentu contra lu duluri di la testa», o l'«experimentu a gucta grossa»;[8] un «experimentum [...] ad adloquendum spiritum» è contenuto in una raccolta di ricette e procedure magiche del sec. XV (Véronese 2023), intitolata nel suo insieme come *Experimenta*;[9] ancora di prescrizioni di magia e astrologia tratta il *Liber experimentorum* dello Pseudo Arnaldo (Calvet 2006; Bernard 2007); sempre nel sec. XV in un importante zibaldone noto ora col moderno titolo di *Medicinalia quam plurima* (Palmero 1997b; 1999; 2005) compare, tra le molte ricette, un «Contra la pestilenza experimento probatissimo» (Palmero s.a., vol. 2, 339).

Concludo questa solo esemplificativa ricognizione del sicuro rapporto tra *experimentum* e ricetta ricordando i molti *experimenta* alchemici e medicali che il francescano Bonaventura da Iseo raccoglie nel suo *Liber Compostille*, definito *liber medicinalis et alchimie*, del sec. XIV, chiamato nell'incipit *Liber Compostelle multorum experimentorum* [...], dove si afferma che «recepte docent auctorum in arte» e si assicura che si può trasmutare il rame «ut patet

8 Si tratta di un volgarizzamento del *Thesaurus pauperum*: Pazzini (1971, 105–106); Rapisarda (2001).

9 Ovviamente si deve tener conto – ma non è questo il caso – che talvolta tale titolo è imposto nei cataloghi delle biblioteche solo successivamente all'opera, spesso in sede di moderna schedatura.

in receptis experimentorum»; nel libro secondo sono raccolti «multa experimenta veritatis faciendorum, que vero experimenta sunt recepte utilitatis» (Carli 1998–1999, XIX):[10] qui chiaramente *ricette* sono *experimenta* e viceversa, o comunque i due termini, se non sono forse propriamente sinonimi, appaiono strettamente legati, e connessi sia a verità (della teoria) che ad utilità concreta (della pratica).

Se dunque è attestato che non poche ricette prendono il nome di *experimentum*, è ancor più vero però che non tutti gli *experimenta* sono ricette:[11] *experimentum* infatti in questo tipo di scritti – e, più in generale, in testi nell'ambito della filosofia naturale oltre che della medicina – può rivestire numerosi e vari significati, anche se tutti (tranne uno) in varia forma alludono, in primo luogo e soprattutto, ad un intento di messa in opera, di uscita nella pratica in una procedura operativa efficace. Mi propongo qui di analizzarli: sia per isolare e interpretare quei significati che più si attagliano a definire prescrizioni tecnico-ricettistiche, sia per meglio esaminare le caratteristiche di queste ultime. I principali autori di riferimento per questa indagine sono Aristotele, in *Metaphysica* I e negli *Analytica posteriora*,[12] e alcuni commenti medievali a questi testi; alcuni commenti medievali circa il primo degli *Aforismi* di Ippocrate (Ventura 2011; Kibre/Siraisi 1975; McVaugh 2011; Lafeuille 1964), dove compare l'espressione *experimentum fallax/fallens*; Pietro Ispano (1515, vol. 2, f. XXrab) per il suo commento alle *Dietae universales* di Isaac Israeli e alcuni scritti di Arnaldo da Villanova.

2 Conoscenza delle cause e conoscenza empirica

Come è noto, Aristotele sostiene che la conoscenza muova da sensi/percezione; tuttavia, sia nel primo libro della *Metaphysica*, sia negli *Analytica posteriora*, cioè nel testo in cui Aristotele definisce la struttura della conoscenza scientifica, egli precisa che, se i nostri sensi danno la più sicura conoscenza del particolare

10 Dell'opera si sono occupati in molti: Capitanucci (2010–2011); Carli (1998–1999; 1999); Pereira (1999); Capitanucci (2012; in corso di stampa); Succurro (2016).

11 Sulla polisemia di *experimentum* Wallis (2007, 146 e passim); McVaugh (2011); Liboni (2025).

12 I passi di Aristotele più significativi e discussi al riguardo sono *Metaphysica* I, 1, 980a27–981a16; *Analytica posteriora* II 19 100a4-9; vedi anche Zucker (2011); si ricordi che Aristotele non usa un termine paragonabile a *experimentum*, che nelle traduzioni e commenti latini rende per lo più il termine greco *empeiria*. Si avvisa che le citazioni rispettivamente di Aristotele e di Pietro Ispano che seguono si riferiscono tutte ai luoghi testuali qui menzionati, salvo diversa indicazione.

('questo fuoco brucia'), non spiegano però 'perché brucia'. A questo 'perché', alle cause, alle *rationes* di un fenomeno si arriva deducendo da premesse/principi, cioè da assiomi e definizioni: questi, universali e indimostrabili, elaborati propriamente dall'intelletto, sono i soli da cui si può avere vera scienza. A quelle premesse però si può anche, e spesso si deve, giungere per via induttiva (benché in questo caso si debba parlare di universali 'per lo più', di proposizioni generali: tipico è il caso appunto delle varie branche della filosofia naturale, relative cioè a fenomeni del mondo sublunare e perciò in divenire). Questo procedimento induttivo appare meglio precisato negli *Analytica posteriora* (Spinosa 2002, specie 173–177; de Haas et al. 2010; Corbini 2006).

Questi complessi rapporti tra universale/scienza/intelletto e particolare/percezione/sensi, non poco ardui nella stessa formulazione testuale aristotelica e nella produzione scientifica di Aristotele (che non sempre segue le sue stesse indicazioni quando fa ricerca come naturalista),[13] generano nel pensiero tardo medievale – che dal sec. XIII interpreta e usa la strumentazione concettuale aristotelica – complicazioni non piccole e dibattiti, nel corso di tentativi di raccordo tra conoscenza teorica e conoscenza pratica/empirica (Beaujouan 1974; Robert 2017).

Nell'accezione aristotelica comunque *experimentum* appare primariamente non già come un dato, ma come uno snodo in un processo, e l'*experimentum* risulta essere uno – e non il primo – dei «diversi gradus humanae cognitionis» (Tommaso d'Aquino 1964c, 8). Infatti si parte da una osservazione, si passa poi a molte osservazioni/sensazioni simili ripetute che si incidono nella memoria; a loro volta, molte memorie simili si fissano in un *experimentum*, che dà luogo ad una generalizzazione.[14] Da qui si sviluppa la domanda relativa al perché di quei fenomeni (*propter quid*): inizia solo ora il percorso della scienza, e qui si può collocare l'origine di un'arte o tecnica. Quindi l'*experimentum* può essere visto come un *principium* («deveniendi ad scientiam»: Tommaso d'Aquino 1964c, 10) – un principio di *scientia*, di *ars* razionale – ma non è un *primum*; è invece un esito, un risultato, cioè il culmine assestato (singolo, ma non più propriamente singolare) di una raccolta di dati esperienziali essi sì puntiformi e singolari, una raccolta che costruisce dunque una serialità ordinata e regolare, che, a sua volta, può avviare a, e attivare, una generalizzazione. Così delinea il percorso descritto il vescovo di Lincoln, Roberto Grossatesta (1981, 404 nonché 214–216), nel suo commento agli *Analytica posteriora*: «Ex sensu igitur fit memoria, ex

---

13 Questa valutazione è tuttora discussa dagli storici: Zucker (2011, 31); Lloyd (1968, 125 e passim).

14 Per questo processo Tommaso d'Aquino (1964a, 403); Guglielmo di Ockham (1967, 83–96); Ruggero Bacone (1930a, 7–11, 16–17).

memoria multiplicata fit experimentum, ex experimento universale, quod est preter particularia, [...] artis, scilicet, et scientie principium. In quantum enim eius finis est humanae operationis rectificatio, artis est principium; in quantum autem eius finis est veritatis speculatio, scientie est principium» (vedi anche Rossi 2008). Da qui solamente si avvia la conoscenza verso la generalità delle regole/*canones* della tecnica e verso l'universalità delle spiegazioni/*rationes* della scienza. Resta comunque che l'*experimentum* va integrato in processi conoscitivi più complessi e complessivi.

Chi si arresta in alcuni momenti di questo percorso dispone certo di qualche forma di conoscenza, ma non consegue scienza: non le bestie, i cui atti e conoscenze apparentemente orientati razionalmente (il comportamento delle api, delle formiche o di animali autoterapeutici) in verità derivano da istinto, casualità, al massimo da memoria e abitudine; non i *simplices* e i *rustici*, che restano abbarbicati alle impressioni sensibili; e neppure infine gli *experti*,[15] coloro cioè che si bloccano al pur necessario livello dell'*experimentum*, o che si attestano all'evidenza immediata e ripetuta di dati empirici. Queste sono assolutizzazioni improprie di tappe, e nessuno di costoro – puri empirici anche se di diverso livello – consegue *rationes*, cause, scienza, appannaggio allora solo del *peritus*, dell'*artifex rationalis*: istinto, senso, empiria non sono scienza, e semmai danno luogo ad abitudine/*habitus*.

3 La componente pratica dell'esperienza

Se la più parte dei commentatori scolastici di Aristotele si attiene a questo schema conoscitivo ascendente e gerarchico,[16] e sottolinea il rilievo di questo tipo di *experimentum* nell'elaborazione razionale e scientifica, secondo alcuni interpreti moderni andrebbe tenuto conto però che in realtà Aristotele presenta due significati di esperienza-*experimentum*, non sempre percepiti e analizzati per tali dai suoi interpreti medievali: spesso anzi risultano nei loro scritti

15 Tommaso d'Aquino (1964c, 11), nel commento alla *Metaphysica*: «Unusquisque tanto sapientior est quanto magis accedit ad causae cognitionem [...]; quia expertus est sapientior eo qui solum habet sensus sine experimento. Et artifex est sapientior experto quocumque»; e Giovanni Buridano (1588 [1518?], 7rb-8ra); assai utile anche Nicoud (2020).

16 Tommaso d'Aquino (1964a, 403): «Puta quamdiu medicus consideravit hanc herbam sanasse Socratem febrientem et Platonem, et multos alios singulares homines, est *experimentum*; cum autem sua consideratio ad hoc *ascendit* quod talis species herbae sanat febrientem simpliciter, hoc accipitur ut quaedam *regula* artis medicinae» (corsivi miei).

intrecciati e confusi, con effetti talora fuorvianti, e danno luogo ad analisi che non giungono sempre a risposte risolutive e convincenti.[17]

Aristotele infatti, ancor prima di definire questa gerarchia di stati cognitivi che culminano nelle regole tecniche generali e nelle leggi scientifiche universali, introduce quella che si può definire una esperienza come competenza pratica: senza arrivare ad una conoscenza delle cause, essa consiste in una continuata e sicura padronanza di dati singoli in relazione ad una attività o intervento pratico-operativi; così si esprime a *Metaphysica* I 1 981a12–19: «sotto il profilo pratico, sembra che l'esperienza non differisca dalla tecnica, anzi, gli empirici riescono anche meglio di coloro che hanno la dottrina senza la pratica. E il motivo di ciò sta nel fatto che l'esperienza è conoscenza degli individui, mentre la tecnica è conoscenza dell'universale, e tutte le attività pratiche e produttive riguardano l'individuo, giacché il medico non ha in cura l'uomo [...], ma ha in cura Callia o Socrate o qualche altro individuo».

Potrebbe sembrare – e a molti commentatori sia medievali che moderni è parso – che questo tipo di competenza esperienziale consista nel fermarsi al livello dell'*experimentum*, cioè ad uno snodo necessario ma non sufficiente del processo conoscitivo scientifico cui si è accennato più sopra. Resta però che qui Aristotele non lo dice, e il dubbio sulla natura di questo tipo di esperienza rimane, anche perché il dettato aristotelico non è pienamente perspicuo; e comunque nei passi appena considerati egli ritiene che l'*experimentum* possa, anzi debba, contribuire a pervenire a generalizzazioni, ma non lo presenta come legato a interventi pratici puntuali e concreti. Ed è certo che questo tipo di esperienza, competente e consapevole, è una forma di conoscenza che egli associa non alla percezione sensibile pura, ma alla tecnica. Si tratta dunque di una competenza nelle attività pratiche che ha comunque un valore conoscitivo in sé, senza ulteriori integrazioni: forse queste si verificheranno, attingendo all'universale, alle *rationes*, alle *regulae* dell'*ars* e alle cause; ma anche se non si verificano, comunque il ruolo di questo tipo di esperienza resta. Pertanto è vero che «Gli empirici sanno il che, ma non sanno il perché; gli altri, invece, conoscono il perché e la causa [...] E anche per questo noi riteniamo che gli architetti siano più degni di rispetto, abbiano maggior sapere e siano più esperti dei semplici manovali, perché sanno le cause di ciò che fanno, mentre i manovali agiscono ma senza sapere quel che fanno»: così Aristotele, *Metaphysica* I 1 981a28–981b2. Non di meno però i manovali fanno, cioè operano efficacemente nel loro ambito, e lo fanno appunto bene in base

17 King (2003), da valutare con qualche cautela: vi sono esaminate le forme di questa esperienza/competenza pratica fino ad Occam e oltre, a volte con qualche forzatura; anche Dear (2006).

alla loro esperienza-competenza acquisita (e non solo in base alle pur necessarie direttive dottrinali e teoriche degli architetti). Alcune ricette di un testo medievale illustrano il senso di queste considerazioni di Aristotele: nel sec. XIV il medico Nicolò Bertucci (1518, f. XXIra) ritiene che, anche senza conoscere le cause, sia possibile operare efficacemente, visto che nel suo *Collectorium* scrive, a proposito dell'insonnia: «Si nescis que sit causa [...], fac embrocam, [...] que sic fiat»: a questa ricetta di tisana seguono altre ricette nella più classica forma, che però, giustamente, sono poste e registrate da Bertucci sotto il nome non di *experimenta* ma di *empirica*.[18]

Ruggero Bacone (1930a, 8–9), che valorizza fortemente il ruolo dell'esperienza e della *scientia experimentalis* nel suo progetto di rinnovamento del sapere, è tra i commentatori della *Metaphysica* che riconoscono questo doppio senso di *experimentum* nel testo di Aristotele: «de experimento dupliciter est loqui; aut absolute [...]; aut prout est principium ordinatum ad inventionem artis et scientiae»; «cognoscere hoc et illud est experimentum».[19] L'attenzione per l'ambito singolare del livello operativo sarà più pronta in commentatori posteriori – alla fine del sec. XIV e agli inizi del sec. XV –, in una fase cioè dello sviluppo della medicina scolastica caratterizzato da un più vivo interesse per la *pars practica* della scienza medica, e quando però, a questa altezza cronologica, il quadro di riferimento da tempo non è più solo o primariamente quello delineato da Aristotele, ma intervengono a complicarlo le considerazioni sul rapporto tra esperienza e ragione in medicina di Avicenna e Averroè (approfondisce questi sviluppi Chandelier 2011), a loro volta commentate e vivacemente discusse da molti medici-*magistri*.

Sebbene Aristotele – e per lo più i suoi commentatori – provvedano prontamente a segnalare i limiti di questo esperire competente, che di certo non punta al vertice della disinteressata sapienza (King 2003, 206–208) e si accontenta e si vanta di efficacia e utilità, la sua validità come forma di conoscenza non si lascia spegnere facilmente; la sua rilevanza può essere sminuita e viene sempre più definita subalterna rispetto al ruolo astrattivo e regolativo della *ratio*, ma non è mai del tutto negata.

Lo testimoniano tra l'altro anche coloro che si occupano del lavoro di artigiani e del loro modo di operare, e quindi del ruolo delle *artes mecha-*

18 Anche Moulinier-Brogi (2017, 191), a proposito di epilessia: «In statu solum empirica ponenda sunt, quia non possunt nocere sed iuvare».

19 Anche Bacone (1930b, 10): «Experimentum dupliciter est; uno modo applicatio scientie ad opus; alio modo est cognitio singularium sub una natura universali [...], secundo modo precedit et est principium»; vedi Antolic (2010).

nichae, da Ugo di San Vittore (1939) e altri fino a Robert Kilwardby (1976).[20] Essi le giudicano utili perché sono indispensabili alla vita, proprio nella sua concreta materialità, e sono pertanto il necessario preludio al sapere, la sua precondizione: ma le valutano inferiori perché sono legate ai bisogni del corpo e si realizzano col corpo, e sono portatrici non di sapere ma propriamente di utilità. E dunque legano l'efficace competenza operativa che indubbiamente i *mechanici* dimostrano non già alla ragione o all'intelletto ma all'*usus*-abitudine, all'imitazione imperfetta e passiva della natura, alla ripetitività monotona dell'addestramento orale: tutte sicure garanzie di staticità, mancanza di innovazione e di progresso. Resta tuttavia che di questa abilità pratica, di questa «conoscenza debole» ma efficace e utile, l'umanità, dopo la Caduta, ha estremo bisogno per rimediare alla sopravvenuta fragilità del corpo. Del resto, anche per la medicina vale la considerazione di Ugo di San Vittore (1939, 1.12) secondo cui «Omnes enim scientiae prius erant in usu quam in arte»; e comunque, come sostiene Pietro Torrigiano (1557, f. 5h), gli inizi di ogni arte – lo testimonia anche Aristotele – sono «horrida et agrestia» e ogni scienza «in exordio suo est cruda et immatura»;[21] lo ripetono poi quei testi medievali in cui si delineano le tappe dello sviluppo, della storia che la medicina avrebbe seguito nei secoli. Sicché mentre in alcuni casi (certo per la medicina) avviene – nella storia e nell'epistemologia – il passaggio dall'uso alla scienza (Crisciani 2022b), altre competenze e abilità sembrano restare fissate nell'immobilismo, immutato forse anche perché è stato conseguito il massimo di utilità efficace che sola le definisce.

Anche la serie dei commenti al primo aforisma di Ippocrate (Ventura 2011; Jacquart 2017), per quanto riguarda appunto il lemma dell'«experimentum fallax», segue un itinerario in cui sembra prevalere man mano l'influenza della *Metaphysica*. «Vita brevis, ars vero longa, tempus velox, iudicium difficile, experimentum fallax» (*fallens* nella versione usata dai maestri Salernitani: Agrimi/Crisciani, 1990, specie la seconda parte; anche Burnett 2011): è questo l'avvio del primo aforisma ippocratico. Nel sec. XII i commenti salernitani per lo più considerano l'*experimentum* dell'aforisma come momento dell'attività propriamente pratica del medico e sembrano intrecciare i due sensi di esperienza indicati da Aristotele: Bartolomeo da Salerno, infatti, da un lato parla

20 La concezione medievale delle *artes mechanichae* è ampiamente studiata: Jansen-Sieben (1989); Halleux (2009); Galloni (1998, specie cap. 2, *Ricette di artigiani*); Robert (2025); Alessio (1965); Ovitt jr. (1983); Beaujouan (1957); Blumenberg (1987); Salvestrini (2023).

21 Torrigiano rinvia ad Aristotele *Metaphysica* I 10 993a15; cf. anche Matteolo da Perugia (1939, 40) e Pietro d'Abano (1565, differentia 1, 3Cb).

di un «experimentum quoad ad manum et ad operationem spectat», che può appunto essere *fallax*; dall'altro, poche righe dopo, considera gli *experimenta* in quanto precursori necessari all'elaborazione della medicina sia teorica che pratica (Ventura 2011, 366; Ausehache 2011), rinviando ad Aristotele. Dal sec. XIII i commentatori universitari risentono sempre più fortemente delle considerazioni epistemologiche aristoteliche: pertanto, nella loro esegesi, più che al commento agli *Aforismi* di Galeno si infittiscono i rinvii al libro primo della *Metaphysica*, e l'*experimentum* risulta così concorrere, aristotelicamente, all'acquisizione di scienza. Non senza che però Ugo Benzi (1517, f. 2ra), agli inizi del sec. XV, e in un contesto – si è detto – più attento al ruolo della medicina pratica, avverta: è vero che l'*experimentum* è *principium* di arte e scienza (secondo la *Metaphysica*), ma quando, nella pratica, ciò che si sperimenta contrasta con la ragione «debemus sequi experimentum ratione dimissa»: naturalmente però si dovranno seguire le puntuali regole per la valutazione dell'*experimentum* indicate da Avicenna nel secondo libro del *Canone* (su questi criteri Chandelier 2011, 386–392). Pertanto, ad avviso di Benzi (1517, f. 2ra), l'*experimentum* non va definito *fallax*, ma *ambiguus*, e non lo è in sé, «sed in relatione ad operationem quam fecimus», a causa delle molte e diverse condizioni di cui il medico deve tenere conto nel suo agire sul singolo malato. Anche qui vengono distinti, ma collegati, l'aspetto per cui l'*experimentum* fa parte del processo di acquisizione di teoria e quello per cui consiste in un singolo atto operativo.

4 L'esperienza nella pratica medica

Che *experimentum* sia allora uno dei campi semantici ed epistemologici in cui, con alterni rapporti, si gioca la relazione tra *ratio* ed *experientia* è dunque evidente,[22] ed è anche chiaro che tale rapporto è particolarmente cruciale per la medicina, intesa come scienza-dottrina, come pratica, come attività professionale: ed è noto quanto il rapporto tra questi tre aspetti, tutti indispensabili e rilevanti per il medico, siano oggetto di continui aggiustamenti e discussioni nel secondo Medioevo;[23] lo stesso Aristotele, del resto, ricorre spesso nelle pagine già richiamate a esempi medici. E di fatto la medicina scolastica universitaria è un sapere in continua tensione – anche nelle riflessioni dei medici

22 Per sviluppi più tardi, per altro assai diversi tra loro, Schmitt (1981); Liboni (2016); ancora più perspicue sull'evoluzione e polisemia di *experimentum* sono le considerazioni in Liboni (2025, specie 253–270).

23 Sono prevalentemente impostate nei commenti alla *Techne* e al *Canone* di Avicenna; sono non così insistenti ma non assenti in quelli agli *Aforismi*.

stessi sul loro sapere (significativi per la fisionomia della medicina scolastica Jacquart 1993; Agrimi/Crisciani 1988; Ottosson 1984; Siraisi 1981, 1990; Chandelier 2017; O'Boyle 1998; Pesenti 2003) – tra dati osservativi singolari sul paziente individuale, e ricorso a regole, definizioni e leggi razionali universali che, a partire dall'esperienza e tramandate dalla *traditio* dottrinale degli autori, consentono di interpretare quei dati individuali formulando un *iudicium*, una diagnosi, e infine rendono possibile *exire ad practicam* ed effettuare un intervento, di nuovo puntuale e singolare, sul malato. È in questo necessario andirivieni tra universale e particolare, tra dottrina e pratica, tra verità ed efficacia che i medici scolastici definiscono il loro sapere specialistico, ne stabiliscono la collocazione nel sistema delle scienze e ne valutano i rapporti sia con altre discipline (prima tra tutte la filosofia naturale), sia tra le facoltà universitarie. Ed è in questo contesto medico che si richiede allora una disamina più fine di *experimentum*, che chiarisca e metta ordine tra i significati che propongono i testi di Aristotele, quelli presenti in scritti e commenti dei medici (che sempre più ne sono condizionati) e usi più sciolti propri di ambiti meno strutturati dottrinalmente, e che si trovano nelle *Summe* di *Practica*, nei *regimina* (Nicoud 2007; vedi anche Demaitre 1976; Agrimi/Crisciani 1988, specie capp. 5–8; Loviconi 2019) e nei ricettari (Agrimi/Crisciani, 1990, parte seconda).

Se ne fa carico il medico Pietro Ispano (sec. XIII)[24] in una specifica digressione nel suo commento alle *Dietae universales* di Isaac Israeli. Dopo aver elencato e risolto le molte questioni che si addensano intorno al corretto rapporto tra la *via experimenti* e la *via rationis*; e dopo aver ricordato uno stereotipo, e cioè che, come afferma Galeno nella *Techne*, «sicut experimentum sine ratione debile est, ita ratio non iuncto sibi experimento», Pietro (1515, c. XXrab, anche per le citazioni che seguono) riconosce che, a ben vedere, si danno tre tipi di *experimentum*: «experimentum est triplex». Innanzitutto si pone quello *ante scientiam*, che è una «via ad cognoscendum scientiam et de qua agitur in libro *Posteriorum*, et hec via precedit omnem artem et scientiam»: è dunque un preliminare in ogni ricerca scientifica naturalistica, come appunto aveva prospettato Aristotele. Specialmente in medicina, si dà poi un secondo tipo, *experimentum in scientia*, dotato di particolare evidenza che s'impone alla ragione, e non è frutto di elaborazione propriamente cognitiva, nel senso che non è argomentativa/sillogistica: «non est ratiocinativa sicut quidam dicunt, tamen in ipsa est via rationis vel rationalis». Si tratta dell'apprensione di fenomeni che hanno solo in sé l'ostensività della propria ragion d'essere, in relazione a

24 Tralascio qui la discussa questione dell'identità dell'autore, che in questo contesto è irrilevante.

una loro *proprietas* che si può solo percepire/constatare. In tale apprensione non servono argomenti giacché «idem cognoscitur per se ipsum, ut caliditas piperis per suam virtutem», afferma Pietro: esempi tipici sono appunto la calidità del pepe,[25] l'attrazione del magnete, l'azione di vari rimedi. Sempre in ambito medico, ma non solo, si presenta infine un terzo tipo, l'*experimentum post scientiam*, e cioè l'«applicatio scientie ad opus», l'uscita nella pratica sulla base però di un'«ars confirmata ratione»: si tratta del risultato pratico-operativo del sapere, sono quegli atti singoli e concreti – interventi al capezzale, in laboratorio o in cantiere –, operazioni e atti tecnici (di qualunque tecnica), ricette (di ogni tipo): sono cioè interventi puntuali, particolari, singolari come è tutto ciò che «ad actum pertinet»,[26] ma che hanno alle spalle un'elaborazione teorica (sono *post scientiam*, applicazione di scienza).[27]

E dunque allora l'*experimentum* concerne sia l'avvio di scienza sia il suo esito, cioè consiste nella raccolta esperienziale di dati, prima: e qui *experimentum* fa parte di un processo conoscitivo; ed è però anche la concretizzazione di *rationes* e teorie in un atto pratico, nel nostro caso la ricetta per fare qualcosa, poi: e qui esso consiste in un intervento concreto singolare. In mezzo però deve situarsi un lavoro intellettuale, cioè la teoria che è stata costruita a partire dall'*experimentum ante scientiam*, ossia tutte le direttive che solo una teoria esplicativa dei vari elementi in gioco in questo caso (malattia, paziente, ingredienti) potrà fornire: altrimenti l'esito pratico non sarà più un *experimentum*, ma sarà ritenuto un intervento casuale, cioè *empiricum* (come per Nicolò Bertucci, cf. § 3).

Infine, Pietro (1515) propone due questioni rilevanti che precisano il senso del suo tentativo di messa in ordine, dove la medicina (e il suo *experimentum*) chiaramente si collocano tra i confini dell'«alto» della filosofia naturale e il «basso» della empiria degli incolti. La prima questione è posta così: «quomodo

---

25 Pietro precisa che quest'ultima è valutata diversamente *via rationis* e *via experimenti*, benché entrambe procedano *per effectus*, ma considerati in modo differente, dall'interno o dall'esterno (in modo soggettivo/immediato o oggettivo/mediato): l'*experimentum* afferma «il pepe scalda, è dunque una medicina calda»; la *ratio* argomenta: «il pepe è di sapore acuto, dunque sarà caldo».

26 A questo proposito sono di particolare interesse alcuni saggi in Fidora/Lutz-Bachmann (2004): utili anche se vertono però propriamente sull'etica del comportamento e non sulle regole del fare umano tecnico.

27 Vedi anche Alessandro di Hales (1948, 165b): «duplex est cognitio experientiae: unum per viam acquisitionis scientiae secundum quod ex multis memoriis colligitur unum experimentum [...]; alia est via exercitii practicae, sicut cum aliquis habet theoricam medicinae, experitur et procedit in operibus practicae»; analoga prospettiva nel commento alle *Sentenze* di Bonaventura da Bagnoregio: Hamesse (2002).

differt via experimenti assignata a Philosopho in libro Posteriorum a via experimenti assignata in medicina», e Pietro risponde che «est quedam via experimenti que notificat ea que in scientia inquiruntur», cioè l'*experimentum* da lui definito *in scientia*, ossia il secondo tipo, «et hec est in medicina. Alia est via experimenti que notificat principia ex quibus scientia conficitur, et hec est communis ad omnes scientias», quindi anche alla medicina, se si dimostra che questa è una scienza, «et hec assignatur ab Aristotele in libro Posteriorum». La seconda questione chiede: «quomodo differt via experimenti peritorum a via experimenti rusticorum»; si risponde che «est quidem experimentum quod est cognitio sensibilium impressionum [...] a rebus extra non regulatis a ratione, et hoc est in rusticis», che dunque solo ai sensi si affidano, si limitano alle impressioni sensibili e neppure le colgono come effetti di qualcosa di distinto dalle impressioni stesse. «Aliud est experimentum quod discernit impressiones a rebus et regulatur a ratione, et hoc est in peritis».

E con ciò i teorizzatori e fruitori dell'*experimentum* come principio di scienza, i detentori dell'*experimentum* della «competenza esperienziale», i medici – che necessariamente si servono di entrambi – e i semplici contadini empirici – nonché le conoscenze di cui tutti costoro dispongono – sono opportunamente sistemati in un corretto ordine, relativo alla diversa funzione e portata conoscitiva dei rispettivi *experimenta*. Risultano comunque ora messe in ordine, distinte e collegate le accezioni di *experientia* constatate in Aristotele e nei medici: anche se in modo non pienamente convincente, come si era già accennato. Si nota infatti una certa tendenza alla confusione/sovrapposizione tra l'*experimentum post scientiam*, esito di teoria, e quello *in scientia*, frutto di un'apprensione certo cognitiva ma solo esperienziale: lo si verifica, ad esempio, nelle considerazioni qui citate dei maestri salernitani, di Bacone e di Ugo Benzi (cf. §3).

Lo si riscontra in particolare nello stesso Pietro Ispano, che non spiega bene come l'*experimentum* (specie quello medico *in scientia* caratterizzato da intuizione/constatazione e apprensione sensoriale) comporti conoscenza, meglio, comporti la caratteristica di essere anche *rationalis*, o, per lo meno, una *via rationis*; ma appunto: in che direzione, e quale tipo di razionalità, visto che l'*experimentum* in genere era stato definito da Pietro (1515) una *via* che «non est ratiocinativa sicut quidam dicunt»? È possibile che qui Pietro si riferisca a una serie di notazioni esperienziali ripetute e controllate (parla dell'*experimentum in scientia* come di una «via *notificandi* ea que in scientia inquiruntur»), destinate non alla costruzione di scienza, di conoscenza di cause, quanto piuttosto effettuate in vista di possibile applicazione pratica. O forse anche Pietro si richiama qui al «fermarsi all'*experimentum*» – tappa prevista come provvisoria da Aristotele e da superare nel proseguimento della ricerca scientifica delle cause – (arresto che si è visto del resto essere così criticato). In quest'ultimo caso però l'*experimentum in scientia* della medicina non avrebbe i caratteri di relativa autonomia e specificità – che Pietro vuole garantire –, ma rientrerebbe pienamente nel percorso più generale e complessivo in cui compare l'*experimentum ante scientiam* (cioè quello aristotelicamente preludente a qualunque scienza, medicina compresa).[28]

Anche Arnaldo da Villanova (medico illustre di papi e sovrani e docente a Montpellier nel sec. XIII) tocca più volte alcuni di questi temi. Afferma infatti anch'egli che i dati di cui si ha certezza tramite *solo experimento* sono quelli la cui causa è la *proprietas*, sono cioè quegli effetti che manifestano immediatamente la loro causa, che è una loro *virtus*,[29] e riconosce che la nozione delle proprietà dei farmaci si ha solo per *experimento vel revelatione* (che non è da intendersi in senso religioso ma indica qui intuizione-apprensione esperienziale: McVaugh 2009, 120): queste due fonti di conoscenza poi sono comuni a dotti e *vulgares*, e non per niente molte volte i dotti accolgono notizie su farmaci dai *vulgares*, dai profani. Ma – puntualizza Arnaldo – il medico dotto che volesse usare i rimedi da loro proposti deve adottare varie precauzioni atte a controllare la loro appropriatezza. Nell'ampio commento al primo *Aforisma* di Ippocrate, quindi, Arnaldo (2014, specie 195–99, 209–215, 223–224) prescrive regole per guidare il medico dotto (qui quasi un etnologo) nella raccolta di dati e nel vaglio degli informatori: indica cioè il *modus experiendi*. Innanzitutto il medico dovrà prestare attenzione al territorio della regione e alle sue usanze; è da valutare con osservazione accurata la *complexio* (ovvero la costituzione fisica) degli abitanti da cui quel preparato è usato e conoscerne le abitudini alimentari e culinarie; si deve considerare bene come i *vulgares* del posto preparano e conservano gli ingredienti. In ogni caso, circa il rimedio ritrovato dal volgo, va accertato «utrum sit consonus rationi vel non»: se «repugnat rationi», si è di fronte a superstizioni, vane e ovviamente da scartare. Queste regole lasciano anche un ampio spazio al rispetto di ciò che

28 E in questo caso la *subalternatio* epistemologica per cui la medicina dipende dalla filosofia naturale per i suoi principi si ripresenterebbe nella dipendenza gerarchica discendente dei rispettivi tipi di *experimenta*: *in scientia*, la constatazione dei *quia*; *ante scientiam*, il percorso verso la generalizzazione/l'universale che li possono spiegare. Ringrazio Gionata Liboni per le acute osservazioni che ha condiviso con me su queste possibili interpretazioni: si conferma comunque che queste dense e contratte pagine di Pietro Ispano sollecitano un'analisi approfondita.

29 Arnaldo da Villanova (1975, 198–199): «ea quorum certitudo habetur solo experimento non sunt nisi ea quorum est causa solum proprietas»; Arnaldo non parla qui di conoscenza vera, ma di certezza (percettiva): sul rapporto tra i valori di certezza e verità in medicina McVaugh (1990).

la tradizione dottrinale insegna. Se infatti un ritrovato *repugnat* ai principi dell'arte e/o al parere di attestati autori, va scartato: è più facile infatti che si sbagli uno solo piuttosto che abbiano errato tanti e così rinomati pensatori; e infine: nel caso di perdurante incertezza si deve attendere di avere una *pleniorem certitudinem*, procedere timorosi *ad cautam experientiam* prima di adottare quel preparato. Anche da Arnaldo dunque è messo in campo un controllo razionale e dottrinario del *peritus* sull'intuizione/apprensione e sugli *experimenta* dei *vulgares*: i risultati della loro immediatezza conoscitiva richiedono più che mai, per essere integrati, di venir inseriti in un più ampio processo convalidante.

5 I tipi dell'*experimentum*

Si può a questo punto suggerire che gli *experimenta*-ricette elencati all'inizio vadano identificati sia col secondo tipo di *experimentum*, quello *in scientia*, sia e soprattutto col terzo tipo tra quelli segnalati da Pietro Ispano e analizzati da Arnaldo, cioè l'*applicatio ad opus*, che in ambito medico equivale a prescrivere e dare un medicamento o un trattamento al singolo paziente.[30] Più specificamente: l'*experimentum in scientia* va identificato, a mio parere, con quella «competenza pratica efficace» evocata da Aristotele all'inizio della *Metaphysica*, o anche è da intendersi come un'apprensione ripetuta di puntuali proprietà in altro modo inspiegabili durante la ricerca; invece prescrizioni e trattamento sono l'esito finale di un processo, sono cioè l'applicazione pratica di scienza, e dunque sono esperienza intrisa di teoria: la ricetta, l'*experimentum post scientiam* incorpora conoscenza vera, è un «universale concretato» in un atto pratico singolare.

Circa questo «universale concretato» va introdotta una precisazione: gli *experimenta*-ricette che s'incontrano con questi significati nei testi medici scolastici sono singolari, per meglio dire, puntano ad un risultato pratico singolo – lo si è più volte ribadito –; e però sono, e contemporaneamente, in qualche modo universali, anche se ogni ricetta è singola. Si prenda infatti la forma più semplice di ricetta: «se vuoi acqua di rose prendi xyz»: il fatto che si ottenga questa puntuale, concreta acqua di rose con questa procedura in questo momento (*hic et nunc*), che porta a un risultato singolare (questa boccetta di acqua di rose), consente di parlare di una puntuale prescrizione direttiva di un

30 Henri de Mondeville (1892, 12–13) definisce *experimentum* l'intervento chirurgico sul paziente.

altrettanto puntuale «fare». Ma tale procedura si pretende anche come universale, cioè dovrebbe valere per tutte le rose e le acque da loro fattibili, o «per lo più»: la si dovrebbe dunque definire una formula. Col che si conferma appunto il carattere di «universale concretato» che si è attribuito alla ricetta, all'*experimentum post scientiam*; e si conferma anche l'estensione notevole dei presupposti teorici della ricetta stessa, giacché farla valere per tutte le rose significa avere o comunque presupporre nozioni e teorie sui vegetali, sulla distillazione ecc. Tali teorie, in genere, nelle ricette non si vedono, non sono sempre espresse, ma ci sono.

Ciò non significa che chi scrive la ricetta sia sempre pienamente consapevole di tutti questi passaggi e presupposti. Può certo conoscerli, se è un medico dotto o un filosofo naturale; può però non conoscerli a fondo, se è un qualunque sacerdote che vuole alleviare malanni anche fisici del suo gregge, un notaio curioso, un enciclopedista, o anche un semplice paziente, profano ma attento alle proprie malattie. Si spiega così anche la notevole quantità di ricette e di raccolte di ricette approntate da «ignoranti» di epistemologia o di medicina teorica (ma che almeno sanno scrivere; altrimenti, dei loro ritrovati non possiamo sapere quasi nulla);[31] o quelle sistemate e scritte da raccoglitori/redattori-scriba che si «fidano» di ciò che ascoltano o leggono, e svolgono solo un piatto lavoro di raccolta e copiatura.[32]

È allora opportuno anche definire meglio una terminologia che può diventare altrimenti fuorviante e anacronisticamente attualizzante. Le ricette-*experimenta* di cui qui si tratta non sono nel medioevo ricette personalizzate nel senso moderno (Pomata 2013), quanto piuttosto *formule*, valide per tutti i casi simili, appunto in qualche modo «universali» o «valide per lo più», come si è detto sopra. Infatti si constata che, anche negli scritti più personalizzati – si pensi ai *consilia* stilati per precisi pazienti (in generale Agrimi/Crisciani 1994; vari studi di

31 Al riguardo sono significativi i casi di raccoglitori di ricette non particolarmente dotti o qualificati, e non certo medici, compilatori di zibaldoni con raccolte di ricette: ad es. lo zibaldone di Nicolò de Portis (2010) e il *Medicinalia quam plurima* (Palmero s.a.) già citati, nonché il memoriale di Francesco Bentaccordi (Brambilla/Hayez 2016); cf. Artale (2006); Crisciani (2015); Cifuentes (2016).

32 Il procedimento di raccolta/*compilatio* è descritto in Minnis (1979); Parkes (1976); Rouse/Rouse (1992). Vedi anche la famosa distinzione di Bonaventura da Bagnoregio nel proemio al suo commento alle *Sentenze* (riportata in Parkes 1976, 127–128): «Aliquis enim scribit aliena, nihil addendo vel mutando; et iste mere dicitur scriptor. Aliquis scribit aliena, addendo, sed non de suo; et iste compilator dicitur. Aliquis scribit et aliena et sua, sed aliena tamquam principalia, et sua tamquam annexa ad evidentiam; et iste dicitur commentator. Aliquis scribit et sua et aliena, sed sua tamquam principalia, aliena tamquam annexa ad confirmationem; et talis debet dici auctor».

Nicoud; Crisciani 2017), identificati spesso con nomi e caratteristiche personali, che si concludono con appositi trattamenti e spesso con ricette di farmaci per le loro indisposizioni –, solo raramente le prescrizioni sono adattate puntualmente alla personale situazione, che è indubbiamente singolarissima e particolare: una ricetta personalizzata, ad esempio, è data nel caso del prelato cui dedica un *consilium* Bartolomeo da Montagnana, dove si precisa che dieta e farmaci vanno adattati al suo stato di religioso, cui certi preparati e cibi sono vietati (Crisciani 2017); o nel caso delle dettagliate ricette prescritte per disturbi renali del doge di Venezia in un *consilium* di Taddeo Alderotti (1997, 299–309, tr. it. in Agrimi/ Crisciani 1980, 290–295). Si nota invece che le ricette che compaiono nei *consilia* del '400, quelli più dottrinari ed elaborati, sono per lo più propriamente formule (nel senso su esposto), e sono collegate non tanto a quel preciso malato quanto alle diverse *dispositiones* patologiche che in lui si incarnano, cioè ai tipi (e dunque generali) di malanni che con la sua diagnosi il medico ha enucleato, astratto e definito a partire dai dati del paziente: costui, quindi, appare a sua volta come un «universale concretato», cioè la sede singolare in cui si concentrano e sussistono le *dispositiones* patologiche generali individuate, che le formule ricettistiche dovranno combattere ed eliminare (Crisciani 1996; Savino 1995).

6 L'*experimentum* scritto: trasmissione della conoscenza pratica

Che un requisito indispensabile della ricetta-*experimentum* sia la scrittura lo afferma chiaramente Arnaldo da Villanova (2014, 209–210): è necessario infatti «experta certificata [...] scribere», ed è opportuno che «investigator eius inventa scribat»: sia perché è più facile e produttivo aggiungere qualcosa al già noto che inventarlo ogni volta di nuovo; sia perché l'invenzione singola risulta incompleta sempre, data la quantità di cose da sapere rispetto alla vita breve del singolo ricercatore; sia infine perché è necessario ed eticamente giusto lasciare ai posteri un *documentum* (cioè una scrittura che insegna) di quanto di utile sia stato ritrovato: essi potranno a loro volta convalidare, aggiungere, e anche correggere o cassare, ma su una base già predisposta. A queste considerazioni aderisce pienamente anche il chirurgo Henri de Mondeville (1892, 332–333, 517–519, 507, 139),[33] del resto formatosi anche con l'insegnamento di Arnaldo. Si tratta di un requisito indispensabile anche perché, benché la ricetta sia episte-

33 In specie sulla necessità di scrivere: a Bartolomeo da Montagnana è attribuito un opuscolo *de modo componendi receptas* (Crisciani 2017), mentre Michele Savonarola (1559, 10va) avverte che «non debent iuvenes medici verecundari studere receptas in eorum studiis».

mologicamente valida in quanto dovrebbe essere applicazione pratica di teoria vera, sarà molto probante anche una validazione – di tipo sociologico, questa volta – che garantisca ulteriormente l'efficacia operativa del ritrovato, eliminando ogni sospetto che, per quanto efficace sia, sia solo un labile ritrovato casuale. Questa validazione/certificazione accade tramite il consenso ragionato della comunità scientifica dei competenti, i *rationabiliter practicantes*, che, usandolo e verificandolo, rende quel ritrovato condiviso e controllato. Come si ottiene questo consenso? Solo scrivendo, cioè fissando la ricetta, e facendo circolare le ricette tra colleghi e operatori, nella comunità dei periti (McVaugh 1976, 177–180).

E dunque la ricetta, oltre che un «universale concretato» nel singolare, risulta essere anche un «atomo di scrittura» (più approfonditamente Crisciani 2022a, 233, 235–236): ogni ricetta scritta infatti è singola, nel senso che è chiusa in sé, è autosufficiente e autoreferenziale, assoluta e definita dal suo obiettivo puntuale: non ha bisogno di altro;[34] può essere intesa pertanto come un modulo, in quanto tale predisposto alla raccolta (Hoey 2001 per la nozione di raccolta-colony; Murray Jones 2019 e già 2013). L'«atomicità» della scrittura apre dunque anche a un discorso più complessivo sulla forma di scrittura/circolazione delle ricette (Taape 2023, 473–476), che spesso sono isolate, sparse qua e là, nella loro puntualità, in spazi bianchi nei codici, ma altrettanto spesso danno luogo a raccolte, la cui forma deve interessare tanto quanto quella della singola ricetta, sia che la raccolta sia assemblata da un solo autore, quello che le ha elaborate, sia che sia frutto di un successivo lavoro redazionale di raggruppamento e scrittura: la raccolta è infatti quasi lo sbocco obbligato in cui collocare una serie di atomi di scrittura. E qui va prestata attenzione alle differenze che intercorrono tra elenco, lista, serie, sequenza (Goody 1999; Eco 1990). Infatti la raccolta può essere di vario tipo e soprattutto di diverso ordinamento, e, d'altra parte, l'ordinamento conferisce una tonalità in più alle ricette che vi rientrano, se non altro perché istituisce un contesto.

Così non fa però la raccolta casuale, quella senz'ordine, cioè il semplice *elenco*, allungabile a piacere, in cui le ricette sono eterogenee, unificate tra loro solo topologicamente, dallo spazio che occupano nel codice, una dopo l'altra. Quando un ordine invece c'è, questo può essere più o meno specialistico, più o meno chiuso, più o meno suscettibile cioè di nuove inserzioni, e può a sua volta dar luogo a *liste* di vario tipo: frequente è l'uso dell'ordine topologico *a capite*

---

34 Si noti che la ricetta è prescrittiva, è un ordine, ma è condizionale, anche quando si presenta con l'imperativo: non si può ottenere quel risultato se non in quel modo, ma solo se si vuole; questa precisazione vale specialmente per la assoluta volontarietà, ricca di implicazioni etiche, delle ricette magiche (Perrone Compagni 2004).

usque ad calcem; o quello che segue l'andamento del secondo libro del *Canone* (basato su malattie e le rispettive cure);[35] o è ritmato secondo le rubriche del *Nono Almansoris*, come fa con la sua raccolta di ricette Pietro da Tossignano; o anche quello che è organizzato – su precisa richiesta di *soci* e allievi – secondo l'andamento delle sue lezioni di chirurgia da Pietro Argelata (cf. §1, nota 4). Sono liste e ordini imposti per così dire dall'esterno, e rivelano comunque qualcosa che andrà a riverberarsi anche sulla valutazione delle ricette raccolte: in questi casi infatti i ricettari probabilmente sono stilati/redatti da professionisti certo connessi ad ambienti accademici anche se lontani talora dal vero centro di elaborazione dottrinale: laici colti, medici condotti, filosofi naturali curiosi, chirurghi e cerusici, o anche terapeuti di più basso livello ma consapevoli di certe procedure ordinative in uso nel contesto terapeutico.

In altri casi l'ordine è intrinseco e strutturale, e la *lista* acquista senso e diventa *serie*, anche quando è solo paratattica, per associazione di termini o di scopi: ad esempio, nel caso di gruppi di ricette composte da piante, o da minerali, oppure raccolte in quanto rimedi per uno specifico malanno: è questo l'ordinamento che si verifica nello zibaldone del nobiluomo friulano Nicolò de Portis (2010), che raccoglie solo ricette relative al mal della pietra, di cui egli stesso soffre (Martignoni 2010–2012; anche Crisciani 2015); o quando – meglio ancora – le ricette risultano unificate dalla forma più cogente di ordine, ovvero quello di scopo,[36] della realizzazione pratica che la ricetta (o più ricette correlate) guida a ottenere, diventando così una *sequenza* di tappe verso un fine. E anche qui si possono presentare tipologie diverse, che si configurano quasi come protocolli operativi, formati spesso da più ricette tra loro strutturate in sequenza e intrecciate.[37] Per non dire che il lettore attuale di questi ricettari può costruire propri ordini, selezionando le ricette che più lo interessano per

35 O anche su altre parti del *Canone*, come in Domenico da Ragusa, *Recepte supra quarta fen tertii Avicenne*: su questo e di altri casi Agrimi/Crisciani (1988, 161–162).

36 Nel commento all'*Etica a Nicomaco* scrive Tommaso d'Aquino (1964b, I lectio I; corsivi miei): «Sicut dicit Philosophus in principio Metaphysicae, sapientis est ordinare. Cuius ratio est, quia sapientia est potissima perfectio rationis, cuius proprium est ordinare [...]. Invenitur autem duplex ordo in rebus. Unus quidem partium alicuius totius seu alicuius multitudinis adinvicem, sicut partes domus adinvicem ordinantur. Alius est ordo rerum in finem. Et hic ordo est principalior, quam primus [...]. Est autem ordo quem ratio non facit, sed solum considerat, sicut est ordo rerum naturalium. Tertio autem est ordo quem ratio considerando facit in operationibus voluntatis. *Quartus est ordo quem ratio considerando facit in exterioribus rebus, quarum ipsa est causa, sicut in arca et domo*», ovvero nell'*experimentum post scientiam*, cioè, nel nostro caso, nella ricetta e nella sua realizzazione.

37 Bacchelli/Crisciani (2010, specie 143–144) per il caso di una sequenza particolarmente articolata; notevoli complessità e coordinazione delle istruzioni ricettistico-operative al-

la sua personale ricerca: operazione certo legittima, che destruttura la raccolta; si deve però ricordare che la raccolta c'è, e non è solo un contenitore amorfo o una neutra cornice.

7 *Experimentum*, osservazione, conoscenza

In una *collectio* di *experimenta* curativi[38] è riportato un *experimentum*, una prescrizione ricettistica per l'epilessia: essa è stata conosciuta – si afferma – tramite le indicazioni di un *rusticus*, di un semplice contadino; è stata poi prescritta spesso per la sua grande utilità, viene usata con successo da tempo e da molti, e dunque in qualche modo appare convalidata;[39] si tratta pertanto di un ritrovato eccezionale e mirabile, che andrà mantenuto segreto (singolare monito ossimorico, vista la dichiarata diffusione e il successo del preparato). Qui dunque si trovano uniti vari aspetti finora analizzati: l'utilità operativa, l'adozione diffusa, l'origine «bassa» del preparato, però convalidato da ripetuti successi: in più questo *experimentum* efficace risulta connesso al mirabile, da un lato, e al segreto dall'altro.[40] Questa connessione non è rara: in qualunque ricettario è facile imbattersi in espressioni come «esperimento mirabile», «ritrovato meraviglioso», «acqua miracolosa», «segreto utilissimo». Mentre il richiamo alla segretezza rimanda ad aspetti iniziatici o di monopolio artigianale, propri delle fasi arcaiche delle pratiche in questione, viste come iniziali in ogni ambito disciplinare, compresa la medicina (Crisciani 2022b), il rinvio al mirabile segnala il nesso che unisce *experimentum* (inteso qui come qualcosa di puntuale, singolare, percettivo e concreto, non esclusi eventi dell'esperienza mistica e dell'illuminazione divina) a *miraculum*, *mirabile*, *exemplum* (Crisciani 2008), che sono considerati anch'essi come altrettanto puntuali, concreti e singolari; l'*experimentum* se ne differenzia però per importanti aspetti (meglio esaminati in Agrimi/Crisciani 1990, 12–20; anche Hanska 2021), pur restando coinvolto – nelle tre accezioni previste da Pietro Ispano – in un intreccio dinamico con miracolo e mirabile che qui, per concludere,

---

chemiche si notano in una raccolta attribuita a Richard di Furnival (Calvet 2018), la quale appare un resoconto di personali ricette e procedure accuratamente protocollate.

38 Si tratta di *Experimentorum Alexandri medici collectio succincta*, su cui Thorndike (1964, 578–579).

39 Come nota Giovanni Buridano (1588 [1518?], 8ra): «experimentum multis modis vallatum est firmum».

40 Anche Michele Scoto, *Ars alchimie*: «Et ego multotiens sum expertus hoc experimentum et ipsum veracem inveni [...] coniuro per Deum omnipotentem ut alicui vix debeas docere et hoc secretum in corde tuo debeas retinere» (in Vinciguerra 2011, 302).

provo a interpretare nell'ottica della ricostruzione di una conoscenza del singolare (sui problemi della quale Reina 2001; Bérubé 1964; Crisciani 2001; 2014; Pomata/Sirasi 2005) e di una «epistemologia dell'empiria» nel tardo Medioevo.

Consideriamo allora *mirabile, miraculum, experimentum* in relazione ad un riferimento che tutti hanno in comune, cioè all'*admiratio*, quell'ammirato stupore che prelude a domande.[41] *Miracula* e *mirabilia* suscitano *admiratio* che è effetto della loro rarità,[42] di novità, di eccezionalità, di ignoranza delle cause: i *miracula* infatti sono eccezionali, i *mirabilia* sono rari e appaiono casuali; entrambi stupiscono, provocano nell'uomo meraviglia;[43] anche l'*experimentum in scientia* e quello *post scientiam* possono suscitarla: il primo, perché si ignorano le cause, il secondo perché, pur essendo la ricetta razionalmente fondata e guidata, il suo risultato talora appare di efficacia eccezionale, mirabile. All'opposto, l'*experimentum*, inteso però qui come momento di un processo conoscitivo (cioè l'*experimentum ante scientiam* di Pietro Ispano, e di Aristotele), è invece l'effetto prodotto da *admiratio*, non la precede e non la provoca ma la segue: non a caso perciò Aristotele – e con lui Ruggero Bacone ed altri – introducono l'*admiratio* unita a *dubitatio* rispetto alla ricerca delle cause ancora ignote di ciò che accade.[44] L'*admiratio* sta in questo caso all'inizio di un percorso che è attivato proprio a partire dall'*admiratio* stessa, da sbalordite e curiose domande, e sta anche alla fine, quando finalmente alle domande viene data una soddisfacente e ammirevole risposta. Questo percorso è destinato infatti – se perviene al suo fine – ad annullare l'attonita meraviglia, acquisendo

41 Segnalo qui alcuni testi utili per l'analisi dei problemi suscitati dall'eccezionale e dal meraviglioso tra Medioevo ed età moderna: Céard (1977); Brusatin (1986); Le Goff (1988); Grafton/Siraisi (1999); Eamon (1994); Jacquart (2006); Williams (2006); Daston (1991); Zucker (2024); Daston/Park (1998).

42 Così Avicenna (1964, 560v): «Sed a rebus quidem consuetis admiratio cadit, et negligit anima de ipsis inquirere; quod autem raro est, excitat admirationem».

43 Oltre ai commenti alla *Metaphysica* qui presi in esame, dove l'aristotelico tema dell'*admiratio* come preliminare alla ricerca è sempre considerato, cf. anche Gervasio di Tilbury (1707, 960): «Quae nuper eveniunt, si frequentia minus, si rara plus habent admirationis. Quae inaudita percipiuntur, amplectimur, tum ex mutatione cursus naturalis, quem admiramur, tum ex ignorantia causae, cuius ratio nobis est imperscrutabilis, tum ex assuetudine nostra, quam in aliis variari sine cognitione justi judicii cernimus. Et hiis duo proveniunt miracula et mirabilia, cum utrorumque finis sit admiratio. Porro miracula dicimus usitatius, quae praeter naturam divinae virtuti adscribimis [...] Mirabilia vero dicimus, quae nostrae cognitioni non subjacent, etiam cum sint naturalia» (Schmitt 1988, specie 188–190).

44 Aristotele *Metaphysica* I 2 982b: «Gli uomini hanno cominciato a filosofare, ora come in origine, a causa della meraviglia».

appunto quella gratificante, pacificata e pacificante[45] conoscenza delle cause dei «fatti» (Crisciani 2001 e gli altri interventi nel fascicolo) che è la scienza, cui può seguire, in puntuali circostanze, una pratica efficace regolata, e quindi utili risultati, concreti, ripetibili e soprattutto ben fatti. Condensando molti dei temi ora toccati, così delinea questo percorso Ruggero Bacone (1928, 169; corsivi miei): «Cognitio practice est in omni scientia prior *usu* quam sua speculativa [...] Nam per *admirationem experientie effectuum* excitamur ad considerationem causarum. Et ideo practica cuiuslibet scientie prior est in usu sed non arte nec speculatione. Requiritur ergo *speculatio* causarum antequam possumus scire *practicam specialiter*».[46]

8 Bibliografia

Agrimi, Jole/Crisciani, Chiara, *Malato, medico e medicina nel Medioevo*, Torino, Loescher, 1980.

Agrimi, Jole/Crisciani, Chiara, *Edocere medicos. Medicina scolastica nei secoli XIII–XV*, Milano/Napoli, Guerini, 1988.

Agrimi, Jole/Crisciani, Chiara, *Per una ricerca su «experimentum-experimenta». Riflessione epistemologica e tradizione medica (secoli XIII–XV)*, in: Janni, Pietro/ Mazzini, Innocenzo (edd.), *Presenze del lessico greco e latino nelle lingue contemporanee*, Macerata, Pubblicazioni dell'Università di Macerata, 1990, 9–49.

Agrimi, Jole/Crisciani, Chiara, *Les «Consilia» médicaux*, Turnhout, Brepols, 1994.

Alderotti, Taddeo, *I Consilia*, edd. Giorgi, Pier Paolo/Pasini, Gianfranco, Bologna, Istituto per la Storia dell'Università di Bologna, 1997.

Alessandro di Hales, *Summa theologica*, ed. Perantoni, Pacifico M., t. IV, Quaracchi (Firenze), Quaracchi, 1948.

Alessio, Franco, *La filosofia e le «artes mechanicae» nel secolo XII*, Studi medievali serie 3, 6:1 (1965), 71–161.

Antolic, Pia, *Roger Bacon on experiment, induction and intellect in his reception of «Analytica posteriora» II 19*, in: de Haas, Frans A.J./Leunissen, Mariska/Martijn, Marije (edd.), *Interpreting Aristotle's Posterior Analytics in late Antiquity and beyond*, Leiden/Boston, Brill, 2010, 73–97.

45 All'inizio e nel corso della ricerca ogni *ars* si presenta *in fieri* e, spiega Aristotele *Analytica posteriora* 2 19 100a: «quasi in motu, cum adhuc habitum scientiae non haberet perfectum et quietatum in anima».

46 Qui Bacone indica polemicamente ai medici suoi contemporanei come dovrebbero procedere; inutile dire che essi – come si è visto – sono appunto per lo più ben consapevoli e convinti di condursi proprio in questo modo nella loro ricerca e nella pratica.

Argelata, Pietro, *Cirurgia*, Venezia, [s.e.], 1492.

Arnaldo da Villanova, *Opera*, Venezia, eredi di Ottaviano Scoto per Boneto Locatello, 1505.

Arnaldo da Villanova, *Opera*, Lione, Guillaume Huyon, 1520.

Arnaldo da Villanova, *Opera omnia*, Basilea, Konrad von Waldkirch, 1585.

Arnaldo da Villanova, *Aphorismi de gradibus*, in: Arnaldo da Villanova, *Opera medica omnia*, ed. McVaugh, Michael, vol. 2, Granada/Barcelona, Publicacions i edicions de la Universitat de Barcelona, 1975.

Arnaldo da Villanova, *Repetitio super aphorismo Hippocratis «Vita brevis»*, in: Arnaldo da Villanova, *Opera medica omnia*, ed. McVaugh, Michael, vol. 14, Barcelona, Publicacions i edicions de la Universitat de Barcelona, 2014.

Artale, Elena, *«Cose di medicina» e «vertudi d'erbe» nello zibaldone di un fiorentino del '300*, in: Librandi, Rita/Piro, Rosa (edd.), *Lo scaffale della biblioteca scientifica in volgare (secoli XIII–XVI)*, Firenze, Sismel Edizioni del Galluzzo, 2006, 227–241.

Artale, Elena, *Per una lingua delle ricette, tra medicina e arte (secoli XIII–XV)*, Studi di Memofonte 30 (2023), 12–27.

Ausehache, Mireille, *Les recettes salernitaines entre experénce et théorie*, in: Laurioux, Bruno/Paravicini Bagliani, Agostino (edd.), *The recipe from the XIIth to the XVIIth centuries*, Firenze, Sismel Edizioni del Galluzzo, 2023, 365–380.

Avicenna, *Libellus de medicinis cordialibus*, in: Avicenna, *Liber Canonis*, Venezia, Paganini, 1507 (ripr. anast. Hildesheim, Olms, 1964).

Azzarone, Annamaria, *Medicina, alchimia e tecniche artistiche*, in: Burgassi, Cosimo/Guadagnini, Elisa/Vaccaro, Giulio (edd.), *Migrazioni linguistiche e trasmissioni culturali in Italia (secoli XIII–XV)*, Roma, CNR Edizioni, 2021, 111–123.

Bacchelli, Franco/Crisciani, Chiara, *Filosofia, scienza e ricette. Note su una miscellanea alchemico-farmaceutica (ms. Modena, Biblioteca Estense, Campori App. 186: Alpha.P.4.14)*, in: Paola Bernardini (ed.), *I manoscritti e la filosofia*, Siena, Edizioni dell'Università Siena, 2010, 123–152.

Bacone, Ruggero, *De erroribus medicorum*, edd. Little, Andrew G./Withington, Eleonor, in: Bacone, Ruggero, *Opera hactenus inedita*, vol. 9, Oxford, Clarendon Press, 1928, 150–180.

Bacone, Ruggero, *Questiones supra libros prime philosophie Aristotelis*, ed. Steele, Robert, Oxford, Clarendon Press, 1930 (= 1930a).

Bacone, Ruggero, *Questiones altere supra libros prime philosophie Aristotelis*, ed. Steele, Robert/Delorme, Ferdinand, Oxford, Clarendon Press, 1930 (= 1930b).

Badiali, Federica/Baraldi, Pietro, *Between the lines of a recipe book*, in: Laurioux, Bruno/Paravicini Bagliani, Agostino (edd.), *The recipe from the XIIth to the XVIIth centuries*, Firenze, Sismel Edizioni del Galluzzo, 2023, 205–215.

Barthélemy, Pascale, *Les liens entre alchimie et médecine. L'exemple de Guillaume Sedacer*, in: Crisciani, Chiara/Paravicini Bagliani, Agostino (edd.), *Alchimia e medicina nel Medioevo*, Firenze, Sismel Edizioni del Galluzzo, 2003, 109–134.

Beaujouan, Guy, *L'interdépendance entre la science scolastique et les techniques utilitaires*, Alençon, Allençonaise, 1957.

Beaujouan, Guy, *Réflexions sur les rapports entre théorie et pratique au Moyen Âge*, in: Murdoch, John E./Sylla, Edith D. (edd.), *The cultural context of medieval learning*, Dordrecht/Boston, Reidel Publishing, 1974, 437–484.

Bénatouil, Thomas/Draelants, Isabelle (edd.), *«Expertus sum». L'expérience par les sens dans la philosophie naturelle médiévale*, Firenze, Sismel Edizioni del Galluzzo, 2011.

Benzi, Ugo, *Expositio super Aphorismos Hypocratis*, Venezia, Ottaviano Scoto, 1517.

Bernard, Katy, *Compter, dire et figurer. Édition et commentaire de textes divinatoires et magiques en occitan médiéval*, Thèse de doctorat en linguistique, Bordeaux, Université Bordeaux Montaigne, 2007.

Bertucci, Nicolò, *Collectorium totius fere medicine*, Lione, Jacques Myt sumptu Barthélemy Trot, 1518.

Bérubé, Camille, *La connaisance de l'individuel au Moyen Âge*, Paris, PUF, 1964.

Blumenberg, Hans, *Mimesi della natura. Sulla preistoria dell'uomo creativo*, tr. it. in: Blumenberg, Hans, *Le realtà in cui viviamo*, Milano, Feltrinelli, 1987, 50–84.

Brambilla, Simona/Hayez, Jérôme (edd.), *Il tesoro di un povero. Il Memoriale di Francesco Bentaccordi, fiorentino in Provenza (1400 ca)*, Roma, Viella, 2016.

Brusatin, Manlio, *L'arte della meraviglia*, Torino, Einaudi, 1986.

Buridano, Giovanni, *Quaestio VIII. Utrum artifex est magis sciens quam expertus*, in: Buridano, Giovanni, *In Methaphysicen Aristotelis quaestiones*, Parigi, [Josse Bade], 1588 [1518?] (ripr. anast. Frankfurt am Main, Minerva, 1964).

Burnett, Charles, *Experimentum and ratio in the Salernitan* Summa de saporibus, in: Bénatouil, Thomas/Draelants, Isabelle (edd.), *«Expertus sum«. L'expérience par les sens dans la philosophie naturelle médiévale*, Firenze, Sismel Edizioni del Galluzzo, 2011, 337–358.

Calvet, Antoine, *Le Liber experimentorum attribué à Arnaud de Villeneuve. Le Parisinus 7349, déb. XVe siècle, f. 115–118*, in: Kappler, Claude/Thiolier-Méjean, Suzanne (edd.), *Alchimies Occident-Orient*, Paris, L'Harmattan, 2006, 127–137.

Calvet, Antoine, *Le «De arte alchemica» (inc.: Dixit Arturus explicator huius operis) est-il une œuvre authentique de Richard de Fournival?*, in: Ducos, Joelle/Lucken, Christopher (edd.), *Richard de Fournival et les sciences au XIIIe siècle*, Firenze, Sismel Edizioni del Galluzzo, 2018, 243–282.

Capitanucci, Paolo, *Il «Liber Compostelle» di fra' Bonaventura da Iseo († 1280 ca.). Status quaestionis e prospettive di ricerca*, tesi di dottorato, Siena, Università di Siena, 2010–2011.

Capitanucci, Paolo, *Agli albori della cultura alchemica e farmaceutica francescana. Il «Liber Compostelle» di Bonaventura da Iseo*, in: *I Francescani e le scienze. Atti del XXXIX Convegno internazionale (Assisi, 6–8 ottobre 2011)*, Spoleto, CISAM, 2012, 201–236.

Capitanucci, Paolo, *Medicinal waters preparation techniques in the manuscripts collection of the sacro Convento in Assisi*, c.d.s.

Carli, Manola, *Il «Liber Compostille» di Bonaventura da Iseo. Presentazione e prima edizione del manoscritto di Firenze, Biblioteca Riccardiana L. III. 13 (119)*, tesi di laurea, Siena, Università di Siena, 1998–1999.

Carli, Manola, *Un'enciclopedia alchemica duecentesca. Il «Liber Compostille» di Bonaventura da Iseo*, in: Abbri, Ferdinando/Ciardi, Marco (edd.), *Atti dell'VIII convegno nazionale di storia e fondamenti della chimica*, Roma, Accademia Nazionale delle Scienze detta dei XL, 1999, 45–57.

Céard, Jean, *La nature et les prodiges. L'insolite au XVIe siècle en France*, Genève, Droz, 1977.

Cezard, Pierre, *L'alchimie et les recettes techniques*, Métaux et civilisation 1:1 (1945), 5–10, 41–45.

Chandelier, Joel, *Expérience, expérimentation et connaissance dans la médecine scholastique italienne du 14e siècle*, in: Bénatouil, Thomas/Draelants, Isabelle (edd.), *«Expertus sum». L'expérience par les sens dans la philosophie naturelle médiévale*, Firenze, Sismel Edizioni del Galluzzo, 2011, 385–404.

Chandelier, Joel, *Avicenne et la médecine en Italie*, Paris, Champion, 2017.

Cifuentes, Lluis, *El receptairi médic baixmedieval i renaixentista: un génre vernacle*, in: Badia, Lola/Cifuentes, Lluís/Martí, Sadurní/Pujol, Josep (edd.), *Els manuscrits, el saber i les lletres a la Corona d'Aragó, 1250–1500*, Barcelona, Abadia de Montserrat, 2016, 103–160.

Colinet, Andrée, *Les recettes alchimiques du manuscrit Vatican Palatin lat. 978*, Milano-Paris, Arché/SEHA, 2020.

Corbett, James, *L'alchimiste Leonard de Mauperg (XIV siècle), sa collection des recettes et ses voyages*, Bibliothèque de l'École des Chartes 97 (1936), 131–141.

Corbini, Amos, *La teoria della scienza nel XIII secolo. I commenti agli Analitici Secondi*, Firenze, Sismel Edizioni del Galluzzo, 2006.

Corradini Bozzi, Maria Sofia, *Ricettari medico-farmaceutici medievali nella Francia meridionale*, Firenze, Olschki, 1997.

Crisciani, Chiara, *L'«individuale» nella medicina tra Medioevo e umanesimo. I «Consilia»*, in: Cardini, Roberto/Regoliosi, Mariangela (edd.), *Umanesimo e medicina. Il problema dell'«individuale»*, Roma, Bulzoni, 1996, 1–32.

Crisciani, Chiara, *Fatti, teorie, «narratio» e i malati a corte. Note su empirismo in medicina nel tardo Medioevo*, in: Cerutti, Simona/Pomata, Gianna (edd.), *Fatti.*

Storie dell'evidenza empirica, numero monografico di Quaderni storici n.s. 108 (2001), 695–717.

Crisciani, Chiara, *«Experientia» e «opus» in medicina e alchimia: forme e problemi di esperienza nel tardo Medioevo*, Quaestio 4 (2004), 149–173.

Crisciani, Chiara, *«Exempla» in medicina. Epistemologia, insegnamento, retorica (secoli XIII–XV)*, in: Gadebusch Bondio, Mariacarla/Ricklin, Thomas, *«Exempla medicorum». Die Ärzte und ihre Beispiele (14.–18. Jahrhundert)*, Firenze, Sismel Edizioni del Galluzzo, 2008, 89–108.

Crisciani, Chiara, *Universal and particular in the «Communia naturalium». Between «extreme realism» and «experientia»*, in: Bernardini, Paola/Rodolfi, Anna (edd.), *Roger Bacon's «Communia naturalium». A 13th-century philosopher's workshop*, Firenze, Sismel Edizioni del Galluzzo, 2014, 57–81.

Crisciani, Chiara, *Ricette e medicina. Tre zibaldoni nel Quattrocento*, Doctor virtualis 13 (2015), 11–37.

Crisciani, Chiara, *Medicine as queen. The «Consilia» of Bartolomeo da Montagnana*, in: Manning, Gideon/Klestinec, Cynthia (edd.), *Professors, physicians and practices in the history of medicine*, Berlin, Springer, 2017, 51–68.

Crisciani, Chiara, *«Experimentum», ricetta, raccolta. Un percorso epistemologico*, Studi sull'Aristotelismo medievale 2 (2022), 223–242 (= 2022a).

Crisciani, Chiara, *«Storia della medicina» nei secoli XIII–XV*, in: Ventura, Iolanda/Forlivesi, Marco (edd.), *The philosophies of physicians*, numero monografico di Itinerari 61:1 (2022), 81–106 (= 2022b).

Daston, Lorraine, *Marvelous facts and miraculous evidence in early modern Europe*, Critical inquiry 18 (1991), 93–124.

Daston, Lorraine/Park, Katherine, *Wonders and the order of nature. 1150–1750*, New York, Princeton University Press, 1998.

de Haas, Frans A.J./Leunissen, Mariska/Martijn, Marije (edd.), *Interpreting Aristotle's Posterior Analytics in late Antiquity and beyond*, Leiden/Boston, Brill, 2010.

de Portis, Nicolò, *Il Libro di ser Nicolò de Portis. Il manoscritto 61 del fondo Joppi della Biblioteca civica di Udine*, edd. Cargnelutti, Liliana/Cavalli, Fabio/Martignoni, Andrea, 2 vol., Udine, Casamassima, 2010.

Dear, Peter, *The meanings of experience*, in: Park, Katherine/Daston, Lorraine (edd.), *The Cambridge history of science*, Cambridge, Cambridge University Press, 2006, 106–131.

Demaitre, Luke, *Scholasticism in compendia of practical medicine, 1250–1450*, Manuscripta 20:2 (1976), 81–95.

Eamon, William, *Science and the secrets of nature. Books of secrets in medieval and early modern culture*, Princeton, Princeton University Press, 1994.

Eamon, William/Keil, Gundolf, *«Plebs amat empirica». Nicholas of Poland and his critique of the medical establishment*, Sudhoffs Archiv 71 (1987), 180–195.

Eco, Umberto, *Il fascino della lista*, Milano, Bompiani, 1990.

Fidora, Alexander/Lutz-Bachmann, Mathias (edd.), *Erfahrung und Beweis. Die Wissenschaften von der Natur im 13. und 14. Jahrhundert/Experience and demonstration. The sciences of nature in the 13th and 14th centuries*, Berlin, Akademic Verlag, 2004.

Galloni, Paolo, *Il sacro artefice. Mitologie degli artigiani medievali*, Roma/Bari, Laterza, 1998.

Gervasio di Tilbury, *Otia imperialia*, in: Leibniz, Gottfried Wilhelm (ed.), *Scriptores rerum Brunsuicensium*, vol. 1, Hannover, Förster, 1707, 881–1004.

Giralt, Sebastià, *The* Consilia *attributed to Arnau de Vilanova*, Early science and medicine 7:4 (2002), 311–356.

Goody, Jack, *L'addomesticamento del pensiero selvaggio*, tr. it. Milano, FrancoAngeli, 1999.

Grafton, Antony/Siraisi, Nancy (edd.), *Natural particulars. Nature and the disciplines in Renaissance Europe*, Cambridge (Ma.), The MIT Press, 1999.

Guglielmo di Ockham, *In primum Sententiarum Ordinatio. Prologus et distinctio prima*, ed. Gal, Gedeon, in: Guglielmo di Ockham, *Opera theologica*, vol. 1, St. Bonaventure (New York), St. Bonaventure University, 1967.

Halleux, Robert, *Le savoir de la man. Savants et artisans dans l'Europe pré-industrielle*, Parigi, Colin, 2009.

Hamesse, Jacqueline, *Experientia/experimentum dans les lexiques médiévaux et dans les textes philosophiques antérieurs au 14ème siècle*, in: Veneziani, Marco (ed.), *Experientia*, Firenze, Olschki, 2002, 77–90.

Hanska, Jussi, *Miracula and exempla. A complicated relationship*, in: Katajala-Peltomaa, Sari/Kuuliala, Jenni/McCleery, Iona (edd.), *A companion to medieval miracle collections*, Leiden/Boston, Brill, 2021, 125–143.

Henri de Mondeville, *Die Chirurgie*, ed. Pagel, Julius Leopold, Berlin, August Hirschwald, 1892.

Hoey, Michael, *Textual interaction. An introduction to written discourse analysis*, New York-London, Routledge, 2001.

Hunt, Tony, *Popular medicine in thirteenth-century England*, Cambridge, Brewer, 1990.

Jacquart, Danielle, *La scolastica medica*, in: Grmek, Mirko (ed.), *Storia del pensiero medico occidentale*, vol. 1, Roma/Bari, Laterza, 1993, 261–322.

Jacquart, Danielle, *Du genre des «secrets» dans la médecine médiévale*, numero monografico *Il segreto*, Micrologus 14 (2006), 345–357.

Jacquart, Danielle, *Hippocrate. Le maître lointain et absolu des universitaires médiévaux*, in: Zuccolin, Gabriella (ed.), *Summa doctrina et certa experientia*, Firenze, Sismel Edizioni del Galluzzo, 2017, 139–160.

Jansen-Sieben, Ria (ed.), *Les «artes mechanicae» en Europe médiévale*, Bruxelles, Archives et bibliothèques de Belgique, 1989.

Karl, Louis, *Notice sur une recette alchimique de l'or attribuée au roi Mathias Corvino*, Archeion – archivio di storia della scienza 11 (1929), 206–209.

Keil, Gundolf, *Virtus occulta. Der Begriff des «empiricum» bei Nicolaus von Polen*, in: Buck, August (ed.), *Die okkulten Wissenschaften in der Renaissance*, Wiesbaden, Harrassowitz, 1992, 45–64.

Kibre, Pearl/Siraisi, Nancy, *Matheolus of Perugia's commentary on the preface to the «Aphorisms» of Hippocrates*, Bulletin of the history of medicine 49 (1975), 405–428.

Kildwarby, Robert, *De ortu scientiarum*, ed. Judy, Albert G., Toronto, The Pontifical Institute of Mediaeval Studies, 1976.

King, Peter, *Two conceptions of experience*, Medieval philosophy and theology 11 (2003), 203–226.

Lafeuille, Germaine, *Les commentaires de Martin de Saint-Gille sur les Amphorismes Ypocras*, Genève, Droz, 1964.

Lagerkrantz, Otto, *Alchemistische Rezepte des späten Mittelalters*, Berlin, Springer, 1925.

Laurioux, Bruno, *Introduction*, in: Laurioux, Bruno/Paravicini Bagliani, Agostino (edd.), *The recipe from the XIIth to the XVIIth centuries*, Firenze, Sismel Edizioni del Galluzzo, 2023, 3–19.

Laurioux, Bruno/Paravicini Bagliani, Agostino (edd.), *The recipe from the XIIth to the XVIIth centuries*, Firenze, Sismel Edizioni del Galluzzo, 2023.

Le Goff, Jacques, *Il meraviglioso e il quotidiano nell'Occidente medievale*, tr. it. Roma/Bari, Laterza, 1988.

Liboni, Gionata, *L'experimentum nella medicina pratica di Antonio Musa Brasavola*, Schifanoia 50–51 (2016), 21–33.

Liboni, Gionata, *Antonio Musa Brasavola. Umanesimo, medicina e spiritualità alla corte estense del Cinquecento*, Milano/Udine, Mimesis, 2025.

Lloyd, Geoffrey E.R., *Aristotle. The growth and structure of his thought*, Cambridge, Cambridge University Press, 1968.

Loviconi, Letizia, *Les «Practicae». Un révélateur de la structuration et de l'élaboration des savoirs théoriques et pratiques médicaux*, in: Moulinier-Brogi, Laurence/Nicoud, Marilyn (edd.), *Écritures médicales. Discours et genres, de la tradition antique à l'époque moderne*, Lyon, CIHAM-Éditions, 2019, 73–100.

Martignoni, Andrea, *Curare il corpo, salvare l'anima. Medicina e religione nel manoscritto di un nobile cividalese del Quattrocento, ser Nicolò de Portis*, Tesi di dottorato, Repubblica e Cantone Ticino, DECS, 2010–2012.

Matteolo da Perugia, *De laudibus medicinae*, in: *Tre orazioni nuziali*, ed. Messini, Angelo, Roma, Istituto Tipografico Tiberino, 1939, 37–41.

McVaugh, Michael, *The «Experimenta» of Arnald of Villanova*, The journal of medieval and Renaissance studies 1 (1971), 107–118.

McVaugh, Michael, *Two Montpellier recipe collections*, Manuscripta 20 (1976), 175–181.

McVaugh, Michael, *The nature and limits of medical certitude at early fourteenth-century Montpellier*, Osiris serie 2, 6 (1990), 62–84.

McVaugh, Michael, *The «experience-based medicine» of the thirteenth century*, in: Sylla, Edith D./Newman, William R. (edd.), *Evidence and interpretation in studies on early science and medicine*, numero monografico di Early science and medicine 14:1–3 (2009), 105–130.

McVaugh, Michael, *Ars longa*, Micrologus 19 (2011), 325–348.

Minnis, Alaistar, *Late-medieval discussions of compilatio and the role of the compilator*, Beiträge zur Geschichte der deutschen Sprache und Literatur 10 (1979), 385–421.

Moulinier-Brogi, Laurence (ed.), *La «Practica fratris» du ms. Munich, Clm 267*, Archives d'histoire doctrinale et littéraire du Moyen Âge 84:1 (2017), 157–312.

Moulinier-Brogi, Laurence/Nicoud, Marilyn (edd.), *Écritures médicales. Discours et genres de la tradition antique à l'époque moderne*, Lyon, CIHAM-Éditions, 2019.

Moureau, Sebastien, *«Qui accipit quod debet…». Les recettes alchimiques médiévales*, in: Laurioux, Bruno/Paravicini Bagliani, Agostino (edd.), *The recipe from the XIIth to the XVIIth centuries*, Firenze, Sismel Edizioni del Galluzzo, 2023, 140–168.

Murray Jones, Peter, *Complexio and experimentum. Tensions in late medieval medical practice*, in: Horden, Peregrine/Hsu, Elisabeth (edd.), *The body in balance*, New York/Oxford, Berghahn Books, 2013, 107–128.

Murray Jones, Peter, *Experimenta, compilation and construction in two medieval books*, Poetica. An international journal of linguistic literary studies 91–92 (2019), 61–80.

Nicoud, Marilyn, *Les régimes de santé au Moyen Âge*, 2 vol., Roma, École française de Rome, 2007.

Nicoud, Marilyn, *Faut-il historiciser l'expertise? L'autorité de l'expert en médecine dans les sociétés antiques et médiévales*, Histoire, médecine et santé 18 (2020), 9–25.

O'Boyle, Cornelius, *The art of medicine. Medical teaching at the University of Paris, 1250–1400*, Leiden, Brill, 1998.

Ottosson, Per-Gunnar, *Scholastic medicine and philosophy. A study of commentaries on Galen's «Tegni» (circa 1300–1450)*, Napoli, Bibliopolis, 1984.

Ovitt jr., George, *The status of mechanical arts in medieval classification of learning*, Viator 15 (1983), 89–105.

Palmero, Giuseppe, *Entre culture thérapeutique et culture matérielle. Les domaines du savoir d'un anonyme genois à la fin du Moyen Âge. Le manuscrit inédit «Medicinalia quam plurima»*, Thèse de doctorat, 2 voll., Lille, Università di Nizza, s.a. (facsimile).

Palmero, Giuseppe, *«E io ge onsi le juncture». Un manoscritto genovese fra Quattro e Cinquecento, Medicina, tecnica, alchimia e quotidianità*, Genova, Le mani editore, 1997 (= 1997a).

Palmero, Giuseppe, *Il lessico del manoscritto inedito genovese «Medicinalia quam plurima»*, Studi di lessicografia italiana 14 (1997), 123–151 (= 1997b).

Palmero, Giuseppe, *Le manuscrit «Medicinalia quam plurima». Une source importante pour l'étude de la culture et de la langue génoise à la fin du Moyen Âge*, Bulletin du centre de romanistique 12 (1999), 1–18.

Palmero, Giuseppe, *Pratiche e cultura terapeutica alla fine del Medioevo, tra oralità e produzioni scritte*, in: *La trasmissione dei saperi nel Medioevo (secoli XII–XV)*, Pistoia/Roma, Centro italiano di studi di storia e d'arte/Viella, 2005, 159–185.

Paravicini Bagliani, Agostino, *Medicina e scienze della natura alla corte dei Papi nel Duecento*, Spoleto, Cisam, 1991.

Parkes, Malcolm B., *The influence of the concepts of «ordinatio» and «compilatio» on the development of the book*, in: Alexander, Jonathan J. G./Gibson, Margaret T. (edd.), *Medieval learning and literature*, Oxford, Clarendon Press, 1976, 115–141.

Pazzini, Adalberto (ed.), *Crestomazia della letteratura medica in volgare*, Roma, Scuola di perfezionamento in storia della medicina, 1971.

Pereira, Michela, *Nota su Bonaventura da Iseo e le acque medicinali*, in: Abbri, Ferdinando/Ciardi, Marco (edd.), *Atti dell'VIII convegno nazionale di storia e fondamenti della chimica*, Roma, Accademia Nazionale delle Scienze detta dei XL, 1999, pp. 59–68.

Perrone Compagni, Vittoria, *Precetti della magia, consigli sulla magia*, in: Casagrande, Carla/Crisciani, Chiara/Vecchio, Silvana (edd.), *Consilium. Teorie e pratiche del consigliare nella cultura medievale*, Firenze, Sismel Edizioni del Galluzzo, 2004, 281–298.

Pesenti, Tiziana, *Marsilio Santasofia tra corti e università. La carriera di un «monarcha medicinae» del Trecento*, Treviso, Antilia, 2003.

Pietro d'Abano, *Conciliator controversiarum quae inter philosophos et medicos versantur*, Venezia, Giunta, 1565 (ripr. anast. edd. Riondato, Ezio/Olivieri, Luigi, Padova, Antenore, 1985).

Pietro Ispano, *Commentarium singulare super librum Dietarum universalium Isaac*, in: Ishaq Israeli ben Salomon (= Ysaac), *Omnia opera*, ed. Trot, Barthélemy, 2 voll., Lione, Jean de La Place, 1515.

Pomaro, Gabriella, *I ricettari del fondo Palatino della Biblioteca nazionale centrale di Firenze*, Firenze, Giunta regionale toscana/Bibliografica, 1991.

Pomata, Gianna, *The recipe and the case. Epistemic genres and the dynamics of cognitive practices*, in: Greyerz, Kaspar von, et al. (edd.), *Wissenschaftsgeschichte und Geschichte des Wissens im Dialog/Connecting science and knowledge*, Göttingen, Vandenhoeck & Ruprecht, 2013, 131–154.

Pomata, Gianna/Sirasi, Nancy (edd.), *«Historia». Empiricism and erudition in modern Europe*, Cambridge, Mass., The MIT Press, 2005.

Pseudo Arnaldo da Villanova, *Regimen quartane*, in: Arnaldo da Villanova, *Opera Omnia*, Lione, Guillaume Huyon, 1520, ff. 208v-209v.

Pseudo Savonarola, *«A far littere de oro». Alchimia e tecnica della miniatura in un ricettario rinascimentale*, ed. Torresi, Antonio P., Ferrara, Liberty House, 1992.

Rapisarda, Stefano, *Esperienze di lavoro nell'edizione di ricettari medievali, con qualche considerazione di ecdotica*, Le forme e la storia 8 (1996), 47–67.

Rapisarda, Stefano, *Il «Thesaurus pauperum» in volgare siciliano*, Palermo, Centro Studi Filologici e Linguistici Siciliani, 2001.

Rapisarda, Stefano, *Un frammento alchemico in volgare siciliano*, Medioevo letterario d'Italia 3 (2006), 137–144.

Reina, Maria Elena, *Hic, hoc et nunc. Buridano, Marsilio di Inghen e la conoscenza del singolare*, Firenze, Olschki, 2001.

Robert, Aurelien, *Science, art et prudence à la fin du Moyen Âge*, in: Chandelier, Joël/Verna, Catherine/Weill-Parot, Nicolas (edd.), *Science et technique au Moyen Âge (XIIe–XVe siècles)*, Saint-Denis, Presses Universitaires de Vincennes, 2017, 35–63.

Robert, Aurelien, *Éloges de la main et statut du travail manuel dans la philosophie de la fin du Moyen Âge*, in: Chandellier, Joël/Decaix, Véronique/Robert, Aurélien (edd.), *La main au Moyen Âge. Discours savants et représentations*, Firenze, Sismel Edizioni del Galluzzo, 2025, 3–50.

Roberto Grossatesta, *Commentarius in Posteriorum Analyticorum libros*, ed. Rossi, Pietro B., Firenze, Olschki, 1981.

Rossi, Pietro B., *Filosofia naturale e scienza del contingente in Grossatesta*, in: Perfetti, Stefano (ed.), *Conoscenza e contingenza nella tradizione aristotelica medievale*, Pisa, Edizioni ETS, 2008, 51–82.

Rouse, Richard H./Rouse, Mary A., *«Ordinatio» and «compilatio» revisited*, in: Jordan, Mark D./Emery jr., Kent (edd.), *Ad litteram. Authoritative texts and their medieval readers*, Notre Dame/London, University of Notre Dame Press, 1992, 113–134.

Salvestrini, Amalia, *L'artefice nel pensiero francescano*, Milano, Milano University Press, 2023.

Savino, Enza, *Umanesimo scientifico o Medioevo umanistico?*, Schede umanistiche 1 (1995), 228–236.

Savonarola, Michele, *Practica maior*, Venezia, Giunta, 1559.

Schmitt, Charles, *Experience and experiment. A comparison of Zabarella's view with Galileo's in «De motu» (1969)*, in: Schmitt, Charles, *Studies in Renaissance philosophy and science*, London, Variorum Reprints, 1981, sezione VIII.

Schmitt, Jean-Claude, *Religione, folkore e società nell'Occidente medievale*, tr. it. Roma/Bari, Laterza, 1988.

Scotti, Andrea, *Ipotesi per la creazione di un repertorio digitale relativo alle ricette mediche e alchemiche*, in: Crisciani, Chiara/Paravicini Bagliani, Agostino (edd.), *Alchimia e medicina nel Medioevo*, Firenze, Sismel Edizioni del Galluzzo, 2003, 337–370.

Siraisi, Nancy, *Taddeo Alderotti and his pupils. Two generations of italian medical learning*, Princeton, Princeton University Press, 1981.

Siraisi, Nancy, *Medieval and early Renaissance medicine*, Chicago/London, University of Chicago Press, 1990.

Spinosa, Giacinta, *Empeiria/experientia*, in: Veneziani, Marco (ed.), *Experientia*, Firenze, Olschki, 2002.

Succurro, Maria Chiara, *The «Liber Compostelle» attributed to friar Bonaventura of Iseo. The textual tradition of a thirteenth-century alchemical encyclopedia*, Ambix 63:3 (2016), 199–216.

Taape, Tillman, *Orphelins du savoir faire*, in: Laurioux, Bruno/Paravicini Bagliani, Agostino (edd.), *The recipe from the XIIth to the XVIIth centuries*, Firenze, Sismel Edizioni del Galluzzo, 2023, 461–492.

Telle, Joachim, *Das Rezept als literarische Form*, Berichte zur Wissenschaftsgeschichte 26:4 (2003), 251–274.

Thorndike, Lynn, *A history of magic and experimental science*, vol. 1, New York/London, Columbia University Press, 1964.

Tommaso d'Aquino, *Commentarius in Aristotelis libros Peri Hermeneias et Posteriorum analyticorum*, ed. Spiazzi, Raimondo, Torino/Roma, Marietti, 1964 (= 1964a).

Tommaso d'Aquino, *In decem libros Ethicorum Aristotelis ad Nichomacum expositio*, ed. Spiazzi, Raimondo, Torino/Roma, Marietti, 1964 (= 1964b).

Tommaso d'Aquino, *In duodecim libros Methaphysicorum Aristotelis expositio*, ed. Cathala, M. R./Spiazzi, Raimondo, Torino/Roma, Marietti, 1964 (= 1964c).

Torrigiano, Pietro, *Plus quam commentum in Parvam Galeni artem*, Venezia, Giunta, 1557.

Treccani, Elisa/Zaccarello, Michelangelo (edd.), *Recipe… Pratiche mediche, cosmetiche e culinarie attraverso i testi (secoli XIV–XVI)*, Verona, Cierre, 2012.

Ugo di San Vittore, *Didascalicon*, ed. Buttimer, Charles H., Washington, Catholic University Press, 1939.

Ventura, Iolanda, *«Experimentum vero fallax». Acquisizione della conoscenza e sperimentazione pratica nei commenti ad* Aphorismi *I.1*, in: Bénatouil, Thomas/Draelants, Isabelle (edd.), *«Expertus sum». L'expérience par les sens dans la philosophie naturelle médiévale*, Firenze, Sismel Edizioni del Galluzzo, 2011, 359–383.

Véronese, Julien, *Les experimenta de conjuration des esprit*, in: Laurioux, Bruno/Paravicini Bagliani, Agostino (edd.), *The recipe from the XIIth to the XVIIth centuries*, Firenze, Sismel Edizioni del Galluzzo, 2023, 393–438.

Vinciguerra, Antony, *L'«Ars alchimie» de Michael Scot*, in: Bénatouil, Thomas/Draelants, Isabelle (edd.), *«Expertus sum». L'expérience par les sens dans la philosophie naturelle médiévale*, Firenze, Sismel Edizioni del Galluzzo, 2011, 289–307.

Wallis, Faith, *The «Articella» commentaries of Bartholomaeus of Salerno*, in: Jacquart, Danielle/Paravicini Bagliani, Agostino (edd.), *La scuola medica salernitana. Gli autori e i testi*, Firenze, Sismel Edizioni del Galluzzo, 2007, 125–164.

Williams, Steven, *Esotericism, marvels, and the medieval Aristotle*, Micrologus 14 (2006), 171–191.

Zucker, Arnaud, *Expertine sunt antiqui?*, in: Bénatouil, Thomas/Draelants, Isabelle (edd.), *«Expertus sum». L'expérience par les sens dans la philosophie naturelle médiévale*, Firenze, Sismel Edizioni del Galluzzo, 2011, 19–39.

Zucker, Arnaud, et al. (edd.), *The Aristotelian «Mirabilia» and early peripatetic natural science*, London, Routledge, 2024.

10

Sul lessico gastronomico nell'italiano antico: il cantiere del VoSLIG (*Vocabolario storico della lingua italiana della gastronomia*)

Sergio Lubello

Riassunto Si delinea la storia degli studi recenti dedicati a testi e lessico gastronomico italiani, descrivendo il progetto di ricerca di rilevanza nazionale ad essi dedicato nell'ultimo quinquennio, si pubblica una scheda esemplare e si segnalano progressi nella conoscenza di alcuni termini.

Abstract The history of recent studies on texts and vocabulary related to Italian cooking tradition is here outlined. A research project of national significance devoted to this subject over the last five years is described and some of its results are shown, publishing one of the lexicographic entries produced during the research and shedding new light on the history of some words.

Parole chiave gastronomia – lessicografia storico-etimologica

1 L'italiano del cibo: osservazioni preliminari

I testi gastronomici italiani del passato già da qualche decennio sono oggetto di studio non solo da parte di storici dell'alimentazione, ma anche di linguisti e filologi: il fiorire di ricerche sulla «lingua del cibo» – etichetta adottata in Frosini/Lubello (2023)[1] – si potrebbe senz'altro datare, almeno sul fronte italiano, agli anni '80 del secolo scorso con i lavori di Maria Catricalà (1981; 1982) e a seguire, su sollecitazione di Arrigo Castellani, con il primo studio del lessico dei primi secoli del volgare, quello di Giovanna Frosini (1993) su una fonte collaterale del primo '300, il *Libro di spese per la mensa dei Priori di Firenze*. Parallelamente, in Francia nei primi anni '90 maturavano gli studi condotti perlopiù da storici dell'alimentazione e culminanti nel 1992 in uno strumento ancora

1 Per il riconoscimento alla lingua del cibo di caratteri di specializzazione e di tecnicalità riconducibili più propriamente al concetto di linguaggio settoriale (non specialistico) cf. Frosini/Lubello/Rossi (2024).

© 2026 THE AUTHOR(S) | HTTPS://DOI.ORG/10.1515/9783111706726-011

imprescindibile, ancorché da aggiornare, il *Répertoire des manuscrits médiévaux,* un censimento dei manoscritti medievali (datati fino al 1500) contenenti ricette di cucina.[2]

Di fatto ancora a metà degli anni '90 le ricerche lessicografiche sui tecnicismi del linguaggio gastronomico italiano si basavano – come si evince consultando repertori storici come il GDLI ed etimologici come il LEI – sui testi della raccolta curata da Emilio Faccioli (1966), meritoria antologia che ha portato all'attenzione testi inediti o poco noti, ma problematica sul versante filologico e quindi non affidabile per l'analisi lessicale.

Da allora, la ricerca sui testi di cucina tardo-medievali e moderni, italiani ed europei, e sulla cosiddetta «Fachsprache» della gastronomia, che inizia a codificarsi a partire dal '300, si è significativamente intensificata caratterizzandosi come una vera «esplosione nelle attenzioni verso la storia del cibo» (Martellotti 2012, VIII), anche sul versante moderno, come rivelano in modo eloquente i voluminosi atti del VI convegno dell'ASLI del settembre 2007, *Parola e cibo: due linguaggi per la storia della società italiana* (Robustelli/Frosini 2009).

Non è questa la sede per ricapitolare questa feconda stagione di studi e mi limito a segnalare per la loro prospettiva ampia: l'*AGAM, Atlante generale dell'alimentazione mediterranea,* diretto da Domenico Silvestri (2009), purtroppo rimasto interrotto; le numerose ricerche sulla cultura alimentare siciliana del gruppo di lavoro dell'*Atlante linguistico della Sicilia* diretto da Giovanni Ruffino; e il più recente *VoSCIP, Vocabolario storico della cucina italiana postunitaria,* parte di un progetto dell'Accademia della Crusca, il *VoDIM, Vocabolario dinamico dell'italiano moderno* (Bertini Malgarini/Biffi/Vignuzzi 2019).

Mancava quindi fino a pochi anni fa uno strumento lessicografico storico-etimologico fondato su testi accertati filologicamente, soprattutto (ma non solo) per i primi secoli del volgare: i più antichi ricettari italiani, appartenenti a due filiere testuali complesse, quella «dei dodici commensali» e quella del *Liber de coquina,* cosiddetta «federiciana», si collocano all'interno di un quadro geografico e culturale più ampio, europeo e mediterraneo, in cui i testi di cucina compaiono con un'impressionante, non casuale, sincronia tra Due- e Trecento, prodotti finali di un sincretismo culturale sviluppatosi nei secoli, a partire dagli influssi arabi e orientali e fino all'incontro del mondo romano con quello germanico.[3]

---

2 In quel contesto di proficui scambi scientifici franco-italiani si muovevano anche i lavori di Lucia Bertolini (1993), fondamentali per l'applicazione della filologia delle sequenze a una delle tradizioni italiane più antiche.

3 Merito di Anna Martellotti (2005) è stato rimettere in discussione conoscenze e datazioni di testi ben acquisite sui ricettari cosiddetti federiciani, considerando il latino *Liber de coquina,*

Una più esatta ricostruzione di quelle tradizioni e di conseguenza una più plausibile assegnazione dei testi alle proprie origini storico-culturali, *conditio sine qua non* per lo studio linguistico, è stato perciò un obiettivo prioritario del progetto AtLiTeG.[4]

2 Il progetto AtLiTeG: vecchi *desiderata*, nuove sfide

L'AtLiTeG, *Atlante della lingua e dei testi della cultura gastronomica italiana dall'età medievale all'Unità*, è un progetto di ricerca nazionale coordinato da Giovanna Frosini (Università per Stranieri di Siena) a cui hanno afferito tre altre unità di ricerca, le università di Cagliari, Napoli «Federico II» e Salerno, coordinate rispettivamente da Rita Fresu, Nicola De Blasi e da chi scrive.[5]

L'obiettivo principale è stato ricostruire la storia e la geografia dei testi e della lingua italiana del cibo dal Medioevo all'Unità (approssimativamente, anche se il vero termine *ante quem* è rappresentato dalla prima edizione della *Scienza in cucina e l'arte di mangiar bene* di Pellegrino Artusi del 1891) attraverso tre strumenti principali, e segnatamente il corpus testuale, il vocabolario storico e l'atlante:

a) il corpus dei testi italiani di cucina si basa su fonti accertate, quindi su edizioni critiche nuove o riviste e corrette, in ogni caso filologicamente

---

trasmesso da due codici parigini del Trecento e ritenuto momento iniziale della tradizione che da esso si snoda, punto di arrivo e conclusivo di una tradizione assemblata e sistematizzata dapprima in volgare e per impulso e volontà forse dello stesso Federico II o comunque all'interno dell'ambiente della corte dell'imperatore; ipotesi tutt'altro che irrilevante, perché induce a ripensare (e forse a riscrivere) la nascita e la storia di molti termini di cucina, reinterpretando in un'altra prospettiva geolinguistica non solo le tradizioni di testi italiani ma anche le filiazioni e le parentele che dai ricettari anglo-normanni si spingono fino all'area antico-tedesca di area sveva.

4 Per una breve disamina si veda Lubello (2011); riassume così lo stato attuale della ricerca Cupelloni (in stampa): «La direzione dal volgare al latino, se è indicata dal tentativo di filologia delle strutture esperito dalla studiosa, è tuttavia messa in dubbio dai risultati dell'analisi linguistica se non altro della copia di cui disponiamo, la quale mostra una frequenza di parole e sequenze latine nel dettato volgare che è più economico spiegare invertendo il verso della rielaborazione (quindi, dal latino al volgare)». Sulle due più antiche tradizioni italiane si disporrà a breve finalmente di edizioni critiche con note linguistiche e codicologiche (Cupelloni, in stampa; Pregnolato, in preparazione).

5 Si tratta di un PRIN 2017, con inizio nel 2019 e conclusione nel luglio 2024. Sul progetto nella fase dei lavori cf. gli Atti del Seminario Internazionale di Studi «Per un Atlante della lingua e dei testi della cultura gastronomica italiana dall'età medievale all'Unità (AtLiTeG). Presentazione dei lavori in corso» tenutosi a Milano, Università Cattolica del Sacro Cuore, il 9 novembre 2021, a cura di Simone Pregnolato (2022).

fondate e attendibili; esso raccoglie, in un perimetro duttile e mobile, ricettari culinari, ma anche testi di carattere pratico e di vario genere, le cosiddette fonti collaterali (come il trecentesco *Libro di spese per la mensa dei Priori* prima citato); il *data base* contiene al momento poco meno di ottanta testi, dalle prime testimonianze manoscritte di inizio '300 fino alla prima edizione dell'Artusi, e include anche la tradizione in latino del *Liber de coquina*, non solo perché si tratta di un latino impastato di volgarismi e perfettamente contiguo alla tradizione volgare, ma anche perché non è escluso che il latino possa essere punto di arrivo, non di partenza della tradizione volgare;

b) il *Vocabolario Storico della Lingua Italiana della Gastronomia* (VoSLIG), che tesaurizza quindi testi compresi tra l'età medievale e l'Unità (di fatto all'incirca fino ad Artusi), è realizzato direttamente in digitale; per il segmento più antico, in cui sono confluiti materiali di un vecchio progetto, il DAGI (Giuliani/Lubello/Piro 2014), esso si pone come interlocutore del Corpus OVI (*Opera del Vocabolario Italiano*, Istituto del CNR, Firenze), base del *Tesoro della lingua italiana delle Origini* (TLIO);

c) l'*Atlante geo-testuale* è un atlante dinamico (WebGIS), con rappresentazioni cartografiche in diacronia e in diatopia di un numero rappresentativo di lemmi del VoSLIG e fondato sui testi che costituiscono il corpus del progetto.

A questi tre strumenti principali si aggiungono altri risultati della ricerca, tra cui mette conto segnalare la nuova collana *Iter gastronomicum* per l'editore fiorentino Olschki (inaugurata da Ricotta 2023 e già all'ottavo volume in stampa) e varie presentazioni divulgative, direttamente e indirettamente legate ai vari cantieri di lavoro dell'AtLiTeG e che troveranno spazio opportuno sul sito del progetto (https://atliteg.org/).

3 Sul *Vocabolario Storico della Lingua Italiana della Gastronomia* (VoSLIG)

L'analisi storico-linguistica del lessico di gastronomia, non solo per il periodo tardo-medievale, si imbatte in varie difficoltà a causa della continua mescolanza e del forte ibridismo che caratterizzano la «Fachsprache» culinaria; ibridismo tra lingue e varietà, tra spinte locali e apporti allogeni, ma anche dovuto alla continua trasformazione, arricchimento e adattamento di un piatto, che si riverbera anche nelle sue denominazioni, di volta in volta adattate ai cambiamenti delle ricette, ai nuovi ambienti di produzione e ai luoghi di circolazione (Lubello 2006). Ciò si coniuga peraltro con un'altra caratteristica costitutiva e distintiva rispetto ai ricettari di medicina e di farmacopea: l'originalità dovuta all'intervento creativo e personale dei diversi autori e anche dei copisti, ciò che in qualche modo mitiga e alleggerisce il grado di tecnicità e di univocità distintivo dei linguaggi settoriali.

Inoltre nello studio storico-linguistico di molti gastronimi è necessario uno sguardo più ampio, extraitaliano e anche extraeuropeo, dal momento che le interferenze e gli apporti allogeni risultano rilevanti e costitutivi già nelle tradizioni culinarie più antiche della penisola, come dimostra la vicenda del *Liber de ferculis* di Giambonino da Cremona (ricostruito attraverso una traduzione tedesca del '400, il *Püch von den chosten*) che documenta bene come le caratteristiche principali della più antica gastronomia occidentale dipendano dalle forti influenze della tradizione arabo-persiana.[6]

Giusto per avere un'idea della ricchissima varietà di termini nello spazio italiano nei vari secoli, basti sfogliare il bel volume di Gian Luigi Beccaria, *Misticanze* (2009), lunga scorribanda di nomi regionali e dialettali, che dalle invenzioni fantasiose dei banchetti rinascimentali si spinge fino alla variopinta cucina regionale di oggi.

Il VoSLIG, come si è detto, è un vocabolario storico nativo digitale in cui ogni processo, dalla redazione dei lemmi alla pubblicazione online, è quindi informatizzato.[7]

Per avviare i lavori sono state selezionate circa 5000 voci desunte dai repertori, un lemmario di voci di cucina, da cui è stato estratto una sorta di vocabolario di base di circa 400 voci rappresentative, primo nucleo del progetto. Già dal primo bilancio di voci redatte (e anche di quelle non ancora revisionate) emergono non poche retrodatazioni, varie precisazioni sui referenti, una migliore geolocalizzazione dei gastronimi e utili indicazioni per alcune *cruces* etimologiche, *in primis* degli orientalismi, drappello non piccolo nella sezione più antica.

La scheda è stata appositamente elaborata, tenendo conto di precedenti illustri; la struttura del lemma si articola nella maschera illustrata di seguito, che prevede tredici campi, alcuni dei quali ulteriormente dettagliabili:

---

6 In generale sugli apporti allogeni (prestiti) si vedano i brevi profili contenuti in Lubello (2023); sull'importanza dell'elemento arabo da ultimo si veda Martellotti (2024).

7 Sugli aspetti tecnici e sulla scheda lessicografica pensata per rispondere a diverse necessità, storico-linguistiche da un lato e geo-storiche dall'altro, si veda Alba (in stampa). La scheda consultabile in rete è un ipertesto con molteplici collegamenti: al corpus, alle altre voci del lemmario e a voci semanticamente collegate al lemma principale. La struttura informatizzata del VoSLIG consente il continuo aggiornamento delle schede lessicografiche via via pubblicate, la loro diffusione in tempo reale, nonché una più libera selezione delle voci sottoposte a schedatura, non vincolata al criterio alfabetico.

campo 0.0	entrata e categoria grammaticale
campo 0.1	significati
campo 0.2	elenco delle forme attestate nel corpus
campo 0.3.1	derivati e composti lessicalizzati
campo 0.3.2	composti non lessicalizzati, locuzioni e fraseologia
campo 0.4	prima attestazione nel corpus
campo 0.5	quadro delle attestazioni, distinte numericamente secondo i significati
campo 0.6	documentazione esterna al corpus (con indicazione della eventuale prima attestazione assoluta)
campo 0.7	nota etimologica
campo 0.8	commento
campo 0.9	categoria/e alimentare/i
campo 0.10.1	rinvii a lemmi presenti nel lemmario
campo 0.10.2	rinvii a lemmi esterni
campo 0.11	bibliografia
campo 0.12	nome del redattore/redattrice

Per esemplificazione con un lemma si riporta la voce *brodo* redatta da Francesca Cupelloni (pubblicata il 31 maggio 2024):

BRODO s.m.

0.1

1. liquido di cottura ottenuto mediante bollitura di carne, pesce, ortaggi o legumi
2. preparazione gastronomica a base di carne con aggiunta di vari elementi (uova, pane, mandorle, ecc.)
3. nella loc. *brodo magro*: 'brodo sgrassato'
4. preparazione gastronomica a base di pesce con eventuale aggiunta di mollica o fette di pane

0.2

1. brod – Napoli 1820 [11]
2. broda – Roma 1808 [1]; Milano 1851 [3]; Genova 1893 [1]
3. broddo – Lombardia 1510 [13]; Genova 1893 [5]
4. brodi – Toscana sud-orientale 1366 [4]; Lazio 1498 [1]; Toscana 1498 [1]; Ferrara 1549 [2]; Roma 1570 [5]; Roma 1609 [1]; Mantova 1662 [2]; Firenze 1675 [2]; Torino 1766 [4]; Bologna 1791 [8]; Roma 1808 [54]; Roma 1814 [8]; Macerata 1820 [4]; Napoli 1820 [11]; Siena 1845 [3]; Napoli 1852 [12]; Milano 1853 [17]; Firenze 1874 [4]; Genova 1893 [6]; Torino 1899 [5]
5. brodii – Napoli 1314 [1]; Napoli 1366 [1]; Bolzano 1465 [1]
6. brodiis – Bolzano 1465 [1]

7. brodium – Napoli 1314 [22]; Napoli 1366 [24]; Italia mediana 1400 [7]; Bolzano 1465 [24]
8. brodo – Firenze 1325 [4]; Toscana sud-orientale 1366 [53]; Toscana occidentale 1397 [8]; Italia mediana 1400 [33]; Italia meridionale intermedia 1400 [3]; Italia meridionale intermedia 1401 [1]; Toscana 1449 [6]; Toscana 1498 [123]; Lazio 1498 [120]; Fermo 1498 [6]; Venezia 1499 [22]; Napoli 1500 [81]; Lombardia 1510 [129]; Ferrara 1520 [3]; Lazio 1524 [45]; Friuli-Venezia Giulia 1526 [3]; Ferrara 1549 [118]; Firenze 1560 [101]; Roma 1570 [143]; Venezia 1581 [2]; Roma 1609 [137]; Roma 1627 [128]; Padova 1629 [7]; Bologna 1647 [43]; Mantova 1662 [82]; Firenze 1675 [121]; Torino 1766 [404]; Bologna 1791 [386]; Roma 1808 [1705]; Roma 1814 [104]; Napoli 1820 [486]; Macerata 1820 [234]; Como 1826 [77]; Siena 1845 [106]; Milano 1851 [3]; Napoli 1852 [788]; Milano 1853 [334]; Firenze 1874 [116]; Genova 1893 [165]; Torino 1899 [260]

0.3

1. brodacchino – Firenze 1560 [3]
2. broddosa – Genova 1893 [1]
3. broddöso – Genova 1893 [1]
4. brodèlla – Genova 1893 [1]
5. brodino – Como 1826 [2]
6. brodosa – Firenze 1560 [4]; Roma 1570 [1]; Firenze 1675 [1]; Bologna 1791 [1]; Roma 1808 [4]; Roma 1814 [1]; Macerata 1820 [2]; Napoli 1852 [3]; Genova 1893 [1]
7. brodose – Roma 1808 [7]; Napoli 1852 [1]
8. brodosi – Firenze 1560 [1]; Roma 1627 [6]; Bologna 1647 [6]; Firenze 1675 [2]; Bologna 1791 [1]; Roma 1808 [3]; Macerata 1820 [1]; Napoli 1820 [2]; Napoli 1852 [1]
9. brodusi – Napoli 1852 [2]
10. imbroda – Milano 1851 [1]
11. imbrodata – Mantova 1662 [1]

brodium gallicanum – Napoli 1314; Napoli 1366; Bolzano 1465
brodium martinum – Napoli 1314; Napoli 1366; Bolzano 1465
brodium pro appetitu – Napoli 1314; Napoli 1366; Bolzano 1465
brodium sarracenicum – Napoli 1314; Napoli 1366; Bolzano 1465
brodium theutonicum – Napoli 1314; Napoli 1366; Bolzano 1465
brodium viride – Napoli 1314; Napoli 1366; Bolzano 1465
brodium yspanicum – Napoli 1314; Napoli 1366; Bolzano 1465
brodium granatum – Napoli 1314; Bolzano 1465
brodium gravatum – Napoli 1366
brodo alla borghese – Torino 1899
brodo biancho – Italia mediana 1400
brodo francisco – Italia mediana 1400
brodo martino – Italia mediana 1400
brodo saracinesco – Italia mediana 1400
brodo tedesco – Italia mediana 1400
brodo consumato – Toscana 1498; Lazio 1498; Lombardia 1510; Roma 1807; Roma 1814; Genova 1893; Torino 1899
brodo de' capponi – Firenze 1325
brodo de' chapponi – Toscana 1499
brodo di chapponi – Toscana 1499

brodo dei caponi – Toscana sud-orientale 1366
brodo di capone – Toscana 1498; Lombardia 1510
brodo di cappone – Toscana occidentale 1397; Lazio 1498; Ferrara 1549; Firenze 1560; Roma 1609; Roma 1627; Bologna 1647;
Mantova 1662; Bologna 1791; Bologna 1807; Napoli 1820
brodo di carne – Toscana sud-orientale 1366; Toscana 1498; Lazio 1498; Lombardia 1510; Ferrara 1549; Roma 1609; Bologna 1791;
Macerata 1820; Napoli 1820; Toscana 1845; Firenze 1874
brodo di grasso – Roma 1807
brodo di magro – Roma 1807; Roma 1814
brodo di pesce – Toscana 1498; Lazio 1498; Ferrara 1549; Bologna 1791; Roma 1807; Roma 1814; Macerata 1820; Napoli 1820; Como 1826; Toscana 1845; Napoli 1852; Firenze 1874; Genova 1893
brodo di pollo – Roma 1609; Bologna 1791
brodo grasso – Toscana 1498; Lazio 1498; Napoli 1500; Lombardia 1510; Ferrara 1549; Firenze 1560; Roma 1609; Roma 1627; Padova 1629; Bologna 1647; Mantova 1662; Piemonte 1766; Bologna 1791; Roma 1814; Macerata 1820; Toscana 1845; Napoli 1852; Firenze 1874; Genova 1893; Torino 1899
brodo lardiero – Lazio 1498; Lombardia 1510; Ferrara 1549; Firenze 1560; Roma 1609; Roma 1627; Mantova 1662
brodo magro – Firenze 1325; Toscana sud-orientale 1366; Toscana 1449; Toscana 1498; Lazio 1498; Venezia 1499; Napoli 1500; Lombardia 1510; Ferrara 1549; Firenze 1560; Roma 1627; Bologna 1647; Mantova 1662; Piemonte 1766; Bologna 1791; Macerata 1820; Milano 1853; Genova 1893; Torino 1899
brodo ristretto – Napoli 1820; Napoli 1852; Milano 1853; Firenze 1874; Genova 1893
brodo sarracenico – Toscana sud-orientale 1366
brodo verde – Toscana sud-orientale 1366; Italia mediana 1400

0.4

brodium (Liber de coquina (A), 1308–1314; Napoli); *brodo* (Modo di cucinare et fare buone vivande, Sec. XIV primo quarto; Firenze)

0.5

1. LIQUIDO DI COTTURA OTTENUTO MEDIANTE BOLLITURA DI CARNE, PESCE, ORTAGGI O LEGUMI

1. Liber de coquina (A) (1308–1314, Napoli) = De caulibus albis. Si vis caulles albos bene parare, monda tursones eorum ita quod de frondibus nihil remaneat et, dum olla cum aqua super ignem bullierit, pone intus tursones sive albedinem caullium – scilicet cum aqua predicta – et, apposita ibi albedinem feniculi, fac tantum bullire quod sint spissi. Et loco olei addere poteris brodium carnium quarumcumque. (96v)

2. Liber coquine (Sec. XV, Italia meridionale intermedia) = Riccea finissima per XII ricchi goditori. Tolli dui capponi boni et una istarna, ben cocti et ben battuti la carne con coltello, et gecta via l'ossa. Et tolli once IIII di farre infranto o vero di spelda, et fallo ben cuocere nel brodo de li polli, et poi lo metti a bollire con quella carne nel lacte de le mandorle stemperate con quella aqua de' polli et specie che siano sença groco, et volsi condire con lardo di porco fresco. (13v)
3. Libro de arte coquinaria (ms. Washington) (Sec. XV ultimo quarto, Lazio) = Gioncata d'amandole in Quadragesima. Habi l'amandole nette et bianche et pistale bene con un pocha d'acqua rosata perché non faccino olio. Poi vi giognirai doi once di zuccharo et doi once de acqua rosata et un quarto di boccale di bon brodo di pesce, che solamente vole essere fatto o di luccio o di tencha, che d'ogni altro pesce o marino o d'acqua dolce non è sì bono. (40r)
4. Refugio (1520, Ferrara) = per temperar gli rei umori è molto meglio il brodo del pollo che quello de la gallina, ma dove si cerca de restaurar e dare nutrimento el brodo e la substantia de la gallina è più conveniente e più assai necessaria, perhò nelli febrosi e nelli leprosi è quel di 'l pollo più laudabile e comodata. (28r)
5. Apparecchi diversi (3 agosto 1524, Lazio) = poi piglia lo grasso delo brodo de gallina et mictilo dintro dela dicta pignata, et mitice uno poco de sale. (1v)
6. Banchetti, compositioni di vivande et apparecchio generale (1549, Ferrara) = A FARE DIECI FIADONI GRANDI DI FRUMENTO, O FARO, O RISO. PIGLIARAI quattro scutelle di frumento netto, pillato e lo farai cuocere nel brodo, molto bene, o acqua. (Comp. 9v)
7. Libro dello scalco (1609, Roma) = biancomangiare [...] Tagliato in pezzi con grani di melagranati sopra. Per copertura de capponi, e altri uccellami cotti alesso. Tagliato in fette fritto in boturo, bollente, che venghi rosellato. In minestra liquida con brodo di pollo. (89)
8. Li tre trattati (1629, Padova) = I pasticci piccoli, sian pieni di qual si voglia roba vogliono la forcina, e 'l coltello terzo, e s'aprono, come degli altri è stato detto; e quando fosser pieni di carne di vitella, o d'altro animale, si taglia la carne per traverso dentro alla spoglia della pasta a fetta a fetta; ma ciò si vuol far con destrezza, acciocché la pasta non si sfondi, e se n'esca il brodo, del qual si metterà con un cucchiaio d'argento insieme con una fetta o due di carne sopra ciascun tondo, e si presenterà di mano in mano; ma se ciò non facesse mestieri, basta aprirgli, e mettergli avanti al suo signore, o dove bisogna. (71)
9. L'apicio (1647, Bologna) = Del fegato [...]. Si pone all'alemanna tagliato in modo di vermicelli, cotto in brodo grasso, maritato d'uova, cacio, e erbette odorose; e s'adopra in vari pastumi, riempir cocuzze, e altre cose. (8)

10. Cuoco piemontese (1766, Torino) = Vi è pur anche la semola, la quale è buonissima per gli ammalati, o per persone che mangiano poco a cena, e che vogliono conservarsi la loro salute; mettendone un buon pugno nel brodo, facendo cuocere dolcemente per una mezz'ora, e nello stesso tempo rivolgendo con un cucchiaio di legno [...]. Vi sono anche i maccheroni che si fanno cuocere con brodo, ed una pollastra, quando i maccheroni saranno cotti, la pollastra sarà pur anche cotta (471)
11. Cuoco piemontese (1766, Torino) = Passate tutti questi erbaggi sopra il fuoco volgendoli, e rivolgendoli di tempo in tempo per lo spazio d'un'ora e mezza insino a che sieno cotti, e coloriti; inoltre aggiugnetevi dell'acqua facendola bollire una mezz'ora con gli erbaggi; con questo avrete un brodo d'un bel colore, e di un buon gusto: passatelo poscia in una stamigna, e mettetelo nella pignatta ove vi sarà l'erbaggio, che deve servire per ornare la zuppa; quando sarà cotta, ed il brodo condito, prendetene per far mittonare la zuppa in una casseruola, o nel piatto, che voi dovete servire (40)
12. Il piccolo Vialardi (1899, Torino) = ARTICOLO 1° AVVERTENZA INTERESSANTE SUL brodo Il brodo si estrae dalla carne cuocendola nell'acqua; esso conviene ad ognuno, tanto più agli ammalati, poiché è molto nutritivo ed è facile a digerirsi. Col buon brodo si fanno buone zuppe, intingoli, salse, ecc. Per fare l'ottimo brodo si richiedono le carni dell'animale recentemente ucciso e le parti più muscolose, come la coscia, la culatta, il lombo, la spalla. Le parti cartilaginose, come nervi, tendini, ossa e pelle danno il brodo torbido, biancastro ed insipido, ma molto nutritivo e adatto a fare la côlla colla quale si fa ottima gelatina. Le parti grasse danno un brodo unto, nauseoso e di difficile digestione; perciò devesi sempre sgrassare ben bene il brodo. Puossi pure ottenere buon brodo di magro per mezzo di rane, gamberi, testuggini e pesci uniti a legumi. (14)

2. PREPARAZIONE GASTRONOMICA A BASE DI CARNE CON AGGIUNTA DI VARI ELEMENTI (UOVA, PANE, MANDORLE, ECC.)

1. Liber de coquina (A) (1308-1314, Napoli) = De brodio provincialico. 4 Ad brodium pro appetitu accipe pullos incisos per quartum. Confrige cum lardo et cepis. Postea pone parum aque frigide, deinde ficatella eorum, maioranam, ros marinum, petrosillum, mentam, safranum. Tere omnia et distempera cum brodio dictarum carnium et cum carnibus pone ad bulliendum. Postmodum accipe species, canelam, gariofilum, nuces muscatas, fusticellos, gardamones, mellegeta, zinziberum. Postea ibi tere ficatella eorum lixata et vitella ovorum cocta (tanta quod sufficiant). Distempera cum brodio carnium et facias parum bulire. Post tolle ab igne. De brodio martino. 5 Ad brodium martinum accipe pullos et frige ut supra et, trictis petrosillo cum aliis

herbis odoriferis, cum dictis carnibus pone et parum de aqua frigida cum eis permisce. Postmodum micam panis trictam et distemperatam cum brodio predicto misce simul et fac parum bullire et colora cum safrano et, si vis, pone alias species. De brodio teutonico. 6 Ad brodium theutonicum recipe capones vel gallinas pingues et lixa fortiter. Mite cum eis petrosillum, mentam, maioranam, ros marinum, omnia trita cum safrano et distempera cum brodio eorum et mite parum ad bulliendum. De brodio gallicano. 7 Ad brodium gallicanum gallinam bullias. Postea amigdalas mondatas bene trictas simul cum alleis, distemperatas cum brodio galline macilento, pone in alio vase et, cum decocta fuerit gallina, pinguedinem brodii cum predictis misceas et bullias. Postmodum lescas panis, in brodio remanente madefactas, ordina in cissorio per solaria cum speciebus supersparsis et da comedere. (97v)

2. Libro de la cocina (Sec. XIV secondo terzo, Toscana sud-orientale) = Del brodo sarracenico. XXVII [74] Togli caponi arostiti; e i fegati loro, con le spetie e pane abrusticato, trita nel mortaio, e distempera con buono vino biancho e succhi agri; e poi smembra i detti caponi, e metti a bollire con le predicte cose in una pentola; e mettivi su dattali, uve grece, prugne secche, amandole monde intere, e lardo sufficiente; e da' a mangiare. Simile modo fa' de pesci marini. Pome e pere poi ponere nei detti brodi. (155)

3. Anonimo Mediano (fine XIV sec.-inizio XV sec., Italia mediana) = CXXII. brodo francisco de galline taiate. CXXIII. Altro brodo de galline. CXXIIII. Altro brodo de galline per medicinati. (3)

4. Libro per cuoco (Sec. XV fine, Venezia) = brodo de polastri. 6 Se tu voy fare brodo de polastri to' li polastri e fali alesare. Toy mandole monde, e maxenale, e destenprele con el brodo de li polastri e aqua rosata e agresta, e destempera ogni cossa insema. E poy toy canella e zenzevro e garofali mezi maxenati e mezi tagliati menuti, e meti entro questo brodo, e fa' bolire ogni cossa insembre. E, poy che i vano a tavola, meti li polastri dentro lo brodo, e fa' che siano ben caldi. Quando tu manestri, metelli del zucharo per suso le scutelle, e serrà bona vivanda. (7r)

3. NELLA LOC. *BRODO MAGRO*: 'BRODO SGRASSATO'

1. Modo di cucinare et fare buone vivande (Sec. XIV primo quarto, Firenze) = Se vuoli fare savore nero a porco salvatico, sì togli della carne sua ben cotta e bene battuta e bene pesta al mortaio, e togli midolla di pane bene nera e messo in molle in aceto e bene macinato per sé e ben colato, mescola co· la carne macinata, e mettivi suso pepe e pevere lungo e melaghette e gengiove, bene peste queste IIII spetie allo spetiale, e mettile in su questo savore con aceto e col brodo magro della carne, e metti [...]. (67v)

2. Di buone et delicate vivande (Sec. XV prima metà, Toscana) = Ora togli i polli che ttu ài, et mettigli a lessare et, quando sono cotti, e ttu abbie una libbra di lardo bene istrutto e cholato, et metti i polli a soffriggiere in quello lardo. E degli aranci fa' quattro parti dell'uno, e mettigli a ssoffriggiere cho' polli. E quando sono soffritte queste chose polverezzale delle dette spezie et di zucchero, e ttogli le mandorle che ttu ài ben lavate chol ghuscio et ben macinate et stemperate chol brodo magro de' chapponcielli o de' pollastri et ben cholate. (7r)
3. Cuoco napoletano (fine XV sec.-inizio XVI sec., Napoli) = Et distempera tutte queste cose in brodo magro de capone he passali per la stamegna in una pignata, la quale meterai apresso lo focho lontano dal fumo, miscolando sempre cum lo cughiaro. (234)
4. Libro de cosina (Sec. XVI inizio, Lombardia) = Metteli altrotanto pane che sia stato a moglio in brodo magro et la carne ben pista distempera con lo dicto brodo ogni cossa insema con asay pipero e zafrano. (170)
5. Banchetti, compositioni di vivande et apparecchio generale (1549, Ferrara) = Poi distempera tutte queste cose con brodo magro di cappone, overo di vitello, e passa bene ogni cosa per la stamegna. (Comp. 33v)
6. Lo scalco prattico (1627, Roma) = il piatto unto di butiro, spolverizato di polvere di mostacciuoli, con fette di pan reale giallo sopra, sbruffati con aceto rosato, con zuccaro, e cannella sopra, spezzandolo li capponi in quattro pezzi, accommodati sopra le fette del pane, con il loro ripieno [...]; stemperato con brodo magro, e un poco d'acqua di cedro, e aceto rosato, passato ogni cosa insieme, e fattoli dare un bollore, buttandolo poi sopra alli pezzi delli capponi. (120)
7. Il cuoco reale e cittadino (1791, Bologna) = brodo magro per la zuppa all'erbe. Mettete ogni sorta di buon'erbe nella pentola con due o tre croste di pane condite di sale, burro ed un mazzetto. Avendo cotto un'ora e mezza, passate il brodo per un panno bianco o stamigna. Vi servirà per la zuppa di sanità senz'erbe e per molte altre; come zuppe di lattughe, di sparagi, di cicoria, di carciofi, di cardi, ecc. Si può fare ancora del brodo al magro con radici, senza pesce, e della purè chiara, passando il tutto come sopra. (60)
8. Il Cuoco maceratese (1820, 5ª ed. veneta, Macerata) = Salsa 22. Mettete in una cazzarola, se è di grasso, del brodo grasso, se di magro del brodo magro, della mollica di pane, un mazzetto di erbette e di cipollete e una cipolla intiera, uno o due spichi di aglio, timo, lauro e due o tre garofani, un poco di grattatura di noce moscata, quattro funghi intieri, un bicchiere di vino bianco, sale e pepe, fate bollire il tutto insieme e lo ridurrete a metà; passerete questa salsa per la stamigna per estrarne come un succo colato, e quando sarete per servirvene, metterete insieme tre rossi di uova con un

poco di latte, tornandola a farla unire con la salsa; avvertite che non vi faccia de' stracci, che deve essere come il brodetto; questa salsa serve per agnello in fracassè, e piccioni, pollastri e pesce in umido. (59)

4. PREPARAZIONE GASTRONOMICA A BASE DI PESCE CON EVENTUALE AGGIUNTA DI MOLLICA O FETTE DI PANE

1. Banchetti, compositioni di vivande et apparecchio generale (1549, Ferrara) = ALTRA SUPPA DORATA DA MAGRO. PIGLIA libbra una di mandole ambrosine bene brustellate, e libra meza d'uva passa ben lavata netta, e uova di pesce cotte allesse; e pesta bene ogni cosa insieme e distemperale con brodo magro, e passale bene per la stamegna, e ponile in una cazza stagnata con libra meza di zuccharo, e un quarto di canella, e il succo d'otto narance, o agresto. E mettile al fuoco, e falle bogliere per spazio di più d'un quarto d'hora, sempre mescolando. E poi habbi fette di pane boffetto brustellate e fritte in buono olio, e ponile in piatelli; poi gettali sopra detto sapore, con zuccharo e canella sopra. E invece di friggere pane, potrai mogliare un poco in buon brodo di pesce. Poi il riporrai nei piattelli, e il sapore sopra. (41v)
2. Il cuoco reale e cittadino (1791, Bologna) = brodo di pesce. Questo brodo è il corpo di tutte le zuppe di pesce, che si può servire con le difinizioni che sono descritte per ciascuna. Per questo fate tinche, anguille, lucci e carpe, delle quali caverete la squame della testa, mettete il tutto in una gran pentola con acqua, burro, sale, un mazzetto d'erbe fine ed una cipolla, steccata di garofali. (58)
3. Il re dei cuochi (1874, Firenze) = BRODI E SUGHI DI MAGRO. Brodo di pesce. Ci vuole un buon pesce, cioè un dentice, o scrofano, ragno, nasello o pesce cappone: in mancanza di questi potrete servirvi di piccoli pesci, cioè: scorpone, pesci preti, gallinelle, caviglioni. Qualunque sia la qualità del suddetto pesce, quando sia cotto da servirlo in tavola, si tira fuori con diligenza dall'acqua acciocché non si rompa, ed in quel brodo di pesce vi getterete dell'olio, nel quale avrete prima cotto della cipolla e delle erbe odorose in una casseruola, ovvero dell'olio bollito con aglio e salvia. (22)
4. La Cuciniera genovese (1893, 8ª ed., Genova) = Base brodo di pesce N.° 7. 105. Prendete un chil. di nasello, snervatelo, pestatelo nel mortaio e passatelo al setacio a crudo, aromatizzandolo con un chiodo di garofano ed un pizzico di maggiorana (pèrsa) non trascurando il sale necessario. Ottenutane una pasta, ponetela di sopra al tagliere ed aiutandovi con farina fatene dei canelli e tagliate alla grossezza d'un piccolo cece, imbianchite con sale all'acqua bollente, ponetela sul setacio e servitela nel brodo con o senza pane a piacimento, aggiungendo piselli se ne avete. È una buonissima minestra di magro. (81)

0.6
brodo (sec. XIII, *Regimen Sanitatis* [ed. Vienna, 1884]: «Mangia con brodo semplece la carne del montone», TLIO; Crusca I-IV, con rinvio a *broda* 'acqua ingrassata da cose cottevi dentro'; Crusca V arricchisce la definizione: 'quel liquido sostanzioso che si ottiene cocendo della carne nell'acqua; e detto in modo assoluto, intendesi propriamente di quello che si ha dalle carni grosse, cioè di manzo, di vitella ec.'; TB; GDLI, con il significato di 'cibo liquido che si consuma puro o si utilizza nella preparazione delle minestre, ottenuto facendo bollire in acqua [...] un pezzo di carne [...]. Anche: acqua di cottura degli ortaggi utilizzata a scopo medicinale o alimentare'; CA 1; CA 2; SC; GRADIT; Zingarelli 2023; DEI, con i seguenti derivati: «*-àglia* (*-aia*), *-aio*, *-aiuolo* (XIV sec.), *-ame* (XIII sec.), *-icchio*, *-ìglia* (fine XVIII sec.), *-olino*, *-olone*, *-oloso* (Lorenzo dei Medici), *-oso* (Redi)»); ast.a. *breu*; berg.a. *brodo*; ven.a. *bruodo*; ven. occ.a. *bro'*; venez.a. *brudo*; pad.a. *bruo', bruodo, brudo*; ver.a. *brodo*; tosc.a. *brodo*, eugub.a. (*suppa del*) *bruodo*; march.a. *brodo, bruodo, brodu*; nap.a. *brodo, bruodo*; sic.a. *brodu* (LEI-Germ).

0.7
Dal germ. **bruþa-* 'cibo bollito, cotto' (LEI-Germ).

0.8
Parola già del lat.mediev. per indicare «un tipo di cibo non usuale nelle mense romane, introdotto dal nord assieme alla zuppa» (DELIN), la voce *brodo*, attestata lungo l'intero arco cronologico del nostro corpus, è un germanismo precoce (vd. *supra*). Alla rapida obsolescenza di *Brod* nell'ATed.a. per via dell'omofonia con *Brot* 'pane' (cfr. Lloyd-Springer 1988: 356) fa da contrappunto la straordinaria fortuna di *brodo* nella lingua italiana, a partire dal Trecento. Come nota Lubello in LEI-Germ. 1, 1398–1460, la forma sembra già penetrata nel lat. del IV sec. («il Du Cange documenta *brodium* in Gaudenzio di Brescia, morto nel 418»), il che escluderebbe che possa trattarsi di longobardismo o franconismo, come ipotizza invece il DELCat 2, 282 (sul tema cfr. anche Castellani 1980: 131, che parla di longobardismo penetrato in Toscana quando il fenomeno del dittongamento di *o* in *uo* era ormai spento). Se è vero che il brodo medievale ha senz'altro origini germaniche, potrebbe però averle «soltanto dal punto di vista linguistico» (Carnevale Schianca 2011: 88): la nuova identità culinaria del piatto – non più soltanto *decoctio* («carnium elixarum jus» nel Du Cange) ma pietanza a sé stante (vd. *brodetto*) – sembra infatti derivare dall'imitazione di modelli culturali arabi puntuali, che si fanno manifesti in denominazioni come *brodo saracinesco* (*brodium sarracenicum* nel *Liber de coquina*), di fatto corrispondente a un brodetto più che a un brodo, come dimostrano i sintagmi equivalenti nei ricettari europei (in

Taillevant *brouet sarraginois* – Scully 1988: 147 –, nei *Diversa servicia* inglesi il *bruet of sarcynesse* – Hieatt-Butler 1985: 72 –, ecc.). Meritano infine una menzione le espressioni *brodo lardiero*, registrata dallo *Specilegium* di Scoppa come traducente in volgare meridionale del lat. *ius laridarium* (Scoppa 1512: 25v: «Ius laridariu(m) [...] lo brodo lardero»), e *brodium granatum*, per la quale non sono da escludere problemi di trasmissione testuale: Martellotti (2005: 216) propone la correzione in *gravatum* con riferimento alla densità dell'eccipiente, mentre Carnevale Schianca (2011: 90) ritiene poziore la lezione *granatum*, cioè addensato con uova battute.

0.9
Categorie
Brodi brodetti minestre zuppe
0.10.1 brodetto (s.m.)

0.11
LEI-Germ; DEI; DELIN; Nocentini; TLIO; Crusca I-V; TB; GDLI; CA 1; CA 2; SC; GRADIT; Zingarelli 2023; Du Cange; ThesLL; DELCat 2,282; Scoppa 1512: 25v; VD; Carnevale Schianca 2011: 87–88; Castellani 1980: 131; Lloyd-Springer 2,356; Lubello 2008: 319–321; 2019: 99–101; Martellotti 2000: 6; 2005: 216; Sada-Valente 1995: 107.

0.12
Autrice della scheda: Francesca Cupelloni.

4 Tre schede dal cantiere del VoSLIG

Per le questioni complesse che riguardano l'etimologia e la storia linguistica di alcuni gastronimi, quelli almeno attestati fin dalle tradizioni trecentesche, rinvio a Lubello (in preparazione) e mi limito qui a tre schede che, pur nella necessaria brevità, illustrano l'importanza della documentazione (non solo) antica, finora poco o frammentariamente registrata nei repertori.

Assato (di pane). Tra le voci in preparazione per il VoSLIG si trovano anche lemmi di scarsa attestazione nel corpus AtLiTeG, come quelli che rimandano alla sfera semantica del *pane abbrustolito* (Di Venuta/Iosco in corso di stampa, a cui si rimanda per la documentazione completa), per es. (*pane*) *assato* (dal lat. ASSĀRE) nei testi della tradizione del *Liber de coquina*:

> Accipe capones assatos et ficatella eorum cum speciebus et pane assato tere bene, distemperando cum bono vino et succis agris.
>
> Deinde accipe lescam panis aliquantulum assatam et mollifficatam in predicto sapore.
>
> Deinde habeas micam panis parum assatam cum vitellis ovorum bene batutis, parum de farina ibidem simul mixta, micam predicti panis involve et suffrige cum lardo recenti in sartagine et istum panem in predicto sapore involve.

È possibile datare nel corpus la prima attestazione di *assato* al 1308–1314, mentre il LEI (III, 1777) lo registra dal 1425 nel ms. Trivulziano, nel significato di 'cuocere, brasare'. In effetti, in fonti esterne al corpus e pressoché contemporanee al *Liber de coquina* (A) non si rintracciano attestazioni di *assare* in relazione al pane: nel volgarizzamento del *Thesaurus pauperum* il verbo si registra nel significato generico di 'arrostire' («assetur et quod stillabitur servetur»: Zarra 2018, 394) e nel *Ricettario* di Piero Ubertino da Brescia (1361) l'aggettivo verbale si accompagna solo allo zucchero nel significato di 'caramellare' (TLIO s.v. *assare*). Nel *Ricettario di Fermo*, fine quattrocentesco, si attesta invece «uno pane biancho asso su le brase», forma che LEI e DEI (s.v. *asso*) registrano solo come sostantivo maschile nel significato di 'asciutto, secco', attestato a partire dal 1293 e foneticamente da **ARS(S)US* aggettivo verbale in *-to-* di ARDERE. Da questo unico contesto nel corpus si può ipotizzare o un continuatore in forma aggettivale da ĀSSUS o un participio passato senza suffisso da *assato* (da *assare*). Emanuela Di Venuta propende per la seconda ipotesi, date le scarse attestazioni di *asso* con funzione aggettivale, eccetto una probabile «porchettam assam»,[8] che compare in un testo del 1327 proveniente dagli Statuti di Modena (Sella, s. v. *assare*). Sporadicamente attestato è infine il *pane arso*, registrato in due testi appartenenti alla famiglia dei «dodici commensali».[9]

Lagana. Partiamo da un confronto tra la documentazione del VoSLIG e le attestazioni desumibili dal GDLI e dal TLIO: per *làgana* s.f. nel significato di 'sfoglia di pasta per confezionare torte' il TLIO ha come unica attestazione quella della *Cronica di Anonimo Romano* (sec. XIV): «Puoi li prometteva de satollareli de latte e de caso e lagane e vuturo e mele», mentre il VoSLIG distingue tre significati:[10]

1. sfoglia sottile a base di acqua e farina, spesso fritta in olio; frittella
2. sfoglia di pasta, pettola, tagliata non più larga di un dito, a forma di quadrello o fettuccina, utilizzata spesso in timballi
3. tipo di pasta di sfoglia sottile, lunga o a forma di quadrelle, precedentemente bollita in acqua e poi condita

e fornisce come prima attestazione del primo significato quella del *Liber de coquina* A (1308–1314, Napoli): «et fac tortella que alio nomine dicuntur ‹crispella› vel ‹lagana›, et sint valde tenua»; per il secondo significato quella di un

8 Secondo Di Venuta (in fase di ultimazione, anche per ulteriori informazioni), data l'ipotetica uguaglianza delle sillabe finali (nel caso di *porchettam assatam*), sarebbe improbabile una sottrazione del suffisso dal participio passato *assatam*, mentre si potrebbe ipotizzare un uso aggettivale di *asso* (da ĀSSUS).

9 E segnatamente *Di buone et dilicate vivande* e il *Libro per cuoco*.

10 La voce è stata redatta da Valentina Retaro (pubblicata il 31 maggio 2024).

ricettario anonimo del 1524 di provenienza campana, *Apparecchi diversi* (ora edito criticamente da Stromboli 2025); per il terzo significato, moderno, il trattato del *Cuoco galante* di Vincenzo Corrado (la sesta edizione del 1820), che è peraltro l'unica attestazione ricavabile dal GDLI (tratta da Faccioli 1966) che esibisce quindi una lacuna più che vistosa per tutti i secoli precedenti.

In aggiunta il VoSLIG allega fonti medio- o tardolatine, spesso coeve a quelle volgari, quindi preziose anche per tratteggiare la geolinguistica antica, come nel caso della forma siciliana *laganum* proveniente dal trecentesco *Declarus* di Senisio (1348): «dicitur cibus paste frixus oleo, qui vulgo dicitur *crispella*, quia comesta sapit ut caro leporina», testimonianza che contribuisce a confermare l'origine meridionale della voce (con successiva irradiazione verso il Lazio), come già si ipotizzava nel DEI.

La diacronia semantica è compatibile con la storia della voce *lagana*. Il lat. LĂGANUM (che assume il sign. di 'beignet', Ernout-Meillet, s.v., e quello di 'schiacciata', Faré, s.v. LĂGANUM) viene ricondotto al gr. λάγανον 'pasta sfogliata' (Rohlfs 1964), già attestato nelle *Satire* di Orazio e in Apicio (ThesLL), opere nelle quali la sfoglia si descrive come fritta in olio. In letteratura la voce viene associata alle lasagne, che certamente condividono con la lagana sia la forma di sfoglia sottile di pasta, sia l'uso alternato ad altri ingredienti nelle torte salate e nei timballi (Carnevale Schianca 2011, s.v. *lagana*; Petrolini 2009, 520). Tuttavia, come si evince dal corpus, tale uso delle lagane è solo cinquecentesco, così come più tardo, ottocentesco, è l'uso delle lagane come pasta tagliata in forma di fettuccina o quadrella, bollita precedentemente in acqua o brodo e successivamente condita con vari ingredienti.

Treggea. Nel TLIO il termine, 'quantità di piccoli confetti, gen. di frutta secca (anche in contesto fig.)', con numerose varianti (*traçea, tragea, trazea, tregea, tregéa, treggea, trigea*) è attestato dal sangimignanese Folgóre, *Mesi*, c. 1309 (*treggea confetta*) e in vari testi toscani (*Doc. fior.*, 1311–13 *tragea grossa et confetta*; *Stat. fior.*, 1356/57 [Lancia, *Ordinamenti*]; *Stat. lucch.*, 1362) e settentrionali (*traçea blancha* nei *Doc. imol.*, 1350–67 [1363]).

Il VoSLIG fornisce come prima attestazione il *Frammento bolognese* (testo della seconda metà del sec. XIV proveniente dalla Toscana occidentale) e documenta il lemma fino alla seconda metà del sec. XVI (ad eccezione di una ricomparsa isolata in un testo del sec. XIX, il *Cuoco milanese*) distinguendo due significati principali:[11]

1. pregiata qualità di zucchero
2. confetti di varia misura

11 La voce è stata redatta da Francesca Cupelloni (pubblicata il 31 maggio 2024).

Per la distinzione del primo significato si è infatti tenuto conto di Martellotti (2024, 216–217) che, sulla scorta delle attestazioni nel *Regimen sanitatis* (del primo terzo del Trecento) di Maino de Maineri, medico milanese che inserisce l'elemento nella forma sonorizzata *dragea* nel capitolo *De confectionibus*, ha proposto un significato alternativo a quello vulgato: non 'confetti di varie guise; confetteria minuta', bensì 'qualità di zucchero pregiato', definizione che qui si accoglie come significato 1. perché confermata dalle occorrenze più antiche del corpus. Si tratterebbe quindi di una massa di zucchero addensato che si può tagliare in sezioni geometriche o spezzare in frammenti più piccoli (come conferma la *tregea trita* che compare nel *Libro di spese pe la mensa dei Priori*: Frosini 1993, 162); ridotta in polvere essa può sostituire lo zucchero comune, come si evince dalla prima attestazione del corpus (*triggea polveriçata*); è invece inequivoca la forma cinquecentesca di Scappi, *tresia, cioè folignata*, vale a dire 'confetti colorati di uso decorativo', significato che sembra valido per le occorrenze moderne.

L'etimologia del termine è comunemente ricondotta alla base greca *tragemata* 'sfizi delle seconde mense; dessert' che resta foneticamente e storicamente più verosimile.[12] All'etimologia greca Martellotti contrappone ora un'interessante trafila araba che parte da *tarzea*, adattamento dell'ar. *tabarzad* 'qualità di zucchero pregiato'.[13]

5 Bibliografia

Delle fonti online di séguito segnalate la data d'ultimo accesso è il 07.01.2026.

Alba, Monica, *«Ma sazietà di lingua il cor non sente». Il VoSLIG, primo vocabolario storico della lingua italiana della gastronomia*, in: De Blasi, Nicola/Fresu, Rita/Frosini, Giovanna/Lubello, Sergio (edd.), *Dulcis in fundo. Atti del Convegno conclusivo del PRIN 2017* (*Università di Siena Stranieri, 3–4 giugno 2024*), Firenze, Olschki, c.d.s.

Beccaria, Gian Luigi, *Misticanze. Parole del gusto, linguaggi del cibo*, Milano, Garzanti, 2009.

Bertini Malgarini, Patrizia/Biffi, Marco/Vignuzzi, Ugo, *Dal «Vocabolario storico della cucina italiana postunitaria»* (*VoSCIP*) *al «Vocabolario dinamico dell'italiano moderno»* (*VoDIM*). *Riflessioni di metodo e prototipi*, Studi di lessicografia italiana 36 (2019), 341–366.

12 Cf. fr. *dregee*, prov. *tragea*, DEI, e inoltre Carnevale Schianca (2011), s.vv. *triggea, treggeia, tragia, tragemata,* nome collettivo della confetteria minuta, costituita da frutta secca e semi aromatici, dal greco *tràghema* 'dessert'.

13 Sull'arabismo non concorda il LEI-Orientalia, che non lo include.

Bertolini, Lucia, *Problemi testuali dei libri di cucina. L'organizzazione del testo nella tradizione dei «XII ghiotti»*, in: Redon, Odile/Bertolini, Lucia, *La diffusione in Italia di una tradizione culinaria senese tra Due e Trecento*, Bullettino senese di storia patria C (1993 [ma: 1995]), 47–81.

Carnevale Schianca, Enrico, *La cucina medievale. Lessico, storia, preparazioni*, Firenze, Olschki, 2011.

Catricalà, Maria, *Sul lessico di cucina del '500*, in: Cantini Guidotti, Gabriella (ed.), *Atti del Convegno nazionale sui lessici tecnici del Sei e Settecento (Pisa, 1–3 dicembre 1980)*, Firenze, Eurografica, 1981, 135–146.

Catricalà, Maria, *La lingua dei «Banchetti» di Cristoforo Messi Sbugo*, Studi di lessicografia italiana 4 (1982), 147–268.

Cupelloni, Francesca, *I ricettari federiciani. Appunti di lavoro*, in: Pregnolato, Simone (ed.), *Per un Atlante della lingua e dei testi della cultura gastronomica italiana dall'età medievale all'Unità (AtLiTeG). Presentazione dei lavori in corso. Atti del seminario internazionale di studi (Università Cattolica del Sacro Cuore, Milano, 9 novembre 2021)*, Zeitschrift für romanische Philologie 138:4 (2022), 1055–1080.

Cupelloni, Francesca, *I più antichi ricettari italiani di cucina (secc. XIV–XVI). I. La tradizione del* Liber de coquina, Firenze, Olschki, c.d.s.

De Blasi, Nicola/Fresu, Rita/Frosini, Giovanna/Lubello, Sergio (edd.), *Dulcis in fundo. Atti del Convegno conclusivo del PRIN 2017 (Università di Siena Stranieri, 3–4 giugno 2024)*, Firenze, Olschki, c.d.s.

DEI = Battisti, Carlo/Alessio, Giovanni, *Dizionario etimologico italiano*, 5 vol., Firenze, Barbèra, 1950–1957.

DELIN = Cortelazzo, Manlio/Zolli, Paolo, *Il nuovo etimologico. DELI – Dizionario etimologico della lingua italiana*, seconda edizione edd. Cortelazzo, Manlio/Cortelazzo, Michele, Bologna, Zanichelli, 1999.

Di Venuta, Emanuela, *La cucina come ambiente di lavoro. Indagini sui tecnicismi verbali nella lingua del cibo*, Tesi di dottorato, tutori Veronica Ricotta e Sergio Lubello, Università per Stranieri di Siena, in fase di ultimazione.

Di Venuta, Emanuela/Iosco, Valentina, *Intorno al pane. Spigolature di nomi e verbi dal cantiere AtLiTeG*, in: De Blasi, Nicola/Fresu, Rita/Frosini, Giovanna/Lubello, Sergio (edd.), *Dulcis in fundo. Atti del Convegno conclusivo del PRIN 2017 (Università di Siena Stranieri, 3–4 giugno 2024)*, Firenze, Olschki, c.d.s.

Du Cange = Dufresne domino Du Cange, Carolo, *Glossarium mediæ et infimæ latinitatis*, Niort, L. Favre, 1883–1887, http://ducange.enc.sorbonne.fr.

Ernout-Meillet = Ernout, Alfred/Meillet, Antoine, *Dictionnaire étymologique de la langue latine. Histoire des mots*, Paris, Klincksieck, ^{4}1959.

Faccioli, Emilio, *L'arte della cucina in Italia. Libri di ricette e trattati sulla civiltà della tavola dal XIV al XIX secolo*, Milano, Il Polifilo, 1966 (prima ed. in due tomi; seconda ed. in un volume, Torino, Einaudi, 1987).

Faré = Faré, Paolo A., *Postille italiane al «Romanisches Etymologisches Wörterbuch» di W. Meyer-Lübke comprendenti le «Postille italiane e ladine» di Carlo Salvioni*, Milano, Istituto lombardo di scienze e lettere, 1972.

Frosini, Giovanna, *Il cibo e i Signori* (*La mensa dei Priori di Firenze nel quinto decennio del sec. XIV*), Firenze, Accademia della Crusca, 1993.

Frosini, Giovanna/Lubello, Sergio, *L'italiano del cibo*, Roma, Carocci, 2023.

Frosini, Giovanna/Lubello, Sergio/Rossi, Matteo, *Le lingue del cibo. Parole e testi dal cantiere dell'AtLiTeG*, Ladinia 48 (2024), 145–162.

GDLI = Battaglia, Salvatore/Bàrberi Squarotti, Giorgio (edd.), *Grande dizionario della lingua italiana*, 21 vol., Torino, UTET, 1961–2002; con *Supplemento 2004*, dir. Sanguineti, Edoardo, Torino, UTET, 2004, e *Indici degli autori citati nei volumi I–XXI e nel Supplemento 2004*, ed. Ronco, Giovanni, Torino, UTET, 2004, https://www.gdli.it/.

Giuliani, Mariafrancesca/Lubello, Sergio/Piro, Rosa, *Per lo studio dei lessici tecnico-scientifici medievali. Le prospettive del lessico della medicina e dell'alimentazione*, Contributi di filologia dell'Italia mediana 28 (2014), 5–40.

LEI = Prifti, Elton/Schweickard, Wolfgang (edd.), *Lessico etimologico italiano* (*LEI*), fondato da Max Pfister, Wiesbaden, Reichert, 1979–, https://lei-digitale.it/

Lubello, Sergio, *La nascita del testo. Un tipo testuale in diacronia*, in: Librandi, Rita/Piro, Rosa (edd.), *Lo scaffale della biblioteca scientifica in volgare* (*secoli XIII–XVI*). *Atti del convegno* (*Matera, 14–15 ottobre 2004*), Firenze, Sismel-Edizioni del Galluzzo, 2006, 389–404.

Lubello, Sergio, *La tradizione del «Liber de coquina». Dal volgare al latino al volgare?*, in: Lubello, Sergio (ed.), *Volgarizzare, tradurre, interpretare nei secc. XIII–XVI. Atti del Convegno internazionale di studio Studio, archivio e lessico dei volgarizzamenti italiani* (*Salerno, 24–25 novembre 2010*), Strasbourg, ELiPhi, 2011, 187–199.

Lubello, Sergio, *Minima culinaria. Storie di parole, incontri di culture*, Alessandria, Edizioni dell'Orso, 2023.

Lubello, Sergio, *I più antichi ricettari italiani di cucina* (*secc. XIV–XVI*). *III. Osservazioni linguistiche e lessicali*, Firenze, Olschki, in preparazione.

Martellotti, Anna, *I ricettari di Federico II. Dal «Meridionale» al «Liber de coquina»*, Firenze, Olschki, 2005.

Martellotti, Anna, *Linguistica e cucina*, Firenze, Olschki, 2012.

Martellotti, Anna, *La cucina normannoaraba alla corte di Guglielmo II di Sicilia. Indagine storico-filologica sui ricettari normanni*, Firenze, Olschki, 2024.

Petrolini, Giovanni, *Gnocchi, gnocche e maccheroni. Nuove letture*, in: Robustelli, Cecilia/Frosini, Giovanna (edd.), *Storia della lingua e storia della cucina. Parola e cibo: due linguaggi per la storia della società italiana. Atti del VI Convegno ASLI Associazione per la Storia della lingua Italiana* (*Modena, 20–22 settembre 2007*), Firenze, Cesati, 2009, 513–530.

Pregnolato, Simone (ed.), *Per un Atlante della lingua e dei testi della cultura gastronomica italiana dall'età medievale all'Unità (AtLiTeG). Presentazione dei lavori in corso. Atti del seminario internazionale di studi (Università Cattolica del Sacro Cuore, Milano, 9 novembre 2021)*, Zeitschrift für romanische Philologie 138:4 (2022), 1015–1166.

Pregnolato, Simone, *I più antichi ricettari italiani di cucina (secc. XIV–XVI). II. La tradizione dei «xii commensali»*, Firenze, Olschki, in preparazione.

Redon, Odile/Bertolini, Lucia, *La diffusione in Italia di una tradizione culinaria senese tra Due e Trecento*, Bullettino senese di storia patria C (1993 [ma: 1995]), 35–81.

Répertoire = Hieatt, Constance B., et al., *Répertoire des manuscrits médiévaux contenant des recettes culinaires*, in: Lambert, Carole (dir.), *Du manuscript à la table. Essais sur la cuisine au Moyen Âge et répertoire des manuscrits médiévaux contenant des recettes culinaires*, Paris/Montréal, Champion-Slatkine/Les Presses de l'Université de Montréal, 1992, 315–391.

Ricotta, Veronica, *I «Banchetti, compositioni di vivande, et apparecchio generale» di Cristoforo Messi Sbugo. Edizione e studio linguistico*, Firenze, Olschki, 2023.

Robustelli, Cecilia/Frosini, Giovanna (edd.), *Storia della lingua e storia della cucina. Parola e cibo: due linguaggi per la storia della società italiana. Atti del VI Convegno ASLI Associazione per la Storia della lingua Italiana (Modena, 20–22 settembre 2007)*, Firenze, Cesati, 2009.

Rohlfs, Gerhard, *Lexicon graecanicum Italiae inferioris. Etymologisches Wörterbuch der unteritalienischen Gräzität*, Tübingen, Niemeyer, 1964.

Sella, Pietro, *Glossario latino-italiano (Stato della Chiesa, Veneto, Abruzzi)*, Città del Vaticano, Biblioteca apostolica vaticana, 1944.

Silvestri, Domenico, *L'«Atlante generale dell'alimentazione mediterranea» e alcuni aspetti della situazione linguistica italiana*, in: Robustelli, Cecilia/Frosini, Giovanna (edd.), *Storia della lingua e storia della cucina. Parola e cibo: due linguaggi per la storia della società italiana. Atti del VI Convegno ASLI Associazione per la Storia della lingua Italiana (Modena, 20–22 settembre 2007)*, Firenze, Cesati, 2009, 53–73.

Stromboli, Carolina, *Un ricettario meridionale del primo Cinquecento. Edizione e glossario di «Apparecchi diversi da mangiare»*, Firenze, Olschki, 2025.

ThesLL = *Thesaurus linguae latinae*, ed. auctoritate et consilio academiarum quinque Germanicarum Berolinensis, Gottingensis, Lipsiensis, Monacensis, Vindobonensis, Göttingen/Berlin/Leipzig, 1900–.

TLIO = Beltrami, Pietro/Squillacioti, Paolo (dir.), *Tesoro della lingua italiana delle Origini*, Firenze, Istituto del CNR Opera del Vocabolario Italiano, 1997–, http://tlio.ovi.cnr.it.

VoSLIG = *Vocabolario storico della lingua italiana della gastronomia*, 2024–, https://vocabolario.atliteg.org/lemmario.

Zarra, Giuseppe, *Il «Thesaurus pauperum» pisano. Edizione critica, commento linguistico e glossario*, Berlin/Boston, De Gruyter, 2018.

11

Ricognizioni lessicali nei ricettari artistici medievali (secc. XIV–XVI)

Stefano Telve

Riassunto I ricettari medici, gastronomici e artistici sono un genere diverso dai trattati, con i quali hanno zone di parziale sovrapposizione lessicale, non meno di quante ne hanno tra loro. Si esaminano la specializzazione semantica e la neoformazione delle parole, senza trascurare l'eredità del latino che porta a prestiti accolti passivamente e a neologismi modellati sulla lingua classica, ben acclimatati entrambi in un lessico di natura pratica altrimenti d'origine popolare.

Abstract Medical, gastronomic and artistic recipe books are to be distinguished from treatises, with which nevertheless they share areas of overlaped lexic, just as they do among themselves. The use of existing words, whose semantic has been specialized, and the creations of new words are examinated. Inertial borrowing from Latin is not neglected, considering passive loanwords as well as neologisms modeled on Latin morphology, both well-established in a practical lexicon otherwise of popular origin.

Parole chiave tecnicismi – specializzazione semantica – derivazione lessicale

1 La forma-testo

A dispetto dello status epistemologico e filologico ancora incerto di quel «testo-collettore» correntemente noto come *ricetta*[1] – status reso tale dal concorrere di più fattori, come rilevato da molti studi soprattutto recenti: l'imprevedibilità della trasmissione, il frequente disordine del processo compositivo, la varietà della forma (raccolta, foglio volante, inserto parassitario, zibaldone o miscellanea), l'eterogeneità dei materiali aggregati e dei precetti

1 Cf. almeno Bacchelli/Crisciani (2010, 131); per la definizione a testo cf. Del Savio (2020, 37); parla di «bricolage textuel» Laurioux (1997) in Pregnolato (2019, 220).

forniti nonché la bassa dipendenza dal profilo culturale del suo autore/compilatore e la varietà della fonte, spesso multipla (orale/scritta, latino/volgare, d'autore/anonima)–;[2] a dispetto dunque di uno status extra-linguistico ancora sfuggente, quando ci si rivolge al profilo linguistico è comune parlare di una «forma-ricetta», di un'impronta testuale riconosciuta e consolidata, contrassegnata da un'alta formalizzazione; al punto che anche tra ricettari di ambiti distanti nei contenuti, nei fini e nella rispettiva tradizione storico-linguistica come quelli medici e quelli culinari sussiste da questo punto di vista, come è stato osservato, una sostanziale analogia.[3]

2 Il profilo lessicale tecnico tra latino e volgare

È per via di questa testualità così formalizzata che il testo-ricetta può ambire a dirsi ragionevolmente tecnico. Non può dirsi però altrettanto anche in virtù di un altro importante versante linguistico, quello lessicale: un versante che peraltro è ritenuto abitualmente decisivo ai fini dell'attribuzione o meno dello status di linguaggio specialistico a una data varietà di lingua.

Per alcuni ambiti (il cibo, ma non la medicina, per riprendere i due estremi appena citati) questa condizione di incompletezza sembra persistere indipendentemente dalle testualità e dalla fase storica: a proposito del cibo, ad esempio, si può parlare di linguaggio specialistico soltanto, è stato osservato da Giovanna Frosini (2019 in Pregnolato 2019, 228, e cf. 224–225), «per attrazione e per approssimazione».

Staremmo di fronte ad ambiti tecnici per così dire «deboli di costituzione», perché segnati da un grado di terminologizzazione che nel corso dei secoli si mantiene costantemente basso. Non è così per la medicina, come sappiamo, o per altri ambiti del sapere, che col passare del tempo hanno ereditato e poi sviluppato un linguaggio con un alto grado di formalizzazione anche nel lessico.

Detto questo, però, volgendo lo sguardo ai ricettari artistici medievali, oggetto di studio di questo contributo, si può naturalmente tentare di rintracciare segnali di tecnificazione anche in questo versante. Occorrerà considerare i tre meccanismi di tecnificazione storicamente più consolidati in quanto tra-

---

2 Sulla varietà delle forme cf. Baroni/Travaglio (2020, 15); Artale (2023, 13); Del Savio (2020, 37–38); Brambilla (2020); sulle altre caratteristiche cf. Rapisarda (1996, 56) in Azzarone (2021, 121); Artale (2023, 12); Lacanale (2024, 98–99); Del Savio (2024a).

3 Per «forma-ricetta» cf. Baroni (1996, 127); cf. inoltre Artale (2023, 12–14); Del Savio (2020, 31); Azzarone (2021); Frosini (2015); Lacanale (2020, 288). Sull'analogia formale tra ricettari con diversa finalità cf. Lacanale (2024, 101).

smessi dal greco al latino e infine ai volgari romanzi, vale a dire la neoformazione, la risemantizzazione e la metafora (Bonati 2018, 33; Bonati 2016, 96–97, che cita Mazzini 1989, 19; più in generale De Meo 2015). Tornando ai nostri ambiti, possiamo darne un rapido saggio attingendo ancora alla lingua della cucina (cf. Pregnolato 2019, 229, che riprende specialmente da Lubello 2019, 83–84):

– neoformazioni: suffisso in *-ata* (*crostata, mandorlata, porrata*), diminutivi (in *-etto, -ello, -ino* quali *brodetto, cialdello, morsellino*), N *alla / a modo di / a guisa di* X (*tortelletti a modo di frittelle bianche*);
– risemantizzazioni: *brillare, innaffiare, riposare*;
– metafore, metonimie: *vermicelli, savore nero*.

Andrà tuttavia tenuto presente che i passaggi ereditari di questi meccanismi da una lingua all'altra, dal greco al latino ai volgari, non sono integrali, sequenziali e lineari, tanto più in epoca medievale, quando in molti testi pratici, tra i quali appunto i ricettari, vige uno stato di bilinguismo sostanziale, in cui il rapporto tra latino e volgare non è appunto quello che intercorre tra acroletto e basiletto ma è un rapporto sostanzialmente paritario, biunivoco e simbiotico tra le due lingue, al punto che, oltre che di bilinguismo, si è anche parlato di mistilinguismo latino-volgare e persino di «mistilinguismo costitutivo».[4]

Questo stato di cose si può riscontrare non solo nella compresenza di ricette in volgare e ricette in latino dentro lo stesso testo, ma anche e soprattutto nei numerosi episodi di commutazione sincronica, tanto più quando questa riguarda non singole unità testuali o singoli operatori testuali (i connettivi, ad esempio) ma, a un livello inferiore, singole unità sintattiche: diremmo, esemplificando dal ricettario di Diotaiuti (Laskaris 2008, 67), a livello «intrafrasale», «Anche poi mettere in loco de l'azurro biadecto ultra marino *qui omnino est melius cum argicha.* Item poi recoverare cum uno altero verde et sum expertus» (corsivo mio), e a livello «intrasintagmatico» tra nome e aggettivo, «et cave ne ignis super abundet ampullam fieret melius *in una fornacetta parva* ne ignis videat ampullam nisi latera de suptum» (corsivo mio).[5]

---

4 Cf. Lacanale (2020, 298); per la denominazione a testo Vitale Brovarone (2006, 47) in Lacanale (2020, 297); cf. anche Del Savio (2024a), Lacanale (2024), Lemme (2024) e Soares da Silva (2015) su cui però Maggiore (2019). Si noti che i caratteristici sostantivi a base nominale in -ATUS della lingua della cucina sono già tali in Apicio: cf. De Gregorio (in c.d.s.).

5 Altrove nel testo troviamo *fornacella*: «et toto illo die fiat ignis temperatus in dicta fornacella sub illa ampulla» 77, dove *dicta* rinvia al precedente «super fornacem». Per questo e gli altri ricettari sondati qui e in seguito, che si menzionano solo con il nome dell'autore o con il titolo, si rinvia alla lista del §6 *Corpus*: alle edizioni ivi segnalate si riferiscono i numeri di pagina che compaiono vicino alla sigla usata o vicino alla forma citata.

In queste circostanze, e in particolare nel secondo esempio, non sembrano più invocabili le ragioni abitualmente richiamate in casi di commutazione sincronica, cioè la funzionalità, la competenza dello scrivente, la strategia comunicativa (della quale ultima Lacanale 2020, 305–306), o anche di commutazione diacronica, che qui sarebbe certamente legittima in considerazione della natura composita e della «discontinuità cronologica» del codicetto Diotaiuti (Laskaris 2008, 8; della commutazione Baglioni 2016, specialmente 15 e 24–26), e sembrano invece entrare in gioco fattori occasionali ed estemporanei, non necessariamente riconducibili a una ratio compositiva: ciò che testimonia l'effettiva libera intercambiabilità tra latino e volgare (in altre parole, la sostanziale paritarietà socioculturale e comunicativa), non naturalmente in assoluto ma per un dato scrivente (o trascrivente) nel suo specifico contesto di scrittura – vale a dire in circostanze che tutto sommato si potrebbero certamente ricreare anche in altri testi (ad esempio nel caso dell'enciclopedia alchemica di Arnaldo da Bruxelles, su cui ha richiamato l'attenzione Del Savio 2024a).

Di qui, si possono ricavare almeno due conclusioni. La prima è che, data la difficoltà di distinguere tra latino e volgare e data la natura del loro rapporto nei ricettari, si fa particolarmente incerta, pensando al lessico e ai possibili latinismi, anche la differenza tra commutazione di codice e prestito propriamente detto (risorsa lessicale che dunque verrà tenuta fuori dalla nostra ricognizione).[6] La seconda è che anche i ricettari in latino, come del resto altri testi settoriali, possono contenere indizi interessanti, e anzi qualcosa di più, per l'individuazione del lessico tecnico volgare di un determinato ambito. A significare un tema tanto vasto quanto noto, si riporti qui solo un esempio quattrocentesco, in ragione dell'importanza della tipologia (le espressioni polirematiche, un comparto decisivo nella formazione del lessico tecnico, ancora in gran parte inesplorato) e dell'autore, Leon Battista Alberti: l'espressione *coda di rondine* 'sistema di collegamento fra due pezzi di materiale, formato da un incastro di forma trapezoide', che i dizionari (GDLI s.v. *coda* §26) attestano a partire da Vannoccio Biringuccio, compare già nel *De re aedificatoria* III cap. XI «Quae [*scil.* ansae ligneae] sic dolantur, ut similitudinis gratia caudae hirundineae nuncupentur» (Alberti 1966, 221): traccia evidente, come traspare anche dalla glossa d'accompagnamento, di un'espressione della lingua d'uso quotidiano degli artigiani che il bilingue Alberti traspone in latino.[7]

---

6 Sulla differenza tra prestito e commutazione di codice cf. Lemme (2022, specialmente 24–30, e 111 nota 61).

7 Sui rapporti latino-volgare nel Quattrocento e in Alberti e sulle traduzioni del trattato cf. le diverse considerazioni di Bertolini (2015, 204–207) e Siekiera (2022).

Nel presente contributo condurremo alcuni sondaggi sul lessico dell'arte, compiendo una ricognizione attraverso un corpus di testi che s'addensano soprattutto tra i secoli XIV e XVI.

3 Lessico dei ricettari artistici

È noto che la conoscenza del lessico dell'arte nell'italiano precinquecentesco sconta oggi un sensibile ritardo rispetto a quello di altri settori tecnici dello stesso periodo. Ciò si deve soprattutto alla scarsità di fonti scritte, correlata, più che alla dispersione del materiale, alla trasmissione prevalentemente orale e alla dimensione riservata, per non dire segreta, del sapere artigianale delle botteghe. Ed è cosa altrettanto nota che per compensare la penuria di fonti dirette, la ricerca ha cominciato a rivolgersi, specie in tempi recenti, anche e soprattutto alle «fonti collaterali o parallele» (Pregnolato 2022, 1038) – in particolare testi pratici di varia natura: libri di bottega, relazioni, lettere, contratti, note di pagamento, statuti, ma anche testi letterari (Ciampaglia 2008; Valenti 2019, 258 e nota 5, e 259) – allo scopo di provare a circoscrivere con maggiore precisione, da vari punti di vista, le caratteristiche del lessico delle arti e saggiarne l'effettiva consistenza e circolazione.

In queste condizioni, l'approccio d'analisi è stato ed è soprattutto semasiologico: cosa che non porta con sé la raccolta di grandi quantità di lessemi ma che consente di approfondire la semantica di una determinata parola e gli eventuali usi fraseologici (così ad esempio Valenti 2019, specialmente 263; Rinaldi 2023). È un approccio che, quando ci si accosta a una ricetta o a un ricettario antichi, è preferito peraltro anche per gli ambiti culturali terminologicamente più maturi e strutturati, come la medicina, notoriamente debitrice del greco già in epoca tarda (cf. Fedriani/Napoli/Rosso 2019).[8]

Lingua dell'arte e lingua della medicina – che specie nel lessico sono strutturalmente distanti in particolare per via del ruolo del greco, mediato o no dal latino, che è periferico nel caso dell'arte e costitutivo nel caso della medicina –, così come le lingue di altri ambiti, si ritrovano infatti tra loro molto vicine, in ragione dell'epoca (notoriamente, a quest'altezza cronologica le lingue tecniche sono ancora acerbe e i saperi specialistici raccolti sotto l'ampio ombrello della filosofia) e del tipo di testo ospitante: la forma-testo del ricettario aspira a finalità eminentemente pratiche (non anche propriamente divulgative), e

8 Questa è per altro la scelta dei ricercatori responsabili del progetto di studio dei papiri medici antichi *Medicalia Online*, di cui Bonati (2019, 259).

solo laddove sussista una tradizione terminologica alloglotta precedente può presentare vocabolari paralleli e una compresenza di termini dotti e termini popolari, vale a dire perlopiù termini latini e corrispettivi volgari (toscani, non toscani, anche non solo italiani).[9] A questo proposito, va detto che l'opposizione dotto/popolare, che appare piuttosto netta dal punto di vista della linguistica storica e della lessicografia (ma cf. Crifò 2021), può esserlo molto meno in sincronia, vale a dire in relazione all'effettiva messa in circolazione dei termini e alla loro percezione tra gli utenti reali: per fare un esempio, il grecismo *idropisia* (e *idropico*) è comune anche nella lingua corrente (come mostra tra l'altro la varia resa grafico-fonetica: *diproxia, dropissia, etropesìa, ritropisia, tropichia*)[10] a fronte dell'equivalente latino *aqua* o (*h*)*umore intercute*, legittimato da Galeno (1542) s.v.: «Aqua intercute, quaere Hydrops», e ben presente nella trattatistica in latino ma non altrettanto nella lingua volgare di qualsiasi livello.[11]

4 Una ricognizione lessicale

Torniamo ai meccanismi di tecnificazione della lingua ricordati in precedenza. Chi si avvicina al lessico medievale dell'arte incontra almeno due difficoltà. Questa la prima: se è vero che è in prima battuta la produttività di un dato meccanismo semantico o morfolessicale – dunque un fatto innanzitutto quantitativo – a contrassegnare il grado di tecnificazione di una data varietà linguistica o di un dato discorso, è anche vero che in epoca medievale, quando le varietà tecniche in volgare sono ancora *in statu nascenti*, la singola attestazione non può non presentare margini di incertezza circa la sua ascrivibilità al fenomeno, cioè circa la sua rappresentatività del registro tecnico. È un'eventualità che naturalmente sarà tanto più frequente quanto meno quel termine è diffuso, cioè in assenza o scarsità di omogeneità geolinguistica (evenienza peraltro del tutto abituale nell'ambito e nel segmento temporale considerati). In relazione a questo, pone una seconda difficoltà la genesi locale e orale, di bottega, delle

9 Un esempio, in ambito medico, di compresenza di termini dotti e termini popolari è il volgarizzamento primoquattrocentesco della *Trotula*, di cui Mosti (2019). Su un ricettario in catalano e in una varietà italo-romanza cf. Lemme (2022).

10 Nei nostri testi *hidropico* in Villani 161 e *passim*, *idropicho* in *Libro di segreti* 17r e *passim*, *idropesìa* in *Arte del vetro per musaico* 30.

11 Significativamente, *Aqua intercus* è definito 'hidropisia' dal Calepino s.v. Cf. anche TLIO s.vv. *idropisia*, *idropico*. La voce *intercutaneo*, assente nel Corpus OVI, è presente nell'indice TLIO ma non è ancora stata redatta. Il GDLI non lemmatizza invece *intercute* e registra, senza esempi, *intercutaneo* 'situato nello spessore della cute'. Due esempi moderni sono *humore intercute* in Fioravanti (1570, c. 76v) e *acqua intercute* in Passera (1688, 399).

parole di questo ambito, che comporta la circolazione di un lessico, o meglio di lessici, poco terminologizzati, dunque molto vicini alla lingua comune locale e poco riconoscibili, formalmente, nella loro eventuale tecnicità.

Anche in queste circostanze sfavorevoli – che nel caso dei ricettari settoriali e nella fattispecie artistici sono piuttosto frequenti – non si potrà tuttavia non verificare, di quel dato termine di sospetta tecnicità, alcuni requisiti minimi. Tra questi, ne potremmo segnalare due: il grado di esclusività o preferenzialità onomasiologica, vale a dire la mancanza o scarsità di sinonimi effettivamente concorrenti all'interno dello stesso testo (circostanza perlopiù agevolmente verificabile, data la ripetitività della prassi espositiva delle ricette)[12] e l'eventuale slittamento semantico subito dalla voce comune in direzione specialistica.

Se, come è stato detto, è la ricorrenza di questi meccanismi e di questi fenomeni a individuarne il grado di tecnificazione, per provare a dare un contributo alla definizione del profilo linguistico dei diversi ambiti dalla parte del lessico si proverà a compiere una ricognizione in un corpus di testi abbastanza ampio riguardo a due dei fenomeni lessicali precedentemente ricordati: la risemantizzazione, o per meglio dire la specializzazione semantica, e la neoformazione.[13]

4.1 Specializzazione semantica

4.1.1 Verbi

Prendiamo spunto da due voci. Per indicare un particolare stato del marmo i lavoratori delle cave delle Alpi Apuane usavano il participio in funzione aggettivale *cotto* 'degradato', secondo un'accezione attestata in Bartolomeo Ammannati e ancora oggi corrente nel medesimo contesto così circoscritto (Valenti 2019). Per dire 'consumare, diminuire, asciugare, condensare, rapprendere' due ricettari geolinguisticamente non troppo distanti – il bolognese *Trattato universale dei colori* e il ricettario marchigiano di Diotaiuti – usano abitualmente il verbo (*a*)*rentrare* 'rientrare', che solo eccezionalmente nei due testi trova concorrenti rispettivamente in *strengiar*(*e*) 'stringere' e *calar*(*e*).[14]

---

12 Altra cosa è la sinonimia tra testi appartenenti ad aree diverse, a cui si accennerà poco oltre.

13 Si tralasciano qui il prestito e la metafora. Le opere sono state saggiate in modo ampio, anche se non sistematico; non tutte, e non tutte nella stessa misura, hanno contribuito ai fenomeni della ricognizione qui presentata.

14 Cf. *arentrato* in *Trattato universale dei colori* 106 e *passim*, *rentrare* in Diotaiuti 91 e *passim*, *strengiar* in *Trattato universale dei colori* 37, *cali* congiuntivo in Diotaiuti 85, *calli* congiuntivo nel modenese ricettario Boschetti del 1485 (Laskaris 2008, 118 nota 303).

In queste accezioni, *cotto* e *stringere* sono voci ancora oggi pienamente correnti in ambito settoriale. Fuori del settore geologico appena ricordato, *cotto* 'degradato' viene usato in contesti gergali in riferimento alla plastica e alla gomma (ad es. pneumatici o guarnizioni) quando questi materiali hanno perso le proprietà di elasticità o di flessibilità (si noti, senza una necessaria correlazione con il calore, ma eventualmente con il freddo).[15] Andrà osservato tra l'altro che *cuocere* è oggi possibile anche in riferimento alle piante, come alternativa a *bruciare* e simili (specie per effetto del freddo), secondo un uso che risale alla lingua dell'agricoltura di secoli addietro, almeno al pieno Cinquecento.[16] *Stringere* è invece possibile oggi nella lingua della cucina nell'accezione segnalata di 'ridursi'; si tenga presente, a proposito dell'espressione odierna *sugo stretto*, cioè 'denso, addensato', che già in latino STRICTUS poteva valere DENSUS, ADSTRICTUS, cioè appunto 'denso, ristretto' (Forcellini s.v., e ad esempio Artusi 1891, ricetta 629 *Pasticcini di semolino*: «Cuocete il semolino nel latte e quando comincia a stringere»).

A fronte della presumibile continuità di questi usi nel corso dei secoli, poco si ricava dai nostri maggiori repertori lessicografici storici e dell'uso attuale (ovvero TLIO – dove però *stringere* ancora non compare – GDLI e GRADIT): ciò che ne evidenzia lo status passato e presente di voci settoriali – un tipo di terminologia che, provenendo e sconfinando nel gergo, risulta intrinsecamente più sfuggente al vaglio lessicografico di ieri e di oggi rispetto alle voci colte di ambito prettamente specialistico. Per le parole osservate, il GDLI s.vv. *cuocere* §5 e *stringere* §§9–10, 59, riporta accezioni solo vicine ma non identiche a quelle qui indicate,[17] mentre omette *arentrare* in ragione del profilo fonetico non toscano della parola,[18] pur registrando s.v. *rientrare* §§17 e 14 il senso qui specificato, con attestazioni a partire dagli scritti di pieno Cin-

15 Si omettono qui esempi, agevolmente ricavabili in rete.

16 Tralasciando esempi attuali, cf. per il passato, riferito a piante, Gallo (1565, cc. 22v, 44v–45r) «cotto dal gran gelo», «cotto dal gelo», Boissier (1765, 45–46) «cotti dalle leggieri brine»; riferito alla terra, Tarello (1567, c. 13r) «sarà cotta dal freddo, et dal caldo». A proposito del citato passo di Boissier, è interessante il corrispettivo originale francese, Boissier (1763, 40) «brouis par les petites gelées»; l'accezione tecnica del verbo *brouir* è confermata dal TLFi s.v. «[En parlant du soleil agissant sur des plantes gelées] Brûler, dessécher» (anche se nell'esempio citato il ruolo del sole sembra escluso). Si noti che il traduttore italiano settecentesco ricorre a *cuocere* anche là dove l'originale reca una diversa formulazione, ad esempio Boissier (1765, 79–80) «soggetti ad esser cotti dal gelo» che traduce Boissier (1763, 70) «ont sujettes quelquefois à être gelées».

17 L'accezione qui segnalata si ha invece s.v. *restringere* §20 (in Domenico Romoli) ed è ripresa nel GRADIT s.v. §2.

18 *Arentrare* è presente nel *Glossario* della Crusca V per via di alcune attestazioni d'autore dove compare come variante locale di *rientrare*.

quecento di autori toscani appartenenti al nostro ambito (Biringuccio, Vasari, Romoli).

Si tratta di tecnicismi settoriali medievali (in parte in uso ancora oggi, anche con usi estensivi) appartenenti al «lessico della cottura», intendendo qui l'espressione riferita all'esecuzione di procedure di trattamento dei materiali indipendentemente dallo scopo ultimo del preparato (artistico, alimentare o terapeutico) e dalle relative attuali categorie culturali d'appartenenza (l'arte, il cibo, la medicina).

Soffermandoci ancora sulle procedure, vale a dire sulle azioni da compiere, e dunque ancora sui verbi, è facile adunare altri casi simili e, tenendo conto della documentazione lessicografica attuale, osservare ad esempio la retrodatabilità di un paio di secoli circa, grosso modo dal '600 al '400, di voci come *assottigliare* 'attenuare, allungare' detto del colore (in Ambrogio di ser Pietro 77 rispetto a GDLI s.v. §2) e *smontare* 'abbassare di tonalità', detto anche questo del colore (in scritti di epoca e provenienza diverse, l'*Arte della seta* 36, 40, 156, il *Trattato universale dei colori* 2, Diotaiuti 85, rispetto a GDLI s.v. §10).

La retrodatabilità, in sé non particolarmente significativa, può tuttavia essere interessante nella misura in cui ci avvicina agli esordi della parola nel tessuto del discorso, colta nel suo stadio tecnico embrionale. A volte, solo una conferma successiva, persino tarda, può illuminare retroattivamente un uso precedente, eventualmente anche antico: in riferimento allo stagno, ad esempio, Giovanni Villani 5 (cf. anche 30) parla di *stridore*, «e quanto più ve lo spegnerai sarà tanto meglio, e più si farà fine e perderà lo stridore».[19] Che la parola, d'uso corrente, abbia qui un valore tecnico è certificato da un'altra occorrenza più o meno coeva dotata di glossa esplicativa, Della Porta (1562, c. 111v) «sforziamoci adunque con ogni sforzo andare imitando l'argento, la qual cosa facilmente si conseguirà, se noi leviamo quelle cose, che indebolliscono [*sic*], & in tutto leviamo lo stridore, cioè la sordidezza del suono, la lividezza, & la tenerezza»; così come la stessa glossa, due secoli dopo, può testimoniarci di un uso ormai certamente radicato sì, ma non necessariamente altrettanto noto – perlomeno al più largo pubblico a cui certe pubblicazioni su temi settoriali finivano col rivolgersi: Petrini (1792, 112–113 nota) «benché [*scil.* lo stagno] facilmente ceda, fa sentire mentre si piega quello strepito che è detto *stridore dello stagno*».

---

19 Cf. anche *Libro di segreti* 66r, i ricettari del fondo Palatino (Firenze, Biblioteca nazionale centrale, Palatino 866, in Pomaro 1991, 20) e Torresi (1992, 167). È detto del sale in *Arte del vetro per musaico* 145.

4.1.2 Colori

Ancora a proposito di accezioni e di lessicografia, merita almeno qualche accenno il tema, tanto centrale quanto affascinante, della semantica dei colori.

Il TLIO ha restituito a *glauco* il valore cromatico 'giallo' precedentemente sfuggito al GDLI,[20] benché la Crusca V l'avesse già indicato sia pure implicitamente tramite un passo ricavato da un trattato di Simone Porzio (passo rifluito peraltro anche nel dizionario di Tommaseo, che parimenti non estrapola l'accezione).[21] Il valore 'giallo', risalente alla letteratura scientifica anglosassone di ambito francescano di metà Duecento (Bartolomeo Anglico e Bacone: Pasqualetti 2011, 61 e nota 8; cf. anche LVI e nota 12), è rintracciabile ancora nei ricettari artistici, in particolare nel *Libellus ad faciendum colores* 62–64 «Et glaucus, id est terra glauca sive auripigmentum, vel aurum finum sive crocum» e in Diotaiuti 76 «glaucum id est croceum» (Laskaris 2008, 110 nota 213).[22]

Nelle opere di autori di pieno Cinquecento come Cennini e Leonardo *morello* e *paonazzo* sono sinonimi (Rinaldi 2023, 38, che rinvia a GDLI s.v. *morello* §3; anche Cennini 2019, 346; Ricotta 2022, 34) e altrettanto, in un dialogo ottocentesco sul tintore di sete, argomenta Francesco al dubbioso Carlo, che infine si rassegna: «Basta così: Mi chiamo convinto! E da ora in poi avrò anch'io il morello per sinonimo di paonazzo» (Gargiolli 1868, 160–162, a 162).

Tuttavia, in Villani 19 i due termini indicano identità cromatiche distinte, derivate da un diverso trattamento del *verzino* che produce, oltre al rosso e al violato, appunto il *pagonazzo* e il *morello*: «A far verzino di quattro colori [...] lascia star di così quella ch(e) tu vuoi che sia rossa, nell'altra metta acqua di calcina e farà pagonazo, in un'altra ranno e farà violato, nell'altra un poco d'allume di feccia e farà morello». Una ricetta che ritroviamo del tutto simile in un ricettario anonimo di larga fortuna nel corso del Cinquecento (Eamon 2011, 35–38):

> poi partisse questa acqua di verzino in quattro parte, e prima in una parte volendo far color rosato non gli metter niente dentro, et volendo far violato mettici dentro

---

20 Il GDLI s.v. identifica *glauco* con 'verde-azzurro chiaro; ceruleo', mentre il TLIO s.v. lo definisce 'colore brillante e vario, tra il grigio blu e il grigio argento oppure tinto di giallo tendente al verdastro'.

21 Crusca V, senza definizione, ricorda un passo di Simone Porzio (1551, cc. 54–59) in cui si individuano tre tonalità: 'occhio delle civette' = giallo, 'simile alla bianchezza de' salci e degli ulivi' = ceruleo, 'quella che pende alquanto nel verde'.

22 Nel manoscritto parigino di metà Trecento noto come Jean le Bègue, dal nome del possessore, è sinonimo di *albus*, *leuchos*, *blacha* (Cornagliotti 2008, 182 nota 129).

uno poco di aqua di calcina, cioè metti la calcina in acqua e lascia dar al fondo, e quella è acqua di calcina, et haverai pavonazzo, e nota che la tenta vol esser teveda, et in altra parte de la tenta mettici uno poco di lume di fezza et haverai morello. Adonque hai imparato a far quattro colori (*Dificio di Recette*, 1543 c. 9v).

E a due distinti colori fa riferimento, indicando due diverse procedure ed ingredienti, anche il *Manuale di tintoria*, testo veneto di secondo Quattrocento, che alla composizione del *paonazzo* e del *morello* dedica capitoli distinti (Rebora 1970, 16 e rispettivamente, per i numeri 72, 75 e 103, 114–115, 123–124, 132, per il numero 82, 129). Distingue tra i due anche il TLIO s.vv., secondo il quale *morello* vale 'Di colore scuro, nerastro' e *pagonazzo* 'Di colore violaceo, tra il porpora e il bluastro'. Qualche altra indicazione per la messa a fuoco dei valori cromatici indicati dalla voce può ricavarsi anche da una fonte «collaterale» e in particolare letteraria, ovvero dai commenti di Giovan Battista Gelli (1541–1563) e di Bernardino Daniello (1547–1568) a due passi danteschi.[23]

4.2 Neoformazioni

Un versante linguistico certamente non meno dinamico rispetto alla semantica è la morfologia lessicale, in particolare per quel che riguarda il processo neoformativo e specialmente derivativo. Riprendiamo ancora dalle azioni, espresse sotto forma di verbo (§4.2.1) oppure di sostantivo deverbale (§4.2.2), per poi accennare ai determinanti (aggettivi e avverbi: §§4.2.3–4.2.4).

4.2.1 Verbi

L'esecuzione di una ricetta comporta per l'artigiano, o artiere o artefice o artista (di queste denominazioni Gargiolli 1861, 1; Aresti/Moreno 2019, 26–28), un processo di lavorazione di materiali e di ingredienti, cioè l'esecuzione di azioni che vengono espresse attraverso una particolare rosa di verbi (ne descrive alcuni Artale 2023, 19–22). Osserviamo qui due gruppi distinti, con uscite in *-ificare* e in *-eggiare*.

23 Cf. rispettivamente, nel commento di Gelli a *Inferno* XXV 83–84, «*livido*, cioè di quel colore pagonazzicio che apparisce mediante il sangue nelle battiture poco dopo ch'elle son fatte, che corre in quel luogo, e mortificato ch'egli vi si è, ei fa quel colore pagonazzo scuro, che il Poeta assomiglia al colore del pepe» (BIBIT), e in Daniello (2020, vol. 2, 973) a *Purgatorio* XXXII 58–59, «si nuovò APRENDO, dimostrando colore, men che di Rose, e più che di VIOLE; cioè di pagonazzo, il qual colore non è vermiglio come le rose, nè morello come le viole; ma un certo mezo colore tra quello et questo».

-ificare. Il morfema, di largo impiego, è comune a voci con base volgare e con base latina o latineggiante. Non è tuttavia l'appartenenza del tema verbale a una lingua o all'altra a discriminare gli usi: nei testi in volgare le due forme concorrenti possono convivere pacificamente all'interno di uno stesso testo (in riferimento alla cura della pelle Villani 60 usa *imbiancare* nel titolo e il raro *albificare* nel testo),[24] oppure naturalmente in testi diversi (in riferimento al vetro o a un vaso o altro *chiarificare* si alterna a *clarificare*, preferito da Villani), laddove naturalmente non sussista identità formale tra latino e volgare (*fortificare, mortificare, mollificare* etc.).[25]

Trattandosi di verbi che indicano l'effetto finale espresso dalla base (perlopiù aggettivale), alcuni di questi si prestano ad impieghi in ambiti diversi, da quello medico-cosmetico-terapeutico a quello più prettamente artistico: è così ad esempio per *chiarificare* (la vista, ma anche il vetro, l'olio, l'acqua, l'oro o le perle), *fortificare* (la vista, le membra, ma anche il fuoco), *mollificare* (l'osso, il verzino, il cristallo, lo zolfo, la pietra), *mortificare* (l'argento vivo, il verzino ma anche un cancro e le fistole), *purificare* (la pelle, il vino, l'olio o il piombo calcinato) e *rettificare* (un mancamento o una superfluità ma anche il vetriolo e l'antimonio).[26]

Altri hanno invece significati e usi più polarizzati in ambito medico o artistico come, rispettivamente, *mondificare* (i reni, il sangue, la testa) e *rubificare* (detto ad esempio del vetriolo o d'altro), *vetrificare*.[27]

---

24 Cf. anche *Tabula* 87 «albificatio fiet». Si noti che «De albificanda facie» è una rubrica della traduzione latina di Gherardo da Cremona dell'*Almansor*, 2v. TLIO e GRADIT non registrano la voce, che il GDLI presenta senza attestazioni come voce della chimica, secondo l'uso contemporaneo. La voce è assente dai dizionari del latino (TLL, CGL), ma Du Cange la registra nell'accezione 'Tectoriis seu incrustationibus inducere'.

25 Cf. *chiarificare* in *Arte del vetro per musaico* 70, Leonardo 64, Villani 138, Biringuccio 277v, ricette Wellcome 425 11, 13; *clarificare* in Villani 42, 174 e *passim*, *Libro di segreti* 93v. In testi in latino, *clarificare* in *Libellus ad faciendum colores* 164 e *passim*, *Trattato universale dei colori* 72, 186, *Tabula* 91, *Speculum lapidum* cc. XXVIr, XXXIVv.

26 Cf. *fortificare* in Villani 37, Biringuccio 96v, *Arte del vetro per musaico* 73, ricette Wellcome 425 46, *Libellus ad faciendum colores* 88; *mollificare* in Bentaccordi 411, Diotaiuti 57, *Arte del vetro per musaico* 121 e *passim*, *Libellus ad faciendum colores* 138 e *passim*, Villani 27–28 e *passim*, *Trattato universale dei colori* 193 e *passim*, Biringuccio 64v e *passim*, Leonardo 52; *mortificare* in Villani 126 e *passim* (cf. Villani 119 «et mortificat ca(n)crum»), *Libro di segreti* 65v, Biringuccio 60r, ricette Wellcome 425 47, *Trattato universale dei colori* 113; *purificare* in *Arte del vetro per musaico* 15 e *passim*, Villani 60 e *passim*, *Trattato universale dei colori* 70 e *passim*, *Libro di segreti* 95v, Biringuccio 13v e *passim*, Leonardo 71, *Nuovo plico* 133; *rettificare* in *Libro di segreti* 49r, *rectificare* in *Libellus ad faciendum colores* 112.

27 Cf. *mondificare* in *Libro di segreti* 28r, 30r, 93r; *rubificare* in Biringuccio 339r, *Arte del vetro per musaico* 70 e *passim*, *Nuovo plico* 39 (e per il Manoscritto bolognese Laskaris 2008, 98 nota 70), *Tabula* 37, 39; *vetrificare* in Biringuccio 74r e *passim*, Leonardo 74.

-eggiare. Più praticato in ambito artistico è il verbo con suffisso volgare in *-eggiare*, di cui abbonda Biringuccio, in riferimento a linee e forme (*archeggiato* 214r, *corneggiar* 243r, *tondeggiano* 255r) e a tecniche ed effetti visivi (*colpeggiandolo* 238r, *garbeggiare* 285 e *passim*, *torneggiandola* 331v e *passim*).[28] Serie in cui possono rifluire anche verbi come *netteggiare* 'pulire', in Bentaccordi 395,[29] e, tra Quattro e Cinquecento, *ombreggiare* (in luogo di (*a*) *ombrare*), *lumeggiare* e, nel secolo successivo, *tinteggiare*.[30]

A fronte di una serie così produttiva, non stupirà constatare, nei nostri testi, voci nuove e isolate come *vaporeggiare* in Villani 158 «Se faccendo fuoco la terra vaporeggia fumo ò nebia, vi è l'acqua», *calcheggiare* in *Plichto* 354 «non curano di tanti rispetti di purgare o calchegiare li panni over lane» e 376 «dapo lo farai lavare bene al fiume et fallo battere bene, et se non lo poi tornar al ciepo fallo ben calcheggiare con acqua calda ben chiara», e *celestrineggiare* in *Trattato universale dei colori* 2 «Molti dicano che lo lapis lazuli optimo è una preta che celestrineggia e pare che tengha in sé uno colore violato».[31]

D'altra parte, anche in latino sembrano rappresentare delle novità voci in *-izare* – morfema scarsissimamente produttivo anche in volgare – come *matizare* (*mactizare*, *maptizare*) 'schiarire' oppure 'ombreggiare' in Diotaiuti 82 (e 115 nota 268, 142) e *florizare* 'fare le filigrane' nel *Libellus ad faciendum colores* 140 (e LXX, 137 nota 3). Anche se i dizionari a disposizione non forniscono testimonianze, entrambe le voci devono avere avuto una certa circolazione nei volgari coevi: la prima è presente già nel vocabolario spagnolo-latino di Nebrija come termine della pittura e nel dizionario spagnolo attuale (tuttavia non anche nel dizionario storico);[32] la seconda torna nel ricettario cinquecentesco

28 Si omettono qui la serie cromatica, *biancheggiare*, *rosseggiare*, *verdeggiare* etc., e altri verbi di alta frequenza, *galleggiare*, *lampeggiare*, *maneggiare*.

29 Il verbo, assente nel GDLI e nel TLIO, compare ad esempio come voce tecnica in un trattato dell'economista genovese Giovanni Domenico Peri (1638, 194): «acciò che coloro, che pagano, ò riscuotono notino nella margine [...] il loro nome, e questo si chiama *nettare*, ò come volgarmente si dice *netteggiare* le Sospese». Sul verbo cf. anche più avanti.

30 *Tinteggiare*, datato dal DELIn e dal GRADIT all'Ottocento, è retrodatabile al pieno Seicento: il pittore senese Ventura Salimbeni è detto «dolce nel tinteggiare» in Soprani (1674, 310). Per *ombreggiare* e *lumeggiare* cf. DELIn e GRADIT.

31 *Vaporeggiare* è assente nel GRADIT e attestata dal GDLI s.v., come antico e letterario, in F. F. Frugoni e in Palazzeschi. Sono invece assenti dal GDLI *calcheggiare* e *celestrineggiare*. Andrà notato, in altro contesto, che *calcheggiare* e *calchizzare* sono registrati nei dizionari bilingui sei-settecenteschi e successivi come voci gergali, corrispondenti al fr. *gueuser* (Prati 1978, 47; Brambilla Ageno 2000, 517, 557).

32 Cf. Nebrija (1513, f. XLII) «*Matiz* en la pintura, 'umbra, ae, tonus, i' | *Matizar* en la pintura 'illustro, as'» e DLE s.v. La voce è assente nel DHLE.

in volgare di Timoteo Rossello (1561, cc. 124rv), più volte ristampato fino a metà Seicento.

Questo, senza tuttavia soffermarsi sul dato nient'affatto trascurabile dell'apporto che potrebbe essere derivato da aree non toscane e soprattutto settentrionali: oltre a quanto accennato in precedenza per *arentrare*, si potrà ricordare, a proposito del citato *netteggiare*, che *netezar* è già nel TLIO;[33] e che *tratteggiare*, datato al pieno Cinquecento da DELIn e GRADIT ma presente già in Cennini (2019, 381; GDLI s.v.), è ricorrente nella forma *trat(t)ezare* nei ricettari quattrocenteschi e successivi (Laskaris 2008, 108 nota 198, 118 nota 303; Rossello 1559, c. 134r).

4.2.2 Sostantivi

Deverbali. Contenendo la ricetta la descrizione di processi che sfociano in prodotti, è naturale che nel flusso del discorso dal verbo si possa generare il rispettivo sostantivo deverbale, consentendo la progressione tematica dal Nuovo al Noto e dunque, eventualmente, un nuovo derivato.

Ecco dunque sorgere sostantivi originali come, in Villani 71 e 58 (corsivi miei), *stufatura* in «et mettiti sopra 'l viso un pannicello di lino sottile ò un veletto, et con lo alitare ti verrai à *stufare* il viso molto bene, et con *questa stufatura* ti basterà quest'acqua concia nel viso più giorni» e *lutatione* in «e *luta* con peza, e chiaro d'huovo [...], e q(ua)n(do) la *lutatione* sarà b(e)n(e) asciutta» nonché, nei *Segreti d'arte diverse* 107–108, *rimenantione* in «Togli sapone da seta buono come tu sai. Ponlo in vaso equalmente largo nel fondo et sopra, per amore del *rimenarlo* [...]; et prima metti un poco d'acqua quando lo vuoi *dimenare* così [...] perché questa aspersione di acqua et quella *rimenantione* con la mestola fa che per tutto si inumidisce».[34]

Deverbali originali in *-zione* sono frequenti in Biringuccio, *decantatione* 147v, *imbeveratione* 83v, *infrigidatione* 310r, *lavatione* 119v, accanto a un inedito *avoltichiamento* 102 usato per riferirsi a motivi decorativi, «Risguardinsi li pater nostri, le saliere, li vasi da bere, ne quali intrinsecamente vi si veggono alcuni

33 Cf. TLIO s.v. *nettizare* → *netezar* (la forma lombarda è registrata in senso proprio e in senso figurato). *Netteggiare*, assente nel GDLI e nel GRADIT, si affaccia nella commedia *I simillimi* di Trissino (1548, senza paginazione) «Il scωvωlettω / Nωstrω s'adωpra a netteggiar le vεste».

34 Registra *rimenamento* ma non anche *rimenantione* il GDLI s.v., che lemmatizza *stufatura* e *lutazione*, con accezioni leggermente diverse e attestazioni secentesche.

avoltichiamenti di ruschi».[35] Ma in Biringuccio, in particolare, abbondano i sostantivi deaggettivali in *-bilità* con *durabilità* 138v, *duttibilità* 37r, *frangibilità* 103r, *intrattabilità* 165r, *liquabilità* 38v, *vegetabilità* 24r.

Questa casistica di accezioni retrodatabili o di termini non lemmatizzati testimonia non tanto le più che fisiologiche lacune lessicografiche – specie quando si ha a che fare, come nel nostro caso, con testi non esclusivamente toscani – ma, prima ancora, la grande vitalità neoformativa del volgare corrente al servizio delle esigenze denotative di ambiti tecnici ancora terminologicamente poco strutturati: una parola come *avoltichiamento* è infatti solo un esempio di un ventaglio di voci corradicali correnti all'epoca, come, in GDLI s.vv., *avoltare* di Biringuccio, *avvoltatura* di F. Buonarroti, *avvolticchiare* di Soderini e Caro, che, com'è naturale, non sono tutte destinate a durare.

Derivati. Tra le neoformazioni, uno dei tipi più rilevanti, in quanto lessicalmente molto produttivo in riferimento a oggetti e strumenti, è il diminutivo.

Questa risorsa neoformativa perpetua nell'italiano antico, e ancora nell'italiano di oggi, un meccanismo che è proprio già del latino tecnico, dove il diminutivo è usato per categorizzare elementi della realtà a partire da un valore di base comune indicante somiglianza/appartenenza in molti settori: agricoltura con *corbula* 'secchio', architettura con *capitulum* 'capitello', astronomia con *canicula* 'costellazione del cane', medicina con *tonsillae* 'tonsille' e anche cucina con *buccellae* 'bocconi'.[36] Il processo si propaga anche ai volgari antichi, che possono naturalmente produrre voci autonome. Osserviamo qui di seguito alcune formazioni in *-ello* e in *-etto*.

-ello. Due esempi fuori corpus sono il ferrarese *tolella* (diminutivo di *tola* 'tavola') forse 'abaco' (elemento del capitello: Aresti 2021, 30), voce estranea al toscano, e il settentrionale (veneto-emiliano?) *enguinella* 'parti inguinali' (Mosti 2019, 117 e 150: la voce è «Hapax non altrimenti att. nel Corpus TLIO, né nella les-

35 *Avvolticchiamento* non compare nel GRADIT né nel GDLI, che registra per la prima volta in Biringuccio le altre voci (alcune di queste hanno nei nostri testi anche corrispettivi latini, come *lavatio* in *Trattato universale dei colori* 72, *De coloribus faciendis* 135). *Avvolticchiamento*, con l'attestazione di Biringuccio, è tuttavia ricordato nelle *Correzioni e giunte al* Vocabulario di Alfonso Cerquetti (1869, 309).

36 Cf. Bonati (2016, 93); López Gregoris (2005, specie 85), che ne ricorda anche la funzione di mozione di genere, come in *ancella* e in *puella*; López Gregoris (2016, 182–183) su *tonsillae* e cf., più ampiamente, Timpanaro (1991); Fleury (2012); Maltby (2014, 930). Per il latino medievale cf. Dinkova-Bruun (2012, 287). Sull'uso dei diminutivi per i nomi degli strumenti in greco cf. Fausti (2019, 95 e 105).

sicografia»).[37] Nei nostri testi, in rappresentanza di *-ello* abbiamo (omettendo le voci più frequenti come *capitello*, *fornello*, *mastello*, *pastello* etc.) in Biringuccio *cabioncello* 'gabbioncello' 196v ed *embotello* 'imbutello' 149v, in Bentaccordi *frenello* 'cerchietto' 259, in Villani *morello* colore 19 e *venerelle* 'vene sottili' 33.

-etto. Più complesso è il quadro delle voci in *-etto*. Tralasciamo anche in questo caso alcune parole di alta frequenza (*arganetto*, *cardinaletto*, *manticetto*, *torcolletto* etc.), per soffermarci sull'impiego del diminutivo come marcatore di quantità. Alcuni sostantivi così contrassegnati indicano unità di materia (per altre categorie, come il tempo e il calore, ci sono altre risorse espressive). Anche questi, andrà notato, appartengono ad aree geolinguistiche differenti: *boccaletta* è nel marchigiano Diotaiuti 86 «una bochalecta de vino», il settentrionale *foglietta* ancora nei testi in latino di Diotaiuti 89 «et mitte unum fogliectinum aceti fortissimi et unam fogliectam aque», 62 «fac bullire cum media folliecta» e nel bolognese *Trattato universale dei colori* 236 «mectice una fogliecta de ranno bollo», dove troviamo anche *me(t)tadella* 237 «poi tolli una mectadella de aceto forte», presente anche in Bentaccordi 388 «una metadella di vino»,[38] e infine *morselletto* in Villani 104 «fa bollire tutto insieme mestando, e fa morselletti la dose.1. un mezo morselletto ò il piu sino in uno».

L'uscita *-etto* può altrimenti connotare in modo sovrabbondante un avverbio già indicante in sé modica quantità come *poco*, Villani 77 «e fa grillare tanto che e si rappigli un pochetto», o l'aggettivo qualificativo che accompagna questo avverbio, Ambrogio di ser Pietro 79 «um poco sodecto», Biringuccio 273v «un poco grandetto», Villani 36 «u(n) poco grossetto», o il sostantivo unito a *piccolo*, Villani 184 «un picchollo panetto», Biringuccio 224r «catinetto piccolo», Bentaccordi 403 «chiovetto piccolo», *Libro di bottega* 105 «anchudinetta pichola». Il fenomeno è presente anche nei ricettari e negli altri testi in latino: «aliquantulum de pulvere» è in Diotaiuti 74, «parvum vasellum» nel *Libellus ad faciendum colores* 112, dove ricorre spesso *modicum*, anche con iterazione, presente già nel latino tardo, come a 148 «et modicum modicum de melle».[39]

Oltre a caratterizzare aggettivi indicanti dimensioni (*grandetto*, *grossetto*, ma poi anche *larghetto*, *lunghetto*), il diminutivo può ricorrere per modulare

---

37 Sul «largo ricorso all'uso dei diminutivi [estensivamente, *alterati* ndr]» cf. Biffi/Maraschio (2023: 60). Su *giallolino*, *giallorino*, *smaltino* cf. Seccaroni/Haldi (2016, 32); Guareschi (1905, 345).

38 La voce è anche in Cennini (2019, 339) e nel Manoscritto bolognese (Laskaris 2008, 116 nota 270).

39 Sulla duplicazione nel latino tardo cf. Wierzbicka (1991, 255–256). Il costrutto è ben noto alla letteratura antica, ad esempio in Boccaccio, *Decameron* II 9 «un poco turbatetto», V 4 «un poco ritrosetto», X 8 «un poco sdegnosetta» e *passim* (cf. BIBIT).

aggettivi che designano proprietà più prettamente qualitative, come nel caso di *duretto* in *Trattato universale dei colori* 49 «impasta cum aqua vite in modo de una pasta de pane durecta», Diotaiuti 61 «et se fosse troppo durecta», Bentaccordi 420 «quando è duretta», Biringuccio 53v «che alquanto fosse duretto», Darduin 157 «se per sorte la volessi far più duretta»; e in quello di *caldetto* in Villani 136 «e poi cosi caldetto dallo a bere», *Manuale di tintoria* 73 «come l'aqua è caldetta», *Pratica di comporre finestre* 172 «lavalo molto bene col ranno temperato non forte, ma un poco caldetto», *Plichto* 358 «et vole esser tivida et ben caldetta».[40]

Di qui all'uso del diminutivo con i nomi di colore, con i quali la risorsa dell'alterato ha grande importanza, il passo è breve, *biadetto, brunetto, verdetto, violetto, rosetta*, e peraltro già noto al latino; ma è un tema che meriterebbe un discorso a sé.[41]

La presenza di espressioni diminutive «sovrabbondanti» testimonia la stretta vicinanza del «lessico della cottura» (che sia a fini artistici, alimentari o terapeutici) al lessico colloquiale; ma è anche importante una questione distributiva. La larga presenza nei ricettari artistici e alimentari di diminutivi in *-etto* e in *-ello* (il primo noto al latino solo nell'antroponimia d'età imperiale, il secondo nettamente predominante nel latino volgare: Gaide 1992, 27 e 17) rispetto ai diminutivi in *-ulo*, in particolare ricorrenti invece nel lessico medico anche antico, è un segno del fatto che il lessico artistico e il lessico alimentare ritrovano nella lingua corrente (comprendendo qui anche il latino medievale) parte delle proprie risorse espressive, laddove il lessico medico mantiene, anche a questo livello, legami più profondi con il latino classico d'impronta colta.

4.2.3 Aggettivi

Osserviamo in particolare le due uscite *-bile* e *-ivo*.

-bile. Nei nostri testi il morfema appartiene in larghissima parte ad aggettivi che fanno riferimento alla proprietà dei materiali, ed è forse anche per questo che la sua presenza nei ricettari è molto contenuta (troviamo *infrangibile* in Leonardo 55 e *frangibile*, in riferimento a metalli, pietre e altri materiali in Villani 154, Bentaccordi 411 e nel *Trattato universale dei colori* 4 e 59, dove abbiamo anche *penetrabile* 'scalfibile' 4),[42] mentre è viceversa molto frequente

---

40 *Caldetto* è voce lemmatizzata da Gargiolli (1868: 304): «‹Dàgli una saponata un po' caldetta.› Ora si direbbe calduccia».

41 Cf. ad esempio Colla/Quaglino (2024, 98 nota 59) *biadetto*, D'Achille/Grossmann (2017) *brunetto*, Biffi/Maraschio (2023, 65) *ber(r)ettino*, Du Cange s.v. *verdetum*².

42 Sul mito dell'infragibilità del vetro in Leonardo cf. Brescia/Tomio (1999, specialmente 91).

nel trattato di Biringuccio: *evaporabile* 4v e *liquabile* 114r detti della miniera, *frangibile* 43r, 44r, 48r e *passim*, *fusibile* 50v e *passim*, *infusibile* 32r, *intrattabile* 48r del ferro, *inliquefattibile* 70r di un residuo terroso e infine, dello zolfo, *incombustibile* 68r e, con neoformazione, *incendibile* 68r.[43] È anche questo si direbbe un indizio del diverso tessuto lessicale che distingue la lingua della trattatistica da quella dei ricettari, anche se non va dimenticato che la prima non è certamente uniforme: lo testimoniano, tra l'altro, in Biringuccio – trattatista, come Bentaccordi, più «pratico» che teorico – le frequenti osservazioni metalinguistiche che fanno riferimento alla diversa terminologia altrimenti corrente tra gli alchemici. Per tornare al nostro tipo derivativo, si consideri che gli aggettivi tecnici con il rispettivo allomorfo popolare in *-evole* sono quasi del tutto assenti: segnalerei soltanto, in Bentaccordi 402 *fiebole* 'debole, anche con il significato di lega con meno metallo prezioso' e 411 *agievole* 'malleabile', che tuttavia sono con ogni probabilità desunti dai francesi *faible* e *aisible*.[44]

-ivo. Una distribuzione diseguale ha anche l'aggettivazione in *-ivo*. È usata soprattutto in riferimento alle proprietà terapeutiche dei vari rimedi ed è particolarmente ricorrente in Villani, per via dell'argomento medico di molte sue ricette: *attrattivo* 131, *confortativo* 197, *corrosivo* 171, *difensivo* 198, *disseccativo* 173, *macerativo* 192, *maturativo* 131, *mollificativo* 197, *mondificativo* 171. Fuori dall'ambito medico la sua presenza si restringe: si usa ad esempio *confortativo* in riferimento all'oro ma ancora in virtù delle presunte proprietà terapeutiche, *Trattato universale dei colori* 4r «[l'oro] è chiaro, lucido, virtuoso, et confortativo», mentre Biringuccio qualifica il vetriolo come *constrettivo* 71v, *mordifica-*

43 Notevole il trattamento lessicografico di due delle voci citate. Il GDLI s.v. *inliquefattibile* 'che non si può liquefare', attestato solo in Biringuccio, lo analizza come composto di «*in-* con valore negativo e *liquefattibile* (v.)», con rinvio a ILLĬQUĔFACTUS in Cicerone, dove tuttavia il composto ha diverso valore: Forcellini s.v., «particip. ab inusit. *illiquefacio*, ab *in-* intensiva et *liquefacio*, est idem quod *liquefactus*, liquefatto». Quanto a *incendibile*, datato dal DELIn al primo Settecento (Salvini), si osserverà che l'attuale *incendiabile*, formato sul tardo *incendiare* (tardo secentesco in uso transitivo, tardo ottocentesco in senso intransitivo e intransitivo pronominale: cf. DELIn), curiosamente non è lemmatizzato dal GDLI né dai vocabolari dell'uso attuale (GRADIT, Z 2025); la voce è tuttavia attestata almeno a partire da metà Settecento: in accezione propria Costantini (1749, 41) «perchè senza materia incendiabile, il fuoco non si manifesta», Parini (2020, 313) «avevano preparato una, per così dire, materia incendiabile» e, senza remore per il senso traslato, Ferrari (1877, I 1, 16) «Eh! come sei incendiabile!».

44 Cf. Laskaris (2008, rispettivamente 411 nota 1 e 402 nota 3) e TLIO s.vv. *agevole* e *fievole* §4. Sull'influsso del francese in Bentaccordi cf. Brambilla/Hayez (2016, 49–50).

tivo 'corrosivo' e *pongitivo* (per la lingua) 71v,[45] infine nel *Libro di segreti* 16v e *passim* può essere *penetrativo* un sale o un olio.[46]

4.2.4 Avverbi

Se alcuni tipi formativi si distribuiscono anche in relazione all'argomento, non mancano tuttavia, ancora tra i determinanti, espressioni condivise tra i vari comparti tematici (medici e artistici), forse in ragione della trasversalità del «lessico della cottura» precedentemente richiamato.

Una locuzione avverbiale molto ricorrente nei nostri testi in volgare (con corrispondenza in latino) è «(a/con) fuoco lento», del resto di antica tradizione, almeno da Plinio in avanti: «Coquere aliquid lento igne».[47] Hanno invece natali meno remoti e di fatto volgari «(a) bagnomaria» e «a/in molle/mollo», diffusi in diversi scritti.[48]

---

45 Il GDLI s.v. *pungitivo* §2 registra l'accezione 'sapido, piccante' nel contemporaneo Romoli.

46 L'aggettivo è riferito all'«aere» in Sicillo (1565, c. 8v), traduzione italiana del trattato quattrocentesco del francese Sicille (1860, 38), dove si ha *pénétratif*. Quanto agli aggettivi per i quali si può sospettare un tramite francese, come *confortativo* e *mordificativo*, il TLIO s.vv., rinvia al lat. medievale, e per il primo così anche TLFi s.v., «Empr. au b. lat. méd. CONFORTATIVUS 'fortifiant'»; per *mordificativo* il GDLI s.v., rinvia dal lat. tardo MORDIFICARE al fr. ant. *mordificatif*, voce tuttavia non registrata nel TLFi.

47 In volgare Villani 8 e *passim*, Biringuccio 100v e *passim*, *Plichto* 408, *Trattato universale dei colori* 105 e *passim* e, stando al rinvio del GDLI s.v. *fuoco*, un *Ricettario fiorentino* 115. Per *ad lentum ignem/(cum) lento igne* si vedano il ricettario vaticano 13, Diotaiuti 67, *Libellus* di Chicago 52, 104, e il manoscritto di Jean Le Begue in Diotaiuti 118 nota 310, *Libellus ad faciendum colores* 128, *De coloribus et artibus romanorum* 15, *Trattato universale dei colori* 123 e *passim*, *De coloribus diversis* 263 e *passim*. L'attestazione del GDLI s.v. *lento* §32. *A fuoco o a calore lento* «a lento fuoco», da Leonardo, è largamente anticipata dal TLIO s.v. *fuoco* §3.2. Per il latino cf. Forcellini s.v. *lentus* II 1.

48 Cf. *a/per/in bagno maria* in Villani 35, 151, 167, ricette Wellcome 425 95 e *passim*, Biringuccio 265r. Il GDLI s.v. riporta attestazioni dal Cinquecento in poi (Mattioli, Piccolomini). Cf. Du Cange s.v. Per due possibili trafile etimologiche cf. Gregori (2022–2023, 96); Muzio (2012, 188 nota 224). *A/in molle/mollo* (anche *amoio*) in *Arte del vetro per musaico* 107, Diotaiuti 64 e *passim*, Manoscritto bolognese (Laskaris 2008, 108 nota 187), *Trattato universale dei colori* 68 e *passim*, *Plichto* 355 e *passim*; cf. anche Firenze, Biblioteca nazionale centrale, Palatino 941 (testo dei secc. XV-XVI, in Baroni/Travaglio 2016, 67 nota 132); *amoio* nel modenese ricettario Boschetti e nel manoscritto veneziano trattati da Laskaris (2008, rispettivamente 118 nota 303 e 147). Il GDLI s.v. *molle* §83 «*essere in molle* 'stare immerso in acqua a bagno'. – In partic.: 'fare il bagno'», con esempi cinquecenteschi e successivi. Un'attestazione di poco precedente è in Mesuë (1475, c. 1v e *passim*): «Il terzo capitolo e delli modi di mettere a molle le medicine» (la versione in latino reca «infusionum»: Mesuë 1471, c. 1v), su cui cf. Ventura (2021).

5 Conclusioni

Dicevamo, in apertura, degli approcci tendenzialmente semasiologici. È tuttavia solo una raccolta interrogabile di grandi quantità di opere (ricettari e trattati, con il sostegno di indagini nelle fonti indirette) in latino e nei diversi volgari locali che può consentire di fare luce non solo sui valori semantici sottesi a una porzione di lessico ancora in parte incognita ma anche sulla vivacità delle risorse neoformative privilegiate in questo o quell'ambito, sui rapporti intercorrenti tra lessici locali e lessici sovraregionali, eventualmente anche in relazione a quanto avviene nelle culture e nelle lingue d'oltralpe, e infine, non ultimo, sul radicamento di quelli che potremmo chiamare «tecnicismi di continuità» latino-volgare (volgari) come quelli qui richiamati. È un orizzonte meno che sfiorato in queste pagine e che il progetto da cui questi atti prendono avvio può ambire a delineare con l'ampiezza e con la precisione necessarie.

6 Corpus

Queste le opere consultate, in modo non sistematico, ai fini di questo contributo e qui riportate prima in ordine cronologico, per quanto possibile, e poi in ordine alfabetico.

De coloribus et artibus romanorum [secc. VIII–IX] = Garzya Romano (1996)
Ambrogio di ser Pietro [1462] = Colla/Quaglino (2024)
Arte del vetro per musaico [secc. XIV–XV] = Milanesi (1864)
Ricettario vaticano [sec. XIV] = Bronda (1968)
Arte della seta [sec. XV] = Gargiolli (1868)
Bentaccordi [1397–1425] = Brambilla/Hayez (2016)
De coloribus diversis [secc. XIV ex.–XV in.] = Merrifield (1849, 259–272)
De coloribus faciendis [secc. XIV ex.–XV in.] = Merrifield (1849, 117–165)
Libellus ad faciendum colores [sec. XIV] = Pasqualetti (2011)
Tabula [1431] = *Tabula de vocabulis sinonimis*, in: Merrifield (1849, 18–45)
Diotaiuti [1471–1499] = Laskaris (2008)
Libellus di Chicago [sec. XV] = Caffaro/Falanga (2006)
Trattato universale dei colori [1440–1480] = Muzio (2012)
Libro di bottega [1475–1500] = Ciampaglia (2008); Rosselli (2024)
Libro di segreti [sec. XV] = Baraldi B
Manuale di tintoria [sec. XV] = Rebora (1970)
Pratica di comporre finestre [sec. XV] = Tosatti (2007)

Trattato dei colori [sec. XV] = Cornagliotti (2008)
Villani [secc. XIV/XVI] = Baraldi A
Speculum lapidum [sec. XVI] = Leonardi (1502)
Leonardo [secc. XV–XVI] = Del Savio (2020)
Plichto [1540/1548] = Guareschi (1907)
Ricette Wellcome 425 [sec. XVI] = Del Savio (2024b)
Segreti d'arte diverse [sec. XVI] = Frezzato/Seccaroni (2010)
Biringuccio [sec. XVI] = Biringuccio (1540)
Darduin [sec. XVII] = Zecchin (1986)
Nuovo plico [1704] = Tallier (1704)

Ambrogio di ser Pietro [1462] = Colla/Quaglino (2024)
Arte del vetro per musaico [secc. XIV–XV] = Milanesi (1864)
Arte della seta [sec. XV] = Gargiolli (1868)
Bentaccordi [1397–1425] = Brambilla/Hayez (2016)
Biringuccio [sec. XVI] = Biringuccio (1540)
Darduin [sec. XVII] = Zecchin (1986)
De coloribus diversis [secc. XIV ex.–XV in.] = Merrifield (1849, 259–272)
De coloribus et artibus romanorum [secc. VIII–IX] = Garzya Romano (1996)
De coloribus faciendis [secc. XIV ex.–XV in.] = Merrifield (1849, 117–165)
Diotaiuti [1471–1499] = Laskaris (2008)
Leonardo [secc. XV–XVI] = Del Savio (2020)
Libellus ad faciendum colores [sec. XIV] = Pasqualetti (2011)
Libellus di Chicago [sec. XV] = Caffaro/Falanga (2006)
Libro di bottega [1475–1500] = Ciampaglia (2008); Rosselli (2024)
Libro di segreti [sec. XV] = Baraldi B
Manuale di tintoria [sec. XV] = Rebora (1970)
Nuovo plico [1704] = Tallier (1704)
Plichto [1540/1548] = Guareschi (1907)
Pratica di comporre finestre [sec. XV] = Tosatti (2007)
Ricettario vaticano [sec. XIV] = Bronda (1968)
Ricette Wellcome 425 [sec. XVI] = Del Savio (2024b)
Segreti d'arte diverse [sec. XVI] = Frezzato/Seccaroni (2010)
Speculum lapidum [sec. XVI] = Leonardi (1502)
Tabula [1431] = *Tabula de vocabulis sinonimis*, in: Merrifield (1849, 18–45)
Trattato dei colori [sec. XV] = Cornagliotti (2008)
Trattato universale dei colori [1440–1480] = Muzio (2012)
Villani [secc. XIV/XVI] = Baraldi A

7 Bibliografia

Delle fonti online di séguito segnalate la data d'ultimo accesso è il 07.01.2026.

Alberti, Leon Battista, *De re aedificatoria*, ed. Portoghesi, Paolo, Milano, Il Polifilo, 1966.

Almansor = Abubetri Rasis *Liber Almansor*, a Girardo Cremonensi in Toleto de arabico in latinum translatus, sec. XIV, senza note editoriali.

Aresti, Alessandro, *Per la conoscenza della terminologia delle arti fuori di Toscana fra Tre e Quattrocento. Con alcune spigolature da documenti bolognesi e ferraresi*, in: Grimaldi, Claudio/Zanola, Maria Teresa (edd.), *Terminologie e vocabolari. Lessici specialistici e tesauri, glossari e dizionari*, Firenze, FUP, 2021, 23–32.

Aresti, Alessandro/Moreno, Paola, *Le antologie miscellanee sette-ottocentesche come fonti per lo studio della lingua delle arti e degli artisti in Italia fra Medioevo e Rinascimento*, in: Aresti, Alessandro (ed.), *Lingua delle arti e lingua di artisti in Italia fra Medioevo e Rinascimento*, Firenze, Franco Cesati, 2019, 11–36.

Artale, Elena, *Per una lingua delle ricette, tra medicina e arte (secoli XIII–XV)*, Studi di Memofonte 30 (2023), 12–27.

Artusi, Pellegrino, *La scienza in cucina e l'arte di mangiar bene*, Firenze, Landi, 1891 (ristampa anastatica Firenze, Giunti Editore, 2011), https://www.pellegrinoartusi.it.

Azzarone, Annamaria, *Medicina, alchimia e tecniche artistiche nel codice Sloane 416 della British Library*, in: Burgassi, Cosimo/Guadagnini, Elisa/Vaccaro, Giulio (edd.), *Migrazioni linguistiche e trasmissioni culturali in Italia (secoli XIII–XV)*, Roma, CNR Edizioni, 2021, 111–123.

Bacchelli, Franco/Crisciani, Chiara, *Filosofia, scienza e ricette. Note su una miscellanea alchemico-farmaceutica (ms Modena, Biblioteca Estense, Campori App. 186: Alpha. P. 4. 14)*, in: Bernardini, Paola (ed.), *I manoscritti e la filosofia. Atti della giornata di Studi (Siena, 18 aprile 2007)*, Siena, Edizioni dell'Università, 2010, 123–152.

Baglioni, Daniele, *Per una fenomenologia della commutazione di codice nei testi antichi*, La lingua italiana. Storia, strutture, testi 12 (2016), 9–35.

Baraldi A = Giovanni Villani, *Segreti*, ed. Baraldi, Paola, http://bibliotecaestense.beniculturali.it/info/img/cat/i-mo-beu-stru-archeo-gamma.r.5.17.pdf.

Baraldi B = *Libro di segreti*, ed. Baraldi, Paola, http://bibliotecaestense.beniculturali.it/info/img/cat/i-mo-beu-stru-archeo-gamma.s.6.3.pdf.

Baroni, Sandro, *I ricettari medievali per la preparazione dei colori e la loro trasmissione*, in: Andreuccetti, Paola Antonella/Bindani, Deborah, *Il colore nel Medioevo. Arte, simbolo, tecnica. Atti delle giornate di studi (Lucca, 5–6 maggio 1995)*, Lucca, Istituto storico lucchese, 1996, 117–144.

Baroni, Sandro/Travaglio, Paola, *Considerazioni e proposte per una metodologia di analisi dei ricettari di tecniche dell'arte e dell'artigianato. Note per una lettura e interpretazione*, Studi di Memofonte 16 (2016), 25–83.

Baroni, Sandro/Travaglio, Paola, *«De vitri coloribus». Fortuna medievale di un trattato bimillenario. Colorazione del vetro, delle gemme artificiali, degli smalti, della decorazione ceramica*, Medioevo europeo 4:1 (2020) 5–39.

Bertolini, Lucia, *Latino-volgare e viceversa. Le auto-traduzioni a Firenze fra XV e XVI*, in: Bianchi Bensimon, Nella/Darbord, Bernard/Gomez-Géraud, Marie-Christine (edd.), *Le choix du vulgaire. Espagne, France, Italie, XIIIe–XVIe siècle*, Paris, Classiques Garnier, 2015, 201–220.

BIBIT = *Biblioteca italiana*, http://www.bibliotecaitaliana.it.

Biffi, Marco/Maraschio, Nicoletta, *Dipingere con le parole. Un sondaggio sulle espressioni di colore nella banca dati «Le parole dell'arte»*, Studi di Memofonte 30 (2023), 55–80.

Biringuccio, Vannoccio, *De la pirotechnia libri X*, Venezia, appresso Gironimo Giglio, 1540.

Boissier, abbé Pierre Augustin de Sauvages, *De la culture des muriers*, Nismes, chez Gaude, 1763.

Boissier, abate Pierre Augustin de Sauvages, *Della coltivazione dei gelsi*, tradotto dal franzese [...], vol. 4, Milano, appresso Giuseppe Galeazzi, 1765.

Bonati, Isabella, *L'uso della metafora nella microlingua greca della medicina*, in: Astori, Davide (ed.), *La metafora e la sua traduzione tra riflessioni teoriche e casi applicativi*, Parma, Bottega del libro, 2016, 83–100.

Bonati, Isabella, *Tra composti, suffissi e neologismi nella microlingua della medicina. Alcuni specimina tratti dai papiri*, in: Reggiani, Nicola/Bertonazzi, Francesca (edd.), *Parlare la medicina. Fra lingue e culture, nello spazio e nel tempo. Atti del convegno internazionale* (*Parma, 5–7 settembre 2016*), Firenze/Milano, Le Monnier/Mondadori, 2018, 30–51.

Bonati, Isabella, *Medicalia online. Tecnicismi medici tra passato e presente*, Archiv für Papyrusforschung 40 (2019), 257–276.

Brambilla, Simona/Hayez, Jérôme (edd.), *Il tesoro di un povero. Il Memoriale di Francesco Bentaccordi, fiorentino in Provenza*, Roma, Viella, 2016.

Brambilla, Simona, *Manoscritti miscellanei e zibaldoni. Categorie di analisi, problemi di descrizione e forme-libro tra latino e volgare*, Aevum 94 (2020), 505–532.

Brambilla Ageno, Franca, *Studi lessicali*, edd. Bongrani, Paolo/Magnani, Franca/Trolli, Domizia, Bologna, CLUEB, 2000.

Brescia, Licia/Tomio, Luca, *Leonardo da Vinci e il segreto del vetro cristallino, pannicolato, flessibile e infrangibile*, Raccolta vinciana 28 (1999), 79–92.

Bronda, Francesco, *Un ricettario inedito del secolo XIV della Biblioteca Apostolica Vaticana*, Sanremo, Tip. La commerciale, 1968.

Caffaro, Adriano/Falanga, Giuseppe, *Il «libellus» di Chicago. Un ricettario veneto di arte, artigianato e farmaceutica* (*secolo XV*), Salerno, Edizioni Arci Postiglione, 2006.

Calepino = Ambrosius Calepinus Bergomensis [...] *dictionum latinarum & graecarum interpres perspicacissimus* [...], Torino, Bernardino Stagnino, 1521.

Cennini, Cennino, *Il libro dell'arte*, ed. Ricotta, Veronica, Milano, Franco Angeli, 2019.

Cerquetti, Alfonso, *Correzioni e giunte al «Vocabulario degli Accademici della Crusca» sin qui publicato*, Forlì, M. Casali e. c., 1869.

CGL = *Corpus glossariorum Latinorum*, edd. Loewe, Gustav/Goetz, Georg, 7 vol., Lipsia, Teubner, 1888–1923, https://publikationen.badw.de/en/cglo/index.

Ciampaglia, Margherita, *Il libro di bottega segnato «A» di Bernardo di Stefano Rosselli (15 giugno 1475–3 marzo 1500). Pittura a Firenze nel secondo Quattrocento*, Dottorato di Ricerca in Storia e Conservazione dell'Oggetto d'Arte e d'Architettura, Roma, Università degli studi di Roma Tre, 2008.

Colla, Eleonora/Quaglino, Margherita, *Ricettario di Ambrogio di ser Pietro da Siena*, Carte romanze 12:1 (2024), 63–114.

Cornagliotti, Soledad Mamani, *Un anonimo trattato dei colori (Yale, University Library, ms. Beneicke 986)*, La parola del testo 12 (2008), 156–192.

Costantini, Giuseppe Antonio, *Difesa della comune, ed antica sentenza che i fulmini discendano dalle nuvole contro l'opinione del Sig. Marchese Scipione Maffei che si formino al basso, ed ascendano*, Venezia, Appresso Gio. Battista Recurti, 1749.

Crifò, Francesco, *Trafile dotte e popolari del latino nella lessicografia storica romanza (con particolare riguardo al «Lessico etimologico italiano»)*, Zeitschrift für romanische Philologie 137:4 (2021), 1130–1141.

Crusca V = *Vocabolario degli Accademici della Crusca*, quinta impressione, 11 voll. (*A–Ozono*), Firenze, Tipografia galileiana, poi Successori Le Monnier, 1863–1923, www.lessicografia.it.

D'Achille, Paolo/Grossmann, Maria, *I termini di colore nell'area BRUNO–MARRONE in italiano. Sincronia e diacronia*, Lingua e stile 52:1 (2017), 87–115.

Daniello, Bernardino, *Dante con l'espositione*, ed. Priolo, Calogero Giorgio, 3 voll., Roma, Salerno Editrice, 2020.

De Gregorio, Marilena, *Nominal adjectives in -ATUS in Apicius' «De re coquinaria»*, in: *Latin vulgaire – latin tardif. 15th International Colloquium on Late and Vulgar Latin* (Munich, 2nd–6th September 2024), in c.d.s.

DELIN = Cortelazzo, Manlio/Zolli, Paolo, *Il nuovo etimologico. DELI – Dizionario etimologico della lingua italiana*, seconda edizione edd. Cortelazzo, Manlio/Cortelazzo, Michele, Bologna, Zanichelli, 1999.

Della Porta, Giovanni Battista, *Dei miracoli et maravigliosi effetti dalla natura prodotti*, Venezia, Lodovico Avanzo, 1562.

Del Savio, Michela, *Le ricette tecniche per l'arte negli autografi di Leonardo da Vinci. Raccolta e edizione dei testi*, Carte romanze 8:2 (2020), 29–93.

Del Savio, Michela, *Un contributo agli «intrecci di lingue» nei testi tecnici. Un esempio dall'officina di Arnaldo da Bruxelles*, in: Martignoni, Alice/Pierno, Franco, *Convergenze plurilingui. Incroci e convivenze linguistiche tra Medioevo e prima età moderna*, Berlin/Boston, De Gruyter, 2024, 151–163 (= 2024a).

Del Savio, Michela, *Ricette tecniche e mediche nella Firenze di inizio XVI secolo (ms. Wellcome Library 425)*, 2024, https://www.pluteus.it/wp-content/uploads/2013/09/michela-del-savio-ms-425-wellcome1.pdf (= 2024b).

De Meo, Cesidio, *Lingue tecniche del latino*, Bologna, Pàtron Editore, 2015.

DHLE = *Diccionario histórico de la lengua española*, https://www.rae.es/dhle/.

Dificio di recette = Opera nuova intitolata «Dificio di recette», nella quale si contengono tre utilissimi recettari. Nel primo si tratta di molte & diverse virtù. Nel secondo se insegna a comporre varie sorti di soavi et utili odori. Nel terzo et ultimo si tratta di alcuni rimedi secreti medicinali necessari in risanar li corpi humani, come nella tavola si contiene, Venetia, senza nome dell'editore, 1543 (prima edizione 1526).

Dinkova-Bruun, Greti, *Medieval Latin*, in: Clackson, James (ed.), *A companion to the Latin language*, Malden, Wiley-Blackwell Publishing, 2011, 284–302.

DLE = *Diccionario de la lengua española*, https://dle.rae.es/.

Du Cange = Dufresne domino Du Cange, Carolo, *Glossarium mediæ et infimæ latinitatis*, Niort, L. Favre, 1883–1887, http://ducange.enc.sorbonne.fr/.

Eamon, William, *How to read a «Book of secrets»*, in: Leong, Elaine/Rankin, Alisha, *Secrets and knowledge in medicine and science, 1500–1800*, Farnham, Ashgate, 2011, 23–46.

Fausti, Daniela, *Il lessico delle cure e della farmacologia in papiri medici da Ossirinco*, in: Reggiani, Nicola (ed.), *Greek medical papyri. Text, context, hypertext*, Berlin/Boston, De Gruyter, 2019, 89–106.

Fedriani, Chiara/Napoli, Maria/Rosso, Nadia, *Forms and functions of Greek words in Late Latin literary texts. A corpus-based approach*, in: Holmes, Nigel/Ottink, Marijke/Schrickx, Josine/Selig, Maria (edd.), *Lemmata linguistica latina*, vol. 1: *Words and sounds*, Berlin/Boston, De Gruyter, 2019, 294–311.

Ferrari, Paolo, *Amici e rivali*, Milano, Libreria editrice, ^{2}1877.

Fioravanti, Leonardo, *Il tesoro della vita humana*, Venezia, Melchior Sessa, 1570.

Fleury, Philippe, *Les doublets «simple»/«diminutif» dans les langues techniques latines*, Annales de Normandie 62:2 (2012), 111–123.

Forcellini, Egidio, *Totius latinitatis lexicon*, Patavii typis seminarii, apud Thomam Bettinelli, 1805, http://lexica.linguax.com/forc.php.

Frezzato, Fabio/Seccaroni, Claudio, *Segreti d'arte diverse nel regno di Napoli. Il manoscritto It. III 10 della Biblioteca Marciana di Venezia*, Saonara, il prato, 2010.

Frosini, Giovanna, *La lingua delle ricette*, in: *Dammi la tua ricetta* (Forlimpopoli, 20 giugno 2015), https://www.casartusi.it/it/files/giovannafrosini/download/?inbrowser=1.

Frosini, Giovanna, *Il linguaggio del cibo. Un linguaggio settoriale?*, in: Visconti, Jacqueline (ed.), *Parole nostre. Le diverse voci dell'italiano specialistico*, Bologna, il Mulino, 2019, 151–165.

Gaide, Françoise, *Les substantifs «diminutifs» latins en ...LUS, ...LA ou ...LUM*, Revue de philologie, de littérature et d'histoire anciennes 66:1 (1992), 15–27.

Galenus, Claudius, *Opera*, vol. 10: *Index in tomos omnes Operum Galeni*, Basileae, per Hieronymum Frobenium et Nicolaum Episcopium, 1542.

Gallo, Agostino, *Le dieci giornate della vera agricoltura, e piaceri della villa*, Venezia, s.e., 1565.

Gargiolli, Girolamo, *Saggio del parlare degli artigiani in Firenze. Dialoghi*, Firenze, Tipografia Tofani, 1861.

Gargiolli, Girolamo (ed.), *L'arte della seta in Firenze, trattato del secolo XVI* [...] *e Dialoghi*, Firenze, Barbera, 1868.

Garzya Romano, Chiara, *«I colori e le arti dei romani» e la compilazione pseudo-eracliana*, Bologna, il Mulino, 1996.

GDLI = Battaglia, Salvatore/Bàrberi Squarotti, Giorgio (edd.), *Grande dizionario della lingua italiana*, 21 voll., Torino, UTET, 1961–2002; con *Supplemento 2004* e *2009*, dir. Sanguineti, Edoardo, Torino, UTET, 2004 e 2009, e *Indici degli autori citati nei volumi I–XXI e nel Supplemento 2004*, ed. Ronco, Giovanni, Torino, UTET, 2004, https://www.gdli.it/.

GRADIT = De Mauro, Tullio, *Grande dizionario italiano dell'uso*, 8 voll., Torino, UTET, 1999–2007, https://dizionario.internazionale.it/.

Gregori, Marco, *Panoramica sul lessico gastronomico italoromanzo*, Mémoire de Maîtrise universitaire ès lettres en «Storia della lingua italiana», 2022–2023, http://serval.unil.ch.

Guareschi, Icilio, *Sui colori degli antichi, Introduzione e I. Dalla remota antichità al secolo XIV e De arte illuminandi*, Torino, Unione Tipografico-Editrice, 1905.

Guareschi, Icilio, *Sui colori degli antichi, II. Dal secolo XV al secolo XIX e Il «Plichto» di Giovanventura Rosetti* (*1540*), Torino, Unione Tipografico-Editrice, 1907.

Lacanale, Marcella, *Le ricette per gli occhi nel ms. 1408 della Biblioteca Statale di Lucca*, Carte romanze 8:2 (2020), 287–309.

Lacanale, Marcella, *Per una disamina delle teorie sulla commutazione di codice nei ricettari medici medievali*, in: Martignoni, Alice/Pierno, Franco, *Convergenze plurilingui. Incroci e convivenze linguistiche tra Medioevo e prima età moderna*, Berlin/Boston, De Gruyter, 2024, 84–104.

Laskaris, Caterina Zaira, *Il ricettario Diotaiuti. Ricette di argomento tecnico-artistico in uno zibaldone marchigiano del Quattrocento*, Saonara, il prato, 2008.

Laurioux, Bruno, *Les livres de cuisine médiévale*, Turnhout, Brepols, 1997.

Lemme, Claudia, *Il ricettario del ms. 215 della Biblioteca Classense di Ravenna (ff. 93r–156v): edizione, commento linguistico e glossario*, Alessandria, Edizioni dell'Orso, 2022.

Lemme, Claudia, *Ricettari medici plurilingui. Il caso del ms. Ravenna, Biblioteca Classense, 215* (*XV sec.*), in: Martignoni, Alice/Pierno, Franco, *Convergenze plurilingui. Incroci e convivenze linguistiche tra Medioevo e prima età moderna*, Berlin/Boston, De Gruyter, 2024, 165–183.

Leonardi, Camillo, *Speculum lapidum*, Venetiis, per Ioannem Baptistam Sessa, 1502.

López Gregoris, Rosario, *El uso del diminutivo en el lenguaje técnico latino*, Revista de estudios latinos 5 (2005), 75–96.

López Gregoris, Rosario, *El diminutivo latino. Entre la denotación y la connotación*, in: Hernández García, Benjamín/Penas Ibáñez, Maria Azucena (edd.), *Semántica latina y románica. Unidades de significado conceptual y procedimental*, Bern/New York, Peter Lang, 2016, 177–198.

Lubello, Sergio, *Il «De arte coquinaria» di Maestro Martino: antecedenti e dintorni*, in: Chiabò, Myriam (ed.), *A tavola nella Roma dei papi nel Rinascimento*, Roma, Roma nel Rinascimento, 2019, 75–86.

Maggiore, Marco, recensione a Soares da Silva (2015), Studi linguistici italiani 45:1 (2019), 158–167.

Maltby, Robert, *Evidence for late and colloquial Latin in the sections «de barbarismis et soloecismis» of the «Gramatici Latini»*, in: Molinelli, Piera/Cuzzolin, Pierluigi/Fedriani, Chiara, *Latin vulgaire, latin tardif. Actes du Xe colloque international sur le latin vulgarire et tardif (Bergamo, 5–9 septembre 2012)*, vol. 3: *Textes et contextes*, Bergamo, Bergamo University Press, 2014, 923–935.

Mazzini, Innocenzo, *Introduzione alla terminologia medica*, Bologna, Pàtron, 1989.

Merrifield, Mary Philadelphia, *Original treatises, dating from the XIIth to XVIIIth centuries on the arts of painting in oil, miniature, mosaic and on glass; of gilding, dyeing, and the preparation of colours and artificial gems*, London, Murray, 1849.

Mesuë, *Il libro della consolatione delle medicine semplici*, Modena, Johannes Wurster, 1475.

Mesuë, *Opera*, Patavii, Laurentius Canotius, 1471.

Milanesi, Gaetano, *«Dell'arte del vetro per musaico». Tre trattatelli dei secoli XIV e XV ora per la prima volta pubblicati*, Bologna, Romagnoli, 1864.

Mosti, Raffaella, *Una versione tardomedievale della «Trotula». Il ms. 532 della Wellcome Library di Londra. Edizione critica, analisi linguistica e glossario*, in: Piro, Rosa/Scarpa, Raffaella (edd.), *Capitoli di storia linguistica della medicina*, Milano/Udine, Mimesis, 2019, 105–164.

Muzio, Francesca (ed.), *Un trattato universale dei colori. Il ms. 2861 della Biblioteca Universitaria di Bologna*, Firenze, Olschki, 2012.

Nebrija, Antonio, *Dictionarium ex Hispaniensi in latinum sermonem*, [Salmantice, in domum domini Laurentii Liondedeis, 1513], https://bdh-rd.bne.es/viewer.vm?id=0000268003&page=1.

OVI = *Corpus OVI dell'italiano antico*, a cura dell'Opera del vocabolario italiano (OVI – Istituto del CNR), 1997–, http://gattoweb.ovi.cnr.it/.

Parini, Giuseppe, *Prose. Scritti didattici e di politica culturale (1767–1798)*, edd. Morgana, Silvia/Bartesaghi, Paolo, Pisa/Roma, Fabrizio Serra, 2020.

Pasqualetti, Cristiana, *Il «Libellus ad faciendum colores» dell'Archivio di Stato dell'Aquila. Origine, contesto e restituzione del «De arte illuminandi»*, con un saggio di Bensi, Paolo, presentazione di Perricciolі Saggese, Alessandra, Firenze, Sismel, 2011.

Passera, Felice, *Il nuovo tesoro degl'arcani farmacologici, galenici, et chimici, o spragirici*, Venezia, Giovanni Parè, 1688.

Peri, Giovanni Domenico, *Il negotiante*, Genova, Giovanni Calenzano, 1638.

Petrini, Gianvincenzo, *Gabinetto mineralogico del Collegio Nazareno*, Roma, presso i Lazzarini, 1792.

Pomaro, Gabriella, *I ricettari del fondo Palatino della Biblioteca nazionale centrale di Firenze. Inventario*, Firenze/Milano, Giunta regionale toscana/Bibliografica, 1991.

Porzio, Simone, *Trattato de' colori degl'occhi*, Firenze, Lorenzo Torrentino, 1551.

Prati, Angelico, *Voci di gerganti, vagabondi e malviventi studiate nell'origine e nella storia*, Pisa, Giardini, 1978.

Pregnolato, Simone, *Il più antico ricettario culinario italiano nel codice Riccardiano 1071*, in: *Tra filologia, erudizione e linguistica. Per Giuseppe Frasso, cinque giovani allievi*, Studi di erudizione e di filologia italiana 8 (2019), 219–323.

Pregnolato, Simone, *Aspetti testuali e problemi linguistici* (*di datazione e localizzazione*) *dell'antica lingua del cibo. Esempi dal Trecento volgare*, Zeitschrift für romanische Philologie 138:4 (2022), 1018–1054.

Rapisarda, Stefano, *Esperienze di lavoro nell'edizione di ricettari medievali, con qualche considerazione di ecdotica*, Le forme e la storia n.s. 8 (1996), 47–67.

Rebora, Giovanni (ed.), *Un manuale di tintoria veneto del Quattrocento*, Milano, Giuffrè, 1970.

Ricotta, Veronica, *Dal Libro dell'arte al Libro di pittura. Considerazioni linguistiche*, in: Quaglino, Margherita/Sconza, Anna (edd.), *Leonardo da Vinci e la lingua della pittura in Europa* (*secoli XIV–XVII*). *Atti del convegno internazionale di studi* (*Parigi, 4–5 aprile 2019; Torino, 27–29 novembre 2019*), Firenze, Olschki, 2022, 17–34.

Rinaldi, Simona, *I nomi dei colori. Identificazione ed etimologia nella letteratura artistica tra XIV e XVII secolo*, Studi di Memofonte 30 (2023), 28–54.

Rosselli, Bernardo di Stefano, *Il «Libro debitori et chreditori» segnato A. Vita di un dipintore fiorentino nel Rinascimento*, ed. Ciampaglia, Margherita, Firenze, Polistampa, 2024.

Rossello, Timotheo, *Della Summa de' secreti universali in ogni materia parte prima*, Vinegia, per Giovanni Bariletto, 1559.

Rossello, Timotheo, *La seconda parte de secreti universali in ogni materia*, Venetia, appresso Giovanni Bariletto, 1561.

Seccaroni, Claudio/Haldi, Jean-Pierre, *Cobalto, zaffera, smalto dall'antichità al XVIII secolo*, Frascati, Enea, 2016.

Sicille, *Le blason des couleurs en armes, livrees et devises*, ed. Cocheris, Hippolyte, Paris, August Aubry, 1860.

Sicillo, araldo del re Alfonso d'Aragona, *Trattato dei colori nelle arme, nelle livree, et nelle divise*, Venetia, Appresso Domenico Nicolino, 1565.

Siekiera, Anna, *I volgari italiani negli scritti di architettura dal Medioevo al Rinascimento e le prime traduzioni del «De re aedificatoria» di Leon Battista Alberti*, in: Armando, Alessandro/Durbiano, Giovanni/Lucarini, Costanza/Scarpa, Raffaella (ed.), *Tra le righe dell'architettura. Lingua, stile, testo*, Milano/Udine, Mimesis Edizioni, 2022, 111–138.

Soares da Silva, Davide, *I «Ricettari di segreti» nel Regno di Sicilia* ('400–'600). *La storia dello spazio comunicativo siciliano riflessa in una tradizione discorsiva plurilingue*, Berlin/Boston, De Gruyter, 2015.

Soprani, Raffaele, *Vite de pittori*, Genova, Bottario, 1674.

Tallier, Gallipido, *Plico d'ogni sorte di tinture*, Venezia, Lorenzo Basegio, 1704.

Tarello da Lonato, Camillo, *Ricordo d'agricoltura*, Venezia, Francesco Rampazetto, 1567.

TB = Tommaseo, Nicolò/Bellini, Bernardo, *Dizionario della lingua italiana*, 4 voll. in 8 tomi, Torino, UTET, 1865–1879 (nuova edizione online, edd. Accademia della Crusca, https://www.tommaseobellini.it/#/).

Timpanaro, Sebastiano, *De ciri, tonsillis, tolibus, tonsis et de quibusdam aliis rebus*, Materiali e discussioni per l'analisi dei testi classici 26 (1991), 103–173.

TLFi = *Trésor de la langue française informatisé*, ATILF-CNRS/Université de Lorraine (edizione digitale del *Trésor de la langue française*, 15 voll., Nancy/Paris, Institut national de la langue française, édition du C.N.R.S.-Gallimard, 1971–1994), http://atilf.atilf.fr/tlf.htm.

TLIO = Beltrami, Pietro/Squillacioti, Paolo (dir.), *Tesoro della lingua italiana delle Origini*, Firenze, Istituto del CNR Opera del Vocabolario Italiano, 1997–, http://tlio.ovi.cnr.it/TLIO.

TLL = *Thesaurus Linguae Latinae*, Leipzig/Berlin/Boston, Teubner/De Gruyter, 1900–, https://thesaurus.badw.de/tll-digital/tll-open-access.html.

Torresi, Antonio Placido, *A far littere de oro. Alchimia e tecnica della miniatura in un ricettario rinascimentale*, Ferrara, Liberty House, 1992.

Tosatti, Silvia Bianca, *Intorno alla vetrata duccesca. Confronti coi trattati di tecniche*, in: Caciorgna, Marilena/Guerrini, Roberto/Lorenzoni, Mario (edd.), *Oculus cordis. La vetrata di Duccio, stile, iconografia, indagini tecniche, restauro. Atti del convegno internazionale di studi* (*Siena, 29 settembre 2005*), Siena, Opera della Metropolitana di Siena, 2007, 141–189.

Trissino, Giovan Giorgio, *Comedia intitulata «I Simillimi»*, Venezia, per Tolomeo Ianiculo da Bressa, 1548.

Valenti, Gianluca, *Affioramenti di lessico artistico nella letteratura italiana delle Origini*, Zeitschrift für romanische Philologie 135:1 (2019), 256–273.

Ventura, Iolanda, *Sulla trasmissione vernacolare dello «Schriftencorpus» attribuito allo Ps-Mesue – per una ricognizione delle traduzioni tra XIII e XVI secolo*, Carte romanze 9:2 (2021), 183–265.

Vitale Brovarone, Alessandro, *Intrecci di lingue nei testi scientifici volgari. Casi paradigmatici,* in: Librandi, Rita (ed.), *Lo scaffale della biblioteca scientifica in volgare (secoli XIII–XVI). Atti del convegno (Matera, 14–15 ottobre 2004)*, Firenze, Sismel Edizioni del Galluzzo, 2006, 47–62.

Wierzbicka, Anna, *Italian reduplication. Its meaning and its cultural significance,* in: Wierzbicka, Anna/Winter, Werner (edd.), *Cross-cultural pragmatics. The semantics of human interaction*, Berlin/New York, Mouton de Gruyter, 1991, 255–284.

Z 2025 = *Lo Zingarelli 2025. Vocabolario della lingua italiana*, Bologna, Zanichelli, 2024.

Zecchin, Luigi, *Il ricettario Darduin. Un codice vetrario del Seicento trascritto e commentato*, Venezia, Arsenale Editrice, 1986.

12

Il lessico tecnico-artistico del ricettario di Montpellier

Elisa D'Addino

Riassunto Si descrive l'ultima sezione del ms. Montpellier, Bibliothèque Historique de Médecine, H486, che contiene sei ricettari artistici e se ne ordina il lessico riconoscendone ambiti d'uso, famiglie semantiche, possibili sinonimie specie in caso di derivati da basi latine diverse o da basi latine e basi arabe restate in concorrenza semantica.

Abstract The final section of the manuscript from Montpellier, Bibliothèque Historique de Médecine, H486, which contains six artistic recipe books, is here described. Its lexicon is understood and classified by identifying its areas of use, semantic families, and possible synonymies, especially in the case of derivatives from different Latin bases or from Latin and Arabic bases used in competition.

Parole chiave ricettario artistico – lessico tecnico – latinismi – arabismi – volgarismi

La raccolta di ricettari contenuta alle cc. 35–92 del ms. Montpellier, Bibliothèque Historique de Médecine, H486 è di indubbio interesse per vari aspetti: anzitutto, per l'omogeneità dei contenuti che, seppur con qualche incursione nell'alchimia e nei colori per i miniatori, interessa prevalentemente la colorazione di vetri, la decorazione di vasi e la lavorazione di metalli; in secondo luogo per la possibilità di confrontare l'intero testo con un testimone latino della stessa tradizione, cosa inusuale in questo genere e per un testo di questa lunghezza; infine per il lessico che è notevole sia per la qualità specialistica, sia per la ricchezza di termini di origine araba, probabilmente residuo di antecedenti operazioni di traduzione e copia di alcune ricette. Nell'attesa di pubblicare l'edizione integrale della raccolta di Montpellier, corredata dall'indagine

Ringrazio Francesca Geymonat, Margherita Quaglino, Lorenzo Tomasin e le colleghe e i colleghi della Sezione di italiano dell'UNIL e dell'ALI per l'aiuto e la revisione; un ringraziamento particolare va inoltre a Sara Fani, Lucia Raggetti e Alessandro Mengozzi per i preziosi consigli sugli arabismi.

dei rapporti con il testo latino e da un commento linguistico, si propongono qui una presentazione del testo e un'esemplificazione della ricchezza lessicale di tale raccolta.[1]

1 La redazione volgare e la redazione latina

Il citato ms. (d'ora in poi M) consta di 92 fogli cartacei, è rilegato da una coperta membranacea e presenta segni di bruciatura; la carbonizzazione parziale del recto della c. 4 fa supporre la presenza di una coperta di dimensione minore legata da lacci (Fig. 12.1). Il ms. è attribuito al sec. XVI e la presenza nella Biblioteca di Montpellier è attestata già nei cataloghi del 1819, 1849 e 1880.[2] Risulta invece complessa la ricostruzione della storia precedente all'arrivo in biblioteca, giacché dal codice si traggono indizi contrastanti. Il foglio di guardia iniziale, incollato alla coperta, presenta la segnatura *N° 1085* (Fig. 12.2) ricondotta dagli studi alla Biblioteca Albani di Roma (Mazzatinti 1888, 83; Alessandrini 1978, 285; Fossier 1980, 173; Clarke 2011, 329); questo ed altri mss. potrebbero aver raggiunto Montpellier a seguito della confisca dei beni della famiglia Albani avvenuta durante l'occupazione francese di Roma del 1789. Savorgnan di Brazzà (1942, 217–218) pone invece l'accento sull'annotazione presente nel frontespizio a carta 4r (Fig. 12.1) come «probabile data in cui il manoscritto venne a far parte della biblioteca»: *Monspelij accepi anno 1605*.

Con entrambe queste ipotesi ricostruttive contrasta il ritrovamento della lettera del bibliotecario Prunelle (non altrimenti identificato) che acquista nel 1804 alcuni manoscritti della Biblioteca Albani da Henri Reboul; vi si nomina una serie di manoscritti provenienti da tale Biblioteca, ma nulla suggerisce che tra essi vi fosse un ricettario tecnico-artistico.

---

1 Si trascrive in base a criteri conservativi; sono modernizzati la separazione delle parole, l'uso delle maiuscole, la punteggiatura e l'accentazione. Indico con apostrofo la caduta di una vocale a inizio o fine parola (non vi sono casi di caduta di consonante). Si conservano i grafemi *i/y*, mentre *j* è conservata solo nei numerali in quanto priva di rilevanza fonetica a fine parola. Si lasciano intatte le grafie *ch* e *gh* davanti ad *a*, *o* e vocale palatale, i nessi grafici non assimilati e le grafie dotte. I segni abbreviativi sono coerenti all'uso dei testi volgari coevi e sono sciolti nel testo tra parentesi tonde; nel caso di scioglimento che possa generare allotropi si è adeguato alla grafia più ricorrente nel testo in forma intera. I simboli delle unità di misura si sciolgono tra parentesi tonde sulla base di Pomaro (1991, 74). La trascrizione dà conto della cartulazione originaria; le ricette e le occorrenze di singole parole sono indicate con il numero della carta nella quale compaiono, seguito dal numero di riga.

2 I cataloghi manoscritti sono conservati alla Bibliothèque de Medécine di Montpellier; il *Catalogue général* (1849, 470) non si limita a registrare la presenza del codice, ma descrive il ms. come un «recueil [...] fort important pour l'histoire de la chimie appliquée aux arts».

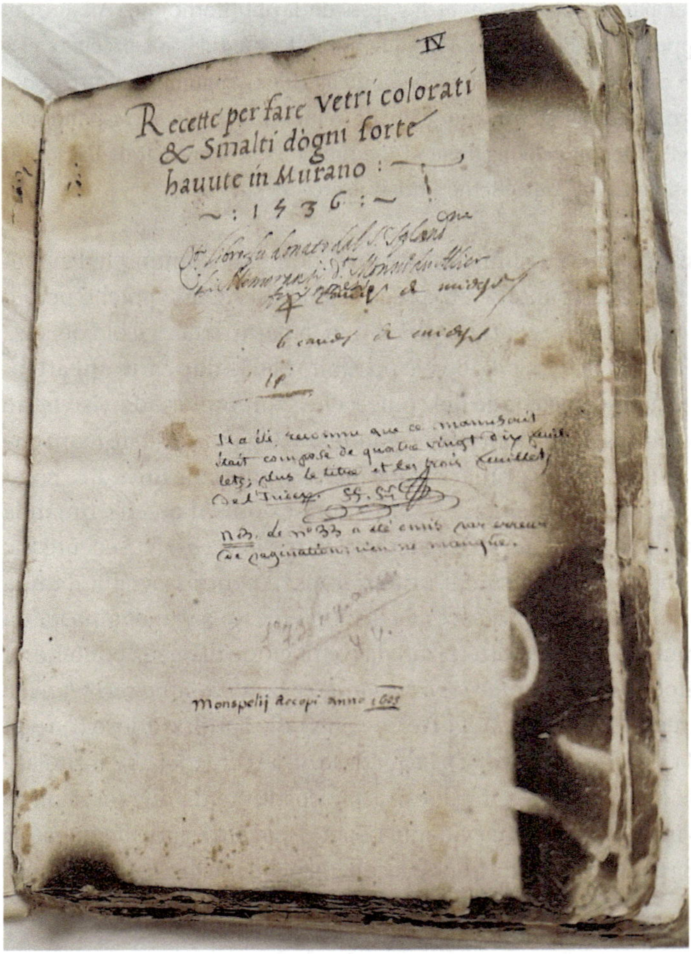

Fig. 12.1 Montpellier, Bibliothèque Historique de Médecine, H486, c. 4r: traccia della copertina originaria dovuta a bruciatura, e annotazione *Monspelij accepi anno 1605*, probabile data d'ingresso del manoscritto nella biblioteca.

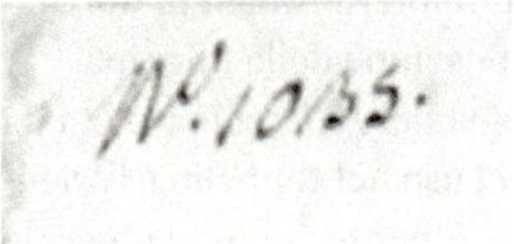

Fig. 12.2 Montpellier, Bibliothèque Historique de Médecine, H486, c. I: segnatura precedente, riconducibile alla Biblioteca Albani di Roma.

> J'ai fait acheter par le gouvernement les mss. de la Bib(liothè)que Albani qui avoient été apportés en France par Mr. H. Reboul. Il y en a de très précieux et à la reserve d'un ou deux peut-être je tacherai qu'ils aillent augmenter notre petite collection. Parmi ces mss. se trouvent ceux de Winckelmann, la correspondance inédite d'Alde l'ancien et celle également inédite de Peiresc avec tous les savant d'Italie, les mss. originaux de la Reine Christine etc.[3]

Tralasciando questa data, verosimile ma incerta, permane comunque l'incongruenza tra la data 1605 appuntata a c. 4r e la segnatura Albani; poiché però il foglio di guardia che reca la segnatura Albani non fa parte del fascicolo del ms., il secondo, dove si trova la data del 1605, è possibile che le due carte appartengano a fasi diverse dell'aggregazione del codice, che si presenta suddiviso in tre sezioni, distinte nella fascicolazione, nella grandezza della carta, nelle mani che le redigono e nel contenuto. La prima sezione (cc. 1–3) contiene un indice compilato in seguito all'assemblamento delle altre due sezioni, in quanto rimanda a ricette di entrambe le raccolte, ed è caratterizzato da una grafia secentesca, dall'uso di carta di fattura diversa dal resto del ms. e contrassegnata da una filigrana a forma di campana.[4] La seconda sezione (cc. 4–34) è composta da due fascicoli di mm 156 x 216, caratterizzati da tre filigrane diverse,[5] contenenti un trattato dal titolo *Recette per fare vetri colorati et smalti d'ogne sorte havute in Murano, 1536*, redatto da due mani diverse con grafie sottili e ariose (questa sezione è edita da Zecchin 1987, vol. 1). La terza sezione (cc. 35–92) è intitolata *Libretto de diversi colori* ed è inedita (Fig. 12.3); è costituita da due fascicoli di mm 143 x 218, rovinati in modo più evidente rispetto alle altre carte da tracce di umidità; alle cc. 83 e 90 si trova una filigrana con un giglio iscritto in un cerchio.[6]

3 La lettera si trova a Montpellier, Bibliothèque de Médécine, segnatura F163; ringrazio la bibliotecaria, Pascaline Todeschini, che me l'ha segnalata, e la restauratrice Lise Marandet per il confronto sullo stato di M. La lettera è già richiamata da Alessandrini (1978, 39), la quale ritiene che i beni siano stati confiscati nel 1789, trasportati in Francia e poi venduti nel 1804 alla Biblioteca di Montpellier; la studiosa, inoltre, inserisce M tra i mss. precedentemente appartenuti all'Accademia dei Lincei e in seguito confluiti nella Biblioteca Albani di Roma.

4 Il confronto con il repertorio di Briquet non ha portato all'identificazione della filigrana.

5 Si tratta di un uomo con un cappello a c. 4, che ricorda la tipologia del *Pellegrino* isolata da Briquet (l'immagine numerata 7567, datata 1590, è simile solo per l'uso del cappello e l'orientamento a sinistra della figura umana), di una stella allungata terminante con una croce, la quale è inserita in un cerchio a c. 20, e di una croce sovrapposta ad una mandorla orizzontale a c. 33. Nessuna delle due ultime è presente in Briquet; la filigrana di c. 20 ricorda il motivo individuato da Briquet come *etoile inscrite dans un cercle,* ma le due forme sono invertite.

6 Non è stato possibile rintracciare una filigrana del tutto corrispondente in Briquet; si segnala la somiglianza con le immagini 7102 (Roma 1550), 7104 (Ferrara 1560) e 7106 (Ferrara 1586) per quanto riguarda la parte bassa del giglio e la forma appuntita del petalo centrale.

Il *Libretto* è redatto da una sola mano con grafia corsiva, via via più disordinata e irregolare nei margini di scrittura, di colore nero; alcuni titoli sono in carattere più grande. Questa sezione è caratterizzata da un alto numero di cancellature e ripensamenti, indicatori di un lavoro attivo da parte dell'estensore. A c. 92v, con cui si chiude l'intero ms., si legge la nota *Die iiij aprilis 1537 a domino Mauro Neap(olitano) habui id quod scio. Memento* (Fig. 12.4), redatta in una grafia più composta, con un minor uso di legamenti e con lettere precisamente distanziate rispetto alla grafia corsiva e rapida del resto del *Libretto*.[7]

M è dunque un codice composito, formato da due trattati (la seconda e la terza sezione) che corrispondono ad autonome operazioni di copia. La prima sezione, ovvero l'indice, potrebbe essere stata redatta al momento dell'aggregazione delle altre due sezioni e della confezione del codice. La segnatura Albani, presente nel piatto anteriore del ms., potrebbe essere frutto del recupero di una coperta precedentemente appartenuta ad un codice della famiglia Albani. Nei cataloghi del 1720 e 1803 e negli elenchi di codici provenienti dalla Biblioteca dell'Accademia dei Lincei e confluiti nella Biblioteca Albani di Roma, infatti, non si trovano indicazioni che rimandino alla seconda o terza sezione di M.[8]

La terza sezione del ms. si configura come una raccolta composita da sei ricettari minori, ciascuno dei quali presenta un nucleo di ricette articolate attorno a un tema principale.[9] La raccolta inizia con un prologo (cc. 35r–36r), cui segue una prima parte *Degli colori che si pònono in la cartha* (cc. 36r–40r, d'ora in poi M1) che raccoglie ricette per colori da usare nella miniatura e si

---

7 Trattandosi di una nota finale, è possibile attribuire le differenze nel *ductus* all'uso di due registri grafici distinti da parte di un abile copista che sceglie di usare una grafia più posata e formale per la nota di dedica finale. Non si può tuttavia escludere che la nota sia redatta da un'altra mano nel momento stesso della copia o in un momento successivo.

8 I cataloghi manoscritti dei fondi Albani sono consultabili all'indirizzo http://www.archivio-albani.it/. Il sito riporta anche un elenco di 79 codici conservati a Montpellier, provenienti dalla biblioteca Albani: l'alto numero dei mss. rende plausibile l'ipotesi del recupero di una coperta con segnatura Albani e i segni di bruciatura a c. 4r suggeriscono che la coperta originaria della seconda sezione possa aver subito danni ingenti. Gli elenchi dei mss. originariamente lincei, segnalati da Alessandrini (1978, 21) nella sua più ampia trattazione dei codici Lincei oggi alla Biblioteca di Montpellier, sono: Città del Vaticano, Archivio Vaticano, Fondo Albani 12, cc. 100r–120r, e Biblioteca Vaticana, Vat. Lat. 10478–10481.

9 Gli studiosi hanno suddiviso questa raccolta in cinque sezioni concentrando l'attenzione su singole parti: Gaia Caprotti (2008; 2016) ha approfondito l'analisi del contenuto e dei rapporti con altri ricettari limitatamente alla prima sezione *Degli colori che si pònono in la cartha*, cc. 36r–40r, e a partire dalla sua versione latina; Sandro Baroni e Paola Travaglio (2020) hanno indagato la tradizione del quarto ricettario, *Un altro libro de colori, de metalli e di pietre*, cc. 62r–73r, identificandolo con il trattato *De vitri coloribus*.

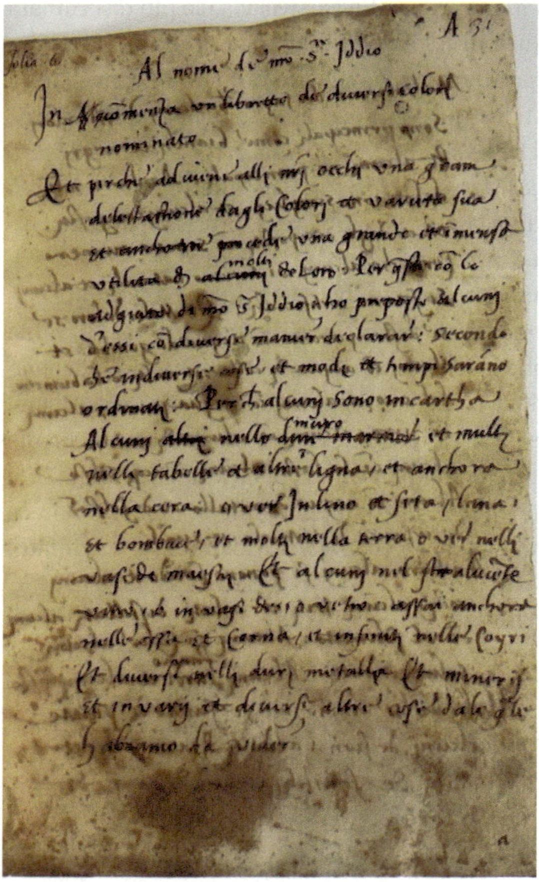

FIG. 12.3 Montpellier, Bibliothèque Historique de Médecine, H486, c. 35r: titolo e incipit della terza sezione (cc. 35–92), *Libretto de diversi colori.*

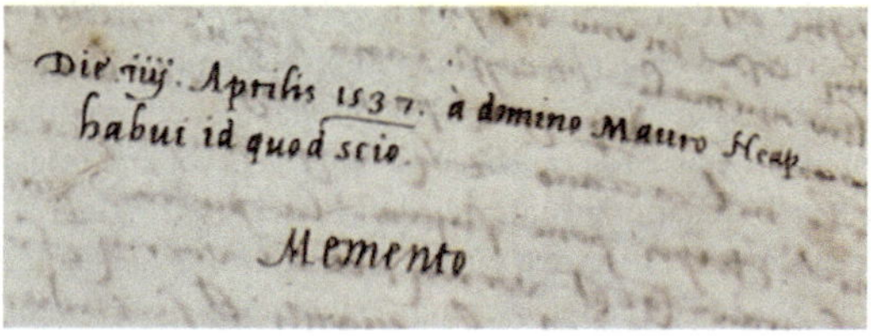
Die iiij. Aprilis 1537. a domino Mauro Neap.
habui id quod scio.
Memento

FIG. 12.4 Montpellier, Bibliothèque Historique de Médecine, H486, c. 92v: nota *Die iiij aprilis 1537 a domino Mauro Neap(olitano) habui id quod scio. Memento.*

conclude con vari procedimenti che riguardano la cura e la conservazione dei libri; il secondo nucleo, *Income(n)za un altro libro di colori* (cc. 41r–46v, M2), è composto da ricette che richiamano procedimenti alchemici e presenta a c. 43r un prologo sull'arte vetraria seguito da alcune ricette per fare e colorare il vetro; nella terza sezione, intitolata *Inconme(n)za un altro libro di colori lo quale translatò Rustico* (cc. 47r–61v, M3), ad un incipit sull'arte vetraria seguono ricette per la smaltatura di vasi in terracotta, inframmezzate da procedimenti che riguardano la lavorazione di metalli indicati anche con segni alchemici; la quarta sezione, intitolata *Un altro libro de colori, de metalli e di pietre* (cc. 62r–73r, M4), inizia con una sorta di indice delle materie prime per proseguire con raggruppamenti di ricette inerenti alla lavorazione dei metalli e ai colori che se ne ottengono: *Come se abrusciano gli metalli et primo del'oro come si abruscia* (cc. 63r–65r), *Come le pietre si preparano al color(e)* (cc. 65r–66v), *Confectione di colori* (cc. 66v–73r). La quinta sezione è composta da ricette di argomento diverso riferite al vetro, alla colorazione e decorazione di vasi e a procedimenti di contraffazione dei metalli, intitolata genericamente *Un'altra doctrina* (cc. 73r–85r, M5); la raccolta si conclude con *Degli colori ch(e) si pongono negli vasi di terra* (cc. 85r–92v, M6).

La divisione in sei sezioni è riscontrabile anche nel testimone latino di questo ricettario, il *Liber de coloribus diversarum rerum*, tramandato dal ms. Torino, Biblioteca Nazionale, H.II.9 (d'ora in poi T), edito da Notarrigo (2009) e, in parte, da Caprotti (2008; 2016). Si tratta di un codice cartaceo di grande formato (la legatura misura mm 233 x 333 x 20) datato al sec. XVI.[10] Anche T è suddiviso in due sezioni redatte però da una stessa mano, sullo stesso tipo di carta e con una identica *mise en page*: il *Liber qui dicitur textus alchimiae de magni lapidis compositione et operatione* (cc. 6r–85v) e il *Liber de coloribus diversarum rerum* (cc. 86r-119v). Quest'ultimo è comparabile con M a livello macrotestuale e a livello microtestuale dal momento che la differenza tra le due redazioni riguarda parole o sintagmi, raramente frasi. Nella Tabella 12.1 elenco le sei sezioni di M menzionate e le corrispettive titolazioni di T allo scopo di dimostrare le corrispondenze tra i due testimoni.

10 Il codice è stato restaurato dopo l'incendio del 1904 che ha danneggiato molte unità librarie della Biblioteca Nazionale Universitaria di Torino; il restauro ha alterato la fascicolazione originaria e le antiche carte di guardia sono state sostituite, il che rende impossibile risalire ad ulteriori indicazioni riguardo alla data.

TABELLA 12.1 Le sezioni di M e le corrispettive titolazioni di T.

M	T
Incomenza un libretto di diversi colori nominato 35r–36r	*Incipit liber de coloribus diversarum rerum* 86r–86v
Degli colori che si ponono in la cartha 36r–40r	*De coloribus qui ponuntur in carta* 86v–88v
Inconme(n)za un altro libro di colori 41r–46v	*Alius liber de coloribus* 88v–91v
Inconme(n)za un altro libro di colori lo quale translatò Rustico 47r–61v	*Alius liber de coloribus quem Rusticus transtulit* 92r–100v
Un altro libro de' colori, de' metalli e di pietre 62r–73r	*Alius liber de coloribus metallorum et petrarum* 100v–107v
Come se abrusciano gli metalli et primo del'oro come si abruscia (63r–65r), Come le pietre si preparano al color(e) (65r–66v), Confectione di colori (66v–73r)	Quomodo uruntur metalla et primo quomodo urit(ur) aur(um) (101v–103r), Quomodo lapides preparantur ad colores (103r–104r), Qualiter inde colores conficiantur (104r–105r)
Un'altra doctrina 73r–85r	*Alia doctrina* 107v–115v
Degli colori ch(e) si ponono negli vasi di terra 85r–92v	*De coloribus qui mittuntur in vasibus terreis* 115v–119v

Nonostante la comparabilità, la collazione dei due manoscritti ha permesso di stabilire che M non discende direttamente da T, in quanto i due testimoni presentano errori separativi. Alcuni errori congiuntivi permettono comunque di ipotizzare che essi discendano da un antecedente latino comune. Un'analisi più approfondita dei rapporti tra M e T sarà oggetto di un contributo separato; in questa sede, la presentazione di T è funzionale ad alcune osservazioni di carattere lessicografico, rese possibili dal confronto sistematico del lessico dei due codici.

2 La lingua di M

I tratti che emergono dall'analisi consentono alcune osservazioni relative alla localizzazione del testo. Alcuni tratti sono riconducibili all'area mediana. Nel vocalismo tonico si segnala l'assenza di dittongamento spontaneo negli esiti di Ŏ e, con più eccezioni, di Ĕ:

> *fele* 38v6, *mele* 38r7, 41r4, 10, 46r16, *petra* 42v22, 43r2 (ma *pietra* 35r1 e passim), *tenilo* 43v24, *tepida* 39r11, *tepido* 39v4, *vene* 'viene' 42v8, mentre sono dittongati *diece* 47r10 e passim; *insieme* 38r4 e passim; *cocere* 42r20, *cocilo* 46r4, *figliolo* 41v12, 50r17, 53v14, *foco* 38r20 e passim, *fora* 44v4, *homo* 48r16, *nova* 37v3, 38v1, *ovo* 35v10 e passim, con poche eccezioni nel numerale maschile e nelle forme di 'buono', *duoi colori* 38v18, *buona* 36v6, *buono* 37r14 (ma *bona* 42r22).

Si hanno alcuni casi di metafonesi da -U e da -I in *ligno* 38v7, 42v15, *multi* 35r12, *russo* 36r21 e passim, *simplici* 35v4, accanto a innalzamenti di *e* e *o* toniche in condizioni non metafonetiche, *bucca* 41r18, *ligna* 35r13, e a casi in cui la metafonesi non agisce, *molto* 38r15, 45r8, *negri* 35v2, *negro* 36r19.[11] Nel consonantismo, si manifesta sporadicamente betacismo in *petia vagnata* 37v16 e, all'interno di parola, *aba(m)pata* 41v8, *aba(m)pato* 41v12;[12] è *r* l'esito di -RJ- in *caldara* 36r19, *mortaro* 43v25, 57r23.[13] Sono invece tipici della Toscana sud-orientale e dell'Umbria settentrionale nel vocalismo l'innalzamento delle *e* e *o* protoniche,

11 Forme metafonetiche sporadiche si trovano in testi perugini e dell'area circostante (si veda per Deruta: Nico Ottaviani 1991, XLII). In un testamento perugino della seconda metà del sec. XV, ad esempio, non solo si riscontrano forme metafonetiche come *quisto* o *derimo* 'diremo', ma si trovano anche casi di estensione del fenomeno ai femminili *quista, quille* (Mattesini 1996, 99–100). Baldelli (1971, 22) commentando forme con *u* non spiegabili con metafonesi afferma: «su parecchie di queste forme può essere stata decisiva l'influenza latina, ma, considerate nel loro insieme, [...] sembra che esprimano una tendenza indipendente dalla metafonesi, che del resto s'intravede in altri testi dell'Italia mediana». Gli *Statuti di Ascoli Piceno del 1377–1496* riflettono una situazione analoga (Vignuzzi 1975, 116–126), mentre la *Vita spirituale* di Battista Varano, monaca di Camerino, nata nel 1458 e morta nel 1524, presenta oscillazione di *u* e *o* in *dulce* e *dolce*, *multo* e *molto*, *secunda* e *seconda*, forme intese da Breschi (1994, 488), che pubblica un estratto del testo, come «grafismi etimologici» alternati, nello stesso testo, a forme metafonetiche secondo una casistica che mi pare comparabile a quella di M.

12 Il betacismo è tipico dell'Italia centro-meridionale (Loporcaro 2013, 55), ma è esteso in antico al di sopra della linea Roma-Ancona fino a Orvieto e Viterbo (Castellani 2000, 260).

13 La caduta di *j* è tratto dell'area mediana, che la distingue dall'area perimediana, caratterizzata già nel Medioevo «per il debordare di [...] tratti linguistici che si irradiano dalla Toscana: l'esito -RJ- > [j] che s'incontra nell'Umbria settentrionale, nell'Urbinate e nel Viterbese» (Loporcaro 2013, 144).

da AE *sitaccio* 43v15, da Ĭ *mitallo* 52r23, *siccar(e)* 37v12, 39r9, da Ŏ *perfurato* 44v23, da Ō *sulam(en)te* 45v2, da Ŭ *pulvere* 42r16, 25;[14] l'assenza in tutto M di -*u* finale da U latina con una sola eccezione, *litargiru* 55v9;[15] nel consonantismo la mancata assimilazione dei nessi -ND- e -MB- in *fundo* 44v15, *piumbo* 36r8 e passim;[16] la forma assimilata del verbo *lassare*;[17] in morfologia si segnala l'articolo *el* pur minoritario rispetto a *il*[18] e l'imperativo in -*e* in *agiunge* 36v4, *imple* 44r5, *pone* 37v1 e passim.[19] Altri fenomeni sono attestati in entrambe le aree: nel consonantismo l'esito palatale di -SJ- in *abrusciar(e)* 43v18, *brascia* 45r23, *buscio* 'buco' 37v2 accanto ad *abrusia* 45r23, *abrusiali* 53v25, *abrusiame(n)to* 61v7;[20] nei numerali la flessione di *duoi* e *due* in *duoi colori* 38v18, *duoi crucioli* 42r21, *duoi vasi* 41r7 vs. *due carte* 40r1, *uno hora o due* 43r24, *due tegule* 39v21, *due volte* 39v5, 41v13, 44r6;[21] si ha condizionale in -*ia* in *bisogneria* 91r5,

14 Per la diffusione del tratto cf. Castellani (2000, 356), per il senese Cella (2009, 185–186), per il perugino della prima metà del sec. XIV Agostini (1968, 124) e per lo spellano del sec. XVI Mattesini (1994, 546).

15 La confluenza in -*o* è tratto distintivo della Toscana e dell'area perimediana (Loporcaro 2013, 144).

16 L'assimilazione dei nessi -ND- e -MB- «arriva oggi sull'Adriatico ad Ancona ed esclude l'Umbria settentrionale» (Loporcaro 2013, 130). Forme inverse con *mb* da *mm* sono in M *gomba* 35v8, 36r17, 36v2, 11, 16, *go(m)bata* 37v18, 38r2 di contro al solo *go(n)mata* 35v21: l'ipercorrettismo è attribuito da Castellani (2000, 401) al toscano orientale, a quello occidentale e al perugino.

17 Tipica dell'area sud-orientale della Toscana (Castellani 1958, 98; Manni 2003, 48 e 51) ma presente anche negli statuti di Ascoli Piceno di fine Trecento e inizio Quattrocento (Vignuzzi 1975, 124) e nei testi perugini del Trecento (Agostini 1968, 150) e del Quattrocento (Mattesini 1996, 113).

18 *El* occorre solo tre volte sempre dopo *co(n)*, in *co(n) el biancho* 36r17, *co(n) el dente* 39r14, *co(n) el solimato* 35v17: si tratta dell'esito toscano-orientale (Manni 2003, 48 e 51).

19 Il tratto è ritenuto da Castellani (2000, 440) e da Manni (2003, 49) tipico del toscano occidentale e orientale.

20 Altrimenti, prevale l'esito con fricativa postalveolare sorda: la parola più frequente è il verbo *brusciare* che presenta 142 occorrenze con esito palatale e 7 con conservazione del nesso -*si*-. L'esito palatale è rappresentato con la medesima grafia nel cortonese (Mattesini 1990, 55), nel toscano orientale (Castellani 2000, 399) e nell'orvietano (Bianconi 1962, 79). La compresenza di esiti con fricativa postalveolare sorda e con fricativa alveolare sorda si riscontra nei testi viterbesi (Bianconi 1962, 55) e nella *Mascalcia* (Aurigemma 1998, 82). Non vi sono casi di palatalizzazione di S + vocale palatale riscontrati invece nelle Marche, in Abruzzo e in Molise (Vignuzzi 1975, 123).

21 L'alternarsi di *due* femminile e *dui* maschile è documentato ancora nella quattro-cinquecentesca *Vita spirituale* di Battista Varano (Breschi 1994, 488). La flessione del numerale è menzionata anche da Manni (2003, 52, 201) tra i tratti dell'aretino e delle varietà toscane orientali del sec. XIV, con *doi* maschile e *doe, dove* femminili, e nei *Rerum vulgarium fragmenta* dove si distinguono *duo* maschile e *due* femminile. In area più orientale la flessione si riscontra nei testi spellani dei secc. XVI–XVII editi da Ambrosini (1963–1964, 155), mentre è assente nella *Mascalcia* (Aurigemma 1998, 108) e nel perugino (Agostini 1968, 170; Mattesini 1996, 128).

valeria 41v22.[22] Questa situazione potrebbe indicare una zona di confine a cavallo della linea Roma-Ancona (Pellegrini 1977, 42), che comprenda una base di tratti perimediani, visibili soprattutto a livello morfologico, e una notevole penetrazione di tratti più meridionali, di area mediana.

3 Il lessico di M

Come si è detto, il lessico del ricettario abbraccia diversi ambiti applicativi: la preparazione di colori per la miniatura e di colle per il restauro librario, gli smalti colorati e la lavorazione di pietre preziose, le tecniche metallurgiche e di colorazione della ceramica, le pratiche di contraffazione dei metalli preziosi. Gli ingredienti derivano da materiali organici, di origine animale o vegetale, e inorganici di natura minerale o metallica; sono frequenti i nomi di contenitori, strumenti e supporti per le decorazioni e per la preparazione dei colori. Allo scopo di dare una descrizione quantitativa della varietà del lessico di M, ho confrontato le parole inizianti con *a-* e *b-* della lista degli ingredienti di M (per un totale di 38 voci) con le edizioni del ms. Wellcome 425 (datato al 1504 e d'argomento vario, dai rimedi magici ai segreti per l'arte: Del Savio 2013), del cosiddetto manoscritto bolognese (affine a M nell'interesse agli smalti colorati da applicare ai vasi: Muzio 2012), del *Libro dell'arte* di Cennino Cennini (2019) e del ms. Modena, Biblioteca Estense Universitaria, gamma.S.6.3 (datato al sec. XV e d'argomento vario, comprendente ricette per il vetro e le pietre preziose: Baraldi 2008). Nessuno degli altri ricettari condivide più del 71% dei termini con M: il *Libro dell'arte* ne condivide solo il 52%, il ms. bolognese il 58%, Wellcome 425 il 68% e il ms. modenese il 71%.

Le stime percentuali che ho elaborato non sono tuttavia pienamente rappresentative di M dal momento che non tengono conto del lessico di probabile origine medio-orientale (circa 100 lemmi), caratteristica del solo M e di non sempre facile interpretazione. Provando a includere anche i lemmi non romanzi inizianti per *a-* (per un totale di 25 voci che riguardano ingredienti, in maggioranza minerali) le nuove stime non superano il 40%: *Libro dell'arte* 30%, ms. bolognese 33%, Wellcome 425 37%, ms. modenese 40%.

22 Rohlfs §§594, 596 colloca il condizionale in *-ia* nelle zone limitrofe alla Toscana (Lazio e Umbria settentrionali, Marche) e in Italia Meridionale.

3.1 Suddivisione tematica del lessico

Si dà conto della varietà lessicale della seconda raccolta di M mediante la Tabella 12.2, suddivisa in materiali, contenitori, supporti e strumenti. Gli ingredienti solitamente usati per produrre colori, ad esempio *alkenda, argento, arsenico russo, azuro, brasile, cinabro, morella, ruta, vitriolo,* sono inseriti nell'elenco dei materiali organici e inorganici, a seconda della loro natura, dal momento che la possibilità di comprendere, nelle singole ricette, quale sia il nome del colore che si vuole ottenere e quale sia il pigmento o colorante da cui esso è ottenuto è diversa nei ricettari che compongono M.[23] Infatti, mentre M1 riguarda direttamente la produzione di colori per la miniatura, gli altri ricettari (M2–M6) si concentrano sulla lavorazione di vetri e metalli, non solo allo scopo di ottenere colorazioni, e raramente è chiaro, all'interno di lunghe liste di materiali, quale sia l'ingrediente principale che fornisce il colore al vetro, alla ceramica o al metallo. Le ricette di M1, inoltre, presentano la struttura fissa nome del colore + *si fa* + pigmento/colorante che permette di distinguere chiaramente il nome del colore dal materiale da cui è tratto:

> Il color biancho in la cartha si fa di biaccha q(u)al | si distempera co(n) el biancho dil'ovo senza gomba | et senza acqua. | (36r 16–18)
>
> Il color chiamato indico si fa di suco di | mori come di granelle di tornassole con | una petia vagnata in dicto suco in modo | ch(e) stia llì tre giorni; dapoi sia siccato allo | sole et sia posto al'acqua go(m)bata q(ua)n(do) sarrà | de bisogno. | (37v 14–19)

Nella Tabella 12.2 è quindi organizzata una selezione dei numerosi termini presenti in M, elencati in ordine alfabetico a partire dal vocabolo nella forma ancor oggi corrente, seguita dalle varianti grafico-fonetiche e dai sinonimi, separati da un punto e virgola dalla voce successiva. I termini d'uso non comune sono commentati in nota, ad esclusione di quelli a cui è dedicato un approfondimento nei paragrafi successivi. L'ultima parte della Tabella 12.2 raccoglie alcune forme verbali notevoli perché derivano da nomi tipici del lessico tecnico e per come vi sono usati gli affissi.

---

23 Faccio riferimento alla distinzione tra pigmenti e coloranti adottata in Colla, Quaglino (2024, 95), Del Savio (2020, 84), e illustrata così da Fabio Frezzato (Cennini 2003, 237): i pigmenti sono «sostanze colorate, che si trovano allo stato solido, insolubili in solventi come l'acqua, che per essere utilizzate vengono macinate più o meno finemente e disperse in sospensione con opportuni leganti». I coloranti invece sono «sostanze organiche solubili in acqua, alcol o altri solventi, da sempre usate soprattutto nella tintura dei tessuti».

TABELLA 12.2 Lessico notevole di M, nella forma ancor oggi in uso, nelle varianti grafico-fonetiche e nei sinonimi.

Materiali organici	animali	*albumine* 78r8, *biancho del'ovo* 35v9, *chiara dil'ovo* 36r22, *clara di ovo* 40r3; *assungia de pisce* 91r2, *assungia de porco* 91r2, *insugna di porco* 91r13;[24] *cera* 87v9; *corallo* 55r3, *corollo* 90v4, *curallo* 90v5, *based* 67r18;[25] *fele bovino* 53v4, *fele caprino* 58v3, *fele di bove* 65v8; *fele di vitello* 59r18; *felle purcino* 79r; *fimo de bove* 59r4; *fiore di lacte* 45v6; *intesteno di porco* 92r3; *lacte di pecora* 55v1, *latte pecurino* 65r13; *mele* 41r4; *rasura di corno di bove* 84v4; *rasura di corno di cervo* 61v2; *russo dil'ovo* 70v16, *interior(e) del'ovo* 58v3; *sangue di papera* 77v27, *sanguo di papera* 60v19; *sputo di homo* 69r21; *stercor(e) di cavallo* 81v11, *sterquo di cavallo* 81r22; *urina de pucto* 54r1, *urina di fa(n)ciullo* 46r15, *urina dil'homo* 48r16, *aurina de fanciullo* 45v15, *aurina di homo* 66r20, *aurino di figliolo* 53v14.
	vegetali	*aceto* 41v9; *alkenda* 53v18, *acqua di fronde de alkende* 53v26, *oglio di alkara* 53v22, *oglio alkaran* 55r17 (cf. §3.2.2); *brascia* 45r23; *brasile* 37r1, 6;[26] *cantabro* 49v22, *cantribri* 49v10; *carboni* 46r24; *cenera* 46r8, *cener(e)* 54v5; *colla* 48r25; *crussca* 46r24; *farina* 41r19; *go(n)mba* 58v10, *gumba*

24 *Assungia* e *insugna* indicano un grasso di origine animale, dal latino *axungĭam* 'grasso per ungere le ruote' composto da *axis -is* 'asse delle ruote' e *ungĕre* (EVLI s.v. *sugna*). La forma *assungia* è attestata per la prima volta in uno *Statuto pisano* del 1304, e la *a-* etimologica si mantiene anche in altri testi toscani, nella *Mascalcia di Lorenzo Rusio* (sec. XIV ex.) e nel *Thesaurus pauperum siciliano* (sec. XIV); quest'ultimo testo presenta anche la forma con prefisso *in-* (da ricerca nel *Corpus TLIO*).

25 La presenza della glossa *beser cioè curallo* 56r16, in T *besed idest corallo* 97v9, ha permesso di verificare la corrispondenza con l'arabo *basad* / *bussad* / *bussaḏ* 'small pearls', 'corals (*Corallium rubrum*)' attestato per la prima volta nel *Serapiom volgare* del 1390 (LEI-Orientalia s.v. *basad*).

26 Il *brasile* è un «colorante rosso estratto dal legno della *Caesalpina Sappan* di origine orientale, importato in Europa dai mercanti veneziani» (Pasqualetti 2011, 235). Il nome deriva da *brasia* 'brace', per il color rosso fuoco del legno (LEI s.v. **bras-* *brasi-* §2.b.α2.). A c. 37r è usato per indicare sia il colorante, sia il nome della tonalità ottenuta.

TABELLA 12.2 Lessico notevole di M, nella forma ancor oggi in uso, nelle varianti grafico-fonetiche e nei sinonimi. (*cont.*)

	58r16, *gumba arabica* 59r8;[27] *lattificio* 58r12, *lactificio* 58v6, *lacte di fico* 40r4;[28] *morella* 37v20;[29] *mori* 37v14;[30] *oglio di ame(n)dole dulce* 55v2; *oglio di oliva* 52v25; *oglio sisamo* 55r22; *ptisana* 49v10, *chisana* 47r18;[31] *ruta* 36v1[32]; *sale alkali* 46r13, *alkalay* 54v17, *alkale* 58v6;[33] *scorza di granato* 78r13, *corii di granata* 60r20, *cortice di granato* 58r23; *squilla* 41r12, *foglie di squilla* 54r9;[34] *suco di aglio* 55v16; *suco de porro* 69v5; *terbentina* 77r10;[35] *tornasole* 36v19;[36] *vernice* 59v5, *sandarica aurea* 58v1, *sandaraca(n)* 59v21;[37] *zafaran* 54v12, *zafarano* 36v15, *c(ro)co* 54v12 (cf. §3.2.2).

27 La *gomma arabica* è una varietà di gomma ricavata dall'acacia, usata nella confezione di medicamenti e per le sue proprietà adesive; dal latino *gumma arabica* (TLIO s.v. *gommarabica*).

28 'Succo acquoso e bianco di alcune piante (partic. dalla pianta del fico)' (TLIO s.v. *lattificcio*). L'uso in ambito artistico è attestato in Cennino Cennini (2019): «Poi abbia un poco di colla bene innacquata. Ancora è miglior tempera tutto l'uovo sbattuto con lattificio del fico in una scodella».

29 'Pianta *solanum nigrum* dalle cui bacche si estrae un colore verde oliva-bruno'; Caprotti (2016, 213) ricorda che tale erba era chiamata con questo nome solo in Francia e in Italia.

30 *Mori* indica le more, ovvero il frutto del rovo *Rubus fructicosus* (Caprotti 2016, 219).

31 Dal latino *ptisana* 'decotto d'orzo' usato in medicina per le sue qualità curative (TLIO s.v. *tisana*). Nelle ricette per la decorazione dei vasi sembra essere usato per rendere meno porosa la terracotta e poterla rivestire con la polvere di vetro.

32 *Ruta graveolens*; «il succo di ruta era utilizzato sia per tingere in giallo sia per macinare e stemperare il verderame o anche come ingrediente nella preparazione di questo pigmento per renderlo più brillante» (Pasqualetti 2011, 237).

33 Il *sale alkali* deriva il suo nome dall'arabo *qalī*, indicante le ceneri alcaline che si ottenevano bruciando la pianta alofita *salsola kali* (Ineichen 1962, 86). Questo arabismo è molto diffuso nei testi tecnici, soprattutto medici: la prima attestazione nota si trova infatti nel volgarizzamento dell'*Almansore* contenuto nel ms. Firenze, Biblioteca Medicea Laurenziana, Plut. LXXIII 43. Un *sale archali* è presente anche nella pratica di mercatura di Balducci Pegolotti (LEI-Orientalia s.v. *alqualī*).

34 *Urginea maritima* 'pianta con un grosso bulbo' (TLIO s.v. *squilla*[2]).

35 'Oleoresina che si ricava per incisione della corteccia di una pianta della famiglia delle anacardiacee *Pistacia terebinthus*, nota anche come trementina di Chio' (GDLI s.v. *trementina*).

36 'Colorante violaceo di origine vegetale estratto dalla *crozophoria tinctoria L.*' (Tosatti 2007, 162).

37 'Resina di origine vegetale impiegata nella produzione di vernici'. La corrispondenza con 'vernice' è anche in T 98v25 *sandaratam idest vernicem auream* e riproposta da Tosatti

TABELLA 12.2 Lessico notevole di M, nella forma ancor oggi in uso, nelle varianti grafico-fonetiche e nei sinonimi. (*cont.*)

Materiali inorganici	*alume citrino* 62v19, *alume de citrini* 71v2; *alume russo* 70r9; *antimonio* 51v17, *antemonio* 71r15, *ahtmit* 62v7 (cf. §3.2.2); *argento* 42r16, *arge(n)to* 42r18, *lune* 42r17; *argento vivo* 42v5, *sambac* 51r24, *zaabac* 79v8, *zaibac* 46r19, *zaibach* 56r22, *zaybach* 46r21, *zarbac* 54r1 (cf. §3.2.2); *arsenico citrino* 44v13; *arsenico russo* 44v12; *aricalco* 44v9, *auricalco* 44v2, *aurocalco* 47r6;[38] *azuro* 47v22, *alzuard* 69r11, *azolo* 67v19, *azoro* 36v5, *azueliri* 71r10, *pietra di azuro* 65v12;[39] *biaccha* 36r16;[40] *borace* 51r16, *borrax* 51v1, *tingar* 66r22 (cf. §3.2.2); *cadimia di oro* 51v10, *cadimia d'oro* 54r9, *chimia d'oro* 54v21;[41] *calce* 50r7, *calcina* 42r14; *cerusa* 47v10, *zerusa* 83r18; *cinabro* 47v21, *cinaprio* 36r21, *zinabro* 47v18, *gingiaffor(e)* 48r18, *zingiaffor* 48r13, *zi(n)gni affor* 49r5, *zinziaffor* 57v9;[42] *ematites* 62v2, *asata(n)g* 67v13, *descendich* 56r10, *scendine* 65v6 (cf. §3.2.2); *erugine di anchora* 47v2, *erugine di ferro* 56v14, *rubigine di anchora* 83r15; *ferro* 41r19, *scorza di ferro* 53r5; *fiore di rame* 36v1;[43] *foglio del'oro* 39r3; *letargio* 52r11, *litargiri*

(2007, 161) «*vernix* significò sandracca». Dall'arabo *sandarūs* 'nome della pianta e della resina che produce' (GDLI s.v. *sandaraca*[1]).

38 'Lega di rame e zinco, ottone', dal greco ὀρείχαλκος (EVLI s.v. *oricalco*).

39 La parola per 'azzurro' si presenta in varianti fonetiche più o meno prossime all'etimo arabo *lāzaward*. Il prestito entra anticamente nei volgari italoromanzi: la prima attestazione nel TLIO è in Guinizzelli ed è datata 1276 (LEI-Orientalia s.v. *lāzaward* e TLIO s.v. *azzurro*). Si noti che queste forme indicano sia il colore che la pietra lapislazzuli.

40 La biacca è un carbonato basico di piombo ottenuto esponendo il piombo ai vapori dell'aceto (Pasqualetti 2011, 212), dal longobardo **blaich* (DELIN s.v. *biacca*). La prima attestazione nota è databile al 1288 nel volgarizzamento senese del *Livro del governamento dei re e dei principi* (TLIO s.v. *biacca*).

41 Ventura (2020, 786) glossa *cadmia* 'fuliggine metallica', dall'arabo *qadmiyā*, mentre Siggel (1950, 85) traduce la stessa radice araba con *calamina* 'composto dello zinco'.

42 Dall'arabo *zunjufr, zinjafr* (Wehr 1961, 445), come suggerito dalla glossa *zingiafur* (*cioè*) *cinabrio* 62v23.

43 'Verderame, acetato di rame' (GDLI s.v. *fiore* §19 'sostanza ottenuta per sublimazione'). In Pasqualetti (2011, 243) è descritto il procedimento per ottenere questo pigmento: la patina di co-

TABELLA 12.2 Lessico notevole di M, nella forma ancor oggi in uso, nelle varianti grafico-fonetiche e nei sinonimi. (*cont.*)

	63r19, *litargito* 80v26;[44] *magnesia* 41v1, *magnasia bianche* 60v7;[45] *magnete* 48r2, *magnitie* 43r14, *petra di calamita* 62v11; *mischiader* 42v2, *misciade* 46r13;[46] *oro* 42r19, *auro* 42r16; *oropigmento russo* 53r11, *auropigmento scissile* 58v2, *oropigme(n)to scissilicis* 82v6, *auropigme(n)to* 42r3, *auropigmento* 42r12;[47] *pegola* 77r11, *pegula* 82r12, *pice* 78v1; *piombo* 43r7, *piu(m)bo* 42v12, *alaserangi* 43r23, *alasaregi* 51v17, *allasere(n)gi* 54v24, *aleseremgi* 49r25, *rasas* 80v8;[48] *rame* 41r3, *cupro* 41r2; *sale comune* 46r14; *sale de gemma* 51v13, *sale g(emme)* 51v3;[49] *stagno* 42r17, *stangno* 42v13; *sulfero* 51r16, *sulfore* 50r7, *sulfure* 51r22, *sulfuro* 51v14, *kibrit* 81r14, *kubrit affar* 46r22 (cf. §3.2.2); *tucia* 49r2,

lore verde creatasi per esposizione all'aceto (e dunque affiorata) veniva raschiata e macinata.

44 'Pigmento di colore giallo o tendente all'aranciato, a seconda che si tratti di biossido o monossido di piombo' (Tosatti 2007, 157); termine attestato in vari ricettari come la *Mascalcia di Ruffo* o il *Serapiom volgare*, ma anche nella Pratica di Pegolotti (TLIO s.v. *litargirio*). Dal latino *lithargyrus*, dal greco λιθάργυρος. A c. 55v9 si trova la glossa *marcuta i(dest) litargiru* riconducibile all'arabo *martak*, attestato solo nel volgarizzamento di Mattioli del Dioscoride come *martech* (LEI-Orientalia s.v. *martak*).

45 'Ossido di magnesio'. Il GDLI s.v. *magnèsia* richiama all'estensione di significato per indicare svariati composti del magnesio, mentre l'EVLI data l'introduzione del termine al sec. XVI per indicare il perossido di manganese che, essendo di colore nero, viene accostato al magnesio; solo nel sec. XVIII passerebbe ad indicare l'ossido di magnesio. Quest'ultima ricostruzione sembra essere confermata dall'occorrenza a 62r21 (su 56 occorrenze totali di *magnesia*): *magnesia è petra | onde se tinge in negro et negro color informa* (62r21–22).

46 Dall'arabo *milḥ nušādir* 'sale d'ammonio' (LEI-Orientalia s.v. *milḥ* 'sale').

47 'Minerale giallo o rosso costituito da trisolfuro di arsenico'. Dal Medioevo viene preparato artificialmente mediante la fusione di realgar e zolfo (Tosatti 2007, 158).

48 Il piombo è uno degli ingredienti più richiamati in M e occorre 97 volte nella forma *piumbo*, 7 volte abbreviato in *piu(m)bo*, 12 nella forma *piombo* e in 3 occorrenze con il nome arabo *rasas*, da *raṣāṣ* (Siggel 1950, 11). Varie forme della parola *alaserangi* ricorrono in M e T glossate come 'piombo', ma sono tuttavia da ricondurre all'arabo *al-isrinǧ / al-asranǧ / al-usrunǧ* 'minio', che è appunto un ossido di piombo (Siggel 1950, 76).

49 'Sale estratto dalle miniere' (GDLI s.v. *salgemma*); 'minerale costituito da cloruro di sodio' (Ventura 2020, 832), mai univerbato in M. A 55r14 si trova la glossa *sale d'India i(dest) de*

TABELLA 12.2 Lessico notevole di M, nella forma ancor oggi in uso, nelle varianti grafico-fonetiche e nei sinonimi. (*cont.*)

		tuchie 51r17;[50] *virde rame* 42v2, *gingiar(e)* 48r19, *zingiar(e)* 48r13;[51] *vitriolo* 35v14; *vitro* 47v11; *zareme* 81r23, *zarnie ahmar* 41r6 (cf. §3.2.2).
Contenitori		*ampulla* 61r14, *ampullecta* 87v8, *appolletta* 82v13; *caccavo* 57r17, *caccovo* 85v5 (cf. §3.2); *calici* 54v11; *chrisolo* 44v2, *chrisolio* 89v4 (cf. §3.2); *corno di bove* 48v18; *crocialo* 53v8, *cruciolo* 44r10; *crocioli co(n)iu[n]cti* 42r21, *crucioli sigillati* 87r5; *modiolo* 44r4;[52] *pignata* 43v8 (cf. §3.2); *scotella* 86r19, *scutella* 42v20; *testa* 76r13, *testa di cup(ro)* 84r26, *testi* 74v14 (cf. §3.2); *urciolo* 41v20, *urculecti* 54v11; *vasi* 41r7, *vasi di crita* 67r6, *vaso di ferro* 45v14, *vase di rame* 82r21, *vaso di terra* 44v14.
Supporti	su cui dipingere	*cartha* 59r12; *cristallo* 53v10; *ligno* 59v4; *vasi* 43r11; *vitro* 53v10.
	su cui preparare il colore	*marmore* 41v9, *marmoro* 53v9; *petra* 42v22, *pietra* 59v3; *porfido* 47v4; *tavola marmoria* 65r9; *tavola di porfido* 65r10.
Strumenti		*asta di ferro ritonda et longa al capo* 75v18; *cocchiara* 75r8, *cocquiara ferrea* 75r4; *copercho* 44v23, *coperculo* 42v9; *covertorio* 46r6; *fornace* 43r3, *fornace deli figuli* 57r20, *fornace vitraria* 44r12; *furno dili figuli ciò diq(ue)lli (che) fanno le pignati* 57v14;[53] *fustecta de ferro* 48v4; *lenzolo* 90v7, *linteolo* 82r12; *lignetto* 41r18; *mortaro*

sale di ge(m)ma probabilmente erronea dal momento che Elsheikh (2016, 273) e Ineichen (1962, 194) indentificano il *sale indo* con lo zucchero.

50 *Tuzia* 'prodotto secondario della metallurgia dello zinco' (Tosatti 2007, 162), dall'arabo *tūtiyā* (EVLI s.v. *tuzia*).

51 La parola araba per 'verderame' è *zinjār* (Wehr 1961, 445).

52 Lat. *modiolus* 'coppa, bicchiere' (TLL s.v.).

53 *Figuli* 'artigiani che producono oggetti di terracotta' (TLIO s.v. *figulo*); cf. in T *vasis figulis* 83r12 a cui corrisponde in M *vasi de' maestri* 31r16.

TABELLA 12.2 Lessico notevole di M, nella forma ancor oggi in uso, nelle varianti grafico-fonetiche e nei sinonimi. (*cont.*)

	43v25, *mortaro de terra* 64r7; *panno di lana* 71v15, *panno di lino* 43r22; *patella* 75r3; *petia* 54v15;[54] *pisatunetto di ferro* 57r24, *pisaturo di ferro* 85r18 (cf. §3.2); *sitaccio* 43v15, *sitazo* 75r20; *stilecto di ferro* 44v24; *tigola* 42v18; *tripido* 74v18.[55]
Forme verbali notevoli	*abianchiar*(*e*) 45r6, *biancher*(*e*) 49v15, *bianchir*(*e*) 41v14; *annigrare* 59v13; *abstrahendere* 47r11, *hestrahende* 47r13;[56] *atturare* 41v20; *aurare* 59r13, *inaurare* 58r14, *deaurare* 58r15 'rendere d'oro'; *coagulare* 49r10, *cohalonarse* 57r19; *colorire* 45r11; *comiscere* 43r8, *co*(*n*)-*miscolare* 85r21; *conglutinare* 50v13; *decocere* 80r6; *erubescere* 51r14; *guttare* 80r24;[57] *impetrar*(*e*) 49v7; *intunicare* 42r23; *linire* 85v18;[58] *negellare* 82r25 (cf. §3.2.1);[59] *pisare* 48r13, *pistar*(*e*) 48v12; *quagliare* 49v20; *seminare polvere* 82r14; *squagliare insieme* 50v17; *stillare* 66r8, *distillare* 66r16.

3.2 Fenomeni di sinonimia e allotropia

Come si può notare, il lessico presenta una notevole variazione su più livelli di analisi; nei paragrafi seguenti si presenteranno gli allotropi fonetici e morfologici per poi approfondire i casi di sinonimia dovuta all'accostamento di termini di origine romanza a latinismi e arabismi.

Per quanto riguarda gli allotropi formali, si tratta nella maggioranza dei casi di varianti fonetiche più o meno latineggianti. Ne sono un esempio i derivati di AURO o interpretati come tali: *auro* e *oro*, *auricalco* e *aricalco*, *auropigmento* e *oropigme*(*n*)*to*, a cui si possono accostare *urina* e *aurina*, dal momento che

54 Nella pittura su carta e pergamena, si usavano pezzuole di lino per conservare i coloranti organici di origine vegetale, potendole immergere in un secondo momento in un legante e con esso dipingere (Pasqualetti 2011, 232).

55 'Treppiede usato per sostenere recipienti' (GDLI s.v. *tripode*).

56 Dal latino *abstraho* 'rimuovere, separare' (TLL s.v.). A M con *abstrahende* 47r11 corrisponde T con *abstrahe* 92r9; ancora, a *hestrahende* 47r13 corrisponde in T *extrahe* 92r10.

57 Termine tecnico per 'stillare', dal latino tardo *guttare* (GDLI s.v. *guttare*).

58 'Cospargere d'unguento, d'olio, ungere' (TLIO s.v. *linire*).

59 Denominale da *nigello*.

è ipotizzata una radice latina volgare **aurīnam* (EVLI s.v. *orina*). Le stesse considerazioni valgono per *appolletta* e *ampullecta*. Il caso di *gomma* è invece opposto dal momento che deriva dal latino *gummi*, a sua volta dal greco κόμμι e dunque le forme in *-mb-* sono ipercorrettismi (EVLI s.v. *gomma* e cf. nota 16). Anche tra i derivati di *coopercŭlum* si hanno un caso di mantenimento del nesso -CUL- in *coperculo* e uno con esito [k] in *copercho*.[60] Dal lat. *scurtea* (TLIO s.v. *scorza*) si hanno quattro forme diverse: *scorcia* 53r17, *scoccia* 53r13, *scorza* 53r5, *schorchia* 52r23; quest'ultima è registrata nel Corpus OVI in testi siciliani. Il termine per 'setaccio', dal latino tardo *setăcĭum* (EVLI s.v. *setaccio*), occorre tre volte in M nelle forme *sitaccio* 43v15, 85r18, *sitacio* 75r18 e due volte con *z* che indica probabilmente l'affricata alveolare sorda, *sitazo* 75r20 e 75v7, con esito meridionale attestato anche in *feza* 'feccia' 37r11 (Rohlfs §275).

Gli allotropi morfologici sono riconducibili ad oscillazioni di genere come in *una marmor(e)* e *uno marmor(e)*, *rame abrusciata* e *rame abrusciato*, *zafarana* e *zafarano*, incertezze di declinazione come in *la cenera* e *la cener(e)*, *una marmor(e)* e *uno marmoro*, *sulfure* e *sulfuro*, oscillazioni di entrambi come in *gli testi* e *una testa*. Il polimorfismo investe anche prefissi e suffissi nominali: *ampulla* e *ampullecta*, *assungia* e *insugna*, *calce* e *calcina*, *deauratione* e *deauratura*, *pisatunetto* e *pisaturo*, *vermicoletti* e *vermicoli*. Una simile variazione negli affissi è presente anche nei verbi *aurare*, *inaurare*, *deaurare* e *biancher(e)*, *bianchir(e)*, *abianchiar(e)* in cui si nota anche l'oscillazione nella coniugazione.

A livello lessicale, è possibile individuare più di un termine per indicare uno stesso referente; tale fenomeno è riconducibile anzitutto all'uso di differente materiale lessicale d'ambito volgare. Ad esempio, l'albume è indicato, oltre che con *albumine*, con tre sintagmi diversi: *biancho dil'ovo*, *chiara dil'ovo*, *interior(e) del'ovo*; le voci per indicare i residui della combustione sono tre, *brascia*, *carboni* e *cener(e)*, così come per indicare la buccia del melograno sono usati *cortice*, *corii* e *scorza*.[61] I termini usati per indicare la 'ruggine' derivano sia dal latino *aeruginem* a sua volta da *aes*, *aeris* 'rame', come *erugine* e *rugine*, sia dal latino *rubiginem*, come *rubigine*, attestato nel TLIO con questo significato solo nel testo messinese di Accurso di Cremona (tra 1321 e 1337). Le parole per 'bambino' che compaiono nel sintagma 'urina di bambino' sono tre: *fanciullo* una sola volta, tre volte *pucto* e *figliolo*; ai tre

60 L'esito atteso in Toscana e nell'Italia centrale e meridionale è [kj] con eccezioni solo nella Sicilia sud-orientale e a Velletri (Rohlfs §248).

61 Il primo dal latino *cortex*, voce scarsamente attestata nel corpus TLIO (s.v. *cortice*); il secondo dal latino *corium*, usato soprattutto per indicare la pelle di animali, ma anche, più in generale, il rivestimento esterno di qualcosa (TLIO s.v. *cuoio* §3); il terzo dal latino *scurtea* 'rivestimento esterno di piante e frutti' (TLIO s.v. *scorza* §1.1).

lessemi corrisponde sempre il latino *aurina pueri* in T. *Figliolo* è usato anche in due occorrenze per indicare il figlio di Enrico Bello denominato in T *Henricus filius.*[62] La pietra che attrae il ferro è designata con le due voci *magnete* e *calamita*,[63] mentre l'uso di *foglio* e *petale* per indicare uno strato sottilissimo di oro è basato sulla stessa metafora naturalistica ma ricorre a materiale lessicale diverso. L'uso di *lune* accanto ad *argento*, seppur all'interno di un repertorio lessicale volgare, rimanda ad una tradizione alchemica che accosta i metalli ai nomi dei corpi celesti (Siggel 1950, 11).

A questo elenco si aggiungono geosinonimi come *pisatunetto* e *pisaturo* 'pestello del mortaio', *caccavo* e *coccovo* 'pentola'. La forma *pistello* è attestata una sola volta a 57r23 dov'è cancellata in favore di *pisatunetto*, scritta di seguito. Questo sostantivo è un deverbale da *pisare* 'pestare', usato 9 volte in M in alternanza a *pistare* (59 occorrenze e una di *pestare*). Il verbo *pisare* è registrato nel DEI s.v. come «panmeridionale» e riportato anche in Du Cange s.v.: «pisare pro pinsere». Dallo stesso verbo deriva un altro lessema per 'pestello', *pisaturo* 85r18, contenuto in una ricetta simile per scopo e procedimento a quella di carta 57r. Entrambe le varianti per 'pestello' sono localizzabili nell'Italia meridionale: *pisaturo* è attestato nell'AIS in 5 punti della carta 978 'la saliera': 716 Canosa di Puglia (BT), 718 Ruvo di Puglia (BA), 732 Picerno (PZ), 739 Vernole (LE), 750 Verbicaro (CS) e, in modo più disteso, in 35 punti dell'ALI nelle province di Avellino, Bari, Benevento, Campobasso, Caserta, Cosenza, Lecce, Matera, Napoli, Potenza, Salerno, Taranto.[64] È da notare però che né l'ALI né l'AIS attestano forme del tipo *pisatunetto*.

Un altro caso di geosinonimia è offerto dai termini che indicano il referente 'pentola, contenitore da porre sul fuoco': in M vengono usate 22 volte la parola *pignata*, 13 volte *caccavo*, 11 volte *crogiolo* e, per complessive 2 volte, *testo* e

---

62 In M il nome compare come *Herrico* a 74r25 e 86r10, con assimilazione frequente in tutta Italia (Rohlfs §240). Enrico Bello è ricondotto da Baroni/Caprotti/Pizzigoni (2007, 51) alla Sicilia dei secc. XII–XIII.

63 *Magnete* dal latino *magnes, -etis* a sua volta da *Magnes lapis* 'pietra di Magnesia, in Asia Minore'; *calamita* dal latino medievale *calamita*, dal greco *kalamítēs* 'di canna', con riferimento all'ago magnetizzato usato per orientarsi (EVLI s.vv. *calamita* e *magnete*).

64 I punti del vol. V, carta 492 'pestello del mortaio' sono: 677 Larino (CB), 815 Teano (CE), 816 Ginestra degli Schiavoni (BN), 822 Castel Volturno (CE), 826 Melito Irpino (AV), 829 Toritto (BA), 830 Bari, 835 Napoli, 836 Roccarainola (NA), 837 Sarno (SA), 838 Avellino, 839 Montella (AV), 840 Senerchia (AV), 841 Cairano (AV), 856 Olevano sul Tusciano (SA), 857 Postiglione (SA), 858 Salvitelle (SA), 863 Capaccio (SA), 864 Laurino (SA), 866 Taranto, 870 Lecce, 871 Calimera (LE), 872 Pollica (SA), 904 Muro Lucano (PZ), 911 Marsico Nuovo (PZ), 913 Cirigliano (MT), 915 Bernalda (MT), 916 Moliterno (MT), 917 San Martino d'Agri (PZ), 918 Valsinni (MT), 923 Castelluccio Superiore (PZ), 924 Francavilla in Sinni (PZ), 925 Amendolara (CS), 926 Papasidero (CS), 930 Altomonte (CS).

testa. La voce *pignatta* è nota in tutta Italia entro il 1400, nei testi raccolti nel corpus del TLIO, ed è presente in vari punti dell'ALI (vol. 5, carta 440 'pentola'), maggiormente nell'Italia settentrionale e centrale, ma anche in Sicilia e Puglia.[65] Il termine *caccavo*, dal latino *caccabus* 'recipiente per cuocere o per conservare i liquidi', derivato a sua volta dal greco (TLL s.v.), è invece diffuso in area meridionale. Confermano questa localizzazione il DEI s.v. *caccamo*, dove sono riuniti anche *caccavella* e *caccavo*, nonché Varvaro/Sornicola (1986, 154) e gli atlanti linguistici.[66] La carta AIS 955 'la pentola di terracotta' conferma la diffusione in Campania e Puglia del tipo *caccavello*,[67] ma non presenta esempi di *caccavo* senza suffisso *-ello*, che si rintracciano nella carta 440 del vol. 5 dell'ALI 'pentola' ai punti 816 Ginestra degli Schiavoni (BN), 839 Montella (AV), 841 Cairano (AV), 904 Muro Lucano (PZ), 912 Laurenzana (PZ), 913 Cirigliano (MT), 937 Longobucco (CS) e 940 Fiumefreddo Bruzio (CS); come esito del sondaggio, in questi punti *caccavo* è sempre accostato ai tipi *caccavello* o *pignatta.*

A questi due sinonimi per 'pentola' sono accostabili i due termini tecnici per 'vaso in cui fondere i metalli' *crogliolo* e *testo* (che, si è visto, occorre anche nella forma *testa*); entrambi, benché scarsamente diffusi in antico, sono attestati nel TLIO s.vv. *coreggiuolo, groxolo, testa* §§8–9). Il termine *crogiolo* è attestato in M in molteplici forme, sei volte con affricata palatale e cinque volte con sibilante sorda: si hanno cioè una occorrenza di *crocialo*, una di *crociolo* e quattro di *cruciolo*, una di *chrisolo*, una del plurale *dui chrisolios*, una di *chrisolito terreo*, vale a dire il recipiente *in lo quale sogliono gli aurifici fundere l'argento et l'oro*, infine due occorrenze di *chrisolio*; a fronte di tanta varietà fonetica, T presenta uniformemente *crisolium.*[68]

---

65 Pellegrini (1976), ripreso dal DELIN s.v., ipotizza un lat. volg. **pinguia olla* 'recipiente per il grasso alimentare', mentre l'EVLI s.v. preferisce riconoscere l'etimo nel lat. *pinea* 'di pino', come attributo di *olla* per il coperchio fatto di legno di pino.

66 Seguendo la scelta già del REW, il LEI distingue la v. *caccabus* dalla v. *caccabellus*, più diffusa quest'ultima e anch'essa con il significato di 'recipiente', e riporta per entrambe esempi provenienti dall'Italia meridionale; nessuno dei due lessemi è presente nel *Corpus TLIO* nonostante il LEI dati la prima attestazione di *caccavo* al 1250 con rinvio a Gualdo (1998, 141), che riscontra il termine nei trattati di mascalcia dei primi secoli riconducendolo su questa base all'area meridionale, specialmente salentina.

67 Ai punti 713 Formicola (CE), 715 Faeto (FG), 718 Ruvo di Puglia (BA), 721 Napoli, 722 Ottaviano (NA), 723 Montefusco (AV), 737 Palagiano (TA), 739 Vernole (LE).

68 L'etimologia del termine è incerta: il DEI s.v. *crogiolo* la riconduce ad un latino volgare **chrysoylum* dal greco *chrysoylos*, mentre il DELIN e l'EVLI s.v. *crogiolo* rimandano ad un tramite francese antico *croiseul.*

3.2.1 Sinonimie derivate dal contatto con il latino

Riguardo alla concorrenza tra voci volgari e latine, sono esempi non singolari ma frequenti le coppie *comiscere* e *co(n)miscolare*;[69] *pegola* (anche *pegula*) e *pice*;[70] *rame* e *cupro*. Quest'ultimo, dal lat. *cŭprum* (TLL s.v. *cyprum*), occorre due volte in tutto M: in *piglia la rame abrusciata et tritata, over cupro* 41r2 e in *testa di cup(ro)* 84r26, corrispondenti in T rispettivamente a *recipe aes ustum tritum aut cuprum* 88v9 e *testa cupi* 115r22. Di contro, le occorrenze di *rame* sono 164 suddivise in 129 in cui la parola è isolata e in 28 in cui è parte del composto *verderame* e delle locuzioni *fiore di rame* 'acetato di rame' (6) e *rame gallica* (1).

La voce *nigello*, che occorre 10 volte in M e ricalca il latino *nigellum* di T, è un *hapax* in quanto non è registrata in nessun vocabolario storico. L'esito italoromanzo del lat. *nigellum*, infatti, è *niello* ed è attestato dal sec. XV.[71] Tale datazione è fornita dall'EVLI s.v., dal GDLI s.v., che identifica la prima attestazione in Alamanno Rinuccini, nella seconda metà del sec. XV (Aiazzi 1840), e da Filippo Baldinucci (1681) che, nel *Vocabolario toscano dell'arte e del disegno*, sottolinea in maniera ancora più esplicita che la tecnica del *niello* era usata dagli antichi, che è stata riscoperta dai moderni e che il «primo scopritore [...] di tale invenzione fu Tommaso Finiguerri fiorentino, circa l'anno 1450». Si può ipotizzare dunque che il traduttore di M non fosse a conoscenza del nome volgare per questa tecnica (forse non era informato della riscoperta della tecnica stessa) e che si sia limitato ad adeguare alla morfologia italiana il latino *nigellum* dell'antigrafo.

3.2.2 Sinonimie derivate dal contatto con l'arabo

L'influsso arabo è variamente rappresentato in M: si trovano casi di concorrenza tra un termine di origine romanza e uno di origine araba come *sulfure citrino* (o *giallo*) e *kubrit affar*; oscillazioni tra arabismi e latinismi come *zafferano* e *croco* o *zaibac* e *argento vivo*; talvolta un prestito arabo è in concorrenza

---

69 Dal latino *miscere*, che nel latino volgare si diffonde con il suffisso iterativo dando luogo a *miscolare* (EVLI s.v. *mescolare*).

70 Dal latino *pix, pĭcis*, che dà luogo a *pice* e a *pegola* a partire dal diminutivo *pĭcŭlam* (DELIN s.v. *pece*).

71 Dal latino *nigellum* 'nerastro', diminutivo di *niger*, usato per indicare la lega nera che veniva colata all'interno di incisioni effettuate in superfici metalliche e che passa ad indicare per metonimia la tecnica stessa di decorazione (EVLI s.v. *niello*, REW s.v. *nĭgĕllus*). Il contenuto delle ricette permette di escludere qualsiasi confusione con *nigella*, nome usato per indicare due piante dai fiori scuri: la *Nigella damascena* e la *Nigella sativa* (EVLI s.v. *nigella*).

con un prestito greco come *zarnikh ahmar* e *arsenico*, o *descendich* (anche *asata*(*n*)*g* e *scedine*) e *ematite*; infine, si trovano parole arabe non adattate in concorrenza con termini di origine araba o mediorientale adattati ed entrati nell'uso come *tingar* e *borace* o *ahtmit* e *antimonio*.

La locuzione 'zolfo giallo' occorre 7 volte con materiale romanzo, cioè l'isolato *sulfur*(*e*) *giallo* e le sei occorrenze di *sulfure citrino*,[72] e 5 volte con il sintagma derivato dall'arabo *kibrīt* 'zolfo' e *aṣfar* 'giallo' (LEI-Orientalia s.v. *kibrīt*; Wehr 1961, 605): una volta *kubrit affar*, due volte il solo *kibrit* (nella stessa ricetta al solo *kibrit* di M corrisponde in T *chibrit affar* 113r22) e una volta il solo *affar* che pare usato come sinonimo dell'intera locuzione.

La pianta *Crocus sativus* è indicata ora con il latinismo *croco*, che occorre sei volte abbreviato come *cc* e una volta come *acroceo* 76r20, ora con l'arabismo *zafferano*, attestato sette volte in M nelle forme *zafaran*, *zafarana* o *zafarano*.[73] Il mercurio è nominato sia con la tipica locuzione latina *argento vivo* (34 occorrenze), sia con l'arabismo *zaibac* (5 occorrenze), dall'arabo *zi'baq* (Lane 1863, 1207). La corrispondenza tra *argento vivo* 45v13 e *zaibac* 91r22 nella stessa ricetta in T e la mancanza di glosse per questo termine in entrambi i manoscritti portano ad ipotizzare che tale prestito circolasse nel lessico tecnico come arabismo non adattato.

Il solfuro di arsenico è richiamato 11 volte come *arsenico russo* in concorrenza con le forme *zarnie ahmar*, *zareme* e *zarnic achinartichu*(*m*), riconducibili all'arabo *zarnikh aḥmar* 'arsenico rosso' (Wehr 1961, 437 e 863). La parola italoromanza *arsenico* deriva dal latino *arseniucum* a sua volta dal greco *ἀρσενικόν* che risale a una voce orientale, attraverso il tramite del siriaco *zarnīkā* (LEI s.v. *arsenicum*; Chantraine 1977–1980, s.v. ἀρσενικόν). Anche i termini usati per indicare l'ematite in M comportano una concorrenza tra i tre prestiti derivati dall'arabo *šāḏanağ*, *šāḏana*(*h*) (LEI-Orientalia s.v. *šāḏanağ*), *descendich* 56r10, *sedine* 62v2 e *asata*(*n*)*g* 67v13, quest'ultimo con concrezione dell'articolo arabo, e i prestiti greci *amatita* 56r10 e *ematites* 62v2 derivati dal greco αἱματίτης 'sanguigno' (DELIN s.v. *ematite*).

72 Entrambi gli aggettivi di colore sono riportati nel *Corpus TLIO*: l'aggettivo *citrino* ricorre 65 volte di contro alle 196 di *giallo*, configurando quindi una distribuzione inversa a quella di M.

73 Per il latino cf. TLL s.v. *crocum*. Il prestito *zafferano* dall'arabo *za'farān* (DELIN s.v.), che in M è sempre adattato alla morfologia volgare a differenza della maggioranza degli altri arabismi, è antico e diffuso in molti testi italiani delle Origini, quattro dei quali anteriori alla fine del sec. XIII: *Lettera di Andrea de' Tolomei da Tresi a messer Tolomeo e agli altri compagni de' Tolomei, in Siena* (1265), *Doc. sen., 1277–1282*, *Doc. fior., 1286–1290*, *Tariffa venez. XIII s.m.* (da ricerca nel *Corpus TLIO*).

Il borato di sodio è indicato 4 volte come *tingar*, dall'arabo *tinkār* (Siggel 1950, 78), e 13 volte come *borace*, dal lat. medievale *borāx*, *-ācis*, dall'arabo *būraq* a sua volta dal persiano *būrah* (GDLI s.v.). Un altro prestito antico e ben acclimatato nei ricettari volgari è *antimonio* 51v17, *antemonio* 71r15 registrato per la prima volta nel 1310 in Zucchero Bencivenni (così nel *Corpus TLIO*), dall'arabo *iṯmid* / *uṯmid* / *iṯmud* (LEI-Orientalia s.v. *iṯmid*). La glossa a 62v7 rimanda infatti alla medesima radice: *ahtmit* (*cioè*) *antimonio* 62v7, mentre non è chiara l'origine della glossa *licinia* (*cioè*) *antimonio* 54v19 a cui corrisponde in T *litimia idest antimonium* 96v21.

Solo la pianta della *Lawsonia inermis* è nominata con un prestito arabo, senza che vi sia concorrenza di sinonimi, nelle occorrenze di *alkenda* 53v18, *oglio di alkara* 53v22, *fronde de alkende* 53v26 e *oglio alkaran* 55r17 riconducibili tutte all'arabo *al-ḥinnā'* (LEI-Orientalia s.v. *al-ḥinnā*). La presenza di forme simili in vari ricettari medici, tra gli altri l'*Agregà de Serapiom*, le *Ricette per gli occhi* di Ubertino da Brescia e il *Thesaurus pauperum* siciliano, ma anche nella *pratica di mercatura* di Pegolotti (1936; cf. Ineichen 1962; Elsheikh 1993; Rapisarda 2001) dimostra la circolazione del prestito arabo, volta a volta diversamente adattato alla morfologia volgare.

4 Bibliografia

Delle fonti online di séguito segnalate la data d'ultimo accesso è il 07.01.2026.

Agostini, Francesco, *Il volgare perugino negli «Statuti del 1342»*, Studi di filologia italiana 26 (1968), 91–199.

Aiazzi 1840: Rinuccini, Alamanno, *Legazione a Sisto IV*, in: Rinuccini, Filippo di Cino, *Ricordi storici*, ed. Aiazzi, Giuseppe, Firenze, Piatti, 1840, 225–250.

AIS = Jaberg, Karl/Jud, Jakob, *Sprach und Sachatlas Italiens und der Südschweiz*, 8 voll., Zofingen, Ringier, 1928–1940, https://navigais-web.pd.istc.cnr.it/.

Alessandrini, Ada, *Cimeli lincei a Montpellier*, Roma, Accademia Nazionale dei Lincei, 1978.

ALI = Istituto dell'ALI, *Atlante Linguistico Italiano*, dir. Rivoira, Matteo, Torino, Università di Torino, 1995–.

Ambrosini, Riccardo, *Testi spellani dei secoli XVI e XVII*, L'Italia dialettale 26 (1963), 31–128; 27 (1964), 68–221.

Aurigemma, Luisa, *La «Mascalcia» di Lorenzo Rusio nel volgarizzamento del codice Angelicano V.3.14*, Alessandria, Edizioni dell'Orso, 1998.

Baldelli, Ignazio, *Medioevo volgare da Montecassino all'Umbria*, Bari, Adriatica editrice, 1971.

Baldinucci, Filippo, *Vocabolario toscano dell'arte del disegno*, Firenze, Santi Franchi, 1681 (poi ed. Accademia della Crusca/Fondazione Memofonte, 2024, https://baldinucci.accademiadellacrusca.org/).

Balducci Pegolotti, Francesco, *La pratica della mercatura*, ed. Evans, Allan, Cambridge, The Mediaeval Academy of America, 1936.

Baraldi, Pietro (ed.), *Libro di segreti*, Modena, Biblioteca Estense, 2008, http://bibliotecaestense.beniculturali.it/info/img/cat/i-mo-beu-stru-archeo-gamma.s.6.3.pdf.

Baroni, Sandro/Caprotti, Gaia/Pizzigoni, Giuseppe, *Invetriatura e colore nella ceramica medievale. Proposta per alcune revisioni*, Quaderni dell'Abbazia. Fondazione Abbatia sancte Marie de Morimundo e Museo dell'Abbazia di Morimondo 14 (2007), 43–75.

Baroni, Sandro/Travaglio, Paola, *Fortuna medievale di un trattato bimillenario. Colorazione del vetro, delle gemme artificiali, degli smalti, della decorazione ceramica*, Medioevo europeo 4:1 (2020), 5–39.

Bianconi, Sandro, *Ricerche sui dialetti d'Orvieto e di Viterbo nel Medioevo*, Studi linguistici italiani 3 (1962), 3–175.

Breschi, Giancarlo, *Le Marche*, in: Bruni, Francesco (ed.), *L'italiano nelle regioni. Testi e documenti*, Torino, UTET, 1994, 471–515.

Briquet = *Les filigranes. Dictionnaire historique des marques du papier dès leur apparition vers 1282 jusqu'en 1600 avec 39 figures dans le texte et 16.112 fac-similés de filigranes*, Genève/Paris, Alphonse Picard et fils, 1907, https://briquet-online.at/BR.php?IDtypes=70&lang=fr.

Caprotti, Gaia, *Il «Liber de coloribus qui ponuntur in carta»: un trattato inedito di miniatura del XIII secolo*, Quaderni dell'Abbazia. Fondazione Abbatia Sancte Marie de Morimundo e Museo dell'Abbazia di Morimondo 15 (2008), 67–101.

Caprotti, Gaia, *Il «Liber de coloribus qui ponuntur in carta»*, Studi di Memofonte 16 (2016), 196–231.

Castellani, Arrigo, *Le glossaire provençal-italien de la Laurentienne*, in: *Lebendiges Mittelalter. Festgabe für Wolfgang Stammler*, Freiburg, Universitätsverlag Freiburg Schweiz, 1958, 1–43 (ristampa in: Castellani, Arrigo, *Saggi di linguistica e filologia italiana e romanza (1946–1976)*, vol. 3, Roma, Salerno Editrice, 1980, 90–133).

Castellani, Arrigo, *Saggi di linguistica e filologia italiana e romanza (1946–1976)*, 3 voll., Roma, Salerno Editrice, 1980.

Castellani, Arrigo, *Grammatica storica della lingua italiana. Introduzione*, Bologna, il Mulino, 2000.

Catalogue général des manuscrits des Bibliothèques publiques des départments, vol. 1, Paris, Imprimerie Nationale, 1849, https://archive.org/details/cataloguego1fran/page/470/mode/2up?view=theater.

Cella, Roberta, *La documentazione Gallerani-Fini*, Firenze, Sismel-Edizioni del Galluzzo, 2009.

Cennini, Cennino, *Il libro dell'arte*, ed. Frezzato, Fabio, Vicenza, Neri Pozza, 2003.

Cennini, Cennino, *Il libro dell'arte*, ed. Ricotta, Veronica, Milano, Franco Angeli, 2019.

Chantraine, Pierre, *Dictionnaire étymologique de la langue grecque. Histoire des mots*, Paris, Klincksieck, 1977–1980.

Clarke, Mark, *Mediaeval painters' materials and techniques*, London, Archetype Publications, 2011.

Colla, Eleonora/Quaglino, Margherita, *Il ricettario di Ambrogio di Ser Pietro da Siena. Edizione e commento linguistico*, Carte romanze 12 (2024), 63–114.

Corpus TLIO = Larson, Pär/Artale, Elena/Dotto, Diego (dir.), *Corpus TLIO per il vocabolario*, Firenze, Opera del Vocabolario Italiano/CNR, 1997-, http://tlioweb.ovi.cnr.it/.

DEI = Battisti, Carlo/Alessio, Giovanni, *Dizionario etimologico italiano*, 5 voll., Firenze, Barbèra, 1950–1957.

DELIN = Cortelazzo, Manlio/Zolli, Paolo, *Dizionario etimologico della lingua italiana*, 5 voll., Bologna, Zanichelli, 1983 (seconda edizione Cortelazzo, Manlio/Cortelazzo, Michele (edd.), *Il nuovo etimologico. DELI – Dizionario etimologico della lingua italiana*, 1999).

Del Savio, Michela, *Ricette tecniche e mediche nella Firenze di inizio XVI secolo (ms. Wellcome Library 425)*, Pluteus, 2013, https://www.pluteus.it/wp-content/uploads/2013/09/michela-del-savio-ms-425-wellcome1.pdf.

Del Savio, Michela, *Le ricette tecniche per l'arte negli autografi di Leonardo Da Vinci. Raccolta e edizione dei testi*, Carte romanze 8 (2020), 29–93.

Du Cange = Dufresne domino Du Cange, Carolo, *Glossarium mediæ et infimæ latinitatis*, Niort, L. Favre, 1883–1887, http://ducange.enc.sorbonne.fr/.

Elsheikh, Mahmoud Salem, *Al-Manṣūrī fī 'ṭ-ṭibb / Liber medicinalis Almansoris. Edizione critica del volgarizzamento laurenziano (Plut. LXXIII. Ms. 43) confrontato con la tradizione manoscritta araba e latina*, 2 voll., Roma, Aracne, 2016.

EVLI = Nocentini, Alberto/Parenti, Alessandro, *L'etimologico. Vocabolario della lingua italiana*, Milano, Le Monnier, 2010.

Fossier, François, *Nouvelles recherches sur la bibliothèque du Pape Clément XI Albani*, Journal des savants 1–2 (1980), 161–180.

GDLI = Battaglia, Salvatore/Bàrberi Squarotti, Giorgio (edd.), *Grande dizionario della lingua italiana*, 21 voll., Torino, UTET, 1961–2002; con *Supplemento 2004*, dir. Sanguineti, Edoardo, Torino, UTET, 2004, e *Indici degli autori citati nei volumi*

I–XXI e nel Supplemento 2004, ed. Ronco, Giovanni, Torino, UTET, 2004, https://www.gdli.it/.

Gualdo, Riccardo, *Il lessico della mascalcia nei primi secoli*, in: D'Onofrio, Salvatore/Gualdo, Riccardo, *Le solidarietà. La cultura materiale in linguistica e in antropologia. Atti del seminario di Lecce (novembre-dicembre 1996)*, Galatina, Congedo editore, 1998, 135–159.

Halleux, Robert, *Les alchimistes grecs, Papyrus de Leyde, papyrus de Stockholm, fragments de recettes*, Paris, Les belles lettres, 1981.

Ineichen = *El libro Agregà de Serapiom*, volgarizzamento di Frater Jacobus Philippus de Padua, ed. Ineichen, Gustav, 2 voll., Venezia/Roma, Istituto per la collaborazione culturale, 1962.

Lane = Lane, Edward William, *Arabic-English lexicon*, London, Williams and Norgate, 1863.

LEI = Prifti, Elton/Schweickard, Wolfgang (edd.), *Lessico etimologico italiano* (*LEI*), fondato da Max Pfister, Wiesbaden, Reichert, 1979–, https://lei-digitale.it/

LEI-Orientalia = Schweickard, Wolfgang, *Orientalia*, in: Prifti, Elton/Schweickard, Wolfgang (edd.), *LEI. Lessico Etimologico Italiano*, fondato da Max Pfister, 2 voll., Wiesbaden, Reichert, 2023/2024.

Loporcaro, Michele, *Profilo linguistico dei dialetti italiani*, Roma/Bari, Laterza, 2013.

Maestro Piero Ubertino da Brescia, *Ricette per gli occhi. Conoscimento de' sogni. Trattato sull'orina. Morsi di cani e loro conoscimento (Manoscritto Riccardiano 2167)*, ed. Elsheikh, Mahmoud Salem, Firenze, Ed. Zeta, 1993.

Manni, Paola, *Il Trecento toscano*, Bologna, il Mulino, 2003.

Mattesini, Enzo, *Per la storia del dialetto di Cortona. Il «contadino cortonese» ne «La Clotilde» di Niccolò Barbieri (1649)*, Contributi di filologia dell'Italia mediana 4 (1990), 9–72.

Mattesini, Enzo, *L'Umbria*, in: Bruni, Francesco (ed.), *L'Italiano nelle regioni. Testi e documenti*, Torino, UTET, 1994, 517–556.

Mattesini, Enzo, *Scrittura femminile e riscrittura notarile nella Perugia del Quattrocento. Le due redazioni del testamento di Maddalena Narducci (1476)*, Contributi di filologia dell'Italia mediana 10 (1996), 81–167.

Mazzatinti, Giuseppe, *Inventario dei manoscritti italiani delle biblioteche di Francia*, vol. 3, Roma, Presso i principali librai, 1888.

Muzio, Francesca (ed.), *Un trattato universale dei colori. Il ms. 2861 della Biblioteca Universitaria di Bologna*, Firenze, Olschki, 2012.

Nico Ottaviani, Maria Grazia, *Statuto di Deruta in volgare dell'anno* 1465, Spoleto, Centro italiano di studi sull'alto Medioevo, 1991.

Notarrigo, Angela, *Il «Liber de coloribus diversarum rerum». Colori e loro composizione nel secolo XVI*, Bollettino storico-bibliografico subalpino 107 (2009), 571–618.

Pasqualetti, Cristiana, *Il «Libellus ad faciendum colores» dell'Archivio di Stato dell'Aquila. Origine, contesto e restituzione del «De arte illuminandi»*, con un saggio di Bensi, Paolo, presentazione di Perricioli Saggese, Alessandra, Firenze, Sismel, 2011.

Pegolotti, Francesco Balducci, *La pratica della mercatura*, ed. Evans, Allan, Cambridge, Medieval Academy of America, 1936.

Pellegrini, Giovan Battista, *«Pignatta» (nota etimologica)*, Archivio glottologico italiano 61 (1976), 165–172.

Pellegrini, Giovan Battista, *Carta dei dialetti d'Italia*, in: Cortelazzo, Manlio, *Profilo dei dialetti italiani*, Pisa, Pacini Editore, 1977.

Pomaro, Gabriella, *I ricettari del fondo Palatino della Biblioteca Nazionale Centrale di Firenze. Inventario*, Firenze/Milano, Giunta Regionale Toscana/Editrice Bibliografica, 1991.

Rapisarda, Stefano, *Il «Thesaurus pauperum» in volgare siciliano*, Palermo, Centro di studi filologici e linguistici siciliani, 2001.

REW = Wilhelm Meyer-Lübke, *Romanisches etymologisches Wörterbuch*, Heidelberg, Winter, 1968.

Rohlfs = Rohlfs, Gerhard, *Grammatica storica della lingua italiana e dei suoi dialetti*, Torino, Einaudi, 1966–1969.

Savorgnan di Brazzà, Francesco, *Tecnici e artigiani in Francia*, Roma, La Libreria dello Stato, 1942.

Siggel, Alfred, *Arabisch-Deutsches Wörterbuch der Stoffe*, Berlin, Akademie-Verlag, 1950.

TLIO = Beltrami, Pietro/Squillacioti, Paolo (dir.), *Tesoro della lingua italiana delle Origini*, Firenze, Istituto del CNR Opera del Vocabolario Italiano, 1997–, http://tlio.ovi.cnr.it/TLIO.

TLL = *Thesaurus linguae latinae*, Leipzig, Teubner, 1900–; München, Bayerische Akademie der Wissenschaften (in corso), http://publikationen.badw.de/de/thesaurus/lemmata.

Tosatti, Silvia Bianca, *Trattati medievali di tecniche artistiche*, Milano, Jaka Book, 2007.

Varvaro, Alberto/Sornicola, Rosanna, *Vocabolario etimologico siciliano*, Palermo, Centro di Studi Filologici e Linguistici Siciliani, 1986.

Ventura, Emanuele, *La «Chirurgia Magna» di Bruno da Longobucco in volgare*, Berlin/Boston, De Gruyter, 2020.

Vignuzzi, Ugo, *Il volgare degli Statuti di Ascoli Piceno del 1377–1496*, Italia dialettale 38 (1975), 90–189.

Wehr, Hans, *A dictionary of modern written Arabic*, english edition ed. Milton Cowan, J., Wiesbaden, Harrassowitz, 1961.

Zecchin, Luigi, *Vetro e vetrai di Murano*, 3 voll., Venezia, Arsenale, 1987.

13

Per una ricognizione del lessico tecnico del *Trattato della miniatura*. Prime osservazioni sui verbi

Eleonora Colla

Riassunto Si presentano quindici voci lessicografiche relative a verbi di significato tecnico attestati nell'anonimo *Trattato della miniatura* tardo-cinquecentesco. Le voci danno la totalità delle attestazioni e delle accezioni del termine nel *Trattato*, fornendo inoltre, grazie al confronto con altri repertori lessicali, numerose retrodatazioni e riscontri coevi che permettono di capire se il termine è di scarsa diffusione o ben saldo nella lingua dei ricettari.

Abstract Fifteen lexicographical entries are presented relating to verbs used with technical meaning in the anonymous late sixteenth-century *Trattato della miniatura*. The entries provide all the occurrences and meanings of the term in the *Trattato*, also permitting, based on comparison with other lexical repertoires, many backdatings and comparisons with contemporary texts that allow us to understand whether a term was, or was not, widely used, well known and frequent in recipe books.

Parole chiave *Trattato della miniatura* – tecnicismi – schede lessicografiche riferite a verbi

1 Introduzione

Il presente contributo si propone di analizzare un campione selezionato di verbi tecnici impiegati nel *Trattato della miniatura*, una raccolta di 104 ricette tecnico-artistiche che si costituì nel ducato di Urbino nella seconda metà del Cinquecento. L'analisi si sviluppa attraverso la redazione di schede lessicografiche finalizzate a documentare l'uso, il significato settoriale e la vitalità dei lemmi nel lessico artistico italiano dalle prime attestazioni al Seicento, con l'obiettivo di valorizzare il patrimonio terminologico veicolato dall'opera.

© 2026 THE AUTHOR(S) | HTTPS://DOI.ORG/10.1515/9783111706726-014

Il *Trattato della miniatura* è trasmesso integralmente da tre manoscritti[1] ed è suddiviso dal punto di vista contenutistico in tre sezioni ben riconoscibili: le prime 25 ricette sono dedicate alla preparazione dei colori, ad esempio *Azurro oltramarino e biadetto, Verdetto e verde azzurro, Giallolino, Cenabro* etc.; seguono circa 50 ricette che illustrano le modalità di resa degli elementi paesaggistici naturali e artificiali, ad esempio *Fingere una pioggia, Scogli e luoghi herbosi alquanto lontani, Villaggi e terre lontane, Sassi, casamenti, prati e nube in carta azurra e bianca*, etc.; infine, le ultime 29 ricette offrono indicazioni per l'esecuzione di vesti e incarnati, ad esempio *Veste di minio, Veste paonazza, Carnagione di vecchio, Carnagione di morto* etc. La successione ordinata dei contenuti, costantemente riprodotta nei tre testimoni integrali, costituisce un tratto distintivo dell'opera, che si differenzia così dalla maggior parte dei ricettari di ambito artistico oggi noti, di norma soggetti a interpolazioni, aggiunte eterogenee e aperture verso ambiti pratici disparati (Clarke 2013; Del Savio 2020).

I principali studi che si sono occupati dell'opera hanno messo in luce il contesto storico-culturale in cui il trattato si formò e discusso le ipotesi attributive (cf. almeno Hermens 1995; 2006; Buzzegoli et al. 2000; Baroni 2013; Mangani/Tomasi Tongiorgi 2013; Mander 2018). La paternità del *Trattato* è stata variamente attribuita a Gherardo Cibo, botanico e illustratore attivo in area marchigiana nella seconda metà del Cinquecento, o a Valerio Mariani da Pesaro, miniatore al servizio di Francesco Maria II della Rovere tra il 1603 e il 1620. Pur senza entrare nel merito delle diverse ipotesi emerse nel dibattito attributivo, e senza escludere che entrambe le figure abbiano contribuito in qualche misura alla costituzione del testo, vale la pena sottolineare che esse operarono nel territorio del ducato di Urbino tra la seconda metà del Cinquecento e la prima metà del Seicento, ed è dunque in questo preciso contesto storico e geografico che va collocata la genesi dell'opera, espressione di una tradizione tecnico-artistica ancora molto vitale nel secondo Cinquecento.[2]

Le schede lessicografiche sono così strutturate:

Entrata: il lemma analizzato compare a intestazione, seguito dalla categoria grammaticale e dalla definizione tra apici. La definizione è formulata in modo tale

1 Yale, Beinecke Rare Book and Manuscript Library, 372; Leida, Universiteitsbibliotheek, VGG 5q; Verona, Biblioteca Capitolare, CCCCXXX-3. La collazione dei testimoni, condotta in vista dell'edizione critica del testo, ha individuato nel manoscritto di Yale il testimone più completo e affidabile, che è dunque stato scelto come manoscritto base per l'edizione.

2 Nel presente contributo, al fine di stabilire la cronologia delle attestazioni dei lemmi analizzati, per il *Trattato della miniatura* si è fatto riferimento alla datazione *ante* 1620. L'indicazione di questo anno compare, infatti, nelle prime carte dei manoscritti di Yale e Leida, che riportano, in maniera concorde: «Della miniatura del signor Valerio Mariani da Pesaro miniatore del serenissimo signor Duca d'Urbino [...] in Padoa [...] l'anno MDCXX».

da rendere ragione dello specifico significato del lemma nel testo; non ne vengono fornite altre accezioni. In rari casi, in nota si fa riferimento ad altre sfumature semantiche tecnico-settoriali che il lemma può aver assunto in altri testi specialistici (ricettari, trattati d'arte, etc.). Se possibile, la definizione si basa su quelle già rilevate dai vocabolari storici consultati (TLIO e GDLI); in altri casi, si fa riferimento a contributi che hanno analizzato dal punto di vista storico-linguistico il termine o altri termini ad esso collegati; raramente, la definizione è basata in via esclusiva sull'analisi semantica dei contesti citati del *Trattato della miniatura*.

Occorrenze: sono elencate le occorrenze del lemma nel *Trattato*, seguite dall'indicazione tra parentesi del numero della pericope (cifre romane) e della ricetta (cifre arabe) in cui compaiono (se il numero di contesti individuati è elevato, si è operata una selezione dei più significativi e si è indicato il numero complessivo preceduto da tot. = totale).

Etimologia: di ogni vocabolo viene segnalata l'etimologia, seguita dal riferimento al dizionario etimologico da cui essa è tratta (DEI, DELIN, LEI); nei casi in cui il lemma oggetto di analisi non abbia trovato riscontro negli strumenti citati, si è fatto riferimento all'etimo proposto da GDLI e TLIO.

Prima attestazione: si indica il testo (seguito dalla relativa datazione) in cui il lemma è comparso per la prima volta in assoluto, e si sa la definizione, tra apici, dell'accezione assunta dal lemma in tale occorrenza.[3]

Prima attestazione del tecnicismo: si indica il testo in cui il lemma analizzato occorre per la prima volta nell'accezione specifica in cui compare nel *Trattato della miniatura*, riportando di seguito i contesti in cui è rilevato (se il numero di contesti individuati è elevato, si è operata una selezione dei più significativi e si è indicato il numero complessivo preceduto da tot. = totale).

Corrispondenze: è indagata la vitalità del lemma in ambito prettamente artistico, dalla prima attestazione (in base a quanto è noto) fino alla data limite del *Vocabolario toscano dell'arte del disegno* di Filippo Baldinucci (1681).[4] Le opere e le banche dati consultate sono:

- il database *Art theorists of the italian Renaissance* (ATIR–The University of Chicago Library) in cui sono inseriti in versione completa i trattati d'arte e architettura pubblicati tra il 1470 e il 1775. Da questo database sono in parti-

3 La prima attestazione dei lemmi esaminati e la relativa definizione sono rilevate dai vocabolari storici di riferimento (TLIO, GDLI e, raramente, Crusca V) o dall'indagine condotta nel Corpus OVI. Non si darà conto in bibliografia delle opere citate in questa sezione, per cui si rimanda alla bibliografia dei vocabolari (per il TLIO e il Corpus OVI, si fa riferimento alla raccolta dei dati bibliografici dei *corpora* testuali dell'OVI, ovvero alla *Bibliografia dei testi volgari*, disponibile all'indirizzo http://pluto.ovi.cnr.it/btv).

4 Anche in questo caso, si è operata una selezione dei contesti più significativi.

colare estratti i contesti provenienti dalle seguenti opere: Paolo Pino, *Dialogo di pittura* (1548); Benedetto Varchi, *Due lezzioni* (1549); Raffaello Borghini, *Il riposo* (1584), Giovan Paolo Lomazzo, *Trattato dell'arte della pittura* (1584).[5] Per alcune opere si è preferito invece fare riferimento al testo pubblicato in edizioni più recenti: si tratta di Cennino Cennini, *Il libro dell'arte* (1396-1437); Leonardo da Vinci, *Libro di pittura* (ante 1540); Giorgio Vasari, *Le vite* (1568); Giovan Battista Armenini, *De' veri precetti della pittura* (1586). Per il già citato *Vocabolario* di Baldinucci, si è fatto riferimento direttamente alla stampa del 1681;

- il corpus dell'*Archivio e dizionario digitali dei primi ricettari artistici in lingua italiana (fine XIV–XVI secolo)* – ArDIRe, grazie al quale è stato possibile interrogare i testi dei ricettari artistici databili tra il secolo XIV e il XVI; la ricerca si è inoltre avvalsa dell'analisi dei contesti restituiti dall'interrogazione dell'intero Corpus OVI;
- i contesti citati all'interno delle voci dei principali vocabolari e dizionari storici: il TLIO, il GDLI, la quinta edizione del *Vocabolario della Crusca* (Crusca V).

Come si vedrà, ad eccezione di tre lemmi che si configurano come latinismi, *caricare, contornare, velare*, la maggior parte dei verbi analizzati sono il risultato di meccanismi di derivazione e hanno come base un sostantivo. È il caso dei verbi denominali ottenuti tramite l'aggiunta del suffisso *-eggi-* come *campeggiare, fioreggiare, tratteggiare, verdeggiare*,[6] del parasintetico *ingiallire* (da *giallo*: cf. l'etimologia nella scheda lessicografica, §1; un'analisi dei derivati di *giallo* in Cantoni/Fresu 2013) o del lemma *granire*, ottenuto per conversione a partire da *grana* (cf. scheda lessicografica). È interessante notare inoltre che anche qualora i lemmi siano formati grazie all'aggiunta di un prefisso a una base verbale, tale base è di origine denominale (e talvolta rimanda a un lemma tecnico-settoriale): è il caso delle trafile di *bozza* → *bozzare* (etimologia di *abbozzare* nella scheda lessicografica, §1) → *abbozzare*; *macchia* → *macchiare* → *ammacchiare*; *fiore* → *fioreggiare* → *sfioreggiare*. Meno attestata la classe dei prefissati, *ricacciare* da *cacciare*, *ritoccare* da *toccare*, e residuale la presenza della parasintesi, riscontrata come meccanismo derivativo per l'unico lemma *addolcire*, formato a partire dall'aggettivo *dolce*.

---

5 Per tali opere si è fatto riferimento alle edizioni presenti nel database, utilizzato per l'interrogazione del testo e l'estrazione automatica dei contesti.

6 Cf. Grossman (2004, 450): «Il suffisso *-eggi-* è produttivo, in particolare nei registri informali, nella formazione di verbi soprattutto intransitivi, ma anche di verbi solo transitivi oppure transitivi e intransitivi, perlopiù non pronominali, a partire da tutti i tipi di basi, derivate o meno. I derivati in *-eggi-* rappresentano circa il 47% dei verbi denominali suffissati».

Il risultato del confronto con il *corpus* di testi di riferimento ha inoltre evidenziato la fortuna disomogenea dei verbi selezionati: alcuni lemmi sono attestati in modo ricorrente e continuativo lungo l'arco cronologico considerato, altri sembrano avere una circolazione assai più limitata, con rare o nulle occorrenze al di fuori del *Trattato della miniatura*. In particolare, verbi come *contornare*, *ritoccare*, *tratteggiare* e *velare* presentano un'ampia diffusione nei trattati teorici coevi, a conferma del loro radicamento all'interno del linguaggio tecnico-artistico tra secolo XVI e XVII. Al contrario, lemmi come *abbozzare*, *addolcire*, *caricare* e *sfioreggiare*, nella specifica accezione semantica in cui compaiono nel *Trattato*, mostrano un grado di vitalità molto ridotto e tendono a configurarsi come elementi terminologici estremamente specifici, di rara attestazione in altri contesti. Del tutto privi di corrispondenza sono poi i verbi *ammacchiare* (nel significato 2) e *fioreggiare*, dei quali non si sono riscontrate occorrenze in altri testi. Su un campione di quindici verbi analizzati, dunque, ben sette sono poco o per nulla attestati – nel significato con cui compaiono nel *Trattato* – nella letteratura artistica precedente e coeva, nei ricettari di uso pratico o nei trattati teorici analizzati: questo dato è indicativo della notevole densità lessicale che caratterizza l'opera, e conferma la necessità di uno studio sistematico dei suoi tecnicismi, indispensabile per una migliore comprensione delle pratiche artistiche tra Cinquecento e Seicento.

È interessante rilevare, inoltre, che – come evidenziato dalle schede lessicografiche – le corrispondenze dei lemmi analizzati si riscontrano solo raramente nei ricettari e hanno invece maggiore frequenza nei trattati d'arte, a conferma del fatto che il *Trattato della miniatura* si distacca progressivamente dalla descrizione strettamente connessa alla pratica tipica dei ricettari e si configura come una tappa significativa nell'evoluzione verso la forma più compiuta del trattato rinascimentale.

Tra le opere poste a confronto, il *De' veri precetti* di Giovan Battista Armenini si distingue per l'elevato numero di corrispondenze: ben otto lemmi risultano attestati nell'opera con un'accezione semantica pienamente sovrapponibile a quella documentata nel *Trattato della miniatura*. Il testo di Armenini si configura pertanto come una fonte privilegiata per la ricostruzione della terminologia pittorica cinquecentesca e costituisce, nel *corpus* esaminato, il riferimento più stabile per la verifica e la comparazione dei significati tecnici individuati nelle schede. Tale convergenza lessicale suggerisce non solo una comune base terminologica, ma anche una più ampia condivisione di pratiche e modelli all'interno della cultura artistica coeva.

2 Schede lessicografiche

Abbozzare v. 'coprire con diversi strati di colore per rifinire le tinte'.[7]

Occorrenze:[8] LXVI.3-5 «Per velare *e* abozzare le sudette macchie sopra quella d'indico e terra rossa si fa con acqua verde *e* indico, overo in cambio d'ocria, giallo de' vasari *e* indico; poi s'illumina con detto giallo solo, non vi vuole ocria per abbozzare, ma il giallo de' vasari, overo poco con il giallo li dà gratia, e del rosetto. Nella macchia d'ocria *e* indico è bono velare o abozzare, come s'è detto, con giallo de' vasari con poco d'ocria, acqua verde *e* indico: si può ancora mischiare un poco di biadetto, volendo l'arbore più verde. Ancora sopra questa macchia *e* l'altra di sopra si può velare, o abbozzare, essendo la macchia chiaretta, con giallo de' vasari e biadetto, ma che le sia giallo assai, perché quando si secca, resta poi più verde che giallo, e da principio fa il contrario, e se vorrà un verdetto più vago, si aggiunge un poco di biadetto e biacca».

Prima attestazione: 1553, Ascanio Condivi, *Vita di Michelagnolo Buonarroti*, nel significato di 'dare a un'opera d'arte la prima forma così alla grossa' (GDLI s.v.).

Prima attestazione del tecnicismo: 1586, Armenini (1988) «dei quali prima si abozzano con i color sodi, però con quelli avertimenti e con quelle tinte, che si posson far migliori e più proprie, di maniera tale che si veggano essere condotte appresso il lor fine, perché la maggior importanza delle bozze consiste a dover pore ter-

7 Per la discussione delle altre accezioni in cui il lemma occorre in testi di carattere tecnico-artistico si vedano GDLI s.v., che tratta il significato comune di 'Dare forma a un'opera', e Cerasuolo (2014, in particolare 54), per le occorrenze *ante* 1540 di *abbozzare* «porre le figure disgrossatamente» in Leonardo (1995) e *abbozzo*. La definizione qui fornita si basa sull'analisi del lemma condotta in Quaglino (2025, 212-213): la studiosa rileva come, in Armenini, *abbozzare* e *bozzare* assumano il più specifico significato di 'dare le prime mani di colore a corpo'. Si noti che nel *Trattato* l'azione è posta in parallelo, in tre contesti su quattro, alla tecnica della *velatura*: non è chiaro dai contesti se i due verbi siano usati come sinonimi o rimandino a tecniche alternative; in ogni caso, *velare* e *abbozzare* appaiono accomunati dal riferimento all'azione di ripassare una stesura di colore realizzata in precedenza.

8 I contesti citati, tratti dall'edizione in corso di allestimento (cf. nota 1), sono trascritti secondo i seguenti criteri, per cui cf. Castellani (1952, 11-18): i grafemi dell'originale sono conservati fedelmente, a eccezione delle alternanze tra *u*/*v* e *i*/*j* ricondotte all'uso moderno come accenti, apostrofi, maiuscole e minuscole, separazione delle parole; le abbreviazioni sono sciolte in corsivo; sono stati conservati i nessi grafici di ascendenza latina *-ti-* + vocale, *-tti-* + vocale, *h* etimologica o pseudoetimologica, l'oscillazione tra scempie e doppie. Per i contesti citati nella sezione *Corrispondenze* si mutuano i criteri adottati nelle edizioni moderne da cui sono tratti.

minatamente e con molta unione tutte le cose a i loro proprii luoghi»;[9] «ci sono alcuni che nel fare i panni verdi tengono novo modo, pigliano del smalto grosso con giallo santo, e quelli mesticati insieme sù la pietra ne fanno nascere un verde bonissimo per lo abozzar quelli, i quali asciutti li velano col verderame, che dentro habbia vernice commune, la qual si suol mettere in tutti i colori quando si velano gli altri che vi è sotto».

Etimologia: da *bozzare* (DEI s.v.); il DELIN s.v., riconduce direttamente a *bozza*, e considera il verbo originato da un meccanismo di parasintesi.

Corrispondenze: Vasari (1568) «E così si vede che, seccata questa mestica, lo artefice, o calcando in cartone o con gesso bianco da sarti disegnando, l'abbozza: il che alcuni chiamano imporre. E, finita di coprire tutta, ritorna con somma diligenza lo artefice da capo a finirla, e qui usa l'arte e la diligenza per condurla a perfezione; e così fanno i maestri in tavola a olio le loro pitture».[10]

Addolcire v. 'ammorbidire i colori, attenuare la crudezza delle tinte' (GDLI s.v. §11).[11]

9 Cf. Cerasuolo (2014, 131): «L'autore infatti distingue nettamente due fasi nell'esecuzione di un dipinto, e enfatizza la necessità che ad entrambe si dedichi tutta la cura e l'attenzione possibile. I lavori ‹prima si abbozzano con i colori sodi›, cioè con stesure preparatorie a corpo, di cui va curata la qualità e la adeguatezza, ‹con quelli avertimenti e con quelle tinte, che si posson far migliori e più proprie›. Queste ‹bozze›, avverte l'autore, andranno condotte nella maniera più completa e meditata possibile, per far sì che le tinte già si pongano oculatamente ‹a i loro propri luoghi›, facilitando così la fase successiva, in cui ‹se li ritorna sopra per dover dare l'ultimo fine›. Questo delle finiture è decisamente un tema che sta particolarmente a cuore ad Armenini, che non solo gli dedicherà un capitolo apposito, il decimo, ma coglie ogni occasione per sensibilizzare i giovani artisti sull'importanza di una fase che ritiene fondamentale, anche se sempre più colpevolmente trascurata ai suoi tempi. Per questo motivo descrive particolareggiatamente un procedimento di cui non troviamo che pochi oscuri cenni in altri autori contemporanei, anche se si può ritenere che fosse estremamente diffuso».

10 Cf. Vasari (1568, 131–132): «L'abbozzo di cui parla Vasari è evidentemente la stesura di colori a corpo descritta da Armenini, come si desume anche dal fatto che con essa si debba ‹coprire tutta› la superficie. [...] Su questa ‹bozza› a corpo quindi si torna nuovamente, per ‹condurla a perfezione›, con una stesura finale che tutto lascia credere analoga a quella descritta dal faentino [scil. Armenini], e infatti non a caso nel descriverla anche Vasari insiste enfaticamente sulla ‹diligenza›: ‹ritorna con somma diligenza lo artefice da capo a finirla, e qui usa l'arte e la diligenza per condurla a perfezione›».

11 In tutte le occorrenze nel *Trattato* il lemma compare nell'espressione *unire et addolcire*. I due termini sembrano dunque indicare azioni che si susseguono a stretto giro: l'unione di diversi colori permette di ottenere una tinta più uniforme, in cui i tratti più vivaci sono smorzati a favore di una maggiore omogeneità.

Occorrenze: XXIX.3 «e per unire et adolcire poi con indico solo ben stemprato, toccando i luoghi più scuri, che fai bene»; XXX.3 «si tirarà sopra la pioggia, e poi si tiri con la biacca sola sopra la pioggia, nubi e cielo per unire et adolcire».

Prima attestazione: XIII primi decenni, *Proverbia que dicuntur*, nel significato di 'farsi mite, temperato, meno rigido [del clima]' (TLIO s.v. §2.1).

Prima attestazione del tecnicismo: Vasari (1550/1568) «Fecegli fare lo spedalingo di Santa Maria Nuova una tavola, la quale vedendola abbozzata, gli parvero, come colui ch'era poco intendente di questa arte, tutti quei Santi, diavoli, avendo il Rosso un costume nelle sue bozze a olio fare certe arie crudeli e disperate, e nel finirle poi addolciva l'aria e riducevale al buono».

Etimologia: da *dolce* (DELIN s.v.).

Corrispondenze: Lomazzo (1584) «per dipingere una sola veduta d'un solo corpo humano, habbiamo ordinato sei mistioni di colori diversi, non per questo il pittore ha di lasciare di far l'officio suo, che è d'addolcire, et confundere in tal modo, et con tal'arte questi colori diversi che appaiano d'un colore con la carne».

Ammacchiare v., 1. 'macchiare, offuscare, sporcare' (GDLI s.v.[2]); 2. 'stendere la macchia, ovvero la stesura cromatica iniziale che fissa le immagini nei toni essenziali' (GDLI s.v. *macchia* §11).

Occorrenze: 1. XXII.2 «ma sopratutto vole esser chiara, e quasi bianca, nonché trasparente come vetro, perché essendo tale, l'acqua non rimarrà amacchiata, né ammacchiará i colori»; 2. LVI.1 «Fa assai bene amacchiando prima con bol'armenio solo, overo con un poco di biacca secondo che ha da esser più chiaro o più scuro, e poi si vela»; LXXVIII.1 «ancora vi si può mettere della biacca, *e* amacchiare tutto il campo che vuoi colorire facendo li contorni con il verde più stretto e manco stretto».

Prima attestazione: sec. XIV, *Cassiano volg.*, nel significato di 'sporcare, corrompere' (TLIO s.v.).

Prima attestazione del tecnicismo: 1. XVI seconda metà, *A far littere de oro* (Torresi 1992) «avertisci a non mescedare ne la caldara quando bolle né la pria né la secunda volta cum ferro, chè se amachiaria»; 2., nessuna occorrenza rilevata.

Etimologia: da *macchiare* (TLIO s.v.).

Corrispondenze: nessuna corrispondenza rilevata.

Campeggiare v. 'stendere uno strato di colore su un'area determinata' (Quaglino 2025, 212).

Occorrenze: LXXVIV.1 «In questo colore vi si può mescolare un poco di biacca, *e* anco senza si può fare, e campeggiare tutto il luogo che vuoi colorire con detto colore»; LXXXVI.1 «poi pigliarai un poco d'oro macinato e vi mescolarai un poco di terra gialla, e con detta mistura campeggiarai per tutti li luoghi dove saranno aste».

Prima attestazione: sec. XIII terzultimo decennio, Bonvesin, *Volgari*, nel significato di 'aver spazio per agire liberamente e con protagonismo' (TLIO s.v. §1.4).

Prima attestazione del tecnicismo: 1396-1437, Cennini (2019) «è buono in secco con tempera di rossume d'uovo, a fare arbori e verdure, a campeggiare, e chiaregiarlo con giallorino» (tot. 57 occ.).

Etimologia: da *campo*; cf. fr. *échampir* (DEI s.v.[2]).

Corrispondenze: *Trattato universale dei colori* (Muzio 2012), 1440-1480 «Se tu campeggie de verde, la pezzola de lo giglio è l'ombra sua» (tot. 3 occ.); Leonardo (1995), av. 1540 «e se tal campo sarà men bianco che 'l colore ch'in lui campeggia, allora il campeggiante spiccherà per sé medesimo dal suo differente sanza altro aiuto di termine oscuro»; Vasari (1568) «Usava Buonamico, per fare l'incarnato più facile, di campeggiare, come si vede in questa opera, per tutto di pavonazzo di sale».

Caricare v. 'rendere più intenso (un colore, un'ombra)' (GDLI s.v. §15, LEI 12 557 19-24).

Occorrenze: XXV.12 «Nemeno nel'oscurarle o ritoccarle si lasciaranno in modo che paiano esser fatte in doi volte, ma solo oscurarle col caricarle più d'inchiostro»; LXXII.3 «et in alcuni luoghi bisognarà di caricare co*n* minio solo, in alcuni con cinabro, et in alcuni altri con lacca rossa o con lacca fina, et in alcuni ancora con lacca e biacca mista»; LXXII.4 «poi dove sarà bisogno arrossire, giallire e chiarire o caricare con minio, si farà secondo il parere del pittore».

Prima attestazione: 1239/1248, Guido Faba, *Gemma*, nel significato di 'farsi carico, accollarsi, addossarsi' (TLIO s.v. §2.7.1).

Prima attestazione del tecnicismo: *Trattato della miniatura*, contesti citati.

Etimologia: dal lat. tardo CAR(R)ICĀRE, da CARRUS (DEI s.v.).

Corrispondenze: Neri (2001), 1612 «In effetto il caricare o non caricare il vetro di colore, si deve fare secondo i lavori che si hanno a fare» (Crusca V s.v.); Baldinucci (1681) «Quando lo scuro degli occhi [...] o il rosso della bocca dall'artefice sarà caricato tanto, che non avrà quello scuro o quel rosso alcuna proporzione con il carnicino del viso».

Contornare v., 1. 'circondare, cingere' (GDLI s.v. §1); 2. 'tracciare il contorno di una figura, talvolta in rapporto all'azione di rilevarne gli scuri'.

Occorrenze: 1. XXV.27 «Al contrario, con ogni industria e giuditio Alberto Duro *e* il s*igno*r Ghirardi fecero gl'arbori pigliando una maniera mezzana contornando i loro arbori con li suoi rami gratiosamente disposti»; 2. LXXXI.2 «e ricacciare li scuri con fuligine, e contornare anco detto panno, ove saranno certi scuri»; XC.1 «Si dà una mano d'acquarella di terra gialla, e si contorna et si adombra sempre con fuligine»; XCIV.3 «ultimam*en*te per contornare e ricacciare li luoghi più scuri, si fa il berettino un poco più scuro»; XCV.2 «poi lo contornarai *e* adombrarai con acquarella di terra rossa, e si ricacci con berettino per tutto il campo» (tot. 6).

Prima attestazione: XIII ex., *Tesoro* volg., nel significato di 'volgersi (pron.)' (TLIO s.v.).

Prima attestazione del tecnicismo: Pino (1548) «ma havendo il giudicio, voi imparerete la circonscrittione, il ch'intendo che sia il profillare, contornare le figure, et darle chiari, et scuri à tutte le cose, il qual modo voi l'addimandate schizzo».

Etimologia: dal lat. tardo *CONTORNĀRE, cf. fr. ant. *contourner* (DEI s.v.).

Corrispondenze: Varchi (1549) «Oltre troviamo nella Pittura dificilissimo molto il contornare et ombrare le figure dove veggiamo molti artefici che le contornano perfettamente et ombrando le guastano alcuni altri male le dintornano et ombrandole con gli abagliamenti et lumi le fanno parer miracolo»; Vasari (1568) «pigla lo artefice, che ha fatto il cartone un pennello di nero temperato, quando tutta l'opra è insieme commessa in terra; et tutta sul marmo la tratteggia, et proffila, dove sono gli scuri, a guisa che si contorna, tratteggia, et proffila con la penna una carta», «Andrea con un girar di pieghe molto ricco, e con alcune ammaccature dolci, sempre contornava le figure in modo, che si vedeva l'ignudo»; Lomazzo

(1584) «Tirando via il quadro, et tenendolo appresso con una grandissima canna, et punta di Carbone legata in cima andarai dietro a lineare, da un canto contornando la figura secondo le graticole che hai nel quadro appresso»; Armenini (1988), 1586 «si vien a pore i contorni e le membra secondo che si vede per quella diritta su la carta di mano in mano e, finito di contornarlo, si ombra similmente col medesimo modo», «il che fatto, se li contorna di novo i segni col pennello e si aiutano bisognando; dopo si vien di subito con le mestiche bozzando», «ma secondo Plinio fu l'inventore Gige Lidio d'Egitto, il quale dice che, essendo al fuoco e risguardando la sua ombra, tolse un carbone e contornò se stesso»; Baldinucci (1681): «con questa differenza, che doue nel Fiorito il sottilissimo profilo bianco circonda alcune macchie di più forme piccole; in questo lo stesso profilo contorna macchie grandi».

Fioreggiare v. 'distribuire macchie di colore su uno strato uniforme per abbellire' (cf. *sfioreggiare*).

Occorrenze: LXI.1 «Si fa la macchia di verde *e* indico con biadetto mischiati, poi di sopra per far l'arboro s'opera ocria con verdetto mischiati, poi si fioreggia co*n* ocria e biacca»; LXII.2-3 «e volendo far l'arbore giallo, si comincia a colorire con biadetto, ocria e giallos*an*to; ma volendo che sia chiaro e gialligno, come se fusse novello, si fa co*n* indico e giallosanto; poi si copre con verde e giallosanto; poi fioreggia con giallosa*nt*o e biacca»; LXVII.2-3 «ma facendosi un arbore azurro in macchia oscura si piglia verdetto *e* indico, e sebene da principio paia oscura, come sarà secca si chiarirà, e tirarà all'azzurro; poi si fioreggia, c'habbia dell'azurro, o del gialletto» (tot. 4).

Prima attestazione: 1546, Niccolò Liburnio, *Le occorrenze umane*, nel significato di 'prosperare, essere in auge' (GDLI s.v. §2).

Prima attestazione del tecnicismo: *Trattato della miniatura*, contesti citati.

Etimologia: da *fiore*.

Corrispondenze: nessuna corrispondenza rilevata.

Granire v. 'sottoporre alla tecnica di granitura, punteggiare una figura'.

Occorrenze: «poi si cavano l'ombre con il negro fumo schietto senza granire, ma tratteggiare e granire ancora dove bisogna» (XCVIII.1); «si dà una mano d'acquarella di terra gialla e si granisce ove bisogna con cinabro» (CII.1).

Prima attestazione: sec. XIII seconda metà, Inghilfredi, *Rime*, nel significato estensivo di 'produrre frutto' (TLIO s.v. §1.1).

Prima attestazione del tecnicismo: 1586, Armenini (1988) come sostantivato «Ma a chi vuol diminuir questa fatica di non dover finirli coi tratti soli, poiché il granir li dissegni per tal via ne apporta tempo e stento poco giovevole, si fa in questa guisa».

Etimologia: da *grana*, ma DEI s.v. rimanda al lat. tardo e medioev. GRĀNĒSCERE.

Corrispondenze: nessuna corrispondenza rilevata.[12]

Ingiallire v. 'assumere o far assumere un colore giallo' (TLIO s.v.).

Occorrenze: «ben stemprato con acqua di gomma, acciò faccia manco corpo, e non ingiallisca troppo il verde» (LXXIII.7).

---

12 Il lemma è attestato anche tra 1396 e 1437 in Cennini (2019) «Per questo modo granisce e stampa le dette diademe», «e ccosì granisci e stampa in su la detta asse», dove *granire* (alternativo a *granare*, con lo stesso significato) sembra usato per descrivere la procedura grazie alla quale una superficie dorata viene trattata con uno strumento a punta fine arrotondata allo scopo di produrre sulla superficie una grana sottile e uniforme. Nel XVII secolo, Baldinucci (1681) riprende il termine riferendolo alla lavorazione dei metalli con cesello: «Granire. Far grana, dare la grana; termine usato da coloro, che lavorano figure di cesello; ed è quell'andar perquotendo i panni di esse figure, ed altre parti de' loro lavori, le quali voglion, che appariscano più grosse, con un piccolo martellino, ed un cesselletto sottile in punta, facendovi una certa rozzezza, che essi chiamano grana, forse perché ritiene la figura di piccolissimi granelletti»; anche in questo caso, dunque, la procedura conferisce un aspetto rugoso alla superficie. I due contesti non sono stati perciò inseriti nella sezione delle Corrispondenze perché non fanno riferimento alla tecnica pittorica cui rimanda il *Trattato*. Il sostantivo relativo alla tecnica, *granitura*, compare nel *Trattato* con 2 occorrenze: C.1 «poi tratteggiarai con l'istessa acquarella; dipoi li darai una mano di granitura di berettino più chiaro e più scuro secondo bisogna»; CI.1 «Campo o imprimitura per ritratti. Si fa così: si piglia un poco di negro fumo et un poco di cenabro a discretione e si dà una mano per tutto il campo dove vuoi, e poi con la granitura si riduce a perfettione». Il sostantivo è attestato nel Cinquecento nei *Due trattati* d'oreficeria di Benvenuto Cellini (1568), con il significato di «Fascia di piccoli punti disposti lungo l'orlo di una moneta o di una medaglia, su cui viene scolpita la leggenda» (GDLI s.v.[2] §4); è invece assente in Armenini, che preferisce sostantivare *il granire*. Assodata la varietà d'uso del termine, resta che la trattatistica dei secoli XIV–XVI non sembra consentire una precisa ricostruzione del percorso di diffusione della tecnica applicata alla pittura. In sintesi, il verbo *granire* sembra dunque riferirsi ad una varietà di tecniche, il cui significato si differenzia a seconda del contesto tecnico – doratura, pittura, scultura, calcografia – ma che rimanda in senso ampio all'operazione di inserimento di una fitta punteggiatura, finalizzata a rendere una superficie o un elemento pittorico finemente irregolare.

Prima attestazione:[13] 1282, Restoro d'Arezzo, *La composizione del mondo* (TLIO s.v.).

Etimologia: da *giallo* (DELIN s.v.).

Corrispondenze: Leonardo (1995), ante 1519 «Da cqual vernice si de' vernicare che non ingalli il calcidonio»; Vasari (1568) «vanno poi macinando i colori con olio di noce o di seme di lino (benché il noce è meglio, perché ingialla meno)»; Borghini (1584) «dando i colori temperati con olio di noce, o di l'inseme (ma meglio sia di noce, perche è piu sottile, e non ingialla i colori, ne' quali sia bene mescolare un poco di vernice) conducerete con diligenza à fine l'opera vostra»; Armenini (1988), 1586 «si netta con pezzette di panno lino, perché quando riman mal netto s'ingialiscono i colori col tempo».

Ricacciare v. 'rilevare con un'opportuna ombreggiatura i colori di una pittura per ottenere effetti di maggiore contrasto' (GDLI s.v. §17).[14]

Occorrenze: XXV.19 «e dove vanno le parti più oscure, vanno ricacciate con altre ombre, ma non mai s'atraversano a squadra»; LXXV.1 «*e* si ricaccierà con il tornasole nelli luoghi de' contorni e nelli luoghi più scuri»; LXXXVI.1 «e poi s'adombra con fuligine, e si ricaccia li scuri»; XCIV.3 «ultimam*en*te per contornare e ricacciare li luoghi più scuri, si fa il berettino un poco più scuro»; CII.1 «et i scuri si ricacciano con acquarella di negro fumo»; CIII.1 «e nelle ombre e scuri li ricacciarai con verde di giglio e zaffarano» (tot. 17).

Prima attestazione: 1305 ca., Paolino Pieri, *Cronica.*

Prima attestazione del tecnicismo: 1580, Cristoforo Sorte, *Osservazioni nella pittura* (Quaglino 2025; GDLI s.v.).

Etimologia: da *cacciare* (DELIN s.v.).

Corrispondenze: Lomazzo (1584) «Di qua si conchiude necessariamente per mio parere, che 'l pittore ha d'esprimere questo, et non altro effetto col pennello. Et se ciò osserverà, vederà come ricaccierà le figure, et le farà tondeggiare»; Armenini

---

13 In questo caso, la prima attestazione assoluta del lemma e quella del tecnicismo coincidono.

14 Si veda anche Quaglino (2025, 214), in cui è commentata la presenza del verbo in Armenini: «*Indolcire, ricacciare* e *riunire* presentano questa unica occorrenza nel trattato; indicano tecniche diverse ma esiti comuni: sia l'effetto di 'accordare i colori in un dipinto' sia, leonardianamente, quello di 'sfumare attraverso le ultime velature a olio'».

(1988), 1586 «si vien ritoccando, rilevando, indolcendo, velando e ricacciando le prefate cose»; «E così prima si riducono i contorni ne' proprii luoghi e dipoi si vien col medesimo trattegiando per più vie, ma con tal destrezza, che non te apporti a gli occhi crudezza né durezza alcuna, e si ricacia così fino a tanto che si vede finito a modo suo»; «si giunge spesse volte del nero ancora in questo primo scuro predetto di quelle due terre et è quando si vole ricacciar quella figura o quello ignudo con gli ultimi estremi»; «e nel fine poi piglia l'altra che è l'ultima scura, con la quale ricaccia il tutto fin a gli estremi fini, che dire si può che costoro facciano comparire le mestiche sopra il muro»; Baldinucci (1681) «Ricacciare. I Pittori dicono ricacciare, in significato di caricare di scuri le fatte pitture, per dare ad esse maggior rilievo, le quali perciò si dicono ricacciate».

Ritoccare v. 'rifinire un elemento pittorico dopo che il fondo si è già essiccato per dare maggior vivezza cromatica' (GDLI s.v. §9).[15]

Occorrenze: XXV.11 «e quando si vorranno alcune parti più scure, si toccaranno o rifaranno di nuovo le medesime ombre come saranno quasi che asciutte le fatte p*rim*a, e se non basta ritoccarle una volta, si ritoccaranno più volte, non atraversandole mai con altre ombre o altre nove linee. Nemeno nel'oscurarle o ritoccarle si lasciaranno in modo che paiano esser fatte in doi volte»; XXXIII.3 «Se*m*pre che bisogna ritoccare alcuna cosa, si lasciarà prima sciugare, e quasi che asciutte le cose prima colorite, poi si ritoccano»; XLVIII.1-5 «quando poi sarà asciutto, si potrà ritoccare con dette terre dove si vorrà il sasso più colorito, o più rossigno; e dove non si ritoccarà, restarà il colore quasi berettino [...]. Parendoci troppo chiari di colore, si potrà ritoccare di novo, che così riescera*n*no più senza haver corpo [...] e per farli più variati, poi che sarà asciutto il colore, si potrà ritoccare in varii luoghi con indico ben stemprato»; LXXIII.1 «e come sono quasi asciutte, si ritoccarà di nuovo col medesimo colore, così farà il verde più colorito e bello» (tot. 32).

Prima attestazione: ante 1334, Ottimo, *Purg.*, nel significato di 'trattare nuovamente' (GDLI s.v.).

15 Il lemma è largamente attestato nelle fonti nell'espressione *ritoccare a secco*, riferita alla tecnica dell'affresco (Cerasuolo 2014, 155-157); nel *Trattato*, il verbo *ritoccare* si riferisce esclusivamente all'azione di ripassare con acquerello una precedente stesura di colore, per rifinirne l'aspetto cromatico, ma è più volte sottolineato come questa operazione debba avvenire a seguito dell'asciugatura (parziale o totale) della stesura precedente (cf. contesti citati). Si è pertanto deciso di includere nelle corrispondenze anche i contesti che fanno riferimento alla tecnica applicata all'affresco, escludendo le attestazioni che invece rimandano a una più generica azione di rifinitura dell'opera artistica (per cui cf. GDLI s.v.).

Prima attestazione del tecnicismo: tra 1396 e 1437, Cennini (2019) «e lla carnazione più chiara [a]ombra con verdeterra ritocandolo poi in secco»; «e llascia stare di questo color biffo nel suo vasellino per ritocare li scuri»; «E nota che ogni cosa che llavori in fresco vuole essere tratto a ffine e ritoccato in secco con tempera».

Etimologia: da *toccare* (DELIN s.v.).

Corrispondenze: Leonardo (1995), ante 1519 «sfumato che tu hai, lascia secare, poi ritocca a secco con lacca e goma»; Vasari (1568) «Ma bisogna guardarsi di non avere a ritoccarlo co' colori che abbiano colla di carnicci, o rosso di uovo, o gomma o draganti, come fanno molti pittori; perché, oltra che il muro non fa il suo corso di mostrare la chiarezza, vengono i colori appannati da quello ritoccar di sopra, e con poco spazio di tempo diventano neri. Però quegli che cercano lavorar in muro, lavorino virilmente a fresco, e non ritocchino a secco; perché, oltra l'esser cosa vilissima, rende più corta vita alle pitture»; «fu cagione che insino a hoggi si sono in modo mantenute vive nei colori, ch'elle possono, ammaestrando quegli dell'arte, far loro conoscere quanto il ritoccare le cose fatte a fresco poi che sono secche, con altri colori», etc.; Borghini (1584) «e soprattutto è da guardarsi di non avere a ritoccare alcuna cosa co' colori che abbiano colla di limbellucci, o di rosso d'uovo, o di gomma, o di draganti; perciocché il muro non mostra la sua chiarezza et i colori ne vengono appannati et in breve spazio di tempo divengon neri. Perciò chi dipinge a fresco finisca a pieno ogni giorno l'opera sua senza averla a ritoccare a secco, che così le sue pitture avranno più lunga vita et egli ne sarà reputato miglior maestro»; Armenini (1988), 1586 «Capitolo decimo. Quanto sia laudabile il finir bene l'opere sue e quanto sia dispiacevole il fare all'opposito; con qual arte si rivede e si ritoccano le pitture che sono fatte a fresco, a secco et a olio per chi vuol condurle per eccellenza finite»; «Ma in quelle che vanno al coperto, se gli può usare perfetta unione con il ritoccarle a secco, perciò che, fatte che si hanno le bozze sode, mentre che la calce è freschissima e dipoi quando è asciutta, si può, con i colori finissimi, condurle a quella perfezzione che si vuole [...]. Quivi nel ritoccare i scuri alcuni ci sono, i quali se ne fanno uno di un acquarello di nero e lacca fina insieme, col quale ritoccano ancora i nudi, ne' quali fa un bellissimo effetto, perché vi tratteggiano sopra»; etc.; Baldinucci (1681) «Ritoccare a secco. Quello che fanno i pittori dopo aver finita la lor pittura a fresco e che già è secca la calcina dando nuovo colore a tempera o più chiaro o più scuro, o macchiando, o facendo tratti, o punteggiando, ove veggano bisognare, per dar più vivezza o rilievo alle figure, supplendo in questa parte al disordine della gran mutazione che fanno i colori dati su la calcina fresca, nel seccarsi che fa ella calcina, che bene spesso non può interamente provedere l'Artefice benché peritissimo; che però quasi sempre gli occorre l'avere a ritoccare alcuna cosa».

Sfioreggiare v. 'lo stesso che fioreggiare' (cf.).

Occorrenze: LXIII.1 «poi va coperta di giallosanto e biadetto et un poco di terra negra *e* forsi un poco di biacca, e poi sfioreggiato di giallosanto e biacca, ch'è assai vago».

Prima attestazione: 1565, Anton Francesco Doni, *La zucca*, nel significato di 'infiorettare o, anche, appesantire una narrazione storica o, in genere, un testo di particolari, di notizie, di aneddoti, di troppe nozioni, etc.' (GDLI s.v. §2).

Prima attestazione del tecnicismo: Lomazzo (1584): «comparendo però se non quei rami fuori del tronco che sostenevano le torchie overo lucignoli con diversi nascimenti et fine di foglie lunghe che si andavano a congiungere col gambo, anch'egli ornato, ma più grossamente per dar il moto dell'ornamento, et dello sfioreggiare ad essi rami oltre di ciò in forma di vasi si faceva il principio del tronco da cui non uscivano i rami à guisa di bastoni fatti con diversi corniciamenti et lavori come si usa nei tornei».

Etimologia: composto dal prefisso lat. *ex-*, con valore intens., e da *fioreggiare* (cf.; GDLI s.v.).

Corrispondenze: nessuna corrispondenza rilevata.

Tratteggiare v. 'raffigurare mediante la tecnica del tratteggio' (GDLI s.v. §1).

Occorrenze: XCVIII.1 «e poi si cavano l'ombre con il negro fumo schietto senza granire, ma tratteggiare e granire ancora dove bisogna»; XCIX.1 «Prima darai una mano d'acquarella di berettino p*er* tutto il campo che vorrai che finga marmo, e poi tratteggiarai con l'istessa acquarella».

Prima attestazione:[16] dal 1396 al 1437, Cennini (2019) «poi va raffermando con un pennello piccolo con inchiostro puro tratteggiando le pieghe, i dintorni, nasi, ochi e spelature di capelli e di barbe»; «e con acquarella d'inchiostro inn un vasellino va col detto pennello trattegiando l'andare delle pieghe maestre e poi va sfumando»; «tu puoi colorire alcuni vestimenti e trattegiare di colori ad olio»; «e con pennello puntìo sottile va ttratteggiando nasi, occhi, cavellature».

16 In questo caso, la prima attestazione assoluta del lemma e quella del tecnicismo coincidono.

Etimologia: da *tratto* (DELIN s.v.).

Corrispondenze: *Il taccuino Antonelli* (Torresi 1993), metà del serc. XV «A fare vergino da tratezare. Si dia tore vino biancho e cenere forte»; Pino (1548) «La terzia è la pratica del saper accomodare il vivo a buon lume; conoscere il bello, perché molte cose propie sono belle in sé, che fatte in pittura paiono isgraziate e goffe; aver buona maniera nel disegnare; saper [...] trattegiar di penna, ma lo chiaro e scuro è il più presto e più util modo e il migliore, perché si può ben unire il tutto e dar più mezze tinte e più chiare»; Vasari (1568) «quando ciò hanno commesso insieme e spianato di sopra tutti i pezzi de' marmi, così chiari come scuri e come mez[z]i, piglia l'artefice che ha fatto il cartone un pennello di nero temperato, quando tutta l'opra è insieme commessa in terra, e tutta sul marmo la tratteggia e proffila dove sono gli scuri, a guisa che si contorna, tratteggia e proffila con la penna una carta che avesse disegnata di chiaroscuro»; «Il niello, il quale non è altro che un disegno tratteggiato e dipinto su lo argento come si dipigne e tratteggia sottilmente con la penna, fu trovato dagli orefici fino al tempo degli antichi, essendosi veduti cavi co' ferri ripieni di mistura negli ori et argenti loro»; «se ben conoscevano gl'artefici che nelle pitture a tempera mancavano l'opere d'una certa morbidezza e vivacità che arebbe potuto arrecare, trovandola, più grazia al disegno, vaghezza al colorito e maggior facilità nell'unire i colori insieme, avendo eglino sempre usato di tratteggiare l'opere loro per punta solamente di pennello», etc.;[17] Armenini (1988), 1586 «Il primo adunque dicemo esser quello che si fa con

17 Altre occorrenze del verbo in Vasari (1568) si riferiscono alla tecnica applicata alla scultura; in tali contesti dunque *tratteggiare* sembra assumere la diversa accezione di 'scolpire con piccole incisioni' (GDLI s.v.), ad esempio «andare quella ritondando per fino ch'eglino venghino a un ferro piano più sottile del calcagnuolo, che ha due tacche et è chiamato gradina, col quale vanno per tutto con gentilezza gradinando la figura con la proporzione de' muscoli e delle pieghe, e la tratteggiano di maniera, per la virtù delle tacche o denti predetti, che la pietra mostra grazia mirabile»; «Hanno i pittori un'altra sorte di pittura che è disegno e pittura insieme, e questo si domanda sgraffito e non serve ad altro che per ornamenti di facciate di case e palazzi, che più brevemente si conducono con questa spezie e reggono all'acque sicuramente, perché tutti i lineamenti, invece di essere disegnati con carbone o con altra materia simile, sono tratteggiati con un ferro dalla mano del pittore [...] l'imbiancano tutta, et imbiancata ci spolverono su i cartoni overo disegnano quel che ci vogliono fare, e dipoi, agravando col ferro, vanno dintornando e tratteggiando la calce, la quale, essendo sotto di corpo nero, mostra tutti i graffî del ferro come segni di disegno», etc. Per questa specifica accezione semantica, cf. anche Baldinucci (1681) «à due tacche, e serve agli Scultori per andar lavorando con gentilezza le loro statue, dopo avere adoperata la subbia e 'l calcagnuolo; e con essa gradina vanno tratteggiando i muscoli, e le piegature de' panni, finché poi con un ferro pulito levati i segni della gradina, ripuliscono con lime torte e sottili, e danno morbidezza e perfezzione all'opere loro».

la penna solamente, tratteggiando dove si vede che vanno l'ombre»; «E così prima si riducono i contorni ne' proprii luoghi e dipoi si vien col medesimo trattegiando per più vie»; «et indi su quelle ombre poi si vadia leggiermente trattegiando o con punte di carboni o sia di lapis nero, e tante volte cosi vi si sopraponga i tratti, che si pervenga a gli estremi fini»; «Ma lavorasi poi li ignudi come di più difficultà nei loro muscoli col trattegiarli per piu vie con liquidissime ombre, di modo che si veggono condotti come di granito»; etc.; Baldinucci (1681) «Niello m. Lavoro, che è come un disegno tratteggiato, che si fa sopra oro, argento, o altro metallo, in quella forma, che si disegna, o tratteggia con la penna».

Velare v. 'coprire lo strato già asciutto di una pittura con una mano più leggera per ottenere particolari effetti e sfumature' (GDLI s.v.[3] §8; Quaglino 2025, 213: 'ripassare con stesure trasparenti').[18]

Occorrenze: XLIX.1 «Fatto il disegno in tutti i suoi luoghi più chiari, si toccano con la biacca, e come sarà secca si velarà con acquarella di tutte le sorte de colori che si vorrà»; LVI.1-2 «poi si vela con tornasole e biacca mischiati, e questo è facile e sbrigato [...] si ritoccarà per tutti i luoghi con acquarella fatta d'indico, e mezo che sciutto velare ogni parte con qualche meschia se ne parerà, ma l'indico deve esser fino»; LXVI.3-5 «Nella macchia d'ocria *e* indico è bono velare o abozzare, come s'è detto, con giallo de' vasari [...]. Ancora sopra questa macchia *e* l'altra di sopra si può velare, o abbozzare, essendo la macchia chiaretta, con giallo de' vasari e biadetto»; LXXIV.1-7 «e come sarà asciutto, la velarai con tornasole distemprato di fresco che sia bello [...] poi come è asciutto, si vela ultimamente con minio [...] e come è asciutto, si vela s*op*ra con lacca fina sottilmente [...]. Volendo ancora colorire un pomo granato, si ombreggia co*n* cinabro e terra negra; si velarà poi tutto di giallolino e zaffarano» (tot. 26).

Prima attestazione: sec. XIII seconda metà, Rustico Filippi, *Rime*, nel significato di 'coprire (rif. agli occhi)' (Corpus OVI; GDLI s.v.).

Prima attestazione del tecnicismo: Leonardo (1995), ante 1519 «poi vela chon laccha bella»; «togli giesso scagliolo e vela liquido la tua medaglia»; «aombrerai di lacca semplice gomata sopra la lacca sanza tempra, perché sanza tempra si vela sopra il cinabro temperato», etc.

Etimologia: dal lat. VĒLARE, derivato di VELUM 'velo' (DEI s.v.).

---

18 In Armenini (1988) il verbo compare per la prima volta riferito specificamente alla tecnica della velatura nella pittura ad olio.

Corrispondenze: Leonardo (1995), ante 1540 «e se tu avessi finito un'opera con esso verde semplice, e poi la velassi sottilmente con esso aloe sciolto in acqua, allora essa opera si farebbe di bellissimo colore»; «perché senza tempera si vela sopra il cinabro temperato a secco»;[19] Vasari (1568) «l'inchiostro poi con un poco d'acqua fa una tinta dolce che lo vela et ombra»; «E fu egli il primo che nel lavorare in fresco lasciasse il fare di verdaccio sotto le carni per poi con rossetti di color di carne e chiari scuri a uso d'acquerelli velarle, sì come aveva fatto Giotto e gl'altri vecchi pittori»; «Ma prima è necessario alle carni velare con quel rosso tutti i vetri e con quel nero fare il medesimo a' panni con temperargli con la gomma»; Borghini (1584) «e come che in una tavola vi occorra darne de' chiari, degli oscuri, de' vivi, e degli smorti, dee nondimeno il valente pittore talmente accomodargli, e velargli che facciano insieme un composto unito, il che gli verrà fatto s'egli adopererà i color più chiari nelle prime figure»; Armenini (1988), 1586 «Ma nelle bozze de i panni, che sono da velarsi, vogliono andar più crudi assai de gli altri, i quali è bene farli di quei colori medesimi manco fini. Ci sono alcuni che, nel fare i panni verdi, tengono novo modo: pigliano del smalto grosso con giallo santo e, quelli mesticati insieme su la pietra, ne fanno nascere un verde bellissimo per lo abozzar quelli; i quali asciutti, li velano col verderame, [...] perciò che questa volta quasi più presto si vela, che si coprano le cose, le quali son già condotte bene al segno e specialmente le carni»; «Ma ritorno a i panni, che a velare si usano; [...] si giunge poi con verderame un poco di vernice comune e di giallo santo e, cosi accompagnato, si vien velando tutto egualmente con un penello grosso di vaio»; «e dipoi, dove si vede esser bisogno, si vien ritoccando, rilevando, indolcendo, velando e ricacciando le prefate cose né a queste si lascia giamai minuzia ch'apena possa offender l'occhio», etc.; Baldinucci (1681) «Velare. Appresso i nostri Artefici, velare val tignere con poco colore e molta tempera (o come volgarmente si dice acquidoso o lungo) il colorito in una tela o tavola, in modo che questo non si perda di veduta, ma rimanga alquanto mortificato, e piacevolmente oscurato, quasi che avesse sopra di sé un sottilissimo velo».

Verdeggiare v. 'avere colore verde o tendere a tale colore; assumere tonalità, sfumature o riflessi di verde' (GDLI s.v. §1).

Occorrenze: I.19 «e questo è il migliore *e* più stabile colore, e non verdeggia in opera come il todesco asciutto»; LXX.3 «se li giunge più giallo de' vasari, o altro giallo, *e* havendo a verdeggiare biadetto o verdetto».

---

19 Sulle occorrenze di *velare* in Leonardo cf. Armenini (1988); Borghini (1584), per un'analisi della specifica tecnica cui il verbo fa riferimento nei diversi autori cf. Cerasuolo (2022, 233-237).

Prima attestazione: 1342, Boccaccio, *Amorosa visione* (cosiddetta redazione A), nel significato di 'avere colore verde vivo e intenso per la presenza di una rigogliosa vegetazione (un luogo, un territorio)' (GDLI s.v.).

Prima attestazione del tecnicismo: dal 1396 al 1437, Cennini (2019) «Tolli un pezzo di vetro bianco che non verdeggi».

Etimologia: da *verde* (DELIN s.v.); cf. il fr. *verdoyer* (DEI s.v.).

Corrispondenze: *Un trattato universale dei colori* (Muzio 2012), 1440-1480 «e serà zollo e guarda che la terra non tenga de ramo che lo farebbe verdeggiare»; Lomazzo (1584) «et ha il capo coperto d'un velo che verdeggia»; Baldinucci (1681) «Verdeggiare. Mostrarsi verde».

3 Bibliografia

Delle fonti online di séguito segnalate la data d'ultimo accesso è il 07.01.2026.

Armenini, Giovan Battista, *De' veri precetti della pittura*, ed. Gorreri, Marina, prefazione di Castelnuovo, Enrico, Torino, Einaudi, 1988.

ATIR = The University of Chicago Library, *Art theorists of the Italian Renaissance*, ed. by Chadwyck-Healey Inc., Cambridge, Chadwyck-Healey, 1997, https://www.lib.uchicago.edu/efts/ATIR/index.html.

Baldinucci, Filippo, *Vocabolario toscano dell'arte del disegno*, Firenze, Santi Franchi, 1681, https://www.google.it/books/edition/Vocabolario_toscano_dell_arte_del_disegn/E6KQ4kBHHK8C?hl=it&gbpv=0 (esemplare conservato all'Università Complutense di Madrid; anche edd. Accademia della Crusca/Fondazione Memofonte, 2024, https://baldinucci.accademiadellacrusca.org/).

Baroni, Sandro, *La trattatistica tecnica di Gherardo Cibo*, in: Mangani, Giorgio/Tomasi Tongiorgi, Lucia (edd.), *Gherardo Cibo. Dilettante di botanica e pittore di «paesi». Arte, scienza e illustrazione botanica nel XVI secolo*, Ancona, Il lavoro editoriale, 2013, 245–263.

Borghini, Raffaello, *Il riposo, in cui della pittura, e della scultura si favella*, Firenze, Giorgio Marescotti, 1584.

Buzzegoli, Ezio/Cardaropoli, Rachele/Kunzelman, Diane/Moioli, Pietro/Montalbano, Letizia/Piccolo, Michela/Seccaroni, Claudio, *Valerio Mariani da Pesaro. Il trattato «della miniatura». Primi raffronti con le analisi e le opere*, OPD Restauro 12 (2000), 248–256 e 205–206.

Cantoni, Paola/Fresu, Rita, *Giallo, giallume, gialleggiare. Processi di derivazione da cromonimi nella Crusca*, in: Tomasin, Lorenzo (ed.), *Il «Vocabolario degli Accademici della Crusca» (1612) e la storia della lessicografia italiana. Atti del X Convegno ASLI (Padova, 29–30 novembre 2012 – Venezia, 1° dicembre 2012)*, Firenze, Cesati, 2013, 167–181.

Cellini, Benvenuto, *Due trattati, uno intorno alli otto principali arti dell'oreficeria, l'altro in materia dell'arte della scultura*, Firenze, Valente Panizzi e Marco Peri, 1568.

Cennini, Cennino, *Il libro dell'arte*, ed. Ricotta, Veronica, Milano, Franco Angeli, 2019.

Cerasuolo, Angela, *Diligenza e prestezza. La tecnica nella pittura e nella letteratura artistica del Cinquecento*, Firenze, EdiFir, 2014.

Cerasuolo, Angela, *I procedimenti della pittura negli scritti di Leonardo: per una storia del lessico tecnico*, in Quaglino, Margherita/Sconza, Anna (edd.), *Leonardo da Vinci e la lingua della pittura in Europa (secoli XIV–XVII). Atti del Convegno internazionale di studi (Parigi–Torino, 4–5 aprile e 27–29 novembre 2019)*, Firenze, Olschki, 2022, 223–239.

Clarke, Mark, *Late medieval artists' recipes books (14th-15th centuries)*, in: Córdoba, Ricardo (ed.), *Craft treatises and handbooks. The dissemination of technical knowledge in the Middle Ages*, Turnhout, Brepols, 2013, 33–53.

Corpus OVI = *Corpus OVI dell'italiano antico*, a cura dell'Opera del vocabolario italiano (OVI – Istituto del CNR), 1997–, http://gattoweb.ovi.cnr.it/.

Crusca V = *Vocabolario degli Accademici della Crusca*, quinta impressione, 11 voll. (*A–Ozono*), Firenze, Tipografia galileiana, poi Successori Le Monnier, 1863–1923, www.lessicografia.it.

DEI = Battisti, Carlo/Alessio, Giovanni, *Dizionario etimologico italiano*, 5 voll., Firenze, Barbèra, 1950–1957.

DELIN = Cortelazzo, Manlio/Zolli, Paolo, *Il nuovo etimologico. DELI – Dizionario etimologico della lingua italiana*, seconda edizione edd. Cortelazzo, Manlio/Cortelazzo, Michele, Bologna, Zanichelli, 1999.

Del Savio, Michela, *Le ricette tecniche per l'arte negli autografi di Leonardo da Vinci. Raccolta e edizione dei testi*, Carte romanze 8:2 (2020), 29–93.

GDLI = Battaglia, Salvatore/Bàrberi Squarotti, Giorgio (edd.), *Grande dizionario della lingua italiana*, 21 voll., Torino, UTET, 1961–2002; con *Supplemento 2004*, dir. Sanguineti, Edoardo, Torino, UTET, 2004, e *Indici degli autori citati nei volumi I-XXI e nel Supplemento 2004*, ed. Ronco, Giovanni, Torino, UTET, 2004, https://www.gdli.it.

Grossmann, Maria, *Derivazione verbale*, in: Grossmann, Maria/Rainer, Franz, *La formazione delle parole in italiano*, Tübingen, Niemeyer, 2004, 450–472.

Hermens, Erma, *A Seventeenth-century Italian treatise on miniature painting and its author(s)*, in: Wallert, Arie/Hermens, Erma/Peek, Marja (edd.), *Historical painting techniques, materials, and studio practice. Preprints of a symposium held at the*

University of Leiden [...], *26–29 June 1995*, Los Angeles, Getty Conservation Institute, 1995, 48–57.

Hermens, Erma, *The Mariani-Cibo treatise. Contents and context*, Studies in conservation 51 (2006), 260–266.

LEI = M. Pfister, *Lessico etimologico italiano*, Reichert, Wiesbaden, 1979– (https://lei-digitale.it/it/node).

Leonardo da Vinci, *Libro di pittura. Edizione in facsimile del codice Urbinate lat. 1270 della Biblioteca Apostolica Vaticana*, edd. Pedretti, Carlo/Vecce, Carlo, Firenze, Giunti, 1995.

Lomazzo, Giovanni Paolo, *Trattato dell'arte della pittura diviso in sette libri, ne' quali si contiene tutta la theorica et la prattica d'essa pittura*, Milano, Paolo Gottardo Pontio, 1584.

Mander, Micaela, *Rappresentazione del paesaggio in Gherardo Cibo, tra intuizioni leonardesche e fiamminghe e riproducibilità scientifica*, in: Capano, Francesca/Pascariello, Maria Ines/Visone, Massimo (edd.), *Delli Aspetti de Paesi. Vecchi e nuovi media per l'immagine del paesaggio. Rappresentazione, memoria, conservazione*, vol. 2, Napoli, FedOA-Federico II University Press, 2018, 963–972.

Mangani, Giorgio/Tomasi Tongiorgi, Lucia (edd.), *Gherardo Cibo. Dilettante di botanica e pittore di «paesi». Arte, scienza e illustrazione botanica nel XVI secolo*, Ancona, Il lavoro editoriale, 2013.

Muzio, Francesca (ed.), *Un trattato universale dei colori. Il ms. 2861 della Biblioteca Universitaria di Bologna*, Firenze, Olschki, 2012.

Neri, Antonio, *L'arte vetraria*, Firenze, Giunti, 2001.

Pino, Paolo, *Dialogo di pittura nuovamente dato in luce*, Venezia, Paolo Gherardo, 1548.

Quaglino, Margherita, *Il lessico dei colori nei «Veri precetti della pittura» di G. B. Armenini (1586). Aggettivi e sostantivi*, Studi di lessicografia italiana 36 (2019), 237–265.

Quaglino, Margherita, *Disegnare e colorire nei «Veri precetti della pittura» di Giovan Battista Armenini (1586)*, in: Bartuschat, Johannes/Nava, Marco/Schiesaro, Jonathan (edd.), *La trattatistica d'arte nell'Italia del Cinquecento. Generi, pratiche, modelli*, Roma, Carocci, 2025, 195–216.

TLIO = Beltrami, Pietro/Squillacioti, Paolo (dir.), *Tesoro della lingua italiana delle Origini*, Firenze, Istituto del CNR Opera del Vocabolario Italiano, 1997–, tlio.ovi.cnr.it.

Torresi, Antonio P., *A far littere de oro. Alchimia e tecnica della miniatura in un ricettario rinascimentale*, Ferrara, Liberty House, 1992.

Torresi, Antonio P., *Il taccuino Antonelli. Un ricettario ferrarese del Quattrocento di tecnica artistica e fitoterapia*, Ferrara, Liberty House, 1993.

Varchi, Benedetto, *Due lezzioni, nella prima delle quali si dichiara un sonetto di messer Michelagnolo Buonarroti, nella seconda si disputa quale sia più nobile arte la scultura, o la pittura, con una lettera d'esso Michelagnolo, e più altri eccellentissimi pittori et scultori sopra la quistione sopradetta*, Firenze, Lorenzo Torrentino, 1549.

Vasari, Giorgio, *Le vite de' più eccellenti pittori, scultori e architettori, nelle redazioni del 1550 e 1568*, testo a cura di Bettarini, Rosanna, commento secolare a cura di Barocchi, Paola, 9 voll., Firenze, Sansoni, 1966–1987 (poi Firenze, Studio per Edizioni scelte), https://www.memofonte.it/home/files/pdf/vasari_vite_giuntina.pdf.

PARTE IV

Il progetto ArDIRe

14

Oltre i trattati. Appunti metodologici per lo studio delle pratiche tecniche e artistiche del Medioevo e del Rinascimento

Mathieu Harsch

Riassunto Questo articolo propone una riflessione metodologica sullo studio della letteratura tecnico-artistica, ovvero i ricettari e trattati relativi alle discipline artistiche e artigianali di epoca medievale e rinascimentale. Dopo aver ricostruito la fortuna critica e metodologica di queste fonti, l'autore ne analizza i limiti strutturali e interpretativi, evidenziando le difficoltà di classificazione e la distanza tra prescrizione scritta e prassi operativa. L'indagine si estende all'integrazione di diverse tipologie documentali, in particolare fonti d'archivio, per una comprensione più completa delle pratiche tecniche del passato. Particolare attenzione è riservata alla dimensione economica e alla gerarchia degli usi dei materiali, aspetti raramente presi in considerazione nella letteratura corrente. L'articolo auspica infine un approccio interdisciplinare e contestuale allo studio delle fonti tecniche, capace di restituire la complessità dei saperi materiali storici.

Abstract This article offers a methodological reflection on the study of technical-artistic literature, namely the recipe books and treatises concerning artistic and artisanal disciplines from the medieval and Renaissance periods. After reconstructing the critical and methodological reception of these sources, the author examines their structural and interpretative limitations, highlighting issues of classification and the gap between written prescriptions and actual practice. The investigation extends to the integration of various types of documentation – primarily archival sources – in order to achieve a more comprehensive understanding of past technical practices. Particular attention is given to the economic dimension and the hierarchy of material uses, aspects that are rarely emphasized in current scholarship. The article ultimately advocates for an interdisciplinary and contextual approach to the study

---

Questo contributo presenta alcune riflessioni maturate nel corso della collaborazione al PRIN ArDIRe – *Archivio e dizionario digitali dei primi ricettari artistici in lingua italiana (fine XIV–XVI secolo).*

of technical sources, one that can better capture the complexity of historical material knowledge.

Parole chiave letteratura artistica – letteratura tecnica – trattati – ricettari

1 La letteratura tecnico-artistica

La «letteratura artistica», nella prospettiva di Julius von Schlosser (1924), comprende tutte le fonti scritte relative alla storia dell'arte, tra cui manuali tecnici, trattati teorici, ma anche biografie, epistolari, carteggi privati, taccuini di viaggio, cataloghi d'asta, ecc., nonché i documenti d'archivio come contratti e testamenti. In questa sede, con l'espressione «letteratura tecnico-artistica» (o «letteratura tecnica»), si intende uno specifico nucleo di testi relativi alle arti meccaniche in senso lato – dunque a discipline che oltrepassano la moderna definizione di arte – che documentano la manifattura dei materiali, le pratiche esecutive e le modalità applicative connesse a questi campi operativi. Pur trattandosi di testi differenti per natura, lingua e genealogia, essi formano un corpus relativamente ben delineato, selezionato dagli studiosi in base alla loro affinità contenutistica. Una delle caratteristiche di questo corpus è la scarsità di esempi per le epoche più remote. Le sue più antiche manifestazioni sono le *Compositiones ad tingenda musiva* (Caffaro 2003) conservate in un celebre manoscritto a Lucca, una compilazione di ricette di varie discipline conosciuta attraverso una copia della fine dell'VIII secolo, e la *Mappae clavicula* (Baroni/ Pizzigoni/Travaglio 2014), una compilazione di poco posteriore, di cui sono giunte tre versioni complete in codici dei secoli IX, XI e XII. Entrambe, come risulta dalle edizioni indicate, sono copie in latino di originali greci presenti nella tradizione dei famosi papiri di Leida e Stoccolma, rinvenuti a Tebe e datati ai secoli III o IV d.C., legati alla tradizione alchemica greco-egizia dell'epoca di Zosimo di Panopoli. Un'altra opera importante, conservata in manoscritti dall'XI al XV secolo, è il *De coloribus et artibus romanorum*, una compilazione di ricette di cui i primi due libri, redatti da un autore che si firma Eraclio (1996), si riconducono all'Italia tra l'VIII e il X secolo e il terzo libro alla Francia del XIII secolo, così come la *Diversarum artium schedula* del monaco Teofilo (2000), compilato nell'area renana alla metà del XII secolo. Un testo di poco anteriore, il *De clarea* (Baroni 2016), un ricettario sull'uso dell'uovo in miniatura conservato in un manoscritto bernese, così come il *De arte illuminandi* (Pasqualetti 2011), un ricettario di miniatura trecentesco trasmesso in due manoscritti, uno napoletano e l'altro aquilano, si distinguono per essere dedicati a una singola pratica artistica. Un'altra evoluzione, emersa in Italia più tardi rispetto ad altre aree, è stata l'adozione del volgare, come nel *Libro dell'arte* di Cennino Cennini (2019), scritto a cavallo tra i secoli XIV e XV. A partire da quest'epoca, la letteratura tecnico-artistica diventa troppo ampia per essere censita in tutte le sue manifestazioni; tuttavia, va notato che nonostante la comparsa di opere monografiche, come quella di Cennini dedicata alla sfera di attività dei pittori, molti testi hanno mantenuto l'eterogeneità dei contenuti che contraddistingueva il genere in epoca altomedievale.

L'interesse degli studiosi per queste fonti è nato dall'erudizione settecentesca, grazie a figure come Ludovico Antonio Muratori, che pubblicò la prima edizione parziale del manoscritto di Lucca delle *Compositiones* (Muratori 1739), e i tedeschi Gotthold Ephraim Lessing e Rudolf Erich Raspe, che realizzarono le prime edizioni di Teofilo, il secondo in particolare per smentire la narrazione di Vasari relativa all'invenzione della pittura a olio da parte dei fratelli Van Eyck (Lessing 1774; Raspe 1781, che comprende anche Eraclio). Nell'Ottocento, lo studio della letteratura tecnico-artistica è associato agli inglesi Charles Lock Eastlake (1847), pittore, storico dell'arte e primo direttore della National Gallery di Londra, e soprattutto Mary Philadelphia Merrifield (1844, 1849), che tradusse Cennini in inglese e pubblicò la prima edizione moderna di numerosi ricettari. Merrifield (1844) basò la sua traduzione del *Libro dell'arte* sull'edizione che ne aveva fatto Giuseppe Tambroni (1821), la quale suscitò una nota polemica, in cui intervennero Antonio Benci (1821) e Leopoldo Cicognara (1822), in particolare per essere basata su una testimonianza settecentesca anziché su versioni più antiche (Rinaldi 2016, 2; Ricotta in Cennini 2019, 32–33). In seguito, i ricettari suscitarono anche l'interesse di chimici come Marcellin Berthelot (1893), Icilio Guareschi (1905–1907) e lo scozzese John Ferguson (1894), che lasciò la sua impronta negli studi non tanto per aver coniato l'espressione discutibile di «letteratura dei segreti» ma per aver sottolineato l'utilità di un approccio filologico ai testi. Questa fu la via seguita dallo storico dell'arte americano Daniel V. Thompson (1932–1933; 1956), autore di una nuova traduzione in inglese di Cennini e di un importante studio sulla storia materiale dell'arte. I ricettari interessarono anche i filologi, come gli svedesi Hjalmar Hedfors (1932) e Josef Svennung (1941), che, dopo l'edizione muratoriana e quella dello storico della letteratura Achille Pellizzari (1915), offrirono rispettivamente la terza e la quarta edizione delle *Compositiones* del manoscritto di Lucca. Alla metà del secolo scorso, dunque, la letteratura tecnico-artistica appariva già come un oggetto di studio interdisciplinare, affrontato da storici della lingua, storici, chimici e soprattutto storici dell'arte e filologi, assumendo la fisionomia che caratterizza le ricerche attuali.

Infatti, la maggior parte degli storici dell'arte coinvolti nello studio durante gli ultimi 50 anni hanno sostenuto un approccio filologico ai testi (Settis 1979;

Baroni 1996; Tosatti 2007), ormai considerato necessario: «risulta dunque indispensabile (non solo consigliabile, ma obbligatoria) la competenza di un filologo per studiare, comprendere, interpretare e contestualizzare correttamente le testimonianze tecnico-artistiche» (Rinaldi 2016, 7).

Ma di che tipo di testi si tratta? In un saggio metodologico, gli storici dell'arte Sandro Baroni e Paola Travaglio (2016b, 25) hanno proposto una definizione del loro oggetto di studio: «è individuabile e necessaria una precisa distinzione tra ‹trattati›, ‹opere›, ossia composizioni costituite in prevalenza da ricette ma frutto di un'elaborazione d'autore, e ‹ricettari› in senso stretto, raccolte di carattere compilativo e redazionale, realizzati per compilazione e assemblaggio di ricette tratte principalmente da altre fonti», definendo inoltre le ricette come: «piccole unità letterarie, ossia narrazioni sintetiche e indipendenti tra loro, chiuse in se stesse nella descrizione, più o meno ampia, più o meno efficace, di un ordinamento di ordine pratico». Il primo problema di questa definizione è che esclude dal significato di *trattato* i testi che non corrispondono a una compilazione di ricette. Un esempio è il *Trattato dell'arte della lana*, conservato nel codice Firenze, Biblioteca Riccardiana, 2580, un'opera compilata intorno agli anni 1418–1421 e costituita da tre parti: la prima dedicata al ciclo laniero, la seconda alla tintura e la terza alla pittura sui tessuti. Le ultime due parti contengono ricette che rispondono alla definizione di «piccole unità letterarie indipendenti e chiuse in sé stesse», ma anche altri tipi di contenuti, come resoconti di sperimentazioni, osservazioni di artisti al lavoro, riflessioni dell'autore ecc., mentre la prima parte assume la forma di una lunga trattazione discorsiva del tutto priva di ricette.[1]

Un altro limite di questa definizione è che presuppone una chiara distinzione tra testi frutto di un'elaborazione autoriale e testi che non lo sono. Tale discriminante, infatti, non sempre trova riscontro nell'analisi dei testi. Molti di quelli considerati trattati, anziché semplici ricettari, includono ricette che esulano dai temi principali sviluppati dall'autore, mentre anche le raccolte di ricette più elementari sono comunque il frutto di una selezione, che riflette le scelte e le intenzioni di uno o più compilatori. Un caso critico, in termini di categorizzazione letteraria, è il *Libro dell'arte* di Cennini, che alcuni studiosi includono tra i ricettari – in quanto, nel complesso, è costituito prevalentemente da ricette – mentre altri rifiutano tale classificazione. Talvolta, la dicotomia tra ricettari e trattati viene stabilita sulla base di altri criteri, come il fatto che i

---

1 Per la precisione, il titolo *Trattato dell'arte della lana* è attribuito al testo dalla storiografia, poiché l'unica versione manoscritta del testo è anepigrafa. Ciononostante, sarebbe difficile non riconoscerlo come un «trattato» o come non appartenente alla letteratura tecnica. L'opera è in corso di pubblicazione a cura di chi scrive.

primi si concentrano sulla manifattura dei materiali piuttosto che sulle tecniche d'impiego, e viceversa i secondi. In questa prospettiva, un testo come quello di Eraclio è da considerare un ricettario, mentre quello di Teofilo un trattato. Tuttavia, anche questo criterio presenta aspetti critici. Un esempio significativo è il cosiddetto *Manoscritto bolognese* (Muzio 2012), spesso considerato un ricettario archetipico per l'epoca bassomedievale, mentre si configura come l'assemblaggio di otto trattati (definiti *tractati* o *distincti* nei loro incipit), i quali, almeno in gran parte, mostrano tracce di una progettualità d'autore. Altri esempi sono il *Taccuino Antonelli* (Torresi 1993a) e le raccolte di Bartolomeo da Siena e Ambrogio di ser Pietro da Siena (Torresi 1993b): tre testi unanimemente considerati ricettari, ma che includono tutti e tre la copia di un trattato di rubricatura più antico, il *Tractatus aliquorum colorum*, messo in evidenza da Travaglio (2016b).

Questi esempi mostrano quanto sia difficile, per gli studiosi, definire con precisione il proprio oggetto di studio e quanto sia sottile la distinzione tra ricettari e trattati. Ma è davvero necessario tracciarla? È vero che esistono differenze significative tra i testi, ed è legittimo interrogarsi sulla loro natura e sulle relazioni che li legano. Tuttavia, questo non implica che si debba – o si possa – costruire un modello teorico capace di comprendere l'intera varietà delle fonti tecniche medievali e rinascimentali. Il dibattito sulla letteratura tecnico-artistica sembra essersi arenato nella questione della categorizzazione dei testi, a scapito dell'analisi dei contenuti. Le ricerche attuali si focalizzano sui ricettari, intesi come compilazioni di «piccole unità letterarie indipendenti»: tuttavia, questi rappresentano solo una delle modalità attraverso cui avveniva la trasmissione scritta dei saperi tecnici tra Medioevo e Rinascimento. Inoltre, l'affermazione secondo cui la competenza di un filologo è indispensabile per studiare le testimonianze tecnico-artistiche del passato, in realtà, riguarda soprattutto questo tipo di testi. Naturalmente, ciò non significa che l'approccio filologico non sia applicabile anche ad altre tipologie documentali, ma l'enfasi su di esso ha messo in secondo piano le prospettive storiche e storico-artistiche, fondamentali per lo studio della letteratura tecnica. La definizione sopra citata di Baroni e Travaglio riguarda i «ricettari di tecniche dell'arte e dell'artigianato»; pertanto, è lecito che non si prendano in considerazione gli altri testi appartenenti alla letteratura tecnica in senso lato. Tuttavia, privilegiare una sola tipologia di fonti rispetto a una problematica storica trasversale – da affrontare attraverso tutte le sue manifestazioni documentarie – rischia di far prevalere l'approccio filologico su quello storico.

D'altronde, sebbene quasi tutti gli studiosi affermino la necessità di affrontare la letteratura tecnica attraverso un approccio interdisciplinare, la realtà è che la maggior parte delle edizioni è frutto di un lavoro individuale. In tempi recenti si sono moltiplicate, sia da parte di filologi che di storici dell'arte, le edizioni di ricettari e trattati filologicamente curate, ma sprovviste di un commento storico o storico-artistico adeguato. Si potrebbe obiettare che ad alcuni spetti editare i testi e ad altri studiarli; tuttavia, tali edizioni hanno l'effetto concreto di diffondere informazioni di variabile affidabilità, difficili da contestualizzare e, come vedremo, spesso scollegate dalle pratiche reali.

Inoltre, non sempre è chiara la finalità di alcune edizioni. Si consideri, ad esempio, il *Trattato dell'arte della seta* fiorentino del XV secolo. Nell'Ottocento, fu edito da Girolamo Gargiolli (1868), erudito poliedrico, che aveva fatto la ricognizione di nove versioni manoscritte del testo, pubblicando il testo sulla base delle due versioni ritenute più vicine all'originale. Gargiolli ebbe un'idea geniale: inserire in appendice al testo edito il resoconto di dialoghi avuti con vari artigiani fiorentini della seta ai quali aveva chiesto di leggere e commentare il trattato. Il *verbatim* di questi dialoghi, risalente a un'epoca in cui esisteva ancora a Firenze un'industria della seta erede diretta di quella descritta nel trattato, permette di chiarirne il lessico e costituisce una testimonianza di grande valore, sia per i medievisti, sia per gli storici della lingua. Eppure, una studiosa che ha promesso una nuova edizione del trattato non condivide questo parere, giudicando l'edizione di Gargiolli «inutile a fini scientifici» e aggiungendo che «non fornisce nessun aiuto a chi voglia studiare l'opera» (Del Savio 2020a, 4). Tale affermazione, oltre a sminuire il lavoro degli studiosi che si sono appoggiati all'edizione di Gargiolli, riflette una prospettiva filologica rigorosa, ma eccessiva. È indubbio che l'edizione ottocentesca non corrisponda agli standard filologici moderni, ma ciò non implica che sia priva di interesse. Una nuova edizione filologicamente curata del trattato costituirebbe sicuramente un progresso riconosciuto, capace di affinare la nostra conoscenza della lingua e della cultura degli uomini dell'Arte della seta fiorentini alla fine del Medioevo; tuttavia, rappresenterebbe solo un piccolo passo in avanti rispetto ai vantaggi derivati dai dialoghi trascritti da Gargiolli e, tutto sommato, dal fatto di disporre da più di 150 anni di un'edizione di facile accesso.

2 I limiti della letteratura tecnica

La prima ragione che porta a considerare che la letteratura tecnico-artistica abbia dei limiti è la difficoltà di distinguere tra i testi di carattere pratico e quelli di natura speculativa. Un'ipotesi sarebbe distinguere i testi trasmessi da esperti della materia da quelli tramandati da semplici amanuensi, come il manoscritto di Lucca delle *Compositiones*, compilato da chierici intenzionati solo a perpetuare il sapere attraverso la copia delle opere circolanti all'interno della cattedrale. Tuttavia, il fatto che il copista di una ricetta fosse un esperto non garantisce sempre l'affidabilità del testimone. Persino un artista come Leonardo da Vinci si dedicava alla copia di ricette di varie discipline, che raccoglieva qua e là, ma di cui non è certo che avesse provato l'efficacia (Del Savio 2020b). Al contrario, alcuni compilatori non praticanti appaiono come fonti affidabili, come Gioanventura Rosetti, autore del *Plichto de l'arte de tentori*, il più antico trattato italiano di tintura nell'era della stampa, che non era un uomo del mestiere, ma realizzò la sua opera dopo sedici anni trascorsi osservando e annotando con precisione le pratiche dei tintori di Venezia e di altre città (Edelstein/Borghetty 1969). Un altro esempio è Giovanni Alcherio, consigliere per il cantiere del duomo di Milano, che raccoglieva ricette direttamente dagli artisti che incontrava, così come Jean Le Bègue, notaio e bibliofilo parigino, che nel 1431 si dedicò alla compilazione di un'estesa raccolta di ricette, in parte copiate da fonti preesistenti e in parte raccolte direttamente dagli artisti frequentati (Villela-Petit 2007; Merrifield 1849, vol. 1, 1–45).[2]

Allo stesso modo, la conservazione della redazione originale di un testo da parte di un artista o di un artigiano non implica la sua affidabilità. Un caso interessante è il manuale di tintura e medicina di Joanot Valero, apprendista tintore aragonese a Valencia alla fine del XV secolo. La prima parte dell'opera si identifica come la copia di un manuale di tintura valenziano, forse risalente alla metà del Trecento, che Valero estrasse da un codice prestatogli dal suo maestro: una parte caratterizzata da numerosi refusi dovuti al fatto che il copista non era madrelingua. La seconda parte, caratterizzata da uno stile più telegrafico e da un maggiore ricorso al bilinguismo catalano-aragonese, sembra invece compilata principalmente sulla base di fonti orali. Il manuale di Valero, redatto da un apprendista tintore alla fine della sua formazione, aveva chiaramente una finalità pratica; secondo gli editori del testo, persino la sezione dedicata alla medicina – che riguarda quello che oggi chiameremmo «medicina del lavoro» – aveva uno scopo pratico, in quanto rientrava nelle competenze del futuro artigiano (Córdoba de la Llave/Cifuentes i Comamala 2011, 43–62, 139–140). Tuttavia, l'analisi dei contenuti rivela importanti lacune, come l'assenza di riferimenti al guado (*Isatis tinctoria* L.), il principale colorante utilizzato nell'industria tessile coeva, il che fa dubitare che il manuale rispecchiasse del tutto le pratiche della tintura valenziana della fine del Quattrocento. Tale esempio dimostra che la principale difficoltà nello studio della letteratura tecnica, data la natura eterogenea e compilativa di numerosi testi, sta nell'inevitabile questione della praticità affrontata non a livello di ogni singolo testo, ma di ogni singolo procedimento.

2 Le annotazioni di Alcherio sono conosciute solo attraverso la copia che ne fece Le Bègue.

Un altro problema è la connessione della letteratura tecnica alla tradizione alchemica e la persistenza di procedimenti magici o superstiziosi in molti testi. Un esempio è la frequente menzione di particolari tipi di urina (ad esempio, di bambini, anziani o ubriachi), che probabilmente non producevano differenze reali negli effetti. Anche un testo tardivo come il *Ricettario Diotaiuti* tradisce questo tipo di influenze, come in una ricetta di preparazione della gommalacca che sottolinea la necessità di far bollire il materiale «in urina puerorum XII annorum» (Laskaris 2008, 63). Un altro esempio è la presenza del sangue di caprone in vari procedimenti metallurgici o di ialurgia, per di più con finalità contraddittorie a seconda dei testi: alcuni, come il *Taccuino Antonelli* e il *Ricettario Diotaiuti*, citano questo ingrediente in ricette per indurire il vetro (Torresi 1993a, 72; Laskaris 2008, 86), mentre altri, come il *Liber de coloribus illuminatorum sive pictorum* e quello contenuto nel cosiddetto manoscritto veneziano (Thompson 1926, 298; Tosatti 1991, 123), lo menzionano in ricette per mollificare lo stesso materiale.

L'affidabilità dei testi è altresì compromessa dalle traduzioni e dalla non identificabilità di numerosi materiali citati. Questo è evidente nelle redazioni altomedievali trascritte dal greco al latino, come le *Compositiones* del manoscritto di Lucca e la *Mappae clavicula*, caratterizzate dall'uso di un lessico latino contaminato da elementi greci, persiani, arabi o romanzi, e contenenti numerosi termini sconosciuti. Il problema è lo stesso con i testi redatti in volgare nel tardo Medioevo. La raccolta di Le Bègue esemplifica questi rischi, in quanto accosta testi in francese redatti dall'autore, testi italiani tradotti in latino secondo le sue preferenze linguistiche e, sempre in latino, la trascrizione di vari procedimenti raccolti oralmente in diverse lingue volgari (Del Savio 2024, 30–31). Un problema simile emerge dai materiali che hanno cambiato nome nel corso dei secoli, come il solfuro di arsenico As_4S_4, chiamato *sandaraca* in epoca classica e poi *realgar* nel Medioevo, secondo il nome arabo dello stesso prodotto. Un altro esempio è la resina delle *Dracaena* spp., oggi chiamata *sangue di drago*, che gli antichi indicavano con il termine *cinnabaris*, il quale nel Medioevo fu attribuito al solfuro di mercurio HgS, ossia il moderno cinabro.[3] Una confusione frequente nelle fonti riguarda proprio il cinabro, anticamente chiamato *minium*, e l'ossido di piombo Pb_3O_4 o minio, un altro pigmento rosso utilizzato dai miniatori, che gli antichi chiamavano *cerussa usta* (o designavano come *sandaraca adulterina* per distinguerlo dal realgar: Trinquier 2013). Il *Taccuino Antonelli*, ad esempio, testimonia questa confusione in una ricetta intitolata *Ad faciendum cenabrium sine blacham*, chiamando *cinabro* quello che, alla luce del

3 Come per gli elementi chimici, così per le specie si fa ricorso qui e in seguito, con abbreviazioni come *spp.* o nomi come Brandt e Planchon (al pari di L. per Linneus), ai sistemi di classificazione condivisi internazionalmente.

processo descritto, è il minio (Torresi 1993a, 59). Inoltre, il cinabro nel Medioevo era talvolta chiamato *vermiculus*, da cui deriva il nome del colore *vermiglione*: un termine che, come suggerisce l'etimologia, era anche attribuito al chermes (*Kermes vermilio* Planchon), una cocciniglia utilizzata come colorante rosso in vari ambiti tecnici. Non è sempre facile stabilire se il termine si riferisse al colorante minerale o animale: ad esempio, alcuni studiosi hanno identificato il *vermiculus* citato nel terzo libro di Eraclio (1996, 61) come il cinabro, mentre altri come il chermes, per cui si può concordare con la scelta prudente dell'ultima editrice del testo, Chiara Garzya Romano, di non tradurre il termine. Oltre al cinabro e al chermes, il termine *vermiculus* designava anche altre specie di cocciniglie coloranti, come la cosiddetta cocciniglia polacca (*Porphyrophora polonica* L.), il cui uso era diffuso nell'Europa altomedievale (Cardon 2014, 619). Una ricetta delle *Compositiones* del manoscritto di Lucca evoca infatti due tipi di *vermiculi* diversi (Caffaro 2003, 126), mentre le fonti medievali persiane e arabe usavano in modo analogo il termine *qirmiz* (da cui deriva *chermes*), impiegandolo indistintamente per indicare sia il chermes sia la cocciniglia armena (*Porphyrophora hamelii* Brandt), una specie affine a quella usata in Europa (Cardon 2014, 587).[4] A complicare ulteriormente il problema, vi è anche la concorrenza del termine *coccus*, nome del chermes in epoca classica, che talvolta compare accanto al termine *vermiculus* all'interno degli stessi ricettari.

Oltre all'aspetto puramente linguistico, si possono incontrare difficoltà nell'identificare un materiale animale o vegetale citato nelle fonti a causa della sua estinzione, evoluzione o rarità. Ad esempio, è difficile stabilire se la «rubia silvatica» citata nelle *Compositiones* del manoscritto di Lucca corrisponda effettivamente a *Rubia tinctoria* L., come suppone la maggior parte degli studiosi (Caffaro 2003, 94), ossia alla *robbia dei tintori*, destinata a diventare un prodotto importante dell'industria tessile bassomedievale e moderna. Questa denominazione, infatti, potrebbe riferirsi a una o più specie affini, come *Rubia peregrina* L., uno dei cui nomi vernacolari è appunto *robbia selvatica*, e che contiene coloranti rossi, meno concentrati rispetto a *Rubia tinctoria* L., ma adatti comunque agli usi descritti nel ricettario. In un'altra sede, si è dimostrato che le varietà di guado descritte dagli antichi differivano notevolmente da quelle coltivate in Italia tra i secoli XIV e XVI (Harsch 2024, 212–217). Infatti, nel caso delle piante industriali come la robbia e il guado, la selezione ripetuta dei migliori germogli da parte dei coltivatori rappresentava un processo di selezione genetica in grado di far emergere nuove varietà o specie in pochi secoli.

---

4 Alla fine del Medioevo, entrambe le cocciniglie, la polacca e l'armena, sarebbero state designate come *cremisi*.

Un ulteriore problema è la frequente incompletezza delle ricette, che non sempre specificano le quantità di ogni ingrediente o il contesto della loro applicazione, forse perché tali informazioni erano sottintese per l'autore, o perché sono andate perse nel processo di trascrizione da copia a copia. Un esempio è rappresentato dalle ricette per la preparazione del cinabro che variano a seconda della stagione; il *Taccuino Antonelli* e il *Liber colorum secundum magistrum Bernardum* prescrivono che il cinabro venga stemperato con albume in inverno e con un composto più fluido, come acqua o vino, in estate (Torresi 1993a, 56; Travaglio 2016a, 175). Come interpretare, invece, le ricette che non riportano tale precisazione, come quella del *Ricettario Diotaiuti*, che menziona solo l'uso di albume (Laskaris 2008, 58)? Dovremmo concludere che gli autori di queste ricette fossero artisti incompleti? Oppure che lavorassero solo durante l'inverno? O – come è più probabile – che la realtà delle loro pratiche andasse oltre le rigide prescrizioni della ricetta scritta?

In un altro saggio metodologico, Baroni e Travaglio (2016a) hanno sostenuto che il futuro delle ricerche dedicate alla letteratura tecnica risieda non tanto nell'individuare i materiali quanto nel ricostruire la maniera in cui venivano utilizzati, ossia chiedendosi non «cosa» ma «come».[5] Questo articolo, mettendo l'accento sulle pratiche reali, condivide questa opinione. Tuttavia, lo studio delle pratiche tecniche e artistiche va oltre la questione del «come»: infatti, anche quando si conosce il «come», ossia anche nei rari casi in cui è possibile stabilire l'affidabilità di una ricetta (anche quando l'efficacia di tale ricetta è dimostrata sperimentalmente in laboratorio), ciò non implica che fosse usata. Ad esempio, i trattati di tintura, come il *Trattato dell'arte della lana* fiorentino e il *Manuale di tintoria* conservato in un manoscritto veneziano (Rebora 1970; Tosatti 1991), riportano numerosi procedimenti alternativi per tingere un determinato materiale tessile in un colore specifico, mentre, in conformità agli standard di produzione o alla disponibilità delle materie prime, esaminando altre fonti, si nota che i tintori di Firenze e Venezia usavano solo uno o due di questi procedimenti. Lo stesso vale per le arti maggiori: il fatto che un pittore conoscesse diversi modi di ottenere un colore non significa che li usasse tutti nella sua pratica. Stabilire che un procedimento descritto nei

5 Baroni/Travaglio (2016a, 20): «Percepiamo già il pensiero che, in relazione a questi fraintendimenti, oppone la più dimostrativa distanza dalla realtà del problema, argomentando: ‹in fondo il cinabro è cinabro e in entrambi i procedimenti il pigmento è in fondo lo stesso›. Certo il pigmento è il medesimo, come sono magari gli stessi i materiali costitutivi di pur diverse architetture. Le differenze però spesso non sono dettate dai ‹cosa›, ma semmai anche dai ‹come›, ed è quindi nel perché di questi ‹come› che si gioca il futuro dello studio critico della letteratura di tecniche delle arti».

testi fosse valido non è quindi sufficiente per affermare che fosse usato. In altre parole, il fatto che una ricetta fosse pratica non significa che fosse praticata.

3 Come superare i limiti della letteratura tecnica?

Gli storici e storici dell'arte hanno da tempo individuato i limiti sopra citati e tentato di superarli. La soluzione più evidente sta nell'analisi tecnica delle opere e dei manufatti, un campo che produce risultati in crescita man mano che si perfezionano i metodi di analisi. Tuttavia, il problema di questo approccio è che suppone la disponibilità di oggetti da analizzare, mentre non tutte le discipline trattate nella letteratura tecnica lasciano testimonianze persistenti nel tempo. Inoltre, l'analisi tecnica è pertinente solo quando è possibile contestualizzare l'oggetto studiato, il che è spesso fattibile nel caso di un'opera pittorica, grazie alla presenza di un autografo o alla possibilità di collegarla a un particolare movimento artistico, mentre, al contrario, è quasi impossibile contestualizzare un reperto tessile di epoca medievale o rinascimentale, sia a causa della mobilità delle materie prime, dei semilavorati e dei prodotti finiti, sia a causa del grado di standardizzazione che caratterizzava la produzione delle stoffe. A ciò si aggiunge un problema di campionamento, dovuto alla difficoltà di dire quanto le opere museali o i reperti archeologici siano rappresentativi della produzione tecnica o artistica della loro epoca.

Un modo efficace per superare questi limiti consiste nel confrontare la letteratura tecnica con altre tipologie di fonti testuali, in particolare quelle che la storiografia francese denomina *sources de la pratique*. Infatti, i libri di conti dei pittori o dei tintori, gli inventari di bottega annotati negli atti notarili, le liste di spese degli *scriptoria*, i contratti notarili di committenza artistica, i cartolari dei mercanti coinvolti nella fornitura di artisti e artigiani ecc. sono fonti capaci di fornire informazioni sulla realtà delle pratiche tecnico-artistiche del passato. Ad esempio, sono i protocolli dei notai valenziani, insieme ai registri contabili dei mercanti italiani attivi nell'area, nonché qualche conto di dogana, che permettono di conoscere la diffusione e l'importanza della tintura con guado a Valencia (Igual Luis 2018; Harsch 2024, 288–292), nonostante quest'ultima sia assente nel *Manual de Joanot Valero*. Naturalmente, l'analisi delle «fonti della pratica» va integrata con altre tipologie di documenti, come i manuali di commercio, gli statuti comunali, i regolamenti delle corporazioni ecc., che costituiscono le fonti classiche della storia economica e sociale. L'interesse per queste fonti è già stato sottolineato dagli storici dell'arte anglosassoni, ad esempio negli studi di Julia A. DeLancey (2003; 2010) sui libri di conti di mercanti e speziali e sui documenti dell'archivio Datini di Prato. Allo stesso modo, esiste già una storia economica dei coloranti che si ricollega al tema, anch'essa promossa soprattutto da storici anglosassoni (Haack Christensen/Jager 2019). Rispetto alle analisi tecniche, queste fonti hanno il vantaggio di documentare discipline per le quali non esistono testimonianze museali o archeologiche, di essere quasi sempre datate e autografe, quindi più facili da contestualizzare, e di concentrare un numero di informazioni tale da consentire analisi quantitative.

Un altro vantaggio è la possibilità di affrontare la questione della gerarchia degli usi, un aspetto particolarmente importante per la valutazione storica dei materiali menzionati nella letteratura tecnica. Gerarchizzare gli usi storici di un materiale può essere un compito arduo, in particolare poiché non vi è necessariamente una correlazione tra le occorrenze di un termine nelle fonti e la realtà dei suoi usi. Un caso interessante è la parola *indaco*, che oggi designa il colorante estratto dalle *Indigofera* spp., ma che nell'epoca studiata indicava anche la cosiddetta *fiorata di guado*, un sottoprodotto della tintura con guado usato da pittori e miniatori. Nei ricettari, esso compare principalmente con il significato di 'colorante pittorico', poi come 'sinonimo della fiorata di guado' e molto più raramente come 'colorante tintorio estratto dalle *Indigofera* spp.'. Quindi, affidandosi solo alla letteratura tecnica, si rischierebbe di dire che l'indaco fosse innanzitutto un colorante derivato dal guado usato dai pittori, quando invece il suo uso predominante era quello di colorante tintorio derivato dalle *Indigofera*. Tali incongruenze sono frequenti negli studi, come nell'ultima edizione delle *Compositiones* del manoscritto di Lucca, dove si legge che la robbia era «usata principalmente per tingere in rosso pelli e pergamene, come surrogato della porpora» (Caffaro 2003, 95), mentre questa è solo la realtà specifica del testo. Un'ulteriore difficoltà deriva dal fatto che i materiali citati nella letteratura tecnica potevano avere impieghi anche al di fuori dell'ambito tecnico-artistico, essendo usati come farmaci, cosmetici, alimenti, prodotti agricoli o veterinari ecc. Un esempio è il bolo armeno, un'argilla rossa nota agli storici dell'arte per il suo impiego nei processi di doratura. Questo è spesso l'unico uso descritto, non solo nelle pubblicazioni specialistiche, ma anche in dizionari ed enciclopedie generali. Tuttavia, dall'antichità fino all'età moderna, il bolo armeno era usato anche in ambito medico, come rimedio contro diarree, dissenteria ed emorragie, nonché per la preparazione di impiastri, e non è ancora stato chiarito quale, tra gli usi artistici e quelli medicinali, fosse predominante. Un esempio aggiuntivo è lo zafferano, la cui storia medievale e rinascimentale è stata scritta perlopiù da storici dell'alimentazione, in base all'assunto che i suoi usi fossero gli stessi di oggi, mentre la loro gerarchia per queste epoche rimane ancora da indagare.

Le soluzioni per chiarire la gerarchia degli usi comprendono il confronto con altri tipi di fonti, come i manuali di commercio, in cui, ad esempio, il termine *indaco* compare esclusivamente per designare il colorante tintorio estratto dalle *Indigofera*. Per i prodotti che, come l'indaco, erano usati sia da pittori e miniatori, sia da tintori e conciatori, il fatto che queste ultime due discipline si fossero sviluppate su scala industriale faceva sì che l'uso tintorio-conciario fosse sempre dominante rispetto a quello pittorico-miniaturistico. A volte, è possibile affinare questa gerarchia, come nel caso dello scotano, un legno ricco di coloranti arancioni usato sia dai tintori sia dai conciatori, ma non per gli stessi motivi. Infatti, i conciatori preferivano la scorza e i piccoli rami, ricchi di tannini, mentre i tintori privilegiavano il durame, più ricco di coloranti; e il fatto che, nei manuali di commercio, lo scotano sia menzionato per il suo legno interno suggerisce che fosse l'uso tintorio a giustificare il suo commercio e quindi che fosse l'uso predominante (Harsch 2024, 370). Al contrario, per un prodotto come la galla, elemento di base delle ricette d'inchiostro, colorante tintorio e prodotto conciario, il fatto che la gestione dei mulini da concia fosse generalmente delegata alle corporazioni dei conciatori suggerisce che l'uso dominante fosse per il trattamento delle pelli (Righi 2023, 86–87, 154–155).

Un ultimo aspetto da sottolineare riguardo alla questione degli usi è la loro natura dinamica, in quanto soggetta alle rapide evoluzioni del mercato. A Firenze, ad esempio, l'uso tintorio di coloranti gialli come la gualda (*Reseda luteola* L.) rimase modesto fino alla seconda metà del Quattrocento, quando l'apertura del mercato ottomano portò a un aumento della produzione di tinture in verde, colore tradizionale dell'Islam, che nell'industria laniera era sempre ottenuto sovrapponendo una colorazione azzurra e una gialla (Houssaye Michienzi 2015). Un ulteriore esempio è il verzino, un materiale frequente nelle ricette di tintura, pittura e miniatura, che designa il legno di un albero asiatico (*Caesalpinia sappan* L.). In un'altra sede, si è osservato un calo dell'uso di verzino da parte dei tintori italiani durante il Tre e il Quattrocento: un fenomeno che può essere compreso solo attraverso l'analisi storico-economica. Infatti, intorno al 1300, il verzino occupava una posizione interessante tra i coloranti rossi a disposizione dei tintori, essendo più pregiato della robbia ma più economico del chermes, importato dalla Grecia, e quindi usato per ottenere tinture di fascia medio-alta. Tuttavia, con lo spostamento degli interessi commerciali italiani dal Mediterraneo orientale al Mediterraneo occidentale durante il Trecento, gli imprenditori tessili ebbero accesso al chermes valenciano, meno costoso di quello greco e di prezzo quasi equivalente al verzino. Pertanto, una volta che il chermes divenne disponibile a buon prezzo, l'interesse per il verzino diminuì, rendendo il suo uso marginale (Harsch 2024, 339–340). La letteratura tecnico-artistica, da sola, non permette di comprendere, e neanche di individuare, questo genere di dinamiche. Anzi, a causa dell'abitudine di tramandare ricette da un testo all'altro senza preoccuparsi dell'attualità dei procedimenti, tale letteratura può addirittura rivelarsi ingannevole: di fatto, i manuali italiani di tintura quattrocenteschi menzionano il verzino in numerose ricette nonostante fosse caduto in disuso.

4 Conclusioni

L'obiettivo di questo articolo non è sminuire l'interesse della letteratura tecnico-artistica. Come qualsiasi fonte storica, i ricettari e i trattati presentano vantaggi e svantaggi, benefici e limiti, ma rimangono comunque fonti di grande rilevanza. Anche le fonti della storia economica presentate in questo articolo hanno i propri limiti. Pertanto, il problema sorge quando le ricerche, per conformismo o per tradizione, rimangono focalizzate su una sola categoria di documenti. Questo è l'errore di prospettiva che caratterizza parte delle ricerche attuali: gli storici dell'arte coinvolti nello studio della letteratura tecnica, orientandosi verso la filologia, hanno certamente favorito il confronto tra le discipline; ma, adottando una prospettiva più affine alla filologia che alla storia, tendono a trascurare l'importanza di studiare anche le fonti in senso ampio e confrontandole tra loro.

Naturalmente, queste suggestioni metodologiche devono essere considerate in una prospettiva diacronica. Ogni periodo storico richiede un approccio adeguato, che non è sempre riproducibile per altre epoche; quindi, le suggestioni presentate in questo articolo valgono soprattutto per l'Italia centro-settentrionale tra Trecento e Cinquecento. Infatti, non si può rimproverare a chi studia il manoscritto di Lucca delle *Compositiones* o la *Mappae clavicula* di non considerare abbastanza le «fonti della pratica», in quanto particolarmente rare per questo periodo storico. Allo stesso modo, l'analisi tecnica delle opere e dei manufatti rimane spesso l'unica via di conoscenza possibile, in particolare per le epoche più antiche o i contesti meno documentati.

Infine, sebbene questo articolo abbia presentato numerosi esempi relativi alla tintura, è indubbio che le vicissitudini della storia economica abbiano influenzato anche altri tipi di discipline tecniche e artistiche. Nel caso della pittura, ad esempio, è stabilito da quasi tutta la letteratura scientifica che la scelta tra azzurro oltremare (lapislazzuli) e azzurro della Magna (azzurrite) fosse una questione di prezzo e prestigio, essendo il primo un pigmento raro e costoso, mentre il secondo era più facilmente disponibile e accessibile. Ma ciò era valido sempre e ovunque? Le evoluzioni del mercato non hanno avuto alcuna influenza sul prezzo o sulla disponibilità di questi prodotti e sull'uso che ne potevano fare gli artisti? La linea commerciale che collegava le miniere del lapislazzuli situate nel nord-est dell'attuale Afghanistan fino alle botteghe degli artisti italiani è stata sempre attiva? In ogni epoca e con le stesse modalità? Naturalmente, diversi studiosi hanno già sollevato questo tipo di domande: ciò che manca ancora è considerare quanto queste siano rilevanti anche per lo studio della letteratura tecnico-artistica.

5 Bibliografia

Baroni, Sandro, *I ricettari medievali per la preparazione dei colori e la loro trasmissione*, in: Istituto Storico Lucchese/Scuola normale superiore di Pisa (edd.), *Il colore nel Medioevo. Arte, simbolo, tecnica. Atti delle Giornate di Studi (Lucca, 5–6 maggio 1995)*, Lucca, Istituto Storico Lucchese, 1996, 117–144.

Baroni, Sandro (ed.), *De clarea*, Studi di Memofonte 16 (2016), 295–315.

Baroni, Sandro/Pizzigoni, Giuseppe/Travaglio, Paola (edd.), *Mappae clavicula. Alle origini dell'alchimia in Occidente. Testo, traduzione, note*, Saonara, Il Prato, 2014.

Baroni, Sandro/Travaglio, Paola, *Premessa metodologica*, Studi di Memofonte 16 (2016), 17–24 (= 2016a).

Baroni, Sandro/Travaglio, Paola, *Considerazioni e proposte per una metodologia di analisi dei ricettari di tecniche dell'arte e dell'artigianato. Note per una lettura e interpretazione*, Studi di Memofonte 16 (2016), 25–83 (= 2016b).

Benci, Antonio, *Di Cennino Cennini* Trattato della pittura *pubblicato dal Cav. Giuseppe Tambroni*, Antologia 6 (1821), 367–394.

Berthelot, Marcellin, *La chimie au Moyen Âge*, 3 voll., Paris, Imprimerie nationale, 1893.

Caffaro, Adriano (ed.), *Scrivere in oro. Ricettari medievali d'arte e artigianato (secoli IX–XI). Codici di Lucca e Ivrea*, Napoli, Liguori, 2003.

Cardon, Dominique, *Le monde des teintures naturelles. Nouvelle édition revue et augmentée*, Paris, Belin, 2014.

Cennini, Cennino, *Il libro dell'arte*, ed. Ricotta, Veronica, Milano, Franco Angeli, 2019.

Cicognara, Leopoldo, *Lettera al mio amico sig. Marchese Gino Capponi*, Antologia 8 (1822), 27–46.

Córdoba de la Llave, Ricardo/Cifuentes i Comamala, Lluís (edd.), *Tintorería y medicina en la Valencia del siglo XV. El manual de Joanot Valero*, Barcelona, CSIS, 2011.

Del Savio, Michela, *Prolegomeni all'edizione del «Trattato dell'arte della seta». I manoscritti, l'appendice contabile, le date*, in: Gabriella Pomaro (ed.), *Attorno a Codex. Nuovi materiali e approfondimenti*, Firenze, SISMEL-Edizioni del Galluzzo, 2020, 3–68 (= 2020a).

Del Savio, Michela, *Le ricette tecniche per l'arte negli autografi di Leonardo da Vinci. Raccolta e edizione dei testi*, Carte romanze 8:2 (2020), 29–93 (= 2020b).

Del Savio, Michela, *I ricettari per le arti in Europa tra enciclopedismo e sperimentazione*, in: Del Savio, Michela/Trachsler, Richard (edd.), *Sources on colours. A selection of medieval and premodern texts on colours and how to make them*, Alessandria, Edizioni dell'Orso, 2024, 15–40.

DeLancey, Julia A., *Dragonsblood and ultramarine. The dealer in artists' pigments in Florence, 1450–1600*, in: Fantoni, Marcello/Matthew, Louisa C./Matthews-Grieco, Sara F. (edd.), *The art market in Italy, 15th–17th centuries*, Modena, Franco Cosimo Panini, 2003, 141–150.

DeLancey, Julia A., *Shipping colour. Valute, pigments, trade, and Francesco di Marco Datini*, in: Kirby, Jo/Nash, Susie/Cannon, Joanna (edd.), *Trade in painter's materials. Markets and commerce in Europe to 1700*, London, Archetype, 2010, 74–85.

Eastlake, Charles Lock, *Materials for a history of oil painting*, London, Longman/Brown/Green/Longmans, 1847.

Edelstein, Sidney M./Borghetty, Hector C. (edd.), *The Plichto of Gioanventura Rosetti*, Cambridge, MIT Press, 1969.

Eraclio, *I colori e le arti dei Romani e la compilazione pseudo-eracliana*, introduzione, testo latino e traduzione, commentario ed. Garzya Romano, Chiara, Bologna, il Mulino, 1996.

Ferguson, John, *Bibliographical notes on histories of inventions and books of Secrets*, Transactions of the Glasgow Archaelogical Society 2 (1894), 364–404.

Gargiolli, Girolamo (ed.), *L'arte della seta in Firenze. Trattato del secolo XV pubblicato per la prima volta; e Dialoghi*, Firenze, Barbèra, 1868.

Guareschi, Icilio, *Sui colori degli antichi*, 2 voll., Torino, Unione Tipografica Editrice, 1905–1907.

Haack Christensen, Anne/Jager, Angela (edd.), *Trading paintings and painters' materials 1550–1800*, London, Archetype, 2019.

Harsch, Mathieu, *La teinture et les matières tinctoriales à la fin du Moyen Âge. Florence, Toscane, Méditerranée*, Roma, Viella, 2024.

Hedfors, Hjalmar (ed.), *Compositiones ad tingenda musiva*, herausgegeben, übersetzt und philologisch erklärt, Uppsala, Almqvist och Wiksell, 1932.

Houssaye Michienzi, Ingrid, *Les milieux d'affaires florentins, le commerce des draps et les marchés ottomans à la fin du XVe et au début du XVIe siècle*, Mélanges de l'École française de Rome. Moyen Âge 127 (2015), 421–441.

Igual Luis, David, *La distribución de materias tintóreas en Valencia a finales del siglo XV*, in: Petrowiste, Judicaël/Lafuente Gómez, Mario (edd.), *Faire son marché au Moyen Âge*, Madrid, Casa de Velázquez, 2018, 91–109.

Laskaris, Caterina Zaira, *Il ricettario Diotaiuti. Ricette di argomento tecnico-artistico in uno zibaldone marchigiano del Quattrocento*, Saonara, Il Prato, 2008.

Lessing, Gotthold Ephraim (ed.), *Vom Alter der Oelmalerey, aus dem Theophilus Presbyter*, Braunschweig, in der Buchhandlung des Fürstlichen Waysenhauses, 1774.

Merrifield, Mary Philadelphia (ed.), *A treatise on painting written by Cennino Cennini in the year 1437; and first published in Italian in 1821, with an introduction and notes, by signor Tambroni*, London, Edward Lumley, 1844.

Merrifield, Mary Philadelphia, *Original treatises, dating from the XIIth to XVIIIth centuries on the arts of painting in oil, miniature, mosaic and on glass; of gilding, dyeing, and the preparation of colours and artificial gems*, London, Murray, 1849.

Muratori, Ludovico Antonio (ed.), *Compositiones ad tingenda musiva, pelles, et alia, ad deaurandum ferrum, ad mineralia, ad chrysographiam, ad glutina quaedem conficenda, aliaque artium documenta, ante annos nongentos scripta*, in: Muratori, Ludovico Antonio (ed.), *Antiquitates italicae Medii Aevii*, vol. 2, Mediolani, ex typographia Societatis Palatinae in regia curia, 1739, 365–388.

Muzio, Francesca (ed.), *Un trattato universale dei colori. Il Ms. 2861 della Biblioteca Universitaria di Bologna*, Firenze, Olschki, 2012.

Pasqualetti, Cristiana, *Il «Libellus ad faciendum colores» dell'Archivio di Stato dell'Aquila. Origine, contesto e restituzione del «De arte illuminandi»*, con un saggio di Bensi, Paolo, presentazione di Perriccioli Saggese, Alessandra, Firenze, Sismel, 2011.

Pellizzari, Achille (ed.), *Compositiones variae ad tingenda musiva, ad conficiendam «Chrysographiam», et alia fragmenta artium et secretorum*, in: Pellizzari, Achille, *I trattati attorno le arti figurative in Italia e nella Penisola Iberica. Dall'antichità classica al Rinascimento e al secolo XVIII*, vol. 1, Napoli, Perrella, 1915, 453–502.

Raspe, Rudolf Erich, *A critical essay on oil-painting; proving that the art of painting in oil was known before the pretended discovery of John and Hubert van Eyck; to which are added, Theophilus «De arte pingendi», Eraclius «De artibus Romanorum», and a review of Farinator's «Lumen animae»*, London, H. Goldney, 1781.

Rebora, Giovanni (ed.), *Un manuale di tintoria del Quattrocento*, Milano, Giuffrè, 1970.

Righi, Laura, *La manifattura del cuoio nel tardo Medioevo. Oggetti, tecniche, corporazioni e lavoro fra XIII e XV secolo*, Bologna, il Mulino, 2023.

Rinaldi, Simona, *Per una filologia dei trattati e ricettari di colori*, Studi di Memofonte 16 (2016), 1–15.

Schlosser, Julius von, *Die Kunstliteratur. Ein Handbuch zur Quellenkunde der neueren Kunstgeschichte*, Wien, Anton Schroll, 1924.

Settis, Salvatore, *Iconografia dell'arte italiana, 1100–1500. Una linea*, Torino, Einaudi, 2005 (^{1}1979).

Svennung, Josef (ed.), *Compositiones Lucenses. Studien zum Inhalt, zur Textkritik und Sprache*, Uppsala/Leipzig, A.-B. Lundequistska bokhandeln, 1941.

Tambroni, Giuseppe (ed.), *Di Cennino Cennini «Trattato della pittura» messo in luce la prima volta con annotazioni*, Roma, Paolo Salviucci, 1821.

Teofilo monaco, *Le varie arti – De diversis artibus. Manuale di tecnica artistica medievale*, ed. Caffaro, Adriano, Salerno, Palladio, 2000.

Thompson, Daniel V. (ed.), *«Liber de coloribus illuminatorum sive pictorum» from Sloane Ms. No. 1754*, Speculum 1 (1926), 280–307.

Thompson, Daniel V. (ed.), *The craftman's handbook «Il libro dell'arte». Cennino d'Andrea Cennini*, 2 voll., New Haven/London, Yale University Press, 1932–1933.

Thompson, Daniel V., *The materials and techniques of medieval painting*, New York, Dover, 1956.

Torresi, Antonio P., *Il Taccuino Antonelli. Un ricettario ferrarese del Quattrocento di tecnica artistica e fitoterapia*, Ferrara, Liberty house, 1993 (= 1993a).

Torresi, Antonio P. (ed.), *Tecnica artistica a Siena. Alcuni trattati e ricettari del Rinascimento nella Biblioteca degli Intronati*, Ferrara, Liberty house, 1993 (= 1993b).

Tosatti, Bianca Silvia (ed.), *Il Manoscritto veneziano. Un manuale di pittura e altre arti – miniatura, incisione, vetri, vetrate e ceramiche – di medicina, farmacopea e alchimia del Quattrocento*, Milano, Acanthus, 1991.

Tosatti, Bianca Silvia, *Trattati medievali di tecniche artistiche*, Milano, Jaca Book, 2007.

Travaglio, Paola (ed.), *Il «Liber colorum secundum magistrum Bernardum». Un trattato duecentesco di miniatura*, Studi di Memofonte 16 (2016), 149–194 (= 2016a).

Travaglio, Paola (ed.), *«Tractatus aliquorum colorum». Un esempio di trattato di rubricatura in un ricettario a interpolazione*, Studi di Memofonte 16 (2016), 232–260 (= 2016b).

Trinquier, Jean, *Cinnabaris et «sang-dragon». Le «cinabre» des Anciens entre minéral, végétal et animal*, Revue archéologique 56 (2013), 305–346.

Villela-Petit, Inès, *Copies, reworkings and renewals in late medieval recipe books*, in: Nadolny, Jilleen (ed.), *Medieval painting in northern Europe. Techniques, analysis, art history*, London, Archetype, 2006, 167–181.

15

Tecniche artistiche e ricettari italiani dal XIV al XVI secolo

Simona Rinaldi

Riassunto Il contributo descrive la redazione di un glossario delle tecniche artistiche correlate ai materiali pittorici citati nei ricettari in volgare dal XIV al XVI secolo presi in esame per la realizzazione del *Dizionario storico dei materiali e delle tecniche artistiche della pittura* previsto all'interno del progetto di ricerca Prin 2022 ArDIRe. Contestualmente si propone una riflessione metodologica sullo studio dei ricettari artistici come genere letterario.

Abstract The paper describes the creation of an artistic techniques' glossary related to the pictorial materials cited in vernacular recipe books of the 14th to 16th centuries considered in creating an *Historical dictionary of artistic materials and painting techniques* within the Prin 2022 ArDIRe research project. Furthermore, a methodological reflection on the study of artistic recipe books as a literary genre is proposed.

Parole chiave tecniche pittoriche – ricettari – glossario – database

1 La definizione delle tecniche artistiche

La creazione di un *Dizionario storico dei materiali e delle tecniche artistiche della pittura* (d'ora in avanti DISPI) come banca dati contenente i lemmi presenti nei ricettari in volgare (Visentin in questo volume) richiede, oltre a un loro accurato studio lessicografico e storico-artistico, anche una correlazione tra i materiali citati nelle ricette e le tecniche artistiche che ne prevedono l'applicazione.

L'operazione si è rivelata meno banale di quanto immaginato, poiché nella definizione delle tecniche artistiche sono simultaneamente presenti, nel caso delle opere pittoriche, almeno due significati: il primo, relativo al materiale di supporto (muro, tavola, tela, carta, cuoio, pergamena, metallo, avorio, osso,

HTTPS://DOI.ORG/10.1515/9783111706726-016

vetro, tessuti in genere, etc.), il secondo relativo al legante impiegato per dipingere (calce, cera, colla, gomma, olio, uovo, etc.).

Per conservare entrambi i significati, si sono dapprima definite le tecniche pittoriche in base al supporto (come pittura murale, pittura su tavola, pittura su tela), passando successivamente a definire le tecniche in base al legante (olio, tempera, encausto, guazzo, miniatura, etc.), inserendo in ciascuna definizione i rimandi reciproci, così che fosse chiaro, per esempio, che la pittura su tavola potesse essere eseguita sia con la tecnica a tempera, sia con quella a olio o con l'encausto. Il risultato è un panorama delle tecniche artistiche certamente non esaustivo, ma che rispecchia la loro menzione all'interno dei ricettari presi in esame.

Ragionando inoltre sui differenti esiti visivi della tecnica a tempera rispetto a quella a olio, si sono inserite le definizioni di *campitura* e di *velatura*, destinando poi alla voce *verniciatura* la descrizione delle finiture con numerose tipologie di vernici, che fossero a base resinosa oppure proteica.

Nel caso della *pittura murale*, la sua definizione ha circoscritto, come di consueto, l'applicazione dei colori al di sopra dell'intonaco asciutto con vari leganti pittorici (calce, uovo, olio), differenziandola dall'*affresco*, e ovviamente dal *mosaico*, cui sono state dedicate voci specifiche.

Un caso particolare ha riguardato la decorazione dei codici miniati – assai ricca di prescrizioni nei ricettari artistici – in relazione alla quale sono state compilate le voci *miniatura* (per la pittura a pennello con scene figurate dei capolettera), *rubricatura* (per la redazione a penna e inchiostro delle iniziali filigranate), *crisografia* (per la scrittura con un inchiostro costituito da oro polverizzato), *argirografia* (per la scrittura con un inchiostro costituito da argento polverizzato) e *assisa* (per lo strato preparatorio sul quale deporre la foglia metallica d'oro o d'argento, con le loro diverse varianti).

L'utilizzo dell'oro in foglia su numerosi supporti è stato descritto nella voce *doratura*, al cui interno sono specificamente definite le diverse tecniche di doratura a guazzo, a bolo, a mordente o missione, a oro di metà, a conchiglia, a pastiglia. Mentre l'adozione di lamine di stagno o di argento dorato ricoperte con una vernice resinosa gialla è stata descritta in una voce apposita, dedicata alla *meccatura*.

Ugualmente autonoma rispetto alla doratura, poiché non sempre adottata, è la voce *brunitura* in quanto riferita alla specifica tecnica di lucidatura di tutte le lamine metalliche su qualsiasi tipologia di superficie.

Si è inoltre ritenuto utile dedicare una voce specifica alla *preparazione dei dipinti* nelle diverse tipologie di supporti, così come alle caratteristiche del *disegno*, eseguito nelle fasi preliminari della composizione pittorica.

Nell'ampia casistica delle arti applicate si è al momento ritenuto sufficiente circoscrivere le definizioni ad alcune tipologie che compaiono più spesso nei ricettari presi in esame, come la tintura e/o la pittura di *avorio, cuoio* e *osso*; la *ceramica/maiolica*; lo *smalto*; la *vetrata dipinta*.

Sicuramente qualche voce risulterà mancante, o da correggere, ma una puntuale verifica potrà giungere solo dopo la compilazione dei lemmi tratti dai vari ricettari in corso di studio.

2 I ricettari italiani tra XIV e XVI secolo

Il cuore della banca dati è costituito dalle ricette presenti nei ricettari artistici, trattate elettronicamente per poterne confrontare la lingua, l'articolazione sintattica, gli ingredienti e l'ambito di applicazione.

I ricettari artistici sono infatti, in primo luogo, raccolte di ricette relative ai settori più disparati:

> la lavorazione e/o la colorazione di vetro, ossa, cuoio e pelli, indicazioni per il taglio e la lavorazione di gemme vere o contraffatte [...], trattamento, lavorazione, colorazione di metalli più o meno nobili; indicazioni sulla preparazione di pigmenti coloranti per pittura o tintura; preparazione di fondi oro e dorature di varia natura; tecniche di tintoria; tecnologia da *scriptoria*: preparazione di colle, gessi, strumenti, inchiostri, inchiostri colorati, leganti, indicazioni per smacchiare, metodi per realizzare rilegature; lavorazioni di oro e altri metalli a scopo grafico, smalti e vernici (Tolaini 2003, 675).[1]

La varietà molto estesa degli argomenti riflette l'appartenenza degli artefici coinvolti a corporazioni molto diverse (battiloro, cuoiai, legnaioli, orefici, pittori, tintori, etc.) e rende piuttosto superata l'ottica tipicamente ottocentesca che vedeva l'origine e l'utilizzo di tali raccolte all'interno delle botteghe artistiche.

I ricettari, poi, contengono spesso prescrizioni relative ad altri campi d'applicazione: cosmetica, cucina, medicina, mascalcia, alchimia, e non sono dunque univocamente riferibili al pur ampio settore artistico. Infine, essi descrivono in genere come eseguire la manifattura di un materiale, ma nella maggior parte dei casi senza precisare esattamente la tecnica artistica nella quale adottarlo.

---

1 La bibliografia di tutto il saggio è limitata ai riferimenti essenziali.

Le tecniche artistiche sono viceversa descritte nei trattati, testimonianze assai più organiche e strutturate, ma decisamente più rare, quale è il *Libro dell'arte* di Cennino Cennini, che però tace sistematicamente sulla manifattura dei singoli materiali pittorici, invitando il lettore, nel cap. 40, ad acquistarli nelle spezierie: «se tti vorrai affaticare ne troverrai assai ricette e spezialmente pigliando amistà di frati. Ma io ti consiglio, perché non perda tempo nelle molte svarianzion di pratiche, pigli pur di quel che truovi da speziali» (Cennini 2019, 170).[2]

Le prescrizioni contenute nel *Libro dell'arte* sono pertanto rivolte alle modalità operative per utilizzare quei materiali che allo stato grezzo erano stati acquistati già preparati.

Se Cennini, fonte privilegiata per il percorso formativo del pittore nelle botteghe giottesche del secondo Trecento, non aveva più bisogno di descrivere in che modo andassero fabbricati i colori per dipingere, ciò significa che esisteva già da allora un'altra figura professionale che se ne occupava.

Per il Trecento è nota a Firenze l'attività dei Gesuati di San Giusto alle mura, che forniscono i loro materiali accuratamente predisposti almeno fino al Cinquecento, dato che Michelangelo acquistò presso la loro spezieria conventuale l'azzurro oltremare per dipingere la volta della Cappella Sistina (Bensi 1980; Baroni/Travaglio 2016, 71, 74).

A Venezia tale figura è stata identificata per il Quattrocento nel *vendecolori*, ovvero un artigiano che nella sua spezieria specializzata forniva ai suoi clienti i prodotti pittorici già pronti per l'uso (Matthew/Berrie 2010).

Dal campionamento dei ricettari presi in esame per questa ricerca si può del resto agevolmente constatare come i redattori di tali testi non fossero per nulla pittori: Ambrogio di ser Pietro è un amanuense di professione (Colla/Quaglino 2024, 65); Bartolomeo da Siena è un frate certosino che si autodefinisce «gra(n)dissimo miniatore e scripto(r)e» (Torresi 1993, 47); Francesco Bentaccordi apparteneva alla piccola borghesia mercantile (Brambilla/Hayez 2016, 54); Raffaello di Bernardo Lorenzi era un mercante di seta (Del Savio 2018, 2); Diotaiuti di Leopardo Diotaiuti era un copista di formazione giuridica (Laskaris 2008, 13); Le Bègue era un notaio parigino (Tosatti 2007, 129–147), e l'elenco potrebbe continuare a lungo.

Nonostante tali evidenze, la convinzione che tali ricettari nascessero all'interno delle botteghe artistiche è ancora molto radicata, tanto da aver condotto negli ultimi vent'anni a riprodurre in laboratorio le prescrizioni in essi presenti

2 Gli speziali compaiono anche nel ms. London, British Library, Sloane 416, cc. 128v–129r, per la «tera negra di quela ch(e) vende i spiçiali, ch(e) ovra i depinturi» (Tosatti 1991, 230–232).

per confrontarle con le analisi scientifiche applicate alle opere d'arte ritenute coeve, per il loro restauro (Clarke 2024, 6, 14).

A parte il fatto che le indagini scientifiche possono identificare le caratteristiche fisico-chimiche dei materiali presenti in un dipinto, ma non le modalità tecniche con cui essi furono utilizzati, altri punti deboli di tale metodologia sono rappresentati in primo luogo dai notevoli problemi interpretativi della quantità degli ingredienti indicati nelle ricette (un cucchiaino; una noce; una fava), per non dire della composizione di tali ingredienti (l'allume di rocca del Trecento è comparabile con quello attuale?). Persino Clarke (2024, 8), impegnato a dimostrare che i ricettari riflettono le pratiche artistiche, è costretto ad ammettere nel caso dell'azzurro d'argento che «decades of attempted laboratory reconstructions and technical rationalisations have shown it to be physically impossible: it does not and cannot work».

Ma il punto davvero dirimente è la datazione delle ricette: le medesime prescrizioni compaiono in ricettari lontani tra loro nel tempo e nello spazio, dato che sono costantemente copiate, interpolate, rimaneggiate, tagliate, tradotte e ricopiate ancora, formando nuove raccolte. Un esempio è fornito dalle ricette del cinabro che si trovano ripetute nel taccuino Antonelli, in Ambrogio di ser Pietro da Siena, in Bartolomeo da Siena e nel Manoscritto bolognese. E ciò non accade una sola volta (Travaglio 2016).

Appare chiaro che gli artefici medievali, che peraltro erano in maggioranza illetterati, non si servissero dei ricettari, poiché il loro apprendimento non era libresco, ma si formavano in bottega accanto a un maestro che insegnava loro come manipolare e applicare i materiali. Almeno fino al 1563 quando a Firenze Giorgio Vasari fondò l'Accademia delle arti del disegno, la gran parte degli artisti non riceveva un'educazione teoricamente strutturata, ma prevalentemente pratica.

Se quindi i pittori non erano gli autori ma nemmeno gli utilizzatori dei ricettari artistici, l'approccio costantemente adottato negli studi di tali testi richiede un radicale rinnovamento per superare una visione troppo meccanica e semplificata, dalla quale non emerge il contesto culturale in cui i ricettari affondano le loro radici, che sono spiccatamente letterarie.

I ricettari artistici necessitano di uno studio più complesso e stratificato, poiché essi costituiscono una forma letteraria specifica ed è per tale motivo che l'apporto di linguisti competenti che abbandonino i percorsi seguiti in passato è particolarmente significativo, affinché ne sia studiato il lessico e compreso se la forma di questo parlare codificato abbia riferimenti precisi, una struttura sintattica e una morfologia che la modelli. Sarebbe molto utile conoscere meglio l'ubicazione geografica della redazione, per esempio attraverso lo studio della fonetica, che varia nelle diverse regioni italiane nei secoli in esame.

Per comprendere veramente la natura di un ricettario è indispensabile sapere se il testo scritto corrisponde oppure no alla datazione paleografica del codice che lo contiene, come è organizzata la sua struttura interna, quante e quali mani siano presenti, prima di usarlo come semplice viatico per i consueti confronti tra le indagini scientifiche e le opere d'arte.

Un esempio significativo è costituito dal ms. Roma, Biblioteca Casanatense, 1793 contenente due sezioni per la pratica della miniatura (cc. 10v–13v; 15v–20v). Il codice fu citato già da Thompson (1933) ed è stato tradotto in inglese da Wallert (1995), che trascrive la prima carta del manoscritto, nel verso della quale si legge il nome dell'autore, «Simone de Monte dante dela / zazera calzolaio», che precisa: «lo chopiai el mese di novembre 1422». La formula ricompare nel recto della c. II dov'è trascritta nel 1741 dal bibliotecario della Casanatense, Giovan Battista Audifreddi, che annota: «Qui chiaramente si vede essere stata alterata la data e dovevasi invece sostituire l'altra scritta in minio in capite folii». Sul bordo superiore del recto della medesima c. II è infatti leggibile la data «MDXXIJ» scritta in inchiostro nero (che riprende un appunto al verso della carta precedente, la I, dove la data è redatta in inchiostro rosso): tali datazioni posticipano quindi la redazione del testo di un secolo.

La filigrana visibile in numerose carte (2, 4–5, 8–11, 13, 16, 18–20, 25–27, 33) corrisponde a un'ancora inscritta in un cerchio con una stella al di sopra, che viene datata al 1502 da Briquet (1923, 1, 41, nr 478).

La prima sezione del codice con ricette dedicate alla miniatura è intitolata *Libro secondo de diversi colori & sise da mettere a oro* (cc. 10v–13v) e contiene ventinove istruzioni per la manifattura dell'inchiostro, per la preparazione della pergamena, di tecniche di doratura e per la fabbricazione dei pigmenti, ma menzionando talvolta ingredienti errati o fornendo una descrizione molto succinta.[3] La seconda sezione del codice (cc. 15v–20v) contiene ventitré ricette sullo stesso argomento, ma redatte chiaramente da mano diversa: le numerose correzioni e ripetizioni inserite ne provano la natura di copia di un testo preso a modello, che forse è il medesimo usato dal precedente copista, come farebbe pensare la presenza della stessa ricetta in entrambe le sezioni: copista A «A fare le pezole azurre. Tolli una erba che si chiama tornasole la quale fa fiori et [...] espicala ad uno ad uno e poi le mette in uno mortaio secondo la quantità che ne voi fare e poi le pesta e trane el sugo» (cc. 10v–11r), copista B «A fare la

3 Data la natura interdisciplinare di questo volume, si precisa che *sise* è la contrazione di *assisa*, cioè lo strato preparatorio per la deposizione della foglia d'oro.

pezuola azurra. Togli u(n)a erba che si chiama tornasole e questa se fa fiori e [...] spicali ad uno ad uno e mettili in uno mortaio secondo la quantità che tu vuoi fare e poi le pesta e poi le pesta [sic, ndr] e trane el sugho» (c. 20r).

Confronti di questo tipo sono oggi notevolmente agevolati dal trattamento informatico dei dati e per tale ragione la realizzazione del DISPI sta fortemente impegnando tutta l'unità di ricerca dell'Università di Udine, per giungere a creare con i collegamenti tra lemmi, ricette, materiali e tecniche artistiche il risultato migliore e più utile all'intero progetto. Si tratta di un lavoro di squadra, poiché da soli non si progredisce nelle conoscenze, replicando nella sostanza quanto avveniva in uno scriptorium medievale, dove dapprima i fogli in pergamena erano predisposti con la rigatura, poi interveniva il calligrafo per la redazione del testo, cui faceva seguito la decorazione dei capilettera filigranati a penna, e infine il miniatore giungeva a dipingere la scena assegnata, nello spazio lasciato libero dalla scrittura (Maniaci 1996).

3 Il glossario delle tecniche artistiche

A partire dai ricettari presi in esame dal progetto, è stato realizzato all'interno del DISPI un glossario di base, contenente la definizione di ciascuna tecnica artistica per il successivo collegamento al lemma del materiale citato nelle ricette. Si elencano di seguito le voci inserite in ordine alfabetico, alcune delle quali molto generali, altre più specifiche, a seconda del dettaglio delle prescrizioni che si trova nei ricettari esaminati.[4]

Affresco
Tecnica di pittura murale caratterizzata dall'applicazione dei pigmenti in polvere sciolti semplicemente nell'acqua e deposti sull'intonaco umido (fresco). In tale circostanza la fissazione del pigmento colorato avviene mediante il processo chimico di carbonatazione della calce, che si produce quando la calce presente nell'intonaco si asciuga in combinazione con gli elementi atmosferici presenti nell'aria e ingloba al suo interno stabilmente il pigmento.

Sulla calce fresca dell'intonaco vanno applicati solo i pigmenti compatibili con essa, ovvero: bianco di calce, bianco sangiovanni, ocra (gialla, rossa, bruna); terra di Siena; terra d'ombra; nero di vite; nero d'avorio; smaltino. Non

4 La bibliografia di riferimento è costituita da Bordini (1991); Maniaci (1996); Nimmo (2001); Ward (2008); Rinaldi (2011); Kroustallis (2015); Weyer (2016); Baroni/Mander (2021); Laskaris (2023).

sono compatibili con la calce fresca i pigmenti inorganici a base metallica e le lacche organiche che sono applicati sull'intonaco asciutto con un legante.

Fino all'ultimo quarto del Duecento l'intonaco era applicato sull'arriccio per lunghe fasce orizzontali, seguendo l'altezza media di un uomo in piedi sul ponteggio (pertanto le fasce sono denominate *pontate*), e l'esecuzione pittorica iniziava ad affresco ma era poi terminata a secco, con le inevitabili riprese a tempera da parte del capobottega per rendere uniformi le diverse parti dipinte dai suoi aiutanti. Dagli anni Novanta del Duecento nelle botteghe romane di Pietro Cavallini e Jacopo Torriti, così come nella Basilica superiore di Assisi, si assiste all'applicazione dell'intonaco a *giornate*, ovvero in porzioni che potevano essere condotte a termine nell'arco delle ventiquattro ore, nelle quali l'intonaco si asciugava in superficie, al fine di eseguire ad affresco l'intera pittura. Le giornate avevano dimensioni differenziate a seconda del tempo richiesto per dipingerle: volti e mani, che erano normalmente eseguiti dal capobottega, erano più impegnativi e dunque circoscritti in giornate isolate, mentre vesti e manti di intere figure potevano essere più velocemente realizzati ed erano spesso accorpati; di ancor maggiori dimensioni erano le giornate relative alle parti decorative affidate a specialisti oppure la realizzazione di fondali architettonici che potevano essere racchiusi in un'unica grande giornata.

Argentatura
Tecnica artistica che adotta la lamina d'argento in sostituzione o insieme alla foglia d'oro. Segue le medesime tecniche della doratura.

Argirografia
Tecnica di scrittura eseguita a penna con un inchiostro a base di argento macinato su codici in pergamena e carta, generalmente tinte con coloranti.

Assisa
Tecnica di preparazione della foglia d'oro da applicare ai codici miniati in pergamena. Se fino al secolo XII la pratica più comune consisteva nel far aderire la sottile foglia d'oro con albume o colla animale direttamente sulla pergamena appena abrasa, a partire dal Duecento si adotta un fondo preparatorio spesso ma elastico, per facilitare la successiva lucidatura e la decorazione con punzoni, affinché la foglia d'oro non si strappi. La composizione dell'assisa era cromaticamente variegata (bianca, rossa, rosata, gialla, grigia), pur essendo in genere preferito il bolo rosso. Un'altra differenziazione concerneva il componente adesivo (albume o colla animale), cui erano aggiunti il miele in funzione fluidificante e plastificante, il cerume per assicurare un'asciugatura omogenea

senza la produzione di crettature e la gomma vegetale (arabica, di pruno, di ciliegio) per la sua notevole viscosità.

Brunitura
Tecnica per rendere lucide le lamine metalliche (d'oro o d'argento), mediante lo sfregamento con un dente animale o una pietra. Si applicava alle foglie metalliche fatte aderire mediante la doratura a guazzo e non era utilizzata per la doratura a missione o mordente. Cf. *Doratura*.

Campitura
Tecnica pittorica caratterizzata dalla stesura dei pigmenti in maniera del tutto omogenea e appiattita all'interno di una forma disegnata.

Ceramica e **Maiolica**
Entrambi i termini indicano contemporaneamente sia il materiale che la tecnica artistica.

Nel caso del materiale vanno evidenziate le proprietà della ceramica di resistenza al calore, alla corrosione e quando è smaltata anche all'acqua, trattandosi di un'argilla o altri materiali terrosi simili che sono modellati manualmente e successivamente sottoposti a cottura ad alte temperature.

Come tecnica artistica, si tratta di terrecotte di diverse forme (mattonelle, vasi, piatti, recipienti diversi anche per dimensioni, elementi decorativi) e differenti colori, che erano dipinte e/o sottoposte a smaltatura per renderle impermeabili.

Crisografia
Tecnica di scrittura eseguita a penna con un inchiostro a base di oro macinato su codici in pergamena e carta, generalmente tinte con coloranti, oppure colorate sul recto del singolo foglio.

Disegno
Tecnica artistica eseguita nella fase di progettazione della composizione. Può essere realizzata direttamente sulla superficie pittorica mediante un carboncino e fissata nella pittura su tavola a pennello e inchiostro, oppure preliminarmente su carta (a vari livelli di dettaglio: schizzo, abbozzo) per poi essere replicata e/o riprodotta mediante vari metodi di trasferimento. Nel caso dei codici miniati il disegno era eseguito a penna, normalmente con un inchiostro ferro-gallico.

Nella pittura murale in genere e nell'affresco in particolare, si distingue la *sinopia*, abbozzo disegnato sull'arriccio (cf. *Preparazione dei dipinti*), che trae la denominazione dalla terra rossa di Sinope con cui era in genere eseguito, dal *disegno preparatorio* che era viceversa tracciato sull'intonaco fresco immediatamente prima di dipingere. La funzione della sinopia era di fornire al pittore e al committente la delimitazione degli spazi compositivi e la disposizione delle figure (che poteva ancora essere modificata), mentre al disegno preparatorio era assegnato il compito di delineare precisamente la figurazione da dipingere.

Con l'introduzione delle norme geometriche della prospettiva nel Quattrocento, i pittori furono in grado di progettare le loro composizioni in bottega eseguendo il *cartone*, che contiene il disegno a grandezza naturale di quanto dovranno dipingere. Per trasferire il cartone disegnato senza dover necessariamente replicare il disegno a mano libera, si utilizzò dapprima il *trasferimento a spolvero*. Esso richiedeva la foratura del cartone lungo le linee del disegno, per poi appoggiare il cartone forato sulla superficie da dipingere, cospargendolo con polvere di carbone, in modo da ottenere una traccia a puntini neri sulla preparazione bianca dell'opera. Un metodo alternativo utilizzato nel Cinquecento era il *trasferimento a incisione*, quando il cartone disegnato era appoggiato sulla porzione d'intonaco fresco che si voleva dipingere e, incidendo i profili del disegno con uno stilo appuntito, essi si imprimevano sul muro. Una variante di tale metodo è descritta da Vasari (1550/1568, 121), nel cap. XVI dell'*Introduzione alla pittura*, per dipinti su tavola e tela mediante il *calco*, che comportava l'applicazione della polvere di carbone sul retro del cartone, così che l'incisione delle linee sulla fronte del disegno lasciasse una traccia lineare nera sulle preparazioni pittoriche.

Doratura

Tecnica artistica caratterizzata dall'applicazione dell'oro sia su dipinti che su sculture. L'oro poteva essere utilizzato sia in foglie molto sottili (cosiddetta *doratura a guazzo*; *a bolo*; *a mordente*), sia macinato in polvere (nella *doratura a conchiglia*).

La *doratura a guazzo* prende il nome dall'adesivo a base di albume o di colla animale adoperato per applicare la foglia d'oro.

La *doratura a bolo* è una tecnica che si basa sulla precedente doratura a guazzo e si sviluppa dalla metà del secolo XIII, mediante l'interposizione tra il supporto e la foglia d'oro di una preparazione a base di bolo, che è una terra argillosa di colore variabile dal giallo al rosso, per conferire alla foglia metallica riflessi più caldi. In sostituzione del bolo rosso poteva essere utilizzata anche la terra verde quando si voleva ottenere un riflesso metallico più freddo. In tutti questi casi la doratura era eseguita da un esperto doratore, spesso esterno alla bottega pittorica, che interveniva prima che il pittore eseguisse il dipinto, poiché la doratura riguardava zone estese dell'opera come i fondi e le aureole, e richiedeva la *brunitura*, ovvero lo sfregamento della foglia applicata con un dente animale o una pietra, al fine di rendere lucido il metallo.

La *doratura a mordente* prende il nome dall'adesivo impiegato, costituito da una miscela resinosa chiamata *missione* o *mordente*, sulla quale era applicata la foglia d'oro per evidenziare alcuni particolari, per esempio il bordo di vesti e manti, ed era quindi eseguita al di sopra della pittura, senza richiedere la brunitura finale che avrebbe causato abrasioni. È la tecnica che si trova generalmente adottata nella pittura murale.

La *doratura a conchiglia* era condotta con l'oro ridotto in polvere e applicato a pennello miscelandolo ad un legante a tempera (gomma arabica, albume, colla animale) per decorare particolari minuti nel dipinto già eseguito. Deriva il suo nome dal contenitore in cui era deposto l'oro macinato.

Per la simulazione della doratura denominata *doratura a mecca* cf. *Meccatura*.

La *doratura a pastiglia* era così denominata poiché eseguita con la foglia d'oro applicata a decori realizzati in rilievo (mediante uno stucco modellato) sulla tavola o la superficie muraria, che poteva ospitare anche l'inserzione di pietre preziose, vetri e madreperla.

L'*oro musivo* era un composto a base di bisolfuro di stagno, impiegato talvolta come succedaneo dell'oro a conchiglia, oppure come pigmento giallo miscelato ad albume o gomma arabica e applicato a pennello o a penna nella miniatura.

Encausto

Tecnica pittorica caratterizzata dalla mescolanza dei pigmenti in polvere con la cera fusa (sia a caldo, che a freddo), adottata nelle testimonianze più antiche della pittura su tavola, come i ritratti funerari del Fayyum, secoli II-III d.C.

Nel secolo XVIII la riscoperta della tecnica attraverso la lettura delle fonti classiche (Vitruvio, Plinio) condusse a utilizzarla anche come pittura murale, e per renderne più semplice l'applicazione era in genere aggiunta alla cera una resina (come la trementina di Venezia).

Guazzo

Tecnica pittorica eseguita miscelando i pigmenti in polvere con la colla. Nel Quattrocento era in genere applicata sulla tela, ottenendo una superficie pittorica opaca, caratteristica della produzione fiamminga che la denominava *tüchlein*.

Meccatura

Denominata anche *doratura a mecca*, è una tecnica che simula l'utilizzo della foglia d'oro, servendosi di una lamina di argento o di stagno sulla quale è applicata una vernice resinosa in cui è stato inserito un colorante giallo (zafferano, curcuma, erba guada), al fine di ottenere il medesimo effetto visivo della foglia d'oro.

Miniatura

Tecnica pittorica impiegata nella decorazione dei codici manoscritti (in pergamena e in carta), eseguendo a pennello composizioni figurate di dimensioni ridotte. I pigmenti e le lacche (queste ultime ottenute dai coloranti vegetali e animali) per dipingere erano miscelati con un legante solubile in acqua a base di gomma (arabica, adragante).

Il termine *miniatura* deriva da *minio* poiché in origine la decorazione era circoscritta ai capilettera eseguiti con l'inchiostro rosso che nell'antichità classica era denominato *minio*, termine con il quale in realtà si faceva riferimento al cinabro, a base di solfuro di mercurio, diversamente dall'attuale uso di *minio* che indica un pigmento rosso ottenuto dall'ossido di piombo. Per la decorazione dei capilettera a penna e inchiostro cf. *Rubricatura*.

Mosaico

Tecnica pittorica ottenuta con l'accostamento di tessere di molteplici materiali (vetro, pietra, ciottoli, madreperla) e dimensioni molto variabili. Quando le tessere sono lapidee e applicate a pavimento assumono la denominazione di litostrati.

Ombreggiatura

In senso letterale sta a indicare l'esecuzione delle ombre di un'area colorata in rapporto alle parti in luce, al fine di simulare l'effetto di rilievo. Ciò non significa che l'ombreggiatura dovesse necessariamente essere ottenuta applicando una tinta scura (bruna o nera) alle aree colorate, quanto piuttosto adottare la medesima tinta in una tonalità più scura, dato che i pigmenti pittorici erano numerosi e si potevano scegliere varietà chiare sulle quali eseguire l'ombra con un pigmento tonalmente più scuro. Un esempio potrebbe essere un manto dipinto con il rosso cinabro, ombreggiato con la lacca rossa. Tali ombre colorate erano piuttosto consuete nella tecnica a olio a partire dal Cinquecento, mentre nel caso della tecnica a tempera e nelle miniature le pennellate di colore sono accostate oppure sovrapposte, e talvolta di tonalità cromatiche diverse.

Pittura a olio

Tecnica pittorica eseguita con la miscelazione dei pigmenti e delle lacche in polvere con varie tipologie di oli vegetali siccativi, come olio di lino, olio di noce, olio di papavero. Conosciuta dai pittori del Nord-Europa sin dal secolo XI, si diffonde in Italia a partire dalla metà del secolo XV, particolarmente a Venezia dove il rapido deterioramento della pittura murale condusse a sostituirla con grandi tele (detti *teleri*) applicati a pareti e soffitti. Nell'Italia centrale per tutto il secolo XV la tecnica a olio fu applicata alla pittura su tavola, per diffondersi nel Cinquecento anche sulle tele.

Come tecnica di pittura murale, era conosciuta dai pittori francesi, tedeschi e inglesi del secolo XIII, mentre in Italia fu sperimentata all'inizio del secolo XVI, a partire da Sebastiano del Piombo e Raffaello (nella Sala di Costantino in Vaticano), convinti erroneamente che l'impermeabilità del legante a olio fosse in grado di assicurare la migliore protezione dei dipinti murali dall'umidità.

Pittura a tempera

Tecnica pittorica che fino al secolo XVI sta genericamente a indicare la miscelazione di un pigmento o una lacca in polvere con un legante per ottenere un impasto da applicare a pennello, per dipingere qualsiasi superficie o supporto pittorico.

In età moderna, a partire dalla metà del Cinquecento, il termine restringe il suo significato alla miscelazione di un pigmento con un legante proteico solubile in acqua (come uovo, gomma, colla), per distinguerlo dalla pittura a olio.

Nel caso della tempera a uovo il legante può essere costituito da uovo intero, albume, tuorlo ed eventualmente contemplare l'aggiunta di latte di fico.

Nel caso della tempera a gomma il legante può essere costituito da gomma arabica, gomma adragante, gomma di ciliegio.

Nel caso della tempera a colla il legante può essere costituito da colla animale, di pergamena, d'ossa o di pesce.

Pittura murale

Denominazione generica relativa alla pittura condotta su superfici murarie (pareti e volte), che viene normalmente adottata per indicare la stesura dei pigmenti sull'intonaco asciutto, detta anche pittura a secco, che prevede l'adesione dei materiali colorati con un legante, quale calce, uovo, olio, colla, cera. Quando l'intonaco viene dipinto mentre è ancora fresco e i pigmenti sono sciolti unicamente con l'acqua, si parla di affresco.

Pittura su tavola

Denominazione relativa all'esecuzione pittorica condotta su tavole lignee adeguatamente preparate, miscelando i pigmenti colorati con leganti diversi: uovo, cera, olio.

La tavola lignea fu il supporto pittorico maggiormente utilizzato per tutta l'età medievale (dal secolo IV d.C. al XIV) e anche tra Quattrocento e Cinquecento nelle regioni dell'Italia centrale. La specie legnosa prevalente in Italia è stata il pioppo, mentre nel Nord Europa erano preferiti la quercia e il noce.

Pittura su tela

Denominazione relativa all'esecuzione pittorica condotta su tele tensionate su telaio, costituite generalmente da fibre vegetali come lino e canapa. Solo dal secolo XIX si è aggiunto il cotone. Sulle tele tessute con intrecci tra trama e ordito diversificati (detti *armature*) si poteva dipingere miscelando i pigmenti in polvere con leganti diversi: olio, colla, uovo. A partire dal secolo XVI la tecnica a olio si diffonde stabilmente, adottando le tele come supporti preferenziali per la loro possibilità di essere arrotolate e trasferite in tutta Europa.

Preparazione dei dipinti

Tecnica comprendente uno strato singolo o più spesso molteplice, di spessore e composizione variabile, finalizzato a predisporre il supporto pittorico per accogliere il disegno e la composizione dipinta. Ciascuna tipologia di supporto pittorico (muro, tavola, tela, pergamena, carta, etc.), richiede preparazioni diverse, anche in funzione della tecnica adottata.

Nella pittura su tavola la preparazione comprendeva in genere più strati di gesso e colla animale, applicati con granulometrie diverse (più grossolana inizialmente, più fine in superficie), dopo aver incollato sul legno l'*incamottatura* (costituita da pergamena o da tela sottile, intera oppure a strisce, e disposta sulle giunzioni delle tavole), al fine di proteggere gli strati pittorici dai movimenti di rigonfiamento e di ritiro delle fibre legnose.

Nella pittura su tela, superata una prima fase (secolo XV) in cui fu adottata la stessa preparazione rigida a gesso e colla delle tavole lignee, fu preferita una preparazione elastica a base di bianco di piombo e olio siccativo, in grado di assecondare la flessibilità della tela, che poteva essere arrotolata. Inizialmente monocroma (bianca), la preparazione poteva essere di colorazioni diverse, gialla, rosa, celeste, beige, nel Cinquecento schiarite con il bianco e dalla seconda metà del secolo estese a tinte più intensamente rossicce e brunastre. Vasari (1550/1568, 134) definisce *imprimitura* tale strato cromatico posto al di sopra della consueta preparazione a olio con bianco di piombo e che ha lo scopo di fornire un'intonazione omogenea a tutto il dipinto per sostituire del tutto, nel corso del Seicento, l'originaria preparazione bianca, con il risultato di caratterizzare la pittura naturalistica dei seguaci caravaggeschi condotta su fondi bruni.

Nella pittura murale i molteplici strati preparatori (denominati *rinzaffo* il più interno e *arriccio* il più esterno) erano destinati a uniformare la superficie muraria per accogliere il sottile intonaco sul quale dipingere a secco o ad affresco. Il rinzaffo era in genere costituito da uno spesso strato di malta composto da calce e un inerte (come la sabbia fluviale o la pozzolana) macinato molto grossolanamente e con laterizi e ghiaia inclusi, la cui funzione era di colmare ogni vuoto presente nella superficie muraria.

L'arriccio, che talvolta sostituiva del tutto il rinzaffo, spesso assente, era ugualmente costituito da una malta grossolana di calce e di un inerte (variabile a seconda delle località di esecuzione), dalla caratteristica superficie scabra per garantire la successiva adesione dell'intonaco sul quale dipingere. Sull'arriccio era eseguita la sinopia, abbozzo disegnato tracciato con la terra rossa di Sinope, che non va confusa in pittura murale con il disegno preparatorio, eseguito (a carboncino e poi ripreso a pennello e inchiostro per fissarlo) nel successivo strato d'intonaco (e pertanto nella maggior parte dei casi ad affresco) per delineare esattamente le zone da dipingere.

La preparazione della pergamena per la decorazione dei codici miniati prevedeva una leggera abrasione del foglio al fine di eliminare ogni asperità e procedere con l'applicazione della rigatura, ovvero tracciando con righello e uno stilo le righe che dovevano ospitare la scrittura, eseguita prima della decorazione in miniatura dei capilettera, per i quali veniva lasciato libero lo spazio.

Rubricatura

Tecnica di scrittura eseguita a penna con inchiostri di colori diversi (rosso, azzurro, verde, giallo, bianco, nero), per tracciare decorazioni floreali e vegetali attorno ai capilettere dei codici manoscritti (in pergamena e in carta). Un vocabolo ricorrente relativo a tale tipologia decorativa è *florizare*, che si riferisce all'esecuzione di decori floreali.

Adottata come tecnica per la decorazione dei capilettere, poteva comparire nei codici miniati in fogli singoli oppure anche in unione con le miniature.

Smalto

Tecnica artistica costituita dalla stesura di una pasta vitrea colorata (opaca o trasparente) su una lamina metallica (d'oro, d'argento o di rame).

A seconda della lavorazione della lamina metallica, si distinguono: gli smalti *cloisonné*, o ad alveoli riportati, dove le paste vitree sono inserite entro gli spazi ottenuti con sottili listelli metallici saldati alla lamina di supporto, che era in genere d'oro; gli smalti *champlevé*, o ad alveoli incavati, dove le paste vitree sono collocate negli incavi praticati nella spessa lamina di supporto, in genere di rame; gli smalti traslucidi, caratterizzati da paste vitree trasparenti, deposte a strati sottili sulla lamina, in genere d'argento, rendendo così evidente il disegno inciso su di essa a basso rilievo (negli smalti *basse taille*) o sbalzato a tutto tondo (negli smalti *en ronde bosse*).

Per estensione si parla di smalti anche nel caso di decorazioni eseguite con paste vitree applicate su manufatti ceramici e vitrei, e successivamente sottoposti a cottura per fissarli definitivamente.

Con *smaltatura* si intende il rivestimento con uno strato vitreo trasparente e incolore che rende impermeabili i prodotti ceramici e metallici.

Terne cromatiche

Tecnica pittorica caratterizzata dall'adozione (generalmente a tempera) di tre principali tonalità cromatiche: una campitura colorata di base – costituita da un pigmento miscelato al bianco – e l'applicazione al di sopra di una pennellata del pigmento puro come ombreggiatura e del bianco puro come lumeggiatura. Con queste tre tonalità (campitura intermedia, pigmento puro, bianco puro) l'artista era in grado di rappresentare manti e vesti delle figure, così come ambientazioni ed edifici.

Si tratta di una modalità operativa tipica di miniature e dipinti su tavola di epoca bizantina, che evidenzia la semplificazione estrema della stesura pittorica nella fase storica in cui si era persa la memoria della pittura romana e tardoantica e non si era ancora delineata la capacità di modellare tridimensionalmente le forme, come avverrà con la pittura romana di fine Duecento e con Giotto.

Tintura o pittura su avorio

Tecnica artistica eseguita su zanne di elefante o di altri animali (ippopotamo, tricheco, cinghiale, etc.) mediante intaglio, tintura con coloranti naturali o pittura. Sono noti dittici tardo-antichi, rivestimenti di troni e cattedre, pannelli di altare e cassette reliquiario che richiedevano il taglio dell'avorio in lastre sottili. Dal secolo XVI le sottili tavolette in avorio furono anche utilizzate per dipingere ritratti, paesaggi, nature morte e scene storiche o mitologiche, anche in formato ovale.

Le valve dei dittici, intagliati a bassorilievo, erano generalmente policrome, spesso tinte in rosso o in un colorante purpureo.

Tintura/pittura su cuoio

Pelli di vari animali (vacca, vitello, montone, pecora, agnello etc.) sono stati storicamente impiegate in una gamma molto ampia di manufatti artistici. Il termine *cuoio* stava a indicare sia la pelle conciata, sia la pelle sottoposta ad altri trattamenti, tra cui la tintura con coloranti naturali. Nel Medioevo era apprezzato il *corame*, inteso sia come cuoio, sia come manufatto in cuoio lavorato a stampo e dorato, utilizzato come tappezzeria. Maggiormente noto era il *cuoio cordovano*, che indicava una pelle ovina a concia mista: con l'allume, con i tannini o ancora a concia vegetale, secondo il metodo praticato a Cordova che includeva la tintura della pelle con il rosso di robbia o il kermes. Nel secolo XIII è attestato l'italiano *batana* o *bitana*, con cui si indicavano le pelli di montone e di pecora. Per i cuoi ricavati dalle pelli di bovini adulti era prediletta la concia vegetale, mentre per tutto il Medioevo e la prima età moderna i cuoi di pelli ovine erano conciati all'allume e al tannino.

Le pelli ovine, che fornivano un cuoio morbido e leggero, furono dal secolo XV adottate (con una concia vegetale al sommacco e alla noce di galla) per la legatura dei libri e anche per la realizzazione delle loro coperte, che spesso erano tinte. La tintura del cuoio poteva avvenire per immersione o limitarsi ad una stesura superficiale del colorante solo sul recto della coperta, affiancando decorazioni realizzate a incisione, doratura, goffratura e singole porzioni applicate con i pigmenti a olio.

Nella goffratura si riscaldavano punzoni metallici sagomati in varie forme decorative che venivano impresse a caldo sulla pelle.

Tintura/pittura su osso

Tecnica artistica condotta sulle ossa lunghe dei mammiferi mediante intaglio e tintura con coloranti naturali, preceduti da sgrassatura e sbiancatura attraverso bagni in acqua di calce, allume e liscivia.

Velatura

Tecnica pittorica caratterizzata dalla stesura di uno strato cromatico molto sottile ma soprattutto trasparente, ottenuto con una pennellata dove il legante a olio (talvolta anche con l'aggiunta di una resina e quindi oleo-resinoso) è in percentuale notevolmente superiore a quella del pigmento o della lacca utilizzati. L'effetto visivo è simile a una pellicola colorata trasparente che sfrutta lo strato o gli strati pittorici sottostanti, applicati con pennellate più dense e corpose, della medesima colorazione o di tinte diverse. Un caso paradigmatico è costituito dall'effetto visivo viola che i pittori precedenti alla metà dell'Ottocento potevano ottenere solo con velature trasparenti di lacca rossa al di sopra di pennellate a corpo di azzurro oltremare.

Verniciatura

Tecnica pittorica costituita dalla stesura della vernice, che poteva essere a base proteica (albume) oppure resinosa, e qualificava la fase conclusiva dell'esecuzione dei dipinti quando tutti gli strati risultavano asciutti.

Le vernici resinose erano generalmente costituite da una resina e da un olio, la cui tipologia poteva variare dagli oli siccativi agli oli essenziali, a seconda della resina che dovevano diluire.

Per le resine fossili (come ambra e copale) l'olio da unire era necessariamente siccativo (di lino o di noce) e le resine avevano lo stesso la tendenza a ingiallire fortemente e velocemente, diventando brune. Per le resine morbide (mastice, trementina del larice), l'olio poteva essere essenziale (olio di spigo o di lavanda, petrolio, olio distillato di trementina). In questo caso la componente oleosa evaporava con il tempo e la vernice ingialliva con minore rapidità.

Poiché tutti i pittori conoscevano le proprietà delle vernici, si preferiva talvolta non verniciare le proprie opere, come nel caso dei fiamminghi Rubens e Van Dyck che preferivano inserire la vernice nel legante a olio con la speranza di difendere i dipinti dall'umidità senza condannarli ad un inesorabile oscuramento. Altri artisti, attivi ad esempio a Roma e Napoli tra i secoli XVII e XVIII, preferivano ricoprire le loro opere con l'albume sbattuto (chiara d'uovo), che richiedeva però di essere eliminato e riapplicato una volta all'anno, prima di cristallizzarsi sulla superficie pittorica e diventare uniformemente grigio oltre che difficilissimo da togliere.

Vetrata dipinta

Tecnica artistica costituita dall'assemblaggio (mediante listelli di piombo) di lastre vitree policrome variamente sagomate per comporre una figurazione e successivamente dipinte con la grisaglia (un impasto di limatura di ferro e rame con vetro polverizzato, applicato a tempera) nei volti e nei particolari delle figure, per la resa del modellato nelle monumentali vetrate romaniche e gotiche.

Data la colorazione grigiastra della grisaglia (derivante dal francese *grisaille* 'chiaroscuro'), il termine è successivamente passato a indicare anche la decorazione monocroma adottata nel secondo Cinquecento sulle facciate dei palazzi come tecnica di pittura murale.

Dal Duecento la produzione di lastre vitree (incolori o colorate in pasta mediante numerosi ossidi metallici che nella cottura assumevano tutte le tinte conosciute) di maggiori dimensioni e più sottili si accompagna alla diffusione del vetro placcato, costituito dalla sovrapposizione di due o più lastre di colore diverso, per ottenere particolari sfumature cromatiche. Il *placcaggio* era in genere riservato alle lastre di colore rosso che richiedevano uno spessore notevolmente sottile per conservare la loro intensità e trasparenza, ed era pertanto ottenuto sovrapponendole ad una lastra incolore di maggiore spessore.

Un'altra rilevante innovazione tecnica fu introdotta dalla fine del secolo XIII applicando sul lato esterno lastre della limatura d'argento che con la cottura assumeva un colore giallo-dorato, conosciuto come giallo d'argento, che poteva essere impiegato anche su lastre di colore rosso per ottenere un colore aranciato, oppure verde se applicato su lastre azzurre.

Sulle lastre vitree si poteva dipingere a freddo stemperando alcuni pigmenti con albume e lattice di fico, oppure a olio per decorazioni coprenti ma poco durevoli, così come si potevano applicare le medesime paste vitree adottate negli smalti.

Infine, le lastre vitree potevano essere incise e graffite, asportando con uno stilo la colorazione applicata al di sopra (oppure la foglia d'oro), così da realizzare in trasparenza iscrizioni e vari elementi decorativi. Le medesime tecniche decorative potevano essere applicate a tutti i manufatti in vetro.

4 Bibliografia

Baroni, Sandro/Mander, Michela (edd.), *Tecniche dell'arte*, 2 voll., Milano, Mursia, 2021.

Baroni, Sandro/Travaglio, Paola, *Considerazioni e proposte per una metodologia di analisi dei ricettari di tecniche dell'arte e dell'artigianato. Note per una lettura e interpretazione*, Studi di Memofonte 16 (2016), 25–83.

Bensi, Paolo, *Gli arnesi dell'arte. I Gesuati di San Giusto alle mura e la pittura del Rinascimento a Firenze*, Studi di storia delle arti 3 (1980), 33–47.

Bordini, Silvia, *Materia e immagine. Fonti sulle tecniche della pittura*, Roma, Leonardo/De Luca, 1991.

Brambilla, Simona/Hayez, Jérôme (edd.), *Il tesoro di un povero. Il Memoriale di Francesco Bentaccordi, fiorentino in Provenza (1400 ca)*, Roma, Viella, 2016.

Briquet, Charles-Moïse, *Les filigranes. Dictionnaire historique des marques du papier*, Leipzig, Hiersemann, 1923.

Cennini, Cennino, *Il libro dell'arte*, ed. Ricotta, Veronica, Milano, Franco Angeli, 2019.

Clarke, Mark, *Foreword*, in: Del Savio, Michela/Trachsler, Richard (edd.), *Sources on colours*, Alessandria, Edizioni dell'Orso, 2024, 5–14.

Colla, Eleonora/Quaglino, Margherita, *Il ricettario di Ambrogio di ser Pietro da Siena. Edizione e commento linguistico*, Carte romanze 12/1 (2024), 63–114.

Del Savio, Michela, *«Molte altre anchora profetie abiano veduto». Alcuni testi profetici «intrusi» nell'unica copia manoscritta conosciuta della «Pronosticazione del Lichtenberger»*, Laboratoire italien 21 (2018), 1–12.

Kroustallis, Stefanos K., *Diccionario de materias y técnicas*, 2 voll., Madrid, Ministerio de Cultura, 2015.

Laskaris, Caterina Zaira, *Il ricettario Diotaiuti. Ricette di argomento tecnico-artistico in uno zibaldone marchigiano del Quattrocento*, Saonara, il prato, 2008.

Laskaris, Caterina Zaira, *Artes e technes*, Milano, Utet, 2023.

Maniaci, Marilena, *Terminologia del libro manoscritto*, Roma/Milano, Istituto centrale per la patologia del libro/Editrice Bibliografica, 1996.

Matthew, Louisa/Berrie, Barbara, *«Memoria de colori che bisogno torre a vinetia». Venice as a centre for the purchase of painters' colours*, in: Kirby, Jo, et al. (edd.), *Trade in artists' materials. Markets and commerce in Europe to 1700*, London, Archetype, 2010, 245–252.

Nimmo, Mara, *Pittura murale. Proposta per un glossario*, Lurano, Secco Suardo, 2001.

Rinaldi, Simona, *Storia tecnica dell'arte*, Roma, Carocci, 2011.

Thompson jr., Daniel Varney, *Artificial vermilion in the Middle Ages*, Technical studies in the field of the fine arts 2 (1933), 62–70.

Tolaini, Francesca, *Trattati tecnici*, in: Castelnuovo, Enrico/Sergi, Giuseppe (edd.), *Arti e storia nel Medioevo*, vol. 2, Torino, Einaudi, 2003, 673–685.

Torresi, Antonio Placido, *Tecnica artistica a Siena*, Ferrara, Liberty House, 1993.

Tosatti, Bianca Silvia, *Il Manoscritto veneziano. Un manuale di pittura e altre arti*, Milano, Acanthus, 1991.

Tosatti, Bianca Silvia, *Trattati medievali di tecniche artistiche*, Milano, Jaca Book, 2007.

Travaglio, Paola, *«Tractatus aliquorum colorum». Un esempio di trattato di rubricatura in un ricettario a interpolazione*, Studi di Memofonte 16 (2016), 232–261.

Vasari, Giorgio, *Le vite de' più eccellenti pittori, scultori e architettori, nelle redazioni del 1550 e 1568*, testo a cura di Bettarini, Rosanna, commento secolare a cura di Barocchi, Paola, 9 voll., Firenze, Sansoni, 1966–1987 (poi Firenze, Studio per Edizioni scelte).

Wallert, Arie, *Libro secondo de diversi colori e sise da mettere a oro. A fifteenth-century technical treatise on manuscript illumination*, in: Wallert, Arie, et al. (edd.), *Historical painting techniques, materials and studio practice*, Marina del Rey, CA, Getty Conservation Institute, 1995, 38–47.

Ward, Gerald W.R., *The Grove Encyclopedia of materials and techniques in art*, New York, Oxford University Press, 2008.

Weyer, Angela, et al. (edd.), *Ewagloss. European illustrated glossary of conservation terms for wall painting and architectural surfaces*, Petersberg, Imhof Verlag, 2016.

16

Ricette per GATTO

Elena Artale

Riassunto Si presentano il funzionamento e le potenzialità offerte dal programma informatico di gestione di dati GATTO, cui si appoggiano molte raccolte in rete di testi italiani delle Origini e che è stato prescelto anche per realizzare quella di ricettari d'epoca moderna promossa dal PRIN ArDIRe. Il programma permette di gestire le unità testuali nella loro articolazione in singole ricette e in raccolte, rende praticabili indagini lessicografiche esaustive e infine dà conto di eventuali migliorie apportate ai testi che, prima di essere inseriti in banca dati, vengono collazionati nuovamente con i manoscritti o le stampe che li tramandano.

Abstract Here the GATTO data management program is explained as support of many online collections of early Italian texts: for that reason, it was also used to develop the collection of modern recipe books promoted by the ArDIRe project. GATTO allows for the management of textual units in their division into individual recipes and collections, facilitates comprehensive lexicographical investigations, and finally reports any improvements made to the texts, which, before being inserted into the database, are re-collated with their manuscripts or printed copies.

Parole chiave programma di gestione dati GATTO – ricerche lessicografiche basate su corpora informatici di testi – trattamento elettronica del genere testuale dei ricettari

1 Programma e banche dati

GATTO (acronimo di Gestione degli Archivi Testuali del *Tesoro delle Origini*) è il programma di gestione di banche dati testuali dell'Opera del Vocabolario Italiano. Nato per archiviare e lemmatizzare i testi del *Tesoro della Lingua Italiana delle Origini* (da cui l'acronimo *TLIO*) grazie alla stretta collaborazione tra un fisico, Domenico Iorio-Fili, l'ideatore del programma, e una filologa,

Valentina Pollidori, alla fine degli anni '90, si è poi evoluto nella versione 4.0 e nella versione web 2005, di sola consultazione.[1]

Da allora il programma è stato utilizzato, oltre che per i corpora interni all'Opera del Vocabolario Italiano (OVI) – ossia il *Corpus TLIO per il vocabolario* e il *Corpus OVI dell'Italiano antico* – per numerosi altri corpora, frutto di progetti mirati alla creazione di banche dati settoriali, delimitate vuoi geolinguisticamente, vuoi tematicamente o tipologicamente.

GATTO gestisce attualmente diciotto corpora, allogati sul sito dell'OVI per offrirli alla libera consultazione, di cui quindici non legati all'attività di redazione: troviamo ad esempio il *Corpus Artesia*, l'*ATLiSOr* e il *Corpus VEV*, che raccolgono rispettivamente testi siciliani, sardi e veneti; il *Corpus Folchetto*, che raccoglie le poesie lemmatizzate del trovatore provenzale Folchetto di Marsiglia; il corpus delle *CLPIO* e il *Corpus LirIO*, dedicati alla poesia delle Origini; il *Corpus ReMediA*, repertorio di testi di medicina antica in tutte le varietà romanze; l'*Archivio Datini*, un corpus con una lemmatizzazione tematica di doppio livello, che raccoglie i carteggi editi della compagnia Datini conservati presso l'Archivio di Stato di Prato. A questi si aggiunge il *Corpus DiVo*, da un progetto nato in seno all'OVI e dedicato ai volgarizzamenti dei classici latini, con il suo «rovesciamento» nel *Corpus CLaVo*, ossia il corpus dei classici latini volgarizzati; e infine (con una simile logica di «rovesciamento») il *Corpus LatVolg* e il *Corpus TraGallo*, contenenti rispettivamente gli originali latini (sia classici che medievali) e galloromanzi dei volgarizzamenti del *Corpus OVI*.[2]

Ho parlato di «rovesciamento» perché in questi corpora sono contenuti testi che rispettivamente nel *Corpus DiVo* e nel *Corpus TLIO* sono «associati» ai loro volgarizzamenti.

Associare una nota o un brano a un testo in GATTO, in modo da consentirne la visualizzazione, è una delle possibilità offerte dal programma, su cui tornerò.

GATTO è stato spesso tacciato di essere scarsamente intuitivo, ostico e anche obsoleto, ma il gran numero e la varietà di corpora che gestisce testimonia la sua versatilità e la sua appetibilità. Se infatti a monte c'è un programma con un linguaggio informatico datato, tanto che già nel 2013 Manuel Barbera contestava la liceità di ritenere il corpus dell'OVI un corpus di lingua proprio per il programma di gestione, che non rispetterebbe i criteri di trattamento

1 Valentina e Domenico non ci sono più. Il loro contributo umano e scientifico all'Opera del Vocabolario Italiano rimane nel lavoro quotidiano di ognuno di noi, e in queste pagine.

2 Tutti i corpora indicati sono consultabili all'indirizzo http://gattoweb.ovi.cnr.it/, selezionando di volta in volta il corpus che interessa dal menu a tendina posto in basso.

uniforme dei testi in formato elettronico – testi che secondo Barbera (2013, 18) devono essere «tokenizzati ed addizionati di markup adeguato» –, proprio questa snellezza ha i suoi risvolti positivi.[3] I testi possono essere caricati con una marcatura snella e veloce anche da chi ha poca dimestichezza con i linguaggi informatici; le codifiche riguardano aspetti estranei al testo in quanto insieme di fattori linguistici e si limitano ai dati esterni, siano essi i diacritici adoperati dall'editore, la divisione in capitoli e paragrafi, la numerazione delle pagine o carte. In sintesi, nessuna tokenizzazione e pochi codici; il per cento, %, per indicare il testo e le sue partizioni, il dollaro, $, per i numeri di pagina (o di carta, recto e verso), la *e* commerciale, &, in varie combinazioni per rappresentare «unione» dove il programma separerebbe una sequenza grafica, e poco altro, come le codifiche per i testi in versi con le specifiche partizioni (ad esempio canti e terzine) o quelle per indicare la suddivisione su più colonne.

L'analisi dei fattori linguistici non viene predisposta nella costituzione del corpus ma è delegata in parte alla lemmatizzazione e in parte alla consultazione della banca dati tramite le numerose possibilità di interrogazione che il programma offre.

Pietro Beltrami (2010, 334), che ha diretto per oltre vent'anni l'Opera del Vocabolario Italiano, stabilendo le direttrici di crescita non solo del *TLIO* ma anche della banca dati di redazione, nella sua recensione a un volume ancora di Barbera ha implicitamente risposto alle obiezioni espresse dallo studioso; GATTO nasce per lemmatizzare il corpus di un vocabolario, dove la lemmatizzazione è «orientata al lessico», e «tende a spostare il peso dell'analisi delle parole e dei contesti d'uso a dopo l'indicizzazione, nella fase di interrogazione del corpus, di lemmatizzazione e, nel caso del *TLIO*, di redazione del dizionario».[4]

«Nel caso del *TLIO*», scrive Beltrami; ma al di là del possibile uso ai fini della redazione delle voci di vocabolario, proprio la leggerezza di marcature rende libero l'utente di cercare nella banca dati ciò che più gli interessa. Le uniche scelte «forti» fatte da chi prepara il testo sono esterne, non riguardano il testo ma i metadati: l'attribuzione di una data, di un'area linguistica (ma solo la data è obbligatoria per il software) e soprattutto la scelta di cosa considerare unità testuale. Ciò vale in particolare per le sillogi di componimenti poetici o di opere con partizioni interne «importanti».

---

3 All'assunto di Barbera, che nega lo *status* di corpus di lingua al *Corpus TLIO*, ho risposto – con argomentazioni mie e di altri – in Artale (2016).

4 Il volume di Barbera presenta il *Corpus Taurinense*, nato da una ventina di testi fiorentini duecenteschi del *Corpus TLIO* e destinati al progetto ItalAnt, su cui si sono fondati Renzi/Salvi (2010). Barbera (2013, 31) ha rimaneggiato i testi con una marcatura più pesante e a sua detta più conforme agli standard europei.

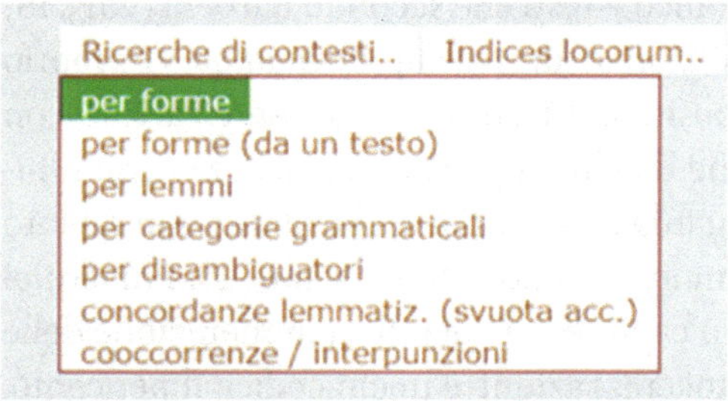

FIG. 16.1 Finestra per la ricerca di contesti in GATTO.

Faccio due esempi opposti e complementari desunti dal *Corpus TLIO*: la *Commedia* di Dante si trova in un unico testo denominato *filgat*, ossia 'file per GATTO', mentre i relativi commenti sono viceversa «smembrati» in tre filgat, corrispondenti a ciascuna delle tre cantiche, nonostante siano desunti da una sola edizione.

L'unità testuale del singolo file di testo è l'unica scelta di chi allestisce il corpus che può condizionare le ricerche. GATTO consente infatti di interrogare un corpus nel suo insieme o per singoli sottocorpora (costituiti da un solo testo o da un raggruppamento di testi), definibili ad esempio in base ad autore, area linguistica, genere testuale e altro, variamente combinabili. L'interrogazione può avvenire per forme, per lemmi, per categorie grammaticali, per disambiguatori, o anche per cooccorrenze e per segni di interpunzione (Fig. 16.1); si possono generare formari e lemmari esclusivi (appunto relativamente a sottocorpora).

Questa ricchezza di operazioni non può scavalcare l'unità del singolo filgat. Mi spiego tornando agli esempi fatti prima; se voglio sapere quante volte Dante usa una determinata parola nell'*Inferno* posso farlo solo interrogando le tre cantiche (unico filgat) e selezionando i contesti dell'*Inferno*; parimenti, non potrò mai avere il formario esclusivo di una singola cantica con un automatismo.

La partizione interna al testo, quello che in GATTO si chiama «riferimento organico» (e che nella *Commedia* è costituito dall'indicazione di cantica e numero di canto), visibile in ogni contesto, aiuterà nella selezione, ma non si potrà avere il risultato immediato.

Viceversa, potrò sapere quante volte ciascuno dei commentatori di Dante usa un determinato termine sia nel commento a ogni singola cantica che, eventualmente, nell'insieme dei commenti a tutt'e tre le cantiche, selezionando un sottocorpus formato rispettivamente da uno o da tre filgat.

Le partizioni interne al testo sono pertanto molto importanti in caso di unità testuali articolate, anche perché tra le funzioni di GATTO c'è la possibilità di ottenere un *index locorum* sia di singole forme che di lemmi (con tutte le forme ad essi associate), corredato appunto di riferimento organico e/o topografico (la pagina o la carta in cui la forma è attestata).

Prima di evidenziare come tutte queste possibilità di interrogazione siano funzionali al corpus di ricette che si va allestendo nell'ambito del progetto *ArDIRe - Archivio e dizionario digitali dei primi ricettari artistici in lingua italiana (fine XIV-XVI secolo)*, un paio di delucidazioni sulla lemmatizzazione. Per collegare una forma a un lemma, il programma ha due campi obbligatori, il lemma e la categoria grammaticale, e quattro facoltativi: disambiguatore, commento, iperlemma e disambiguatore iperlemma (Fig. 16.2).[5]

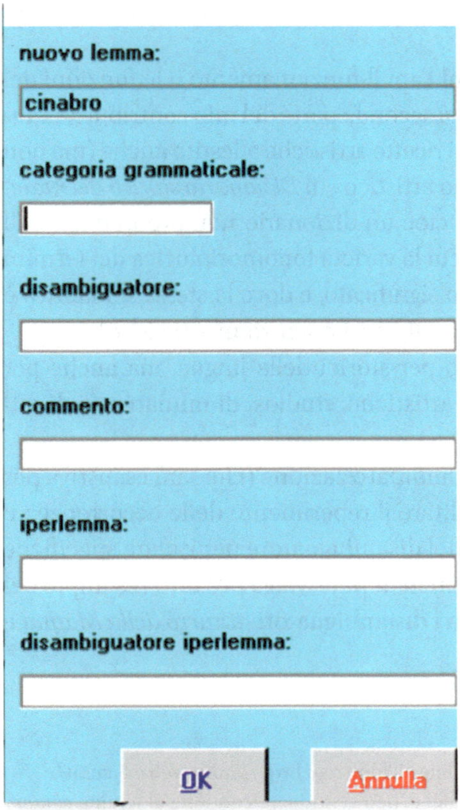

FIG. 16.2 Finestra per collegare forme a lemmi in GATTO.

5 Il disambiguatore iperlemma non è mai stato usato, dunque non mi ci soffermerò.

Sui due obbligatori c'è poco da dire. Per quanto riguarda gli altri, il disambiguatore serve appunto a distinguere due lemmi identici (precisamente, ai fini del *TLIO*, lemmi omografi con diversa etimologia, come i sostantivi maschili *riso* la pianta e *riso* il ridere); il commento si lega a specifiche occorrenze (ma non è ricercabile); l'iperlemma rimanda a una lemmatizzazione di secondo livello, che consente di raggruppare i lemmi in «macrolemmi», siano essi di natura linguistica (si potrebbero ad esempio raggruppare i lemmi appartenenti alla medesima famiglia lessicale) o tematica.

Infine, sottolineo che la lemmatizzazione opera legando il lemma a singole occorrenze di una determinata forma e man mano il programma costruisce un dizionario di macchina, grazie al quale interrogando il corpus sarà possibile visualizzare (tramite un apposito flag) per ogni coppia forma-lemma generata anche i contesti non lemmatizzati. È chiaro che in caso di forme associabili a più lemmi, più capillare sarà la lemmatizzazione minore sarà il «rumore» dato dalle occorrenze non lemmatizzate.

Ho cercato di delineare per sommi capi il funzionamento e le funzioni del software GATTO per illustrare, in questa seconda parte del mio contributo, i vantaggi per il *Corpus ArDIRe*, un corpus di ricette artistiche allestito anche (ma non solo) per la redazione di un «dizionario artistico», il *Dizionario storico dei materiali e delle tecniche di pittura* (*DISPI*), cioè un dizionario non propriamente di lingua, ma un dizionario settoriale in cui la varietà fonomorfologica dei termini passa in secondo piano rispetto al loro significato, e dove la stessa semantica è delineata entro differenti ambiti d'uso, differenti operazioni artistiche[6].

Una banca dati allestita non solo per storici della lingua, ma anche per storici dell'arte, storici delle tecniche artistiche, studiosi di miniature o di arti musive e affini.

Rimane dunque fondamentale la lemmatizzazione (che sarà esaustiva per un elenco definito di lemmi) per facilitare il reperimento delle occorrenze,[7] e al contempo risulta molto utile l'uso del disambiguatore per isolare specifiche varietà, come quella di un colore o di un materiale: valga per tutti l'esempio del lemma *azzurro* s.m., presente solo con i disambiguatori *azzurro della Magna* e

6 Un prototipo del *Corpus ArDIRe* è consultabile all'indirizzo http://ardireweb.ovi.cnr.it/.

7 Si veda ad esempio la varietà di forme grafiche, ben ventidue, ricondotte al lemma *cinabro* s.m. 'pigmento di colore rosso': *cenabrij, çenabrij, cenabrio, cenabrium, çenabrium, cenaprio, cinabri, cinabrii, cinabriis, cinabrij, cinabrio, cinabrium, cinabro, cinaprio, cinaprium, cinaprj, cynabrium, sanabrio, zenabrio, zinabrio, zinabrium, zinaprio*. Al momento i lemmi sono una settantina, limitati a un primo nucleo di 15 filgat. La lemmatizzazione proseguirà non appena sarà ultimato l'inserimento dei rimanenti testi, per un totale di 55 filgat.

azzurro oltremarino. Sotto i due lemmi non si trovano solo le occorrenze delle forme grafiche di *azzurro* in collocazioni di tipo linguistico ma anche referenziale, come l'azzurro «que dicitur ultramarinum» o l'azzurro *tedesco*.

Nel caso in cui una locuzione polirematica sia lessicalizzata e possa costituire un lemma monorematico o l'entrata polirematica di un dizionario, si è proceduto in due modi: quando possibile si sono unite le eventuali forme grafiche separate, ad esempio *acqua vite* > *acquavite* e *verde rame* > *verderame*; quando ciò non è stato possibile, o quando ci si è trovati a trattare un lemma effettivamente polirematico, ad esempio *pece greca* o *sangue di drago*, si è sfruttata la possibilità offerta dal programma di considerare – tramite opportuna codifica – come un'unica forma grafica anche sequenze di caratteri separate da uno spazio. Ecco che la ricerca per forme ci restituirà anche *aqua di vita*, *bolo armenio*, *lapidis lazuli*, *pegola greca*, *sangue del drago*, *viridem ramum* e affini.

Queste forme saranno (o sono già) collegate al rispettivo lemma, monorematico o polirematico che sia, e a lemmatizzazione ultimata si valuterà l'introduzione degli iperlemmi, per raggruppare i lemmi in macroambiti che potrebbero ad esempio essere: *colori*, *coloranti*, *minerali*, *supporti*, *tecniche*, etc. Il programma consentirà di interrogare il corpus anche tramite questa chiave di accesso, che offre la possibilità di raggiungere da ciascun iperlemma i lemmi collegati e le rispettive occorrenze.

Ma quali testi costituiscono il corpus, e come vengono trattati? Sono ovviamente ricettari (tranne un paio di eccezioni) intesi come raccolte di ricette trasmesse da singoli testimoni.[8] I testi sono desunti da edizioni o trascrizioni e sono stati tutti ricontrollati sui manoscritti; nella bibliografia vengono indicati con la denominazione del codice che li trasmette (fatte salve le eccezioni), corredato di area linguistica e di datazione, e l'unità testuale – il singolo filgat – è rappresentata appunto da questo, ossia dall'intero ricettario. Sono state poste in filgat separati eventuali note o ricette a margine e in pochissimi casi, quando nei codici sono state individuate divisioni nette in singole sezioni, si sono allestiti più filgat per lo stesso manoscritto.[9]

Ho accennato prima ai casi in cui sono state univerbate forme in grafia separata nei testimoni; questi interventi vengono fatti sistematicamente e tacitamente, così come altri relativi alla punteggiatura, all'uso dei diacritici (per lo

8 Con isolate eccezioni: il corpus contiene anche il trattato di Cennini (2019) e il *Plichto de l'arte de' tentori*, da una stampa veneziana del 1540; raccoglie testi desunti da più testimoni Del Savio (2020).

9 È quanto si è fatto per i ricettari dei mss. Firenze, Biblioteca Nazionale Centrale, Palatino 796 e Firenze, Archivio di Stato, 797, divisi rispettivamente in due e tre filgat.

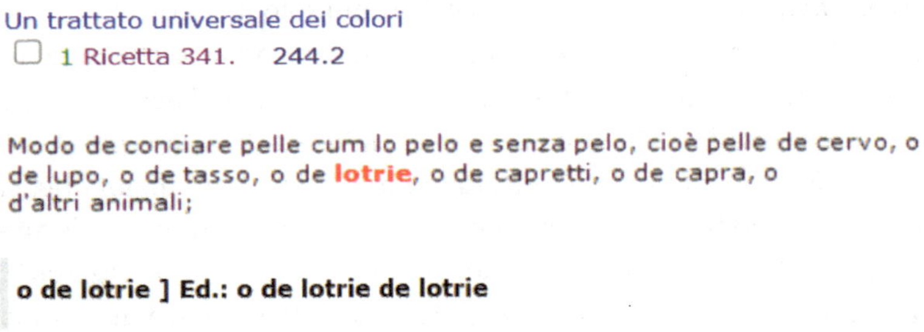

FIG. 16.3A Visualizzazione di un contesto e del relativo apparato in GATTO.

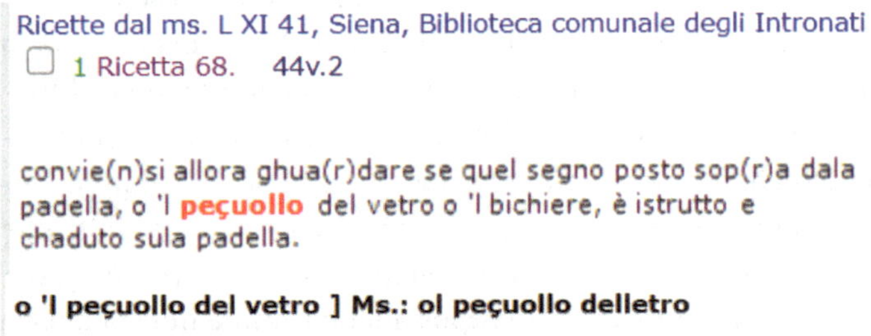

FIG. 16.3B Visualizzazione di un contesto e del relativo apparato in GATTO.

più si è razionalizzato l'uso di accenti e apostrofi nei monosillabi) e al modo di indicare lo scioglimento delle abbreviature, le integrazioni editoriali e le espunzioni del copista: parentesi tonde nel primo caso, quadre nel secondo e uncinate nel terzo. Questo per dare uniformità ai testi del corpus, a prescindere dagli usi dei singoli editori; come detto, è un intervento realizzato tacitamente.

Qualora invece si intervenga sulla lettura di un editore o si corregga la lezione di un manoscritto, si sfrutta la possibilità offerta dal programma di associare al testo delle note, visualizzabili nei singoli contesti, in cui si dà conto di tali modifiche; una sorta di apparato in cui si riporta la lezione scelta nel filgat seguita da quella dell'editore (nel caso in cui si parta appunto da un'edizione, rispetto alla quale il controllo sul manoscritto ha suggerito una lettura diversa ritenuta preferibile) oppure da quella del manoscritto (nel caso di una trascrizione diretta, in presenza di forme palesemente erronee e pertanto emendate: Figg. 16.3a e 16.3b).

Le unità testuali, come detto, sono i ricettari; questo consente di creare sottocorpora ad esempio per area linguistica, per provenienza o entro un determinato arco cronologico, ma non consente di isolare direttamente singole ricette. La scelta di non frammentare i ricettari è stata dettata dalla necessità di individuare eventuali sequenze o combinazioni di ricette che possano indicare una congiunta trasmissione testuale; la possibilità di ottenere i dati relativi alle singole ricette è garantita dai riferimenti organici, costituiti da una capillare numerazione progressiva.[10] Ciò consente, tramite la funzione che genera l'*index locorum*, di ottenere le frequenze di un determinato lemma (di tutte le forme associate ad esso) o di una singola forma, in ogni ricetta di ciascun ricettario, secondo questo modello:

assisa s.f.
asisa
Avignon, Arch. Vaucluse, 1 F 54 [ed. 2016], XIV ex./XV p.q. (fior.)
Ricetta 49 [62] – pag. 397.1
Ricetta 49 [62] – pag. 397.5
Ricetta 49 [62] – pag. 397.7
Ricetta 51 [64] – pag. 397.14
Ricetta 51 [64] – pag. 397.16
Ricetta 53 [66] – pag. 398.15

asise
Yale, University Library, Beinecke 985, 1450–1460 (emil.)
Ricetta 103 – pag. 22r.23

assisa
Siena, Biblioteca Comunale, L XI 41, XIV ex. (sen.)
Ricetta 19 – pag. 37v.9
Ricetta 19 – pag. 37v.21
Ricetta 19 – pag. 37v.25
Siena, Biblioteca Comunale, L XI 41 [marginalia], XIV ex. (sen.)
Ricetta 21 – pag. 37v.1

Il lemma è *assisa* s.f., del quale abbiamo le forme (in grassetto) riportate in ordine alfabetico seguite dal testo o dai testi in cui si trovano,[11] il numero di ricetta e l'indicazione di pagina o carta (il programma stampa di default 'pag.'

10 Le ricette hanno spesso doppia numerazione: quella editoriale, che di solito raggruppa più procedimenti con il medesimo fine, e una seconda, più dettagliata, che numera ogni *item*, apposta dal gruppo di ricerca.

11 Nel testo avignonese si osservi la doppia numerazione e nel codice senese si notino i *marginalia* in un filgat a parte. Per motivi di spazio ho scelto un esempio con poche attestazioni, ma si tenga presente che se le occorrenze di una singola forma ricorrono in più testi, GATTO li riporta in ordine cronologico.

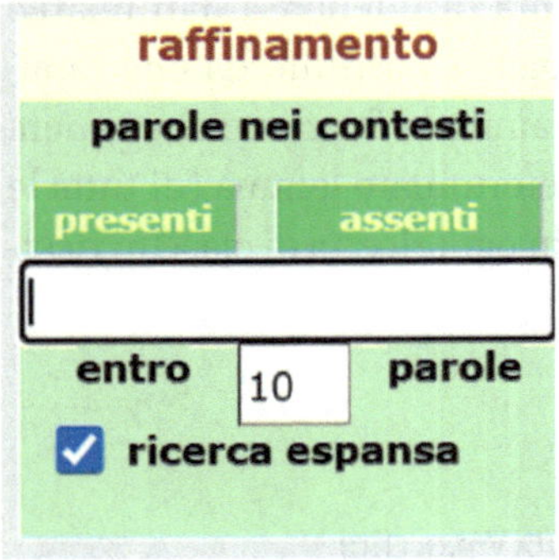

FIG. 16.4 Finestra per determinare l'ampiezza dei contesti in GATTO.

ma l'indicazione di r o v ci indica che si fa riferimento alla carta di un manoscritto). Al di là di dati statistici o di mappatura della diffusione di un termine, gli indici dei luoghi opportunamente incrociati possono diventare un utile strumento per individuare ricette che presentino procedimenti analoghi, ad esempio incrociando i *loci* dei lemmi di due coloranti o il lemma di un colore con quello di un minerale.

La compresenza di due lemmi in un unico periodo può essere rintracciata anche tramite la ricerca per cooccorrenze, incrociando la ricerca di forme o di lemmi, o anche direttamente dalla pagina dei contesti, con il comando «raffinamento» (tramite il quale si riducono i contesti a quelli che contengono – o viceversa non contengono – una determinata forma entro una distanza di al massimo dieci parole dalla forma centrale: Fig. 16.4).

Queste ultime funzioni sono preziosissime ai fini di una possibile ricostruzione della trasmissione testuale delle ricette: individuare nuclei testuali o sequenze di ricette che si ritrovano in manoscritti diversi può aiutare a orientarsi nella mobilissima e peculiare tradizione di questo genere di testi.[12]

Tirando le fila di quanto esposto, dall'allestimento del nostro corpus (modalità di acquisizione e controllo filologico dei testi) alle numerose possibilità di interrogazione offerte dal software, credo che il *Corpus ArDIRe* gestito da GATTO rappresenti un prezioso strumento non solo per gli storici della

12 Sul genere testuale «ricetta» e sul suo contenitore «ricettario» da un punto di vista filologico c'è ancora molto da indagare; la forte mobilità di trasmissione peculiare a questi testi è stata evidenziata da Rapisarda (1996), con particolare riferimento alle ricette mediche; Del Savio (2020, 31) ha ipotizzato che la scrittura su fogli volanti possa essere stato uno dei meccanismi di trasmissione delle ricette. Per una panoramica europea dello stato dell'arte in relazione a medicina e alchimia (campo che in parte si sovrappone a quello artistico) si rimanda a Cifuentes i Comamala (2016, 106 nota 3).

lingua e i filologi, ma anche per gli studiosi afferenti alle discipline artistiche sopra menzionati.

Un corpus così fatto, con criteri editoriali uniformi e segmentazione coerente dei ricettari, è il primo nucleo di testi che può a buon diritto porre le basi per una grande banca dati di ricettari, non solo artistici, andando incontro all'esigenza da tempo sentita di considerare la forma testo «ricetta» – uso le parole di Francesca Tolaini (1996, 106) – degna di essere studiata secondo «una sistematicità che scavalchi l'accidentalità dei singoli testi, per ottenere un punto di vista più elevato e dunque una comprensione di livello superiore».

2 Bibliografia

Delle fonti online finora segnalate la data d'ultimo accesso è il 07.01.2026.

Artale, Elena, *Un corpus lemmatizzato*, in: Leonardi, Lino/Maggiore, Marco (edd.), *Attorno a Dante, Petrarca, Boccaccio. La lingua italiana. I primi trent'anni dell'Istituto CNR Opera del Vocabolario Italiano, 1985–2015. Convegno internazionale sotto l'Alto Patronato del Presidente della Repubblica (Firenze, 16–17 dicembre 2015)*, Alessandria, Edizioni dell'Orso, 2016, 115–132.

Barbera, Manuel, *Linguistica dei corpora e linguistica dei corpora italiana. Un'introduzione*, Milano, Qu.A.S.A.R. s.r.l., 2013.

Beltrami, Pietro G., recensione a Barbera, Manuel, *Schema e storia del «Corpus Taurinense». Linguistica dei corpora dell'italiano antico*, Alessandria, Edizioni dell'Orso, 2009, Lingua e stile 45:2 (2010), 331–342.

Cennini, Cennino, *Il libro dell'arte*, ed. Ricotta, Veronica, Milano, Franco Angeli, 2019.

Cifuentes i Comamala, Lluís, *El receptari mèdic baixmedieval i renaixentista. Un gènere vernacle*, in: Badia, Lola/Cifuentes, Lluís/Martí, Sadurní/Pujol, Josep (edd.), *Els manuscrits, el saber i les lletres a la corona d'Arago, 1250–1500*, Barcelona, Publicacions de l'Abadia de Montserrat, 2016, 103–160.

Del Savio, Michela, *Le ricette tecniche per l'arte negli autografi di Leonardo da Vinci. Raccolta e edizione dei testi*, Carte romanze 8:2 (2020), 29–93.

Rapisarda, Stefano, *Esperienze di lavoro nell'edizione di ricettarî medievali, con qualche considerazione di ecdotica*, Le forme e la storia 1 (1996), 47–67.

Renzi, Lorenzo/Salvi, Giampaolo (edd.), *Grammatica dell'italiano antico*, 2 voll., Bologna, il Mulino, 2010.

Tolaini, Francesca, *Proposte per una metodologia di analisi di un ricettario di colori medievale*, in: *Il colore nel Medioevo. Arte, simbolo, tecnica. Atti delle giornate di studi (Lucca, 5–6 maggio 1995)*, Lucca, S. Marco Lipotipo, 1996, 91–116.

17

Uno strumento per la ricerca interdisciplinare: il *Dizionario storico dei materiali e delle tecniche di pittura*

Martina Visentin

Riassunto Si descrive approfonditamente l'articolazione del *Dizionario* in oggetto, rintracciandone l'origine storica in un ambito disciplinare oggi d'avanguardia e spiegandone nel dettaglio la struttura a partire dalla scheda lessicale per giungere alle molte componenti delle rubriche specificamente artistiche.

Abstract The arrangement of the *Dizionario* in question is described in detail, tracing its historical origins in a disciplinary field that is now avant-garde and explaining its structure in detail, starting from the lexical entries and proceeding towards the many components of the specifically artistic sections.

Parole chiave gestione informatica del patrimonio artistico – articolazione di un dizionario – materiali pittorici

1 Il Dizionario

Fin dalla fase di scrittura, il Progetto PRIN ArDIRe – *Archivio e dizionario digitali dei primi ricettari artistici in lingua italiana (fine XIV–XVI secolo)* ha previsto lo sviluppo online di un vocabolario storico dei materiali e delle tecniche della pittura, *Dizionario storico dei materiali e delle tecniche di pittura* (DISPI), strumento la cui realizzazione viene affidata al Laboratorio informatico per la documentazione storico artistica (LIDA) dell'Università di Udine. Grazie a un primo progetto di collaborazione con il Dipartimento di scienze matematiche, informatiche e fisiche della stessa università, il LIDA del Dipartimento di studi umanistici e del patrimonio culturale[1] dispone infatti di una piattaforma *web*

1 https://dium.uniud.it/it/dium/locali-e-strutture/laboratori/laboratorio-informatico-la-documentazione-artistica-lida/. Responsabile del LIDA è Donata Levi.

 | HTTPS://DOI.ORG/10.1515/9783111706726-018

denominata e-Dvara già sperimentata in numerosi progetti di ricerca che in maniera flessibile consente la creazione di distinte banche dati.[2]

La scelta di adottare la piattaforma del LIDA pone la progettazione della struttura di dati del DISPI su un piano diverso da quello degli strumenti digitali che comunemente vengono previsti nei progetti di ricerca. Anche negli ambiti degli studi umanistici, a partire dai primi anni Duemila, si prevede comunemente la pubblicazione a fine progetto di una banca dati finalizzata a promuovere e valorizzare gli esiti delle ricerche.[3] Limitandosi ai temi che interessano il patrimonio storico artistico, sono gli anni in Italia del grande entusiasmo per il trattamento informatico dei dati in progetti di schedatura di importanti archivi o di sviluppo di dettagliati strumenti di gestione georeferenziata delle informazioni. Sono progetti ai quali lo stesso LIDA prende parte in maniera attiva, trovandosi così nell'insostituibile possibilità di conoscere le potenzialità – ma anche di riflettere riguardo ai limiti – di strumenti e prospettive di gestione delle informazioni che via via si facevano più complesse e raffinate.[4] Indipendentemente dalle dimensioni, dai PRIN d'ateneo ai più ampi progetti ministeriali, si tratta di banche dati che necessitano del lavoro diretto di tecnici informatici, figure specializzate non sempre facili da individuare, soprattutto quando si tratta di attività di breve durata. Sono progetti che vedono una netta suddivisione di ruoli, con ricercatori che stabiliscono le specifiche tecniche richieste alla banca dati, da una parte, ed esperti informatici incaricati della loro realizzazione tecnica, dall'altra: una collaborazione che presenta ampie variabili quanto all'efficacia di rappresentazione nei *data base* degli esiti della ricerca e che prevede la creazione di spazi *web* talvolta rapidamente non più accessibili. In ogni caso i progressi della ricerca da collegare alla possibilità di condividere così a fondo le informazioni sono enormi e rappresentano certamente un grande miglioramento anche per l'apertura a un pubblico mai raggiunto prima fosse solo per dimensione. Il trattamento digitale dei dati e il loro accesso *web* si affermano così come aspetti necessari anche alle ricerche più specifiche. Da tale necessità consegue l'iniziativa del Dipartimento di scienze matematiche,

---

2 Nessuna delle persone impiegate presso il LIDA ha formazione di tecnico informatico; esternamente al Laboratorio la piattaforma e-Dvara è oggetto di manutenzione e di miglioramento in particolare da parte di Cristian Virgili e Simone Del Zotto (quest'ultimo per Infofactory s.r.l.), preparati e pazienti professionisti sempre disponibili ad accogliere le sfide poste dal trattamento di dati di tanti progetti. Sulla piattaforma e-Dvara (e-contents platform for Heritage and Science) si veda Visentin (2017; 2018).

3 Così anche nel caso dei PRIN, biennali o triennali.

4 Si vedano in particolare le banche dati Aristos e Sicar comprese in ARTPAST, progetto dell'allora Ministero per i Beni e le attività culturali ancora descritto all'indirizzo http://www.artpast.iccd.beniculturali.it/.

informatiche e fisiche dell'Università di Udine che nell'ambito di un progetto internazionale pensa al coinvolgimento dei colleghi umanisti per lo sviluppo di uno strumento *web* specializzato nel consentire la modellazione di banche dati specifiche, e tra loro diverse, in maniera diretta anche per chi non conoscesse i linguaggi di programmazione. È il 2006 e qui si colloca la progettazione della prima versione della piattaforma e-Dvara.

Ad oggi, la piattaforma ospita i *data base* più vari per finalità e ambiti di ricerca. Tra le banche dati pubblicate[5] si contano infatti progetti di ricerca di singoli studiosi – come *L'Archivio Steffanoni*[6] e *Cavalcaselle: la minuta della «History of Painting in North Italy»*[7] – o frutto di importanti collaborazioni – come il *Carteggio Stefano Bardini* e *Fascicoli d'arte di Stefano e Ugo Bardini*,[8] *Mostre d'arte antica*[9] – ma si tratta anche del risultato di ricerche nate con tesi di laurea o dottorato[10] o di varie iniziative di inventario[11] o censimento.[12] Ugualmente tra loro molto diversi sono gli ambiti di ricerca: dalla storia dell'arte al collezionismo, dall'archeologia alla storia del restauro e del patrimonio.[13] Ma molto più numerosi sono i progetti che non sono stati pubblicati, *data base* in fase di sviluppo che sostanzialmente consistono in un ambiente di lavoro accessibile solo dopo *login* da parte di singoli studiosi o di gruppi di

---

5 I progetti realizzati attraverso la piattaforma che sono stati pubblicati sono consultabili alla pagina https://edvara.infofactory.it/.

6 Il progetto *L'Archivio Steffanoni. Uno strumento per la storia del restauro pittorico tra Otto e Novecento* è di Simona Rinaldi in ricordo di Cristina Giannini: https://edvara.infofactory.it/archivio-steffanoni/.

7 Il progetto è a cura di Donata Levi: https://edvara.infofactory.it/HPNI/.

8 I due progetti sono sviluppati in collaborazione con la Direzione Regionale Musei della Toscana, la Fondazione Memofonte e le Università di Firenze e di Udine: https://edvara.infofactory.it/carteggiobardini/; https://edvara.infofactory.it/MIC-archivio-bardini-firenze/.

9 Il progetto *Mostre d'arte antica in Italia tra l'Unità e la fine della Seconda guerra mondiale* è stato ideato da Cecilia Prete e coordinato da Elisa Penserini dell'Università di Urbino: https://edvara.infofactory.it/uniurb-uniud/.

10 Si veda ad esempio *Fotografie, abiti e costumi di scena del Fondo Marcello Guerrini del Civico Museo Teatrale «Carlo Schmidl» di Trieste*, sviluppato nell'ambito della tesi di laurea di Alice Sivilotto (laurea magistrale in Storia dell'Arte, Università degli Studi di Udine, a.a. 2021–2022), https://edvara.infofactory.it/costumi-teatrali-Museo-Trieste/.

11 Come l'inventario del *Fondo Fotografico Susmel* svolto nell'ambito di tirocini curriculari ed extracurricolari del Dipartimento di studi umanistici e del patrimonio culturale dell'ateneo di Udine: https://edvara.infofactory.it/fondo-fotografico-susmel/.

12 Ad esempio *Fototeche/archivi fotografici universitari* a cura di Paola D'Alconzo, Donata Levi e Ilaria Schiaffini, https://edvara.infofactory.it/fototeche-universitarie154/.

13 Il Dipartimento di studi umanistici e del patrimonio culturale dell'Università di Udine, in particolare nell'ambito dei due progetti di Dipartimento di eccellenza MUR 2018–2022 e 2023–2027, ha scelto di investire nell'aggiornamento della piattaforma e-Dvara come strumento interdisciplinare.

lavoro: banche dati in fase di sviluppo e popolamento o pensati come spazi di accompagnamento di ricerche, anche non finalizzati alla pubblicazione.

L'impiego della piattaforma e-Dvara da parte del gruppo di ricerca del PRIN ArDIRe in prima battuta ha risposto quindi all'esigenza di natura pratica di impiegare uno strumento già disponibile, ampiamente testato e la cui applicazione sarebbe stata possibile subito e in maniera diretta da parte dell'unità di ricerca di Udine. La principale caratteristica della piattaforma e-Dvara consiste infatti nel fornire, anche a chi non conosca i linguaggi di programmazione, semplici *tools* per la progettazione di un sistema di dati, con la possibilità di creare uno o più *template* (la struttura di campi da predisporre per la descrizione delle diverse possibili entità: il lemma, la tecnica artistica, la ricetta o il ricettario nel caso del PRIN ArDIRe). Il sistema – un *content management system* (CMS) progettato per l'uso da parte di utenti non esperti – prevede successivamente l'applicazione dei diversi *template* nella creazione dei singoli documenti che compongono la base di dati (per il PRIN ArDIRe i cinquanta lemmi scelti come significativi, le tecniche artistiche, le ricette e i ricettari presi in considerazione), i quali saranno eventualmente in relazione tra loro (ulteriori informazioni in Visentin 2017; 2018). Inoltre la piattaforma del LIDA si pone come strumento che accompagna in maniera flessibile la ricerca, anche a progetto avviato; le funzioni di e-Dvara consentono infatti di intervenire in maniera diretta con modifiche immediate nella struttura dei dati, ad esempio variando nei *template* l'ordine dei campi o la loro denominazione, aggiungendo (o togliendo) relazioni tra i documenti: tutte funzioni forse banali da realizzare dal punto di vista tecnico, ma che risultano di grande utilità quando consentono al non esperto di intervenire senza mediazione nella struttura dei dati, verificandone subito l'efficacia.

Posta direttamente nelle mani del ricercatore, l'«esperienza informatica» diventa così parte del processo di studio e momento di comprensione dei materiali e dei temi della ricerca. Come ben vide Paola Barocchi, figura pioneristica dell'applicazione delle tecnologie informatiche agli studi storico e artistici (Levi 2018, 15–37; Carrara 2020, 397–417):

> L'esperienza informatica aiuta a razionalizzare la ricerca, a darle una struttura – non si può lavorare informaticamente senza una struttura molto chiara. Bisogna sapere ciò che si vuole, perché se no si va fuori di strada completamente, quindi la distinzione dei valori è molto importante (Passerini/Perosino 1994, 27).[14]

14 La citazione è già stata più volte ricordata nei testi che ricompongono l'attività e gli studi di Paola Barocchi, come Levi (2018, 36).

In Italia non poteva essere che Barocchi ad evidenziare aspetti che in ambito umanistico continuano ad essere di grande interesse, temi che lei stessa aveva messo al centro di un convegno in maniera davvero sorprendente già nel 1978:[15] un'attenzione del tutto pratica rivolta allo sviluppo informatico, non fine a sé stesso, ma nell'ambito specifico della ricerca storico artistica. In maniera esemplare della comprensione delle fasi del lavoro che necessariamente accompagnano la progettazione informatica dei dati, Barocchi parla della necessità di «una struttura molto chiara», di precisa «distinzione dei valori» e delle gerarchie, evitando solo così di andare «fuori di strada completamente». Con una definizione che meglio non poteva cogliere il segno, la studiosa parla dell'«esperienza informatica» come dimensione pratica e operativa che «aiuta a razionalizzare la ricerca».

A più di tre decenni da quelle parole, mentre le possibilità tecnologiche nella gestione dei dati si fanno via via più raffinate e pongono nuovi interrogativi, le riflessioni di Barocchi appaiono senza dubbio di grande attualità. Anche in ambito umanistico appartiene infatti a molti l'esperienza di come la strutturazione di un sistema di dati, la creazione di gerarchie e relazioni tra le informazioni, la predisposizione di quell'elenco di campi necessari a descrivere una qualsiasi entità costituiscano occasione di nuove conoscenze e di nuove prospettive, e ciò vale soprattutto se è possibile lavorare nella creazione della base di dati senza la mediazione tecnica. È così anche nell'atto dello scrivere, quando la composizione del testo offre occasioni e suggestioni per una ulteriore conoscenza del tema di ricerca. E del resto anche la scrittura – con la penna ma anche da una tastiera; attraverso la visualizzazione sulla carta, come sullo schermo – è un'azione tecnica, come lo sono gli strumenti digitali che, tanto più quando diventano strumenti diretti, diventano mezzi di processi creativi e di conoscenza.[16]

Fin dalle sue prime applicazioni, la piattaforma e-Dvara è stata oggetto di cambiamenti e di implementazioni specifiche volte a rispondere alle necessità dei singoli progetti. È in questi aspetti che si colloca la stretta sinergia tra la razionalizzazione condotta in fasi diverse dal gruppo di lavoro del LIDA, volta ad astrarre le funzioni tipiche della descrizione dei temi e dei materiali di ambito umanistico da una parte e la parte tecnica dei collaboratori infor-

---

15 La *First international conference on automatic processing of art history* tenutasi allora a Pisa presso la Scuola Normale Superiore (International conference 1978, su cui Levi 2018, 25; Carrara 2020, 401–404). Tra l'altro l'interesse della studiosa era rivolto in particolare all'applicazione del trattamento informatico allo studio dei testi e dei lessici tecnici: tra i tanti esempi si vedano Barocchi (1981; 1982).

16 Su questi temi sono ricchi di suggestione in particolare i testi del filosofo Maurizio Ferraris (2014).

matici dall'altra.[17] La funzione principale di creazione diretta di strutture di dati, basata sulla possibilità di progettare un sistema di relazioni tra *template* diversi, è stata così affinata e ampliata al fine sia di facilitare le fasi di progettazione o di popolamento, sia la possibilità di modellare le pagine di visualizzazione per gli utenti finali esterni; cambiamenti che – una volta concluso il progetto specifico – rimangono comunque a disposizione di future, diverse ricerche. Ad esempio, le relazioni tra i *template* che inizialmente erano previste solo come univoche possono ora essere anche biunivoche, cambiando così la possibilità di strutturare le banche dati ospitate nella piattaforma, ma anche facilitando la fase di popolamento. L'applicazione della piattaforma in tanti, e tra loro diversi, progetti ha fatto ampliare il *set* di tipologie di campi possibili che ora, tra gli altri, comprendono le modalità testo, link, data e intervallo di data, file, immagine, numero, vocabolario (tra tutte forse la tipologia più usata). Inoltre l'efficacia di visualizzare tramite una mappa le informazioni contenute in una base di dati ha fatto sentire l'esigenza di aggiungere la possibilità della georeferenziazione, dato utile ad esempio per collocare un'opera, come i suoi movimenti: integrazioni delle funzioni della piattaforma che mostrano come strumenti via via più consueti che appartengono alla quotidianità di ciascuno sollecitino in maniera per così dire «naturale» possibilità analoghe anche nelle applicazioni per ambiti più specifici, compresa la ricerca umanistica e la sua comunicazione.

Allo stato dell'arte si può dire che, se da una parte la piattaforma e-Dvara non manca di presentare momenti di difficoltà tecnica per i quali occorre – senza scampo – rimettersi agli esperti informatici,[18] continua tuttavia a soddisfare grazie alla sua basilare funzione di mettere in relazione le informazioni attraverso l'uso sperimentale di uno strumento informatico diretto e facile da comprendere. Inoltre occorre dire che i diversi sistemi di dati sviluppati presentano caratteri di fissità nell'impostazione grafica, privi di effetti sofisticati o scenografici ai quali nelle diverse fasi di sviluppo si è rinunciato senza fatica pur di mantenere la possibilità di una modellazione diretta e flessibile.[19]

Anche il DISPI è stato occasione di implementare la piattaforma con nuove funzioni in risposta all'esigenza primaria di rappresentare il carattere

17 Chiaramente questo tipo di interventi nella piattaforma necessita dell'ausilio dei tecnici informatici.

18 Sono i bug, le necessità di aggiornamento e quell'infinità di situazioni collegate al fatto che e-Dvara si muove in rete.

19 Del resto, piace ricordare che anche Barocchi in più occasioni ha dichiarato di preferire «semplificare al massimo l'apporto tecnologico e di privilegiare una strumentazione elementare» (Levi 2018, 35).

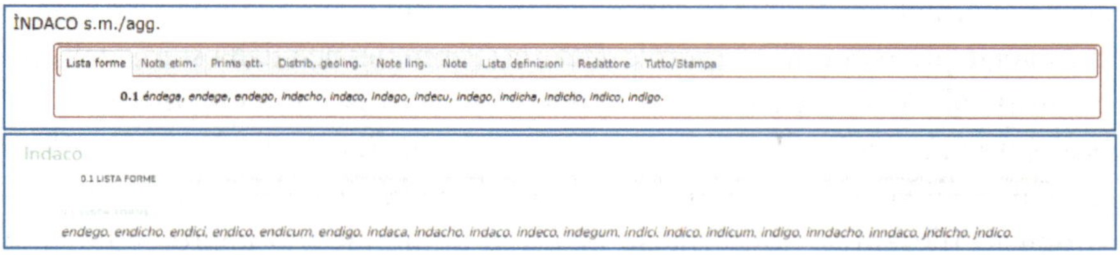

FIG. 17.1 Confronto dell'intestazione, con elenco dei campi d'approfondimento, della voce *indaco* rispettivamente nel TLIO e nel DISPI.

interdisciplinare del progetto finalizzato a integrare competenze degli studiosi della lingua da una parte e dell'esperto delle tecniche artistiche dall'altra. In particolare, nell'ambito del progetto PRIN ArDIRe, e-Dvara è stata implementata di funzioni che consentono di visualizzare i campi all'interno del *template* in modalità orizzontale, in maniera da riprendere il modello del *Tesoro della lingua italiana delle Origini* (TLIO).[20]

Dopo diverse prove di strutturazione dei dati si è giunti a una scheda «lemma» che risponde alle necessità del progetto. Anche se, grazie alla possibilità di intervenire in maniera diretta sull'organizzazione dei dati, rimane aperta la possibilità di ulteriori modifiche, la struttura scelta soddisfa ora le diverse prospettive di ricerca del progetto. A scorrere scendendo lungo la pagina di ciascun lemma, si incontrano più accezioni numerate delle quali vengono riportati specifici contesti d'uso all'interno dei ricettari considerati; in orizzontale invece si conta una serie di campi che in larga parte riprende il modello del TLIO.

In aggiunta ai campi presenti in TLIO, nella scheda «lemma» del DISPI di particolare rilievo è il campo «Corrispondenze» dove vengono proposti in forma di link i collegamenti con una serie di vocabolari consultabili in rete: lo stesso TLIO (http://tlio.ovi.cnr.it/TLIO/), il *Vocabolario della Crusca* (Lessicografia della Crusca in Rete), il TB, il GDLI.[21] Nello stesso campo «Corrispondenze» vengono inoltre creati i collegamenti con una serie di significative banche dati, prima delle quali quella del Corpus dell'italiano antico dell'Opera del vocabolario italiano (OVI), in base alla quale viene redatto il TLIO (entrambi gli strumenti sono gestiti dalla piattaforma GATTO). Al corpus di testi dell'OVI dedicato all'italiano antico, per ampliare la possibilità di riflettere la storia dell'uso dei materiali e l'articolazione semantica del lessico, le «Corrispon-

20 Banca dati e vocabolario storico che per ora si concentrano solo sull'italiano antico, dalle prime testimonianze scritte fino alla fine del Trecento.

21 I link degli strumenti qui elencati, nati in rete o originariamente cartacei si trovano in Bibliografia.

denze» permettono anche la consultazione diretta e mirata di banche dati di cronologia più moderna: *Le parole dell'arte* (Per un lessico della storia dell'arte nei testi dal XVI al XX secolo – Accademia della Crusca e Memofonte, gli *Art theorists of the Italian Renaissance* (ATIR), il *Words For Art 1600–1750* (LexArt), siti dai quali vengono estratti, per citarli direttamente nel DISPI, eventuali «Contesti rilevanti».[22] Uno spazio dedicato ad un attento approfondimento viene riservato alla «Sezione storico artistica», che attraverso la strutturazione in «Descrizione», «Preparazione», «Modalità di utilizzo», «Composizione chimica» e «Colour index» presenta in sintesi gli aspetti di maggiore interesse nell'applicazione in pittura dei materiali ai quali si riferiscono i lemmi scelti.

Nella strutturazione del DISPI certamente di rilievo è stato il confronto con banche dati consultabili online dedicate in particolare ai pigmenti pittorici, categoria alla quale appartiene la maggioranza dei lemmi scelti come significativi nella predisposizione di un vocabolario delle tecniche e dei materiali per la pittura. Piuttosto numerose sono le esperienze di schedatura dei pigmenti disponibili in rete, frutto di progetti di ricerca d'ambito universitario o museale, sviluppate grazie a prestigiose collaborazioni. Iniziative che nell'insieme mostrano caratteristiche e problemi analoghi, prima dei quali certamente è la difficoltà di mantenere viva la gestione informatica di dati e collegamenti che invecchiano rapidamente e necessitano di controlli continui (tutti hanno sperimentato link che collegano a pagine non più attive).

Per tutti i progetti si intravede la difficoltà di creare una gerarchia di informazioni in grado di rappresentare un tema tanto complesso che, ad esempio, per lo stesso materiale vede nel tempo cambiare le modalità di applicazione ma anche le stesse denominazioni. Per lo più si tratta di raccolte di dati relative alle composizioni chimiche, mentre minime sono le informazioni in prospettiva storica. Tra i tanti esempi, di sicuro interesse anche per l'ampiezza della prestigiosa rete di collaborazioni è il progetto *Conservation and art materials encyclopedia online* (CAMEO), evoluzione di un primo sistema di dati elaborato dal Museum of Fine Arts di Boston, della cui pagina *web* si segnala il *Materials database* (https://cameo.mfa.org/wiki/Main_Page). Utili sono le pagine selettive dei contenuti presenti in rete, come la sezione *Bases de datos sobre técnicas y materiales* del progetto del governo spagnolo *Observatorio para la*

22 Ad esempio, alla voce *Indaco* viene riportato quanto si legge al proposito tanto in Pegolotti, *Pratica della mercatura*, della prima metà del sec. XIV, quanto in Mattioli, *Discorsi su Dioscoride*, 1558.

investigación en conservación.[23] Interessanti punti di riferimento sono offerti anche da iniziative divulgative dedicate – talvolta anche con riscontri commerciali – ad una descrizione scientifica dei materiali pittorici (ne è un esempio https://colourlex.com/). Altri significativi progetti di sviluppo di banche dati purtroppo non risultano più accessibili, come gli studi di Sylvie Neven, le cui ricerche si indirizzano più di ogni altra a ricostruire in prospettiva storica la diffusione della conoscenza dei colori in Europa in epoca moderna, attraverso lo studio delle fonti coeve.[24]

Come gli studi che ci hanno preceduto, DISPI avanza per approssimazioni successive, cercando le gerarchie più corrette per rappresentare il rapporto tra le tecniche e i materiali della pittura da una parte e le parole che li rappresentano dall'altra, tenuto conto della difficoltà di lavorare su un arco cronologico che va dal secolo XIV al XVI, e attraverso i ricettari, prospettiva di ricerca che non sempre risponde alle aspettative (si veda in proposito il contributo di Simona Rinaldi in questo stesso volume). Certamente anche grazie agli sforzi di organizzazione e rappresentazione dei dati, DISPI porta con sé il valore di aver imposto una riflessione relativa alla natura delle informazioni raccolte e alla possibilità di porle in dialogo in quella – proficua ma difficile – ottica interdisciplinare da cui il progetto è nato.

2 Conclusione

In aggiunta alla possibilità di promuovere e condividere la ricerca, la realizzazione di DISPI attraverso l'«esperienza informatica» necessaria al suo sviluppo ha aiutato il gruppo a riflettere sui materiali raccolti, conformandosi come proficuo tavolo di lavoro.[25] Qualche altra riflessione nasce riguardo alla sua pubblicazione web. Come nell'esperienza di tanti progetti, la pubblicazione cartacea (a partire dagli atti di questo convegno) e le raccolte di dati online

---

23 Progetto elaborato nell'ambito del Plan nacional de investigación en conservación de patrimonio (PNIC), Ministerio de Ciencia, Consejo Superior de Investigaciones Científicas, come spiega la sezione *Recursos/Bibliotecas, catálogos y bases de datos*.

24 Si veda il progetto del Max Planck Research Group *Art and knowledge in premodern Europe*, diretto da Sylvie Neven (2015): il *data base* sviluppato è stato successivamente adottato e implementato nel progetto ARTECHNE, dove però attualmente non sembra più essere accessibile.

25 La banca dati viene pubblicata nella pagina d'istituzione del progetto (progetto-ardire.uniud.it) e promossa dagli enti coinvolti, a partire dalla pagina istituzionale del LIDA del Dipartimento di studi umanistici e del patrimonio culturale dell'Università di Udine, https://dium.uniud.it/it/dium/locali-e-strutture/laboratori/laboratorio-informatico-la-documentazione-artistica-lida/.

(cioè le tante pagine internet di utile e utilissimo riferimento) sono strumenti diversi che non si sovrappongono e non si sostituiscono. In particolare, pur in una evidente dimensione effimera e di continuo cambiamento, gli strumenti *web*, oltre ad aprire a un pubblico potenzialmente molto ampio, sono in grado di mostrare la natura del processo di studio: una dimensione che è portatrice di nuove maniere di mettersi in rapporto con la ricerca e della quale nelle pagine di internet spesso si trova dichiarata la specificità, anche attraverso la messa in guardia da possibili «difetti» e imprecisioni.[26]

3 Bibliografia

Delle fonti online finora e di séguito segnalate la data d'ultimo accesso è il 07.01.2026.

ATIR = The University of Chicago Library, *Art theorists of the Italian Renaissance*, ed. by Chadwyck-Healey Inc., Chicago, Chadwyck-Healey, 1997, https://artflsrv04.uchicago.edu/philologic4.7/ATIR

Barocchi, Paola, *Storiografia artistica. Lessico tecnico e lessico letterario*, in: *Convegno nazionale sui lessici tecnici del Sei e Settecento* (*Pisa, Scuola normale superiore, 1–3 dicembre 1980*), vol. 1, Firenze, Eurografica, 1981, 1–37.

Barocchi, Paola, *Memorizzazione elettronica applicata ai dati e documenti storico-artistici*, in: Fattori, Marta/Bianchi, Massimo Luigi (edd.), *Res. III Colloquio internazionale organizzato dal Lessico intellettuale europeo* (*Roma, 7–9 gennaio 1980*), Roma, Edizioni dell'Ateneo, 1982, 495–501.

Carrara, Eliana, *Paola Barocchi e il Centro di Ricerche per i Beni Culturali della Scuola Normale Superiore di Pisa. Ai primordi delle Digital Humanities*, Il capitale culturale 22 (2020), 397–417.

Conte, Floriana (ed.), *Le risorse digitali per la storia dell'arte moderna in Italia. Progetti, ricerca scientifica e territorio*, Roma, Edizioni di storia e letteratura, 2018.

Ferraris, Maurizio, *Documentalità. Perché è necessario lasciar tracce*, Roma/Bari, Laterza, 2014.

GATTO = http://gattoweb.ovi.cnr.it/(S(vkfkkgf3qdvfws5ipmvd5nvl))/CatForm01.aspx).

---

26 Così si legge nella pagina del Prototipo d'edizione digitale del GDLI (https://www.gdli.it/contenuti/introduzione): «Il corpus contiene attualmente tutti i volumi del GDLI in una versione provvisoria e sperimentale, perfettibile mediante il lavoro di revisione che tuttora prosegue presso l'Accademia, come è necessario per un'opera di questa mole. Si è comunque deciso di mettere immediatamente lo strumento (realizzato a tempo di *record*) nelle mani degli studiosi, benché presenti non pochi difetti».

GDLI = Battaglia, Salvatore/Bárberi Squarotti, Giorgio (edd.), *Grande dizionario della lingua italiana*, 21 voll., Torino, UTET, 1961–2002; con *Supplemento 2004* e *2009*, dir. Sanguineti, Edoardo, Torino, UTET, 2004 e 2009, e *Indici degli autori citati nei volumi I–XXI e nel Supplemento 2004*, ed. Ronco, Giovanni, Torino, UTET, 2004, https://www.gdli.it/.

International conference on automatic processing of art history data and documents (ed.), *First international conference (Pisa, Scuola normale superiore, 4–7 September 1978)*, Pisa, s.e., 1978.

Le parole dell'arte. Per un lessico della storia dell'arte nei testi dal XVI al XX secolo, progetto in collaborazione tra Accademia della Crusca e Fondazione Memofonte, cofinanziato da Fondazione CR Firenze, 2018, https://mla.accademiadellacrusca.org/

LexArt = *LexArt. Words for art. The rise of a terminology* (1600–1750), Université Paul-Valéry – Montpellier III, 2018, www.lexart.fr/terms/view/6446.

Levi, Donata, *Paola Barocchi e l'«elaborazione automatica»*, in: Conte, Floriana (ed.), *Le risorse digitali per la storia dell'arte moderna in Italia. Progetti, ricerca scientifica e territorio*, Roma, Edizioni di storia e letteratura, 2018, 15–37.

Minciullo, Marika, *«A fare azurro oltramarino». Una trattazione sull'oltremare nei «Segreti diversi» (Firenze, Biblioteca Nazionale Centrale, ms. Palatino 857)*, Studi di Memofonte 16 (2016), 384–390.

Neven, Sylvie, *Colour context. A database on colour practice and colour knowledge*, Conservation, exposition, restauration d'objets d'art (CeROArt.) 10 (2015), https://journals.openedition.org/ceroart/4583.

Passerini, Luisa/Perosino, Maria (edd.), *La conoscenza dell'esperienze figurative. Paola Barocchi intervistata*, Los Angeles, The J. Paul Getty Trust, 1994 («Art history oral documentation project»).

TB = Tommaseo, Nicolò/Bellini, Bernardo, *Dizionario della lingua italiana*, 4 voll. in 8 tomi, Torino, UTET, 1865–1879 (nuova edizione online, edd. Accademia della Crusca, https://www.tommaseobellini.it/#/).

Visentin, Martina, *Il LIDA dell'Università di Udine. Esperienze di applicazione ICT per i beni culturali tra ricerca e valorizzazione*, in: Auriemma, Rita (ed.), *La democrazia della conoscenza. Patrimoni culturali, sistemi informativi e open data. Accesso libero ai beni comuni? Atti del convegno (Trieste, 28–29 gennaio 2016)*, Udine, Forum, 2017, 187–197.

Visentin, Martina, *Il LIDA_FOTOTECA. Esperienze per le Digital Humanities, dalla ricerca alla comunicazione*, in: Conte, Floriana (ed.), *Le risorse digitali per la storia dell'arte moderna in Italia. Progetti, ricerca scientifica e territorio*, Roma, Edizioni di storia e letteratura, 2018, 39–54.

Vocabolario degli Accademici della Crusca, impressioni I–V, portale digitale Lessicografia della Crusca in Rete, realizzato dall'Accademia della Crusca, 2006–, http://www.lessicografia.it/index.jsp.

18

Ricette tecnico-artistiche del manoscritto Brescia, Biblioteca Civica Queriniana, A.VI.5

Daniele Musto

Riassunto Si pubblicano le ricette tecnico-artistiche, in latino e in volgare, contenute in una sezione del manoscritto Brescia, Biblioteca Civica Queriniana, A.VI.5 e se ne segnalano alcune voci per precocità d'attestazione e per la semantica specifica.

Abstract The technical-artistic recipes, in Latin and in vernacular, trasmitted in a section of the manuscript Brescia, Biblioteca Civica Queriniana, A.VI.5 are here published and some of the occurring entries are highlighted for the early age of their appearences and for the specific meaning they have in those texts.

Parole chiave edizione di ricettario – retrodatazione lessicale – accezioni tecniche

1 Descrizione del testimone e criteri d'edizione

Il manoscritto Brescia, Biblioteca Civica Queriniana, A.VI.5 risale alla metà del sec. XV; interamente cartaceo, misura alla prima pagina mm 150x225. Riunisce perlopiù testi medici, spesso ricette. Una nota di possesso sul verso della prima carta di guardia, in alto, rimonta al sec. XVIII: «Ex mss.^{tis} Constantii Mariae Zinelli J.V.D. Ser.^{mi} Principis Venetiarum Theologi Primarii St.^{i} Officij Brixiae Advocati Reorum». Coeva è la rilegatura del codice, in cartone. Il manoscritto conta 149 carte, numerate progressivamente nell'angolo inferiore destro di ogni recto; una paginazione precedente, nell'angolo superiore destro di ciascun

Desidero ringraziare Elena Artale, Francesca Geymonat e Margherita Quaglino per aver riletto queste pagine, migliorandole con indicazioni preziose.

recto (109–260), lascia intendere che il manufatto è il risultato del frazionamento di un manoscritto più ampio.[1]

Si distinguono almeno quattro mani principali; la scrittura è notarile, con un *ductus* più o meno posato nelle diverse sezioni. La suddivisione interna del codice, esaminata altrove, non sarà approfondita (Del Savio 2019, 81); da segnalare solo l'alternanza frequente di segmenti ben curati, con uno specchio di scrittura definito, una rigatura omogenea e una rubricatura sistematica, e compilazioni più frettolose, probabilmente aggiunte o completamenti posteriori.[2] L'individuazione di queste successioni permette una più rapida scansione del codice, soprattutto là dove non è altrettanto evidente l'avvicendamento dei copisti.

Proprio l'impaginazione omogenea consente di isolare le cc. 76r–109r, che racchiudono ricette di vario genere, con un'appendice di scongiuri. Oltre a istruzioni per la fabbricazione di pillole, unguenti, decotti, e altre soluzioni terapeutiche, si descrivono procedimenti tecnico-artistici: preparazione di colori, fabbricazione di inchiostri e dorature, tintura, smacchiatura di tessuti, trattamento e pulizia dei metalli, rudimenti di chimica alimentare applicati alla conservazione del vino. Sono raggruppamenti di grande interesse, concentrati in questa unica sezione del codice: documentano la circolazione compatta di conoscenze diverse in un contesto domestico (Cifuentes i Comamala 2016, 139).

Una edizione parziale di questo nucleo, procurata da Michela Del Savio (2019, 85–99), riunisce le ricette per la preparazione dei colori; i testi tecnico-artistici rimasti inediti sono pubblicati di seguito. L'intero raggruppamento alimenterà il *Corpus ArDIRe*, che aggrega ricettari e trattati artistici dei secc. XIV–XVI, con una lemmatizzazione parziale, limitata al lessico settoriale. L'edizione segue criteri conservativi.[3] Le abbreviature sono sciolte tra parentesi tonde;[4] le parentesi quadre segnalano integrazioni editoriali; le parentesi

1 Una descrizione del manoscritto si ricava dalla scheda *Manus online*, identificativo CNMD\0000239685. Due riferimenti cronologici indicano probabili *termini post quem* per la stesura del codice: 1442 (c. 30r); 1447 (c. 148r).

2 Cf. ad esempio il segmento alle cc. 12v–15v, *Contra colicam ventosam. – Misce et fiant suppo(sit)a*: a c. 13v spariscono le rubriche e gli elenchi di ingredienti risultano leggermente inclinati. Ancor più evidente lo stacco tra le ricette alle cc. 31r–54v e i testi alle cc. 55r–57r, e più oltre tra il raggruppamento alle cc. 58r-73r e quello alle cc. 73r–75v. La successione – a c. 73r – di paragrafi ordinati e ricette che debordano lo specchio di scrittura rafforza l'ipotesi che queste ultime siano integrazioni posteriori.

3 Ma *j* → *i* (a eccezione dei numeri romani); gli imperativi di seconda persona di *fare* e *dare* sono resi con *fa', da'*; accenti e apostrofi sono introdotti secondo l'uso moderno.

4 Lo scioglimento avviene sulla base delle scrizioni a piene lettere, là dove presenti (per questa ragione la nota tironiana 9 è resa con (*cum*) nel latino (*cum*)*p*(*ri*)*me* e (*con*) in (*con*)*sa* e (*con*)*se*); più in generale, si rispetta la resa delle abbreviature consuete. Di seguito poche

uncinate isolano sequenze di senso compiuto espunte dal copista, le virgolette basse citazioni interne al testo, le *cruces* forme probabilmente corrotte. L'alternanza di maiuscole e minuscole è ricondotta all'uso moderno; così la punteggiatura – si considerano tuttavia punti fermi (.:-) e *virgulae* impiegate saltuariamente dal copista per segnalare alcune pause sintattiche. Quanto alla divisione delle parole, sono univerbate le preposizioni articolate e le forme *infina*, *osia*/*osea*, *perfina*. Il cambio di riga è segnalato con una linea verticale (le righe sono conteggiate per multipli di cinque); il numero di ogni nuova carta è riportato tra parentesi quadre; i punti di sospensione tra parentesi quadre indicano il salto di una o più ricette, perché di ambito diverso dalla selezione. In apparato poche annotazioni critiche, oltre alle correzioni al manoscritto. Il testo è seguito dall'esame di pochi lemmi significativi.

2 Edizione delle ricette selezionate

[76r] Ad facie(n)du(m) ambru(m). R(ecipe) 20 albumina ovor(um) anere v(e)l ans(er)is q(uae) b(e)n(e) ducas cu(m) spatula; | postea per aspongiam ip(s)am exp(r)ime ut deveniat ad modum aque. Hoc f(a)c(t)o | misce t(antu)m de croco ut placeat tibi color. Hoc f(a)c(t)o ip(s)a(m) m(u)ltocie(n)s cola p(er) pecia(m) lini, | postea r(e)cipe una(m) oncea(m) gomi arabici que sit v(a)lde clara et po(n)e i(n) d(i)c(t)a op(er)atio(n)e | ad disolve(n)du(m); ex s(uprascrip)t(i)s ibi remans[erin]it aliq(uod) granu(m) extrahe et postea h(oc) totu(m) | pone in una ampula cu(m) crillo lo(n)go in una(m) caldera(m) aq(ue) frigide qua(m) pone | ad igne(m) ut aq(ua) illa bulliat; et cu(m) cep(er)it bulire dicas psalmu(m) «Mis(er)ere mais | de(u)s s(e)c(un)d(u)m» et c(e)-

76r 3 color] calor 4 arabici] grabici 5 s(uprascrip)t(i)s] *lettura incerta: il passo è probabilmente guasto* 7 psalmu(m)] psalimu(m) 7-8 Miserere ... secundum] *cf. Salmo 51*

annotazioni specifiche: il *titulus* nasale è sciolto con *m* davanti a *p* e *b*; quello increspato con *r* o *r*+vocale; quello verticale con (*er*) oppure (*ur*). Quest'ultimo scioglimento vale anche per un'abbreviatura simile, che inizia con un tratto orizzontale risolto nel consueto tratto verticale. Tra le terminazioni latine abbreviate è frequente *r* con il tratto finale allungato e tagliato da una linea verticale di modulo esteso per -(*um*); un simbolo simile a *f* per -(*is*) – ma la nota tironiana 7 seguita da *cf* è sciolta (*et*) *c*(*etera*) –; -*ib* seguita da un tratto simile a *2*, con modulo esteso in basso, per -*ib*(*us*); il simbolo ꝰ con modulo esteso per -(*us*). ℞ è sciolto *R*(*ecipe*).

t(era). Et cu(m) compleve(r)is psal(mu)m extrahe ampulam de caldera, qua(m) | infrigidata(m) †finige†. Et tu(n)c illud q(uod) i(n)tus invenies fora(m) ad tuu(m) libitu(m) v(e)l vis ma- | nubriu(m) v(e)l p(ate)r n(ost)ri, et pone sedam porana(m) v(e)l †p(r)ena(m)pni†, q(ua)ntitate(m) forami- (ni)s | q(uo)d vis, et postea pone ad desecandu(m) ad umbram solis, et no(n) ad solem p(ro)p(ter) | gumi arabicam. |

A fare colore nigro da tenzer filo osea panno de lin. Toi una segia | de lisìa da cavo e toi j^{a} l(i)br(a) de galla pesta, e miti la lisìa al fogo e mi- | tige dent(r)o la mità dela galla e falo bollire tanto ch(e) la cale el t(er)ço; | e poi tolla delo fogo e mitige dentro el fillo osia panno de lin e lassalo | stare dent(r)o ch(e) el veg(n)a a fredirse, tanto ch(e) tu ge possi sofrire la man | dentro; e po toi el d(i)c(t)o fillo o pano e menalo ben p(er) la d(i)c(t)a lissìa, e poi | el tra' fora e lasalo a fredire el fillo osia pa(n)no; e po toi la d(i)c(t)a lisìa e | tornala alo fogo, e mitige la al- t(r)a galla dent(r)o e lasala bugire ancho- | ra un poco, e po mitige dent(r)o meça libr(a) de viriolo, e poi mitige dent(r)o | el filo o tela e menalo ben p(er) entro; e tollo via dalo fuogo e la- | sagel sta(r)e un poco dent(r)o tanto ch(e) el vegna a fredirse, ch(e) tu ge tegni | la man dent(r)o; e poi messia el fillo o tela co(n) la dita medesma e poi | el toli fora e lasalo a fredire; e poi el lava cu(m) aqua freda e chiara | e s(er)à fin. A far fillo roso toi j^{a} libr(a) de †caiada† vòi †onenudo† e mitilo | a bogire in una sechia de aqua, e po ge mitti dentro iij onz. de gripo | e vj dinari de verderamo, e fa' bugire tanto ch(e) el cale el t(er)ço, e mi- | tige dentro el fillo o tella ch(e) voi tenzere e menalo ben p(er) lo dito | calore, e po el(o) to' delo fogo e llasagello sta(r)e dent(r)o tanto ch(e) el s'a- | frede, ch(e) tu gi posse sufrire la man dentro, e anchora el mena ben | per entro, e poi el cava fuora e lassalo a fredire, e poi lavalo ben | cu(m) aqua chiara. |

[...]

[76v] A far pelle colorade. Toi colla de carta un poco e mitila im moia ta(n)to | ch(e) la vegna quasi a desfarse, e poi toi un poco de çeso, tridalo ben | con la ditta cola e mittige dentro un poco de melle e de candi | p(er) li †in(n)ditta†, e po la mitti in carta e lasala secare, e poi frega | l'oro su con un dente e serà polìo. |

A far pelle colorade. Toi dele pomelle del sambugo e strucale, | e toi lo sugo e toi dela orina e de †olinne de ocuo†, e mitti oni cosa | i(n) un vaselo e lassalo sta(r)e p(er) 3 dì, e poi unçe le pelle co(m)' tu voi. |

76r 9 infrigidata(m)] *con* g *di modulo inconsueto* 15 la mità] lamitor 16 fillo] *la prima* l *è scritta su* o (fillo *corregge* fiolo) 24 fillo] fiolo (*così il copista a r. 16*) 28 fa'] sa 76v 6 colorade] ra *è aggiunto in interlinea;* d *è scritta su* r (colorade *corregge* colore) 8 con] oni 9 lasala] lasalala 10 con] can serà] soca 12 †olinne de ocuo†] *forse* allume di rocco

[...]

[77r]A far ch(e) una spa' o altra arma no(n) se possa i(n)ruzenire. Toi del smal- | ço çoè del butiro e dela biacha, e unçilla. |

It(em) a voler tegnir le arme nete. Toi del piumbo e limalo ben menu- | do, e metelo i(n) u(n)o ordeg(n)o, e poi ge mitti delo olio dentro, tanto ch'(e)l | piombo staga sotto tuto; e lasalo sta(r)e così viiij dì, e poi cu(m) q(ue)lo olio | onzi le arme. |

A far un bon inclaustro. Toi 4 onz(e) de viriolo ro(man)o, 2 oz. de goma | arabicha, j^a oz. de galla, e pesta tute q(ue)ste co(n)se e mitile in una libr(a) | de vin bianco, e lasalo stare p(er) spatio de 3 dì; e oni dì da se- | ra e da maitina misiarlo e poi quando l'è stà de sera | cola e sia fato; (et) c(etera). |

[...]

[78r] A trar olio o grasso o altra machia de una carta. Toi cen- | dre de rami de vigna o de pagia de fava, e metine o' è | caçù la macula, e po passa lo libro e lasallo stare così j^a no- | cte e un dì né pi né men. |

A destend(er)e j^a carta ch(e) sia scotta del fogo. Bagna j^a peça | e mittela conn el(o) moio o' è scotta la carta da tutti doi i lé, | e lasa star ch(e) la carta è fata umida; poi to' via la peça | e tira la carta, e apassa el libro e lasal(l)o cossì secare, o vòi | meterge dela calcina biancha o' è caçù l'aq(ua), et forma [78v] el libro. E q(ue)sto dreto farè q(ua)n(do) l'aqua g'è caçua: pur del'ora bagna | qualch(e) miga la carta cu(m) j^a peça bia(n)cha, e poi ge mitti dela | calcina e stri(n)çi forte lo libro. |

It(em) lo sepo così se tira fora da j^a carta. Toi del çeso ben trià, | e mitti imp(r)ima j^a peça bia(n)ca sula carta, et ecia(n)dio dela pol- | v(er)e del çeso, e fortemente passa lo libro. |

It(em) a una carta bagnà ov(er) spanta su. Toi de j^o osso grande e | brusalo e falo polveriçare, e poi ge mitti de quela polv(er)e sup(ra) | le carte. |

77r 25 una] mia i(n)ruzenire] i(n)ruzenine 26 unçilla] uncilla 29 staga] stag(n)o (*ma* s *scritta su* e*;* stag(n)o *corregge* etag(n)o) 78r 31 grasso] grosso 35 destendere] *la seconda* e *è aggiunta in interlinea* 78v 4 çeso] ceso 7 una] *lettura incerta* 8 brusalo] brusolo

A fare ch(e) le l(ette)re ch(e) tu sc(r)ivi parerà d'oro. Toi pera calamita, | salnitrio, bell(i)o, calcina viva ch(e) no(n) sia stà bagnà, 4 oz. de | cascaduna d(e) le co(n)sse e 2 oz. de solfro vivo, e mitti oni co(n)sa | i(n) un lambico de vero e lagale destilare, e toi dela aqua ch'(è) | onsì e metela i(n) u(n)a ampoleta de vero; e quando tu vòi scri- | v(er)e bagna la pena i(n) quela aqua escìa (et) c(etera). |

A trar olio de u(n)a carta. Toi 4 ossi de castron e bruxa in fogo | tanto ch'(e)l sia bianco, e poi spolv[e]riça ben sotile e mittilo su de- | l'olio ben sotilme(n)tre, e poi strinzilo ben i(n) lo torchieleto p(er) spa- | cio de xij ore e insirà fuora. |

A tirar via le l(ette)re de su u(n)a carta sença ferro. Toi del succo de- | i limu(n) e bagna una sponga co(n) quel sugo e frega ben | sup(ra) la l(ette)ra. |

Alit(er). | Toi dela polv(er)e d'uno osso bianco e 2 o(n)z(e) de çeso e pestala | sotilme(n)tre e destemperala cu(m) un rosume d'ovo, e miti sora | le l(ette)re e poi lassa poxare; e q(ua)n(do) l'è secco rasallo cu(m) un tre(m)prarini | paname(n)te e romagnerà neta la carta. |

A fare i(n)chiostro fin. Toi 2 oz. de goma arabico, 3 oz. de viriolo | roman, 4 oz. de galla, e polvereza çascadun p(er) sé, e poi metti | la goma e la galla in ij libr(e) [de] vin bia(n)co im moia e lasa sta(r)e | p(er) xxiij hore, e poi fala bugire alo fogo ta(n)to ch(e) la cale el | te(r)ço, e poi metegi dentro el viriolo e poi tolle via del fogo, (et) c(etera). |

A fare l(ette)re de horo. Toi oropime(n)to spolverezà su un marmoro | cu(m) aq(ua) de osmarin e tralo neto e meseato insembre, e mi- | tile a scola(r)e a lambico e poi scrive o' tu vòi: parerà d'oro.

[79r] A far verde fin. Toi verderamo e masnalo co(n) l'axeo, e mitige | un pocho de sofran, e te(m)pra el dito colore co(n) lo chiaro delo | ovo ben rocto q(ua)n(do) tu vòi met(er)e in libro. |

[...]

A fare i osi virdi. Toi delo axeo fortisimo e bon e verde- | ramo ch(e) sia ben trià, e miti l'axeo in uno vaselo i(n)virià; | toi po l'osso <o> che tu vòi incolorare e mitel dentro, e lasalo | infin ch(e) la †p[...]a† el colore. |

A fare i osi rusi. Toi del virçin roso e mitelo i(n) una ola ro- | ssa, e mitige dela orina cu(m) dela lixìa e mitila a bugire, | e mitige l'osso così bogiando, e lasegelo così infino ch(e) l'è | deventà rosso. |

78v 10 pera] *con* e *aggiunta in interlinea sopra* i *cancellata* 12 de le consse] d(e)le co(n)ssa *con la seconda* e *aggiunta in interlinea sopra parola cancellata* 15 escìa] estia 18 sotilme(n)tre] sotillme(n)tre 25 destemperala] destremperala miti] mici 26 poxare] pocare un] nn 32 te(r)ço] te(r)co 79r 28–29 ro- | ssa] ros- | ssa *con la prima* s *cancellata dal copista*

A fare una bona colla fortissima. Toi cera nuova, pegala | griega e de mastigo del vero spolveriçà, del viriolo, in- | censo e ma(r)mo(re), e dela aqua, e te(m)-pra insembre ogni (con)sa. |

[...]

[79v] A far aqua verde. Toi de bono axeo 2 onz., 2 onz. | de sale armoniaco, 2 onz. de limaura de ramo, e | misia ogni co(n)sa in una ampola de vero e lassalo sta- | re infina vj dì, e così serà fata aqua verde, | e collalla e cons(er)valla. |

[...]

A far jª te(m)pra al'açuro olt(r)amarin a sc(r)iver co(n) pena. | Toi del'[a]-zuro e deste(m)pralo sula pria s(er)pentina co(n) l'a- | qua de goma, e poi to' uno goço de rosume de | ovo e mitilo i(n) lo corneselo, e serà fin da scriver | con pena. |

[...]

[80v] A fare la roxeta de armeniare libri. Toi delo v(er)zino e ras- | salo co(n) un vero ta(n)to q(uan)to tu vòi, e mitilo i(n) la lissìa ch(e) sia | forte e ben chiara in una pignatella, sì ch(e) lo v(er)zin staga | soto, e po sì mitti in q(ue)la pignatela una meza onz. o pi o | men s(e)c(on)do la qua(n)tità delo verzin de preda çe(n)tile, e po | el s(e)c(on)do dimittige dentro p(er) la mittà dela ditta preda dela | lume de roço, e ch(e) sia ben masnado, e mitti la ditta lu- | me de roço masnado dentro e lassagello sta(r)e p(er) spacio | de vi ore, e po gi fa' dare una bogida sola, e poi leva la | ditta pignatella dalo fogo e po cola el ditto verçin ço p(er) | una peça, e sì mitti quela coladura in una preda osia | un copo un pocho cavà p(er)fina ch(e) serà arpià. |

A far el verzin. Abi pur el verzino rasado e meseado co(n) | la chia(r)a del'ovo rota co(n) la sponga, e mitti ta(n)to q(uan)to co- | vra lo verzino in uno vaselo verià o vòi in jª scudella | de pria, e lassalo sta(r)e p(er) spacio de 4 ore, e poi la cola | e butala su una p(re)da de masnare colore, e poi secala | al sole, e po sì l'arcogi e av(er)è v(er)zin molto bello da umbra(r)e | forame e l(itte)re de penello. | P(ar)t(is) 8 cese de oro. | P(ar)t(is) 4 de çuchari candi. | P(ar)t(is) 3 olio patico. | P(ar)t(is) 2 polarmenio. |

79r 32 nuova] nuov- *scritto su caratteri illeggibili* 79v 17 armoniaco] armoniato 80v 8 masnado] *con* o *aggiunta in interlinea sopra caratteri cancellati* 15 chiara] *titulus per* r *aggiunto sopra* r *cancellata* 22 çuchari] cuchari

A far braxile. Toi del braxile rasado e mitilo in aqua goma- | ta in uno vaselo invirià, e lasagelo p(er) tuto i dì co(m)pìo, | e po' mitilo a bugire in un vaselo infin ch(e) l'è co(n)sumà | la t(er)ça p(ar)te del'aqua, e mitige po de lume de roço, e po | falo bugire un poco, e po ge mitti tanto axeo q(uan)to s(er)à la | t(er)- ça p(ar)te del'aqua gomata, e fala bugire anchora un | poco e provalo su una carta infina ch(e) te piase el colo- | re da scriv(er)e; et è bon a intenzer pelle. |

[...]

[81r] A far collore sbiavato. Toi açuro fin co(n) un poco de cero- | sa ben masnada co(n) la aqua chiara e serà fin. |

[...]

A trare olio fora de ogni drapo de colo(r)e de lin e de cenda- | le salvo color de grana e de oricela. Toi lissìa chiara | e mu(n)da e mittila alo fogo in uno laveço mu(n)do, e q(ua)n(do) el | boie ben mitige semole e forme(n)to entro e lassale bugire | ch(e) vegna dure e no(n) tropo, sì ch(e) le habia omor insì, e | po mitti le semole così boiente su una asse e mitti el dra- | po co(n) el rov(er)so sule semole, e po mitti dele semole dalo | dreto e lassa ben ponssare, e po bati cu(m) la man o co(n) uno | ligno su, sì ch(e) la machia s'è ensuda fuora, e po toi le | semole e struca ben la machia co(n) man, e lavala ben | con aqua calda o vòi lixìa calda. |

A color de grana o de oricela fane più né men se | no(n) lo che tu mitti lissìa, mitti aqua chiara e calda. |

A far tornar oni color çoè de drapo e(n) so colore salvo [81v] color de grana o de oricela. Toi calcina viva ch(e) no(n) habia | tocà aqua una scudela osea doe scudelle, e vj scudelle de aq(u)a | chiara; e mitti queste (con)se a uno a qualch(e) bella cossa e neta | e missia ben e po lassa sclarire, e de questa aqua clara †cotha† el | drapo o' tu vòi. E se tu vòi farla forte mitti lissìa p(er) aqua e fala bolire. |

A far tornare uno drapo o altro ch(e) fosse de oricela. Toi de- | la ditta aqua, dela calcina viva, e te(m)prala co(n) vino bia(n)co se- | gu(n)do ch(e) tu vidi ch(e) te baste tergandola sul'oricela, e no(n) | la mit(er)e al sole a seca(r)e. |

A far retorna(r)e scarlata in so colore. Toi bon axeo e forte e | toca ben la machia, e po no(n) la metre al sole. |

80v 32 pelle] pe(l)lle 81r 25 omor] amor 81v 3 a uno ... neta] *segmento privo di senso* 4 †cotha†] *probabile fraintendimento del copista: la frase richiederebbe un verbo* 10 colore] dolore

A tore oni machia de colore biancho fuora de ogni dra- | po. Toi savon duro o vòi tendro e co(n) aqua calda e mu(n)- | da e frega sula machia, e poi resenta co(n) la freda e miti- | ge un poco de ceresa çoè biacha s'el ge fa bexogno, e se | no(n) co(n) aqua freda. |

A trar fora pegala osia rasa de ogni drapo tento e no(n) te(n)to. | Toi olio bono e unçi ben la machia del drito e del rov(er)so, | e lassa stare così una note e po lava con aqua calda e | con savon bene forte. |

A trar fora †larga† de ogni drapo. Toi aqua calda con sa- | von e lava forte, e po co(n) aqua freda alt(r)i[menti] sicche(r)à. |

A trar fora inchiostro d'ogni drapo. Toi bon axeo forte | e bia(n)cho e lava ben, e abi po aqua calda co(n) savon, e po de- | la freda, e po gie da' la ceresa çoè la biacha s'el ge bixogna. |

A trar fuora sudar delo cavalo d'ogni drapo. Toi aqua cal- | da, toi del savon e po lava con la freda. |

A trar ogni i(n)te(n)ta de lavezo o de padela. Toi dela bora | de quel colore ch(e) è el drapo e frega ben sula machia | un lo è intento. |

A trar ruçene osé ruçene fora de ogni drapo. Toi bon [82r] axeo forte e biancho e mitti sula machia; e po toi dela | aqua de lilorum caldo e lava forte. |

A trar ogni grasso fora de ogni pano over drapo. Lava co(n) | savon e con aqua calda, e po co(n) lo color ch(e) è el drapo | frega ben la machia. |

A far bona aqua da far andar via ogni machia de ogno | fata çoso de suso le robe de pano de lana, da fuora de | scharlata. Toi 4 onz. de lume de feça, j onz. de lume de | roço, meza onz. de savon biancho, mezo onz. de vedriolo | roman, e fa' ben pestar ogni cossa, e fa' tore 3 bochale | de lissìa forte, e falla metre al fuogo con j^{o} bochale de a- | qua neta, e q(ua)n(do) la è uno poco semà diste(m)pra; buta po li | ditti polv(er)e dentro e messiala in la ditta aqua, e miti po | la ditta aqua alo fuogo e lasalo bogire tanto ch(e) la cale el | terço, e po fala colare; e abi una sponça piçola e mo- | iala in la ditta aqua e mitine una goça sula machia | e fregala ben. E po toi uno poco de aqua de poço e resen- | tala fuora e la machia serà andà via. E q(ua)n(do) tu volissi | lavar più machie no(n) scaldare più la aqua. |

81v 15 ceresa] coresa 17 pegala] pregala 25 gie] *con* e *maiuscola soprascritta a lettera illeggibile* 30 un lo è] im loc, *probabile fraintendimento del copista per 'ove'* 82r 8 feça] seça 12 semà] tema 15 colare] colore sponça] spança

A far una altra bona aqua da machie. Toi una libra de | lume de feça, j^{a} onz(a) de lume de roço, uno quarto de can- | fora, e fa' mitti queste co(n)se in uno ramin co(n) tri boca- | li de aqua neta, e mitila alo fogo. E q(ua)n(do) l'aqua vole tra- | re alo primo boio tola delo fogo, e abi una peça de | lin neta e colala ço, e co(n) una sponga piçola lava la | machia co(n) quel'aqua, e abi uno poco d'aqua de poço | e resenta lo pano: elo remagnerà neto e bello. |

A fare bona aqua de far tornare j^{o} pan(n)o de lana ch(e) fo- | sse smarìo de so colore, p(er) lavarge una machia ch(e) l'a- | vesse su, e sia que color se voia. Toi una onz. de gri- | po de vin biancho e falo ben pestare e tamisare, e toi uno | bochale del più fin axeo biancho, e pi forte ch(e) tu po- | ssi trovar, e ch(e) sia ben chiaro, e butage dentro el griepo [82v] e mittilo alo fuogo; e co(m)' tu vidi ch'(e)l se leva el boio no(n) lo la- | ssar più al fogo, colalo; e q(ua)n(do) el pano è smarìo de so co- | lore subito to' de questa aqua e lavalo destra- | mente: de subito tornerà in suo colore. |

Ad tingend[um] cartas in viridi. | R(ecipe) carta(m) q(ua)n(do) extrahitur de calcina(r)io et extende eam | sup(er) circulo, et raspa eam valde b(e)n(e), et p(er) cart(is) sex r(ecipe) | urceum unu(m) urine ho(min)is, uncias duas sallis armo(n)iaci et | plus si expendierit, et ip(su)m misce cu(m) urina, et eam postea | pone sup(er) cartas ext(e)ns(as) in circulo, et frica b(e)n(e) co[m] uno | lapide salido in loco carnis q(uia) color erit ab alia p(ar)te; poste- | a sup(er) carta(m) pone limaturam ottoni rubacati et frica | b(e)n(e) cu(m) lapide, et it(eru)m pone urina(m) et frica, et it(eru)m pone | limatura(m) o[tton]i, frica donec ip(s)a carta effecta fue(r)it b(e)n(e) vi- | rid(is). |

R(ecipe) aur(um) bonu(m) quanta(m) vis et tridat(ur) subtilit(er) cu(m) par(um) | de mell(is); postea mitte in uno ciato de aqua et misida; | et scias q(uod) mell(is) stabit sup(er)ius, aur(um) ibit ad fundum. |

R(ecipe) auru(m) obiecta aqua et tride it(eru)m cu(m) aqua gumi | rabici. |
[...]

82r 31 vin] un   33 ch(e)] c *soprascritta a* s   82v 3–4 destra- | mente] destrame(n)- | mente   10 ext(e)ns(as)] ext(ra)ns(er)   13 et it(eru)m pone urina(m)] et it(er)in pone urina(m)   et it(eru)m pone | limatura(m)] et it(er)in pone | limatura(m)   14 fuerit] *titulus aggiunto sopra* r *cancellata*   18 scias] sias

[84v] A far axeo forte. Toi dei bocoli dei rosari, e dele | more teregnole, e dei brognoli salbegi, e sea tute | queste conse, fane polvere et mitine in uno tuo vaselo | ch(e) tu vogi fare axeo, e farisi ben axeo. |

[...]

[103r] A metere oro in carta over arze(n)to. Recipe †cosum† auri, | it(em) candi finos, | it(em) cola de garavella, e trida tute q(ue)ste co(n)sse su una pria m(o)lto | ben co(n) aqua de goma, olio, chiara de ovo, e serà dado. |

Ad p(re)para(n)du(m) pelles ut b(e)n(e) assuma(n)t colorem rubeum. | Lava pelles bis in lisivio marcido cu(m) q(uo) misceas paucu(m) aque. | Dein(de) bulias onz. j^{a} lu(m)is roçe et oz. xj pic(is) spine in 5 fial(as) | aque puteal(is) vel fluvial(is) po(n)it(is) in cacabo mu(n)dissi[m]o; dein(de) col- | lata aqua p(er) pecia(m) et ea tepida pone pelles in ea, (et) s(ic) p(er)mit- | tas p(er) spaciu(m) hore, dein(de) ext(ra)he eas et (cum)p(r)ime ip(s)as int(er) manus | ita q(uod) aqua exprimatur, deinde ip(s)as sumitta tene(n)do eas in | manib(us) t(an)t(u)m, postea exte(n)de ip(s)as sup(er) disco et da eis colorem. |

In bono rubeo colore optimo. | R(ecipe) qual(ibet) pelle uncia(m) j verzi(ni) pisti, it(em) fial(e) 4^{or} aque pluvial(is) | et uncias xj calcis, q(uae) bulire facias cu(m) p(re)dicta aq(ua) in modu(m) lixivii; | dein(de) cu(m) pausavit(ur) ip(s)am ext(r)ahe et adde fialam i aque, postea repone | ad igne(m) et i(n) ea pone p(re)dictu(m) b(r)isiliu(m), postea buliet(ur) don(e)c 3^{a} p(ar)s co(n)sume(n)- | t(u)r. Dein(de) facies bulire modicu(m) arabici gu(m)mi, modicu(m) feni g(r)eci | et modicu(m) al(ter)ius †rozeusti† q(uan)tum e(st) unu(m) g(ra)-nu(m) surgi; postea tege | aq(uam) cu(m) panis ita ut infra se estue(n)t donec facta fu(er)it clara; | dein(de) tepido colore no(n) cu(m) m(u)ltu(m) tinge pelles. |

P(ro) al(te)r ad predicta. | R(ecipe) pice(m) g(re)ca(m) et bulias †ina† j^{a}, postea po(n)e pelle(m) in aqua; illa pelle | t(ame)n prius lota cu(m) aqua recenti, et bene fricata int(us) man(us) | et ea aliq(ua)ntulu(m) exsiccata, postea c(etera). |

103r 6 olio] olia 7 assumant] assuna(n)t 8 marcido] anarcido 13 tenendo] *titulus spostato alla seconda* e *con tratto orizzontale* 14 tantum] *lettura incerta* 17 bulire] biclire 20 feni g(r)eci] fani g(r)eti

Briselii onz. j et scudellas xij aq(ue). In aq(ua) bulias brisiliu(m) usq(ue) | ad co(n)sumacio(n)em 3^e p(ar)te: feces laba(n)t(u)r in fundo; postea po(n)e ad igne(m) | colorem p(re)dictu(m) don(e)c repuerit in vase, p(ost)ea intus pone pellem et | ip(sa)m bene lava cu(m) colore isto, et (cum)p(r)ime b(e)n(e) cu(m) ma(n)ib(us) ut tota aq(ua) | exeat, et utin(am) balnea don(e)c eo asumps(er)it colo(r)em et tibi place(n)te(m). |

[103v] Ad tingendum pelles in brisilio aptas ad facie(n)d[um] | ex eis loculos et cirothecas. | Lava pelles in aqua tepida m(u)ltu(m) b(e)n(e), postea cape eam | p(er) o(m)nis quatuor tibias et co(n)tende eam b(e)n(e) seu v(er)bera sup(er) | disco; dein(de) recipe urceos duos aque, quartas iij alu(m)is | roçe, quarta(m) unu(m) galleti vel grapata(m) una(m) monese, que | e(st) una h(er)ba q(ue) assi(mi)lat(ur) genestrele et stat in cunc(u)lo in prat(is), | et fac bullire d(i)c(t)am aqua(m) b(e)n(e) cu(m) dicto galleto v(e)l mo- | nessa, postea colla aq(uam), et cu(m) tepue(r)it ea pellem monto- | nina(m) et eam p(er)mite sta(r)e in dicta aqua p(er) spaciu(m) horar(um) | duar(um); et postea contorque pellem in eam, v(er)bera sup(er) | uno disco valde t(ame)n, post pone eam ad dessicandum; de- | in(de) dirompe eam ad torquen pellipario r(um), postea accipe | de tinctura f(a)cta(m) in brisilio pro pellib(us) de q(ui)b(us) sup(er) pro- | xime. Si fuerit expedie(n)s et si fu(er)it exicata dirumpe †treor(um)† | ad torcam pelliparior(um); et si pellis efficeret(ur) nimis clara | pone in brisilio cu(m) e(st) coctu(m) media(m) octava(m) alu(m)is fec(is); et | si ess(et) nimis colorata pone t(antu)m de alu(mi)ne roçe q(ua)ntu(m) pone(n)s | de al(u)m(in)e fec(is) pro facie(n)do colorem obscuriorem; et sic h(ab)es | q(uod) alume(n) roçe fac(it) colorem p(ar)te(m) clar(am) et allume(n) fecis | colorem abscur(um). |

Ad tingendu(m) in rubeo pelles capratinas albas. | R(ecipe) pelles que sint b(e)n(e) mu(n)de, et ip(s)as b(e)n(e) lava cu(m) aq(ua) clara | ip(s)as frica(n)do et torque(n)do don(e)c aqua que ex eis exp(r)imitur sit | munda et fluat pura. Dein(de) exte(n)de pelles sup(er) pertica(m) una(m) v(e)l | stanga(m) seu cordam, et cu(m) fu(er)i[n]t desiccate ip(s)as ducas b(e)n(e) | p(er) manus trahe(n)do sive ex(tra)hendo ip(s)as ab oris circa(m) circa; | postea reccipi

103r 28 Briselii ... aque] *probabile caduta di* recipe *iniziale* 31 isto] *con titulus superfluo* 103v 2 loculos] lotulos 9-10 ea pellem monto- | nina(m)] *probabile omissione del copista: la frase richiederebbe un verbo* 16 torcam] tortam 19 fecis] fecit 24 frica(n)do] frita(n)do 25 perticam] portica(m) 27 circa(m) circa] *probabile fraintendimento del copista di* circumcirca

v(er)zin s(u)btil(ite)r pisti et tamisati onz. j[a] et ip(su)m | pone in lebete b(e)n(e) mu(n)do et †ravioe†, et ad[de] ciatos 12 aq(ue) | putealis et clare v(e)l illa deficie(n)te fluvial(is) b(e)n(e) mu(n)de, et eas bulias usq(ue) ad exalac(i)one(m) p(ar)t(is) dimidie, s(ed) an(te) q(uam) in t(antu)m co(n)sumet(u)r [104r] aqua ad[de] in ea(m) ciatu(m) j aque calc(is) albissime q(ua)m utunt(u)r isti spa- | tarii, et misce cu(m) uno ligno ter vel quater; postea cum de- | coctio erit f(a)c(t)a q(uod) conoscat(u)r, appo(n)ite cu(m) ligno una guta sup(er) | ungue manus: si revoluta manu gutta no(n) cadet am(m)ove | ab igne, et r(e)pone tal(ite)r q(uod) lebes no(n) movea(tu)r aliqual(ite)r †delivit†; funde dein(de) colorem plane, q(uod) no(n) attingas de fece fundi q(uonia)m | pelles fi(er)ent mac(u)lose, c[u](m) p(er)apside vel capite vitreata in | uno bacino v(e)l catrino vitreato mu(n)dissi[m]o, et in ea postea | pone cap(ra)tos et eos tinge p(er)in(de) ac si lavares unu(m) façoletu(m), | vid(elicet) miscendo ip(s)as hinc inde et frica(n)do ipsas b(e)n(e) cum manib(us) s(ed) t(ame)n no(n) fortit(er), et dando duas v(e)l tres manus p(er) quo- | lib(et) v(e)l pl(ur)es p(ro)ut voluer(is) eas colorare. |

Ad tingendu(m) pelles i(n) lazulo. | R(ecipe) bacas comeat(is) et quoq(ue) pu(n)e in caldari, et cu(m) sat(is) buli- | erint exp(r)ime succu(m) cu(m) pecia illu(m) q(uem) repone in vasse vitreo et nu(n)q(uam) v(er)sabitur. De hinc r(ecipe) stercus caninu(m) siccu(m) et s(u)b- | til(ite)r pulveriçatu(m) et eu(m) cu(m) orina diste[m]p(er)a, et appone sicut | color apponitur in cart(is) et mur(is), et cu(m) fu(er)it desicatu(m) | pone de colore comeat(is) cu(m) pinello et erit color lazuri, et | sic potes tinge(re) filu(m) et panno et depingere.

104r 4 ungue] nngue 7 capite] t *scritto su* d (capite *corregge* capide) 7–8 c[u]m perapside … mundissi[m]o] *probabile omissione del copista: la frase richiederebbe un verbo* 9 pone] sone tinge] tinige *con la seconda* i *cancellata dal copista* 10 fricando] *con titulus superfluo su* i 14 sat(is)] sac(is) 18 desicatu(m)] desucatu(m)

Ad tingend[um] pelles in qu(o)vis colore. | Viridis tingunt(ur) pelles ariet(is) hoc mo(do): r(ecipe) baccas spini cer- | bini cu(m) sunt b(e)n(e) mature, sicuti sunt de me(n)se septe(m)bris, | et contende eas fortit(er) in mortario mu(n)do ita t(ame)n q(uod) no(n) fra(n)- | gunt(u)r ossa medular(um); dein(de) pone eas in pano lineo mu(n)do | et quo revoluto exp(r)ime succu(m) ex eis; dein(de) in fece que in | pan(n)o remans(er)it sup(er)pone lixiviu(m) medioc(r)is fortitu(din)is in q(uo) | fu(er)it liq(ue)f(a)c(tu)m gu(m)mi arabicu(m) q(uod) no(n) ponit(ur) ad tenacitate(m) | s(ed) ad illustracio(n)em danda(m), et f(a)c(t)a(m) co(m)mixt(i)o(n)e(m) lixivii co(m) cor- | ticib(us) baccar(um) iter(um) exp(r)ime succu(m) ex eis eu(m)que co(m)isci p(r)iori | suco, et potes sic inting(er)e pelles in colore viridi et uno | q(uod) lixivio no(n) opposito pelles efficiu(n)t(ur) coloris viridis obscuritis [104v] declina(n)t(is) in lazulu(m), q(ui)a augme(n)tu(m) et det(r)ime(n)t(um) laxivii | fac(it) ut color efficiatur obscur(us) et clar(us) aux(ilio) q(ua)ntitate(m) | lixivii. |

Aliq(uo) ve(re) expresso succo no(n) imponu(n)[t] lixiviu(m) neq(ue) et(iam) | gu(m)mi, s(ed) p(er)mittu(n)t, f(a)c(t)a eius exp(re)ssione, fatu(m) bulire cu(m) | fece †dent† fiat clar(um), et postea in eo tingunt pelles. | Cum aut(em) pellis fu(er)it sic cotta reman(et) queda(m) duri- | cies in ea q(uam) removebis sic aut frica(n)do pellem in se, aut | eam trahendo ad g(ra)d(um) †imius† scale prout faciu(n)t pellifices | pelles agninas cu(m) eas molificant v(e)l al(te)r et sic. | R(ecipe) semen aridum spini zerbini, ip(su)mque distem-pera cu(m) | lixivio tepido et addito modico viridis eris tinge ter | pelles, et fient pulcherime ut probavi saepius. |

Vel al(te)r et sic. | Balnea pellem in aqua endegi et ea(m) postea frica | in manib(us). Postea recipe fructu(m) piri, tim(m)ii seu spini | zerbini et ip(su)m diste(m)p(er)a cu(m) lixivio et tinge pellem; | postea balnea cu(m) blaveto et sicca, postea de virida | et sicca iter(um), h(ab)ebis iter(um) intentum. |

104r 25 pone] e *scritto su* as (pone *correge* ponas) 27 superpone] sup(er)pane 28 tenacitate(m)] te nocitate(m) 29–30 cor- | ticib(us)] cor- | tirib(us) 30 comisci] co(m)usci 31 potes] *con titulus superfluo su* e 32 lixivio non opposito] *passo probabilmente guasto, la frase non ha senso* obscuritis] t *soprascritto a* s 104v 2 clarus] r *finale ha un doppio taglio verticale, che non corrisponde alla consueta abbreviazione per* -um 5-6 fatu(m) bulire ... tingunt pelles] *passo probabilmente guasto, il periodo non ha senso* 9 pellefices] pellifites 11 semen] senem spini] *taglio su* p *non sciolto* 13 pulcherime] pulchorime

Ad tingendum blavo pro una pelle. | R(ecipe) onz. 8 lixivii calcine, onz. 8 lixivii cineris, onz. 16 | aque fort(is) clar(is), coclear unu(m) olei olive, onz. j calc(is) | vive, ficu(m) una(m) siccam; pone res istas ad igne(m) et cum | repuerint pone in eis q(ua)ntitates iij endegi bagade | et modicu(m) brisilie bene t(r)it(um) et subtilissime pulveri- | zat(um), et q(ua)n(do) buluerint una ebulic(i)o(n)e depone ab igne | et misce b(e)n(e) cu(m) baculo, et coop(er)i postea ne respire(n)t | et dimitte sic penes igne(m) ut stent calida p(er) vj horas | et si p(er) xij ad ho(c) melius, et de ista aqua tinge pellem | cum bruscia; et postea it(em) in una peçia pan(n)i linei q(ua)nc[ti]ta(te)m | j endegi b(e)n(e) pulverizati et pulveriza sup(er) pellem, | postea co(n)tende pellem et unct(is) manib(us) cu(m) modico | oleo comuni frica ip(s)am m(u)ltu(m) l(ongu)m, postea balnea [105r] pellem ip(s)am cu(m) dicta aqua dein(de) desicca eam; et si pell(em) | no(n) sumis b(e)n(e) tincta non expedit eam iterato tin- | gere †v go†. |

De secret(is) ph[ilosoph]or(um) ad scribend[um] | l(itte)ris aureis v(e)l argenteis, sc(ilicet). | R(ecipe) onz. viiij calglii et sup(er) eo pone aceto fortissimo vini | puri, et iij dragmas mercurii et dragma(m) iiii cole pist(is), | et pone lente igne quia disolvit(u)r in aqua, et hoc p(er)facie(n)do | l(itte)ris argenteis pro aureis mo(do) adde parum bavi croci | retent(is) ei ho(c) e(st). |

Ad aurandu(m) penas struci. | Fac stratu(m) co(mun)is in urinali et sup(er)pone axoch hoc e(st) ar- | gentu(m) vivu(m), et sup(er)pone alembico cum capide valde ma- | gno et sic †vianale† b(e)n(e) longu(m), et distila aqua(m) le(n)to igne | in(n) qua utru(m)q(ue) madefis pennas struci albas, et dimitte | ea(m) b(e)n(e) desiccari; postea it(eru)m madefacias et p(er)mitte | ea(m) b(e)n(e) siccarii; postea cu(m) ex balnea †t(er)ci(n)o t(er)cio† et no(n) ex- | siccata sup(er)pone folia solis ab utraq(ue) p(ar)tis, et o(ste)nde | ad igne(m) qua tr[a]endo manu(m) et tota rema[n]ebit deaurata. |

Oxos in acetum. Azoch in me[r]curius | aput aicimiscas. |

104v 20 tingendum] tingengum 24 pone] bone 25 tritum] t(r)itor(um) 25–26 pulveri- | zatum] pulveri- | zator(um) 105r 3 †v go†] *forse riferimento a un intervallo di cinque giorni* 7 mercurii] i *aggiunta in interlinea sopra la seconda* r 15 albas] albos 16 it(eru)m] it(er)in 18 sup(er)pone] sup(er)pene 19 qua tr[a]endo] *probabile omissione del copista: manca parte della frase* 20 Azoch] *taglio su* h me[r]-curius] meturius 21 aicimiscas] aitimiscas

Ad pone(n)dum aur(um) s(u)btilem. Tere s(u)btilissime çessum s(u)btile(m) | in lapide am(m)ixto modiculo cenabri q(uod) rubeat, et cu(m) q(uas)i eu(m) | t(r)iveris cu(m) aqua pura adde t(antu)m candi qua(n)ta est x p(ar)s zes- | si, et p(ro)sequere terendo t(antu)m q(uod) zessus cinabriu(m) et candi | si(mu)l sint mixta et trita s(u)btillissime, dein(de) p(er)mitte sicari; et | cum fim(us) semi sicus pone in eo aqua(m) su(m)mata(m) et collata(m) | et misce b(e)n(e), et hoc f(a)c(t)o pot(er)is scribere l(itte)ras minutas et | formatas et minare l(itte)ras de penna et florisare; et hoc | f(a)c(t)o cu(m) fim(us) sicus pone aur(um) et calca co(m) bombace, et da [105v] ei luxir(um) cu(m) lapide v(e)l dente; et hoc docuit me p(res)b(yte)r | Andreas qui supponebat eas. Zesu(m), b(r)icile(m), zenapriu(m), | candi, cola carte qua(m) relevaris l(itte)ras de carta. R(ecipe) salis | nitri, vit[ri]oli ro(mani), t(r)ubertini b(e)n(e) cocti, an(a) pulv(er)iza et cri- | bella, dein(de) destilla aqua(m) p(er) alembicu(m), in aqua in- | fundis spongiam et suavit(er) sup(er) l(itte)ra fricabis; dein(de) | h(ab)eas ilia(m) spongia(m) que(m) duc(is) sup(er) l(itte)ris. |

R(ecipe) almizardir, et de atreme(n)to, et de succo limonu(m) v(e)l ana-| lor(um) arazanor(um), et o(mn)ia si(mu)l b(e)n(e) encorp(or)ent(u)r et ponat(u)r | cu(m) pinello sup(er) l(itte)ras, et frica et delent(u)r. |

R(ecipe) albumi(n)e ovor(um) (dracme) 4, aceti albi fort(is) celari (once) | iij, mire opti(m)e pulvi(ri)zati (dracme) ij; misce o(mn)ia si(mu)l et pone | in vase vit(r)eo, et loca int(us) cine(re)s et fac t(antu)m bolire | q(uod) co(n)sumetur medietas, postea remove ab igne et | ex(tra)he de vit(r)eo et forma q(uam)vis ad sc(r)ibendu(m) l(itte)ras f(a)c(t)as | aqua auri(s). |

R(ecipe) florenu(m) auri et fac stare margeamia q(uam) fit | ad aurandu(m) cinigulos et alia arge(n)tea. Postea acci- | pe pannu(m) lini textu(m) fixe et in eo pone margeri- | na, et exp(r)ime m(er)curiu(m) q(ua)ntu(m) pot(es) de margerina et | illud q(uod) reman(et) in pecia lini pone in crucibulo ad | igne(m) carbonu(m) valde p(ar)vu(m); postea pone paulati(m) in | d(i)c(t)o crucibulo sulfur vivu(m) pistu(m) tamixatu(m) et t(r)itu(m) | et exalabit in fumo m[er]curius, et q(ua)n(do) crucibulu(m) fu- | mare defic(er)it amove ip(su)m ab igne, et aur(um) q(uod) in eo | remanebit lava cu(m) aqua in pascide lapidea don(e)c | erit mu(n)du(m), et postea ip(su)m temp(er)atu(m) gumi ara- | bico, et cu(m) siccatu(m) fu(er)it id q(uod) sc(r)ipser(is) frica cu(m) dente | eq(ui)no; et no(n) pot(erit) scribi cu(m) p(re)d(i)c(t)o auro nisi in car- | ta. |

105r 23 rubeat] tubeat 24 candi] tandi 30 sicus] sioce 105v 2 Zesum] zesti(m) 3 cola ... carta] *probabile omissione del copista: il periodo non ha senso* 10 frica et] e *scritta su* d (et *corregge* dt) 11 celari] telari 17 florenum] folorenu(m) *con la prima* o *cancellata dal copista* 18 ad aurandu(m) ... arge(n)tea] *probabile omissione del copista: il periodo non ha senso* 20 m(er)curiu(m)] m(er)turiu(m)

Ad pone(n)d[um] aur(um) in quo- | lib(et) ma(teria). [106r] R(ecipe) armoniacu(m) et pone in fortissi(m)o aceto et fiet ut lac, | postea abice acetu(m), et armo(nia) (cum)p(r)ime in pecia(m) alba(m) q(uam) (cum)p(ri)me, | et cu(m) eo q(uod) fluet pone ubi vis et eo esiccato pone | folia auri, et postea frica co(m) bombace et stabit | auru(m) fixu(m) et idem in argenteo, et vocat(u)r hoc | auc(u)l(um) stolidum. |

Ad aurandu(m) s(u)btil(ite)r q(ui)cq(ui)d volue(r)is. | R(ecipe) albume(n) ovi b(e)n(e) agitatu(m) ut aqua et cu(m) ea | distemp(er)a gum(m)i arabicu(m) v(el) †giura(m) aundis† dolor(um) q(uod) | melius est, et unge locu(m) (et) c(etera), et levit(er) co(m)p(ri)me co(m) | bambace; si vis aurare in carta r(ecipe) de lacte fici et | fac ut sup(ra). |

R(ecipe) litarigi (once) xij et eo pulverizato s(u)btil(ite)r | cribella ip(su)m p(er) pannu(m). Postea eu(m) facias bulire sat(is) | in aqua semper miscendo cu(m) ligno quousq(ue) exalet | medietas; postea colet(u)r et distilet(u)r p(er) filtr(um), et dissila- | c(i)o(n)em pone in ampula vitrea, et cu(m) volue(r)is dare | pondus sete vel lino ip(s)am et ip(su)m pone in aqua | predicta dein(de) sicca b(e)n(e). |

[...]

[108v] R(ecipe) aur(um) qua(n)tu(m) vis et tridat(ur) cu(m) melle; postea mitte | in unu(m) ciatu(m) de aqua et scias q(uod) mel remanet supe- | rius et aur(um) cadit in fumdu(m); postea recipe aur(is) | et trida iter(um) cu(m) aqua goma arabici. |

106r 1 armoniacu(m)] armoniatu(m) 2 abice] abite 3 esiccato] esiccate 7 quicquid] q(ui)cdq(ui)d 8 albume(n)] albune(n) 11 bambace] bambate recipe] *così si interpreta r minuscola seguita da abbreviazione* 16 filtrum] silir(um) 108v 18 vis] vus 20 aur(is)] auc(is)

3 Osservazioni lessicali

Segue l'esame di un manipolo di termini e di una locuzione, spesso attestati nel *Corpus ArDIRe*: interessanti alcune retrodatazioni, nonché le attestazioni di significati sconosciuti alla lessicografia.

BRASILE (*braxile*; c. 80v; attestazioni latine alle cc. 103r, 103v, 104v) · GDLI II 359 (Alberti, *Libri della famiglia*, 1437–1438) 'legno rosso [...] usato come colorante; anche il colorante stesso'; TB I 1033; DELIN 244–245 (1555; fr. *brésil*).

Il lemma è largamente attestato nel *Corpus ArDIRe*. Settantuno le occorrenze complessive: di queste nove in co-occorrenza con *colore* e almeno sedici con significato di 'colorante'; il termine è più diffuso con valore di 'legno rosso'. Le occorrenze volgari di c. 80v documentano entrambi i significati. Già la quinta edizione del Vocabolario degli Accademici della Crusca (Crusca V, II, 265; Muratori, *Dissertazioni sopra le Antichità Italiane*, 1751) segnala l'impiego del *brasile* nelle tintorie (così pure TB), nonché la sinonimia *de facto* con *verzino*. Assai rilevante l'occorrenza della forma *bracil* 'legno rosso' in un volgarizzamento fiorentino dell'*Almansore* (sec. XIV, primo quarto), rintracciabile mediante la consultazione del *Corpus TLIO* (cf. inoltre Piro 2011, 473), che permette una consistente retrodatazione del termine.

CORNICELLO (*corneselo*; c. 79v) · significato non attestato; cfr. tuttavia GDLI III 787; TB I 1734, TLIO, s.v.

Diminutivo di *corno*, conta diciotto occorrenze nel *Corpus ArDIRe*, coeve o seriori. Tutte indicano un contenitore stretto e lungo, non soltanto di corno, ma anche di vetro o piombo – risulta perciò interessante il significato 'guscio, baccello', già in Crusca V (III, 757–758). Assai pertinente il significato 'imbuto', per cui cfr. AIS 1331 250.[5] Spesso i contesti riguardano la scrittura: nel *cornicello*, una sorta di 'calamaio', si intinge una punta perché si bagni con il colore.

PIETRA SERPENTINA (*pria serpentina*; c. 79v) · GDLI XII 429[2] (Baldinucci, sec. XVII – ma cf. *serpentino* 'pietra serpentina', già attestato in Cennini, per cui cf. lo stesso *Corpus ArDIRe* e Aresti 2024, 282, nonché GDLI XVIII 741[10]); TB III 1021 (Baldinucci, *Vocabolario toscano dell'Arte del Disegno*, XVII: queste attestazioni si leggono più diffusamente nell'ATIR); cf. DELIN 1507 (lat. SERPĔNTEM); EVLI 1095 (1895).

La prima attestazione della locuzione è da retrodatare. Una ulteriore occorrenza nel *Corpus ArDIRe*, più tarda, è incerta – non è chiaro, cioè, se *serpentina* sia un sostantivo apposto a *preda* («E macinatilo sopra p(re)da pu(r)fida overo s(er)pentina») –: cf. il ms. Pavia, Biblioteca universitaria, Aldini 74, c. 112v (Azzarone 2016–2017, 18).

RAMINO (*ramin*; c. 82r) · GDLI XV 398 (Bonavia, *Memoriale*, secc. XIV–XV) 'vaso di rame o di ferro smaltato, di forma rotondeggiante, con manico e bocca a becco, usato per scaldare l'acqua'; TB IV 52; EVLI 970 (*ante* 1306; da *rame* < lat. volg. *ARĀMEN).

Unica attestazione nel *Corpus ArDIRe*, cui si affianca il diminutivo *raminella* (*Plichto* 1540, c. I3v).[6] La consultazione del *Corpus TLIO* permette di retroda-

5 Ringrazio Federica Cugno per la segnalazione.

6 Il femminile *ramina* (ms. Ferrara, Biblioteca Ariostea, Cl. II 147, c. 92r) indica probabilmente un contenitore largo, dove possa seccare un colorante a base di zafferano (Pseudo Savonarola 1992, 80).

tare la prima attestazione del termine al 1324 (Schiavon/Ciaralli/Formentin 2023, 183). Da segnalare altri significati rilevanti: quello regionale di 'Mestolo bucherellato' (GDLI XV 398²) e 'Polvere di rame, ramina' (GDLI XV 398³), quest'ultimo con un esempio dai *Trattati dell'arte del vetro* editi da Gaetano Milanesi (1864, 165).

ROSETTA (*roxeta*; c. 80v) · GDLI XVII 102⁹ 'tinta rosata ottenuta dalla lavorazione del verzino' (Cennini, 1396–1437); cfr. anche TB IV 454⁴; TLIO s.v. *rosetta* 1.

Ventisei occorrenze del lemma nel *Corpus ArDIRe*, almeno diciotto con questo stesso significato (frequente il rimando specifico alla miniatura). Altre accezioni interessanti: 'Fregio, decorazione o gioiello a forma di piccola rosa' (TLIO, s.v. *rosetta* 1),[7] 'Strumento usato per granare le superfici metalliche' (GDLI XVII 103²¹).[8]

TEMPERINO (*tremprarini*; c. 78v) · GDLI XX 837 (Messisbugo, *Banchetti*, sec. XVI) 'Coltellino tascabile costituito da una o più lame per lo più mobili [...]; era usato un tempo per fare la punta del calamo e successivamente della penna d'oca'; TB IV 1391 (Manzini, *L'Occhiale all'occhio*, sec. XVII); DELIN 1675 (1640; lat. TEMPERĀRE); EVLI 1219.

Significativa retrodatazione: le uniche due occorrenze nel *Corpus ArDIRe* – una nel *Plichto* (1540, c. L2r), l'altra nel ms. Padova, Biblioteca universitaria, 992 (sec. XVI, ultimo ventennio: Merrifield 1849, 675) – sono decisamente più tarde. Altrettanto tarda l'occorrenza nell'ATIR (Baldinucci, *Notizie de' professori*, sec. XVII). Il *temperino* è usato anche per rasare l'oro in eccesso sulla carta, o in questo caso per rasare il foglio.

4 Bibliografia

Delle fonti online di séguito segnalate la data d'ultimo accesso è il 07.01.2026.

AIS = Jaberg, Karl/Jud, Jakob, *Sprach- und Sachatlas Italiens und der Südschweiz*, Zofingen, Ringier, 1928–1940 (consultabile in rete nella versione elettronica

7 Con questo significato le occorrenze cinquecentesche segnalate nell'ATIR (Serlio, *Architettura*, 1537; Lomazzo, *Trattato dell'arte de la pittura*, 1584).

8 Interessante, seppure decisamente tardo e non attestato nel *Corpus ArDIRe*, il significato che segue: 'In una pezza di stoffa, ciascuno dei piccoli settori circolari non sottoposti a tintura perché testimonino il colore originario del tessuto o tinti di un unico colore per permettere l'identificazione delle sostanze coloranti usate nella lavorazione' (Cantini, secc. XVIII–XIX: GDLI XVII 102¹⁸).

NavigAIS – AIS Digital Atlas and Navigation Software a cura di G. Tisato: http://www3.pd.istc.cnr.it/navigais).

Aresti, Alessandro, *Il lessico delle arti e il volgare a Siena fra Tre e Cinquecento. Studi linguistici sui «Documenti per la storia dell'arte senese» (1854–1856) di Gaetano Milanesi*, Alessandria, Edizioni dell'orso, 2024.

ATIR = The University of Chicago Library, *Art theorists of the italian Renaissance*, Chadwyck-Healey Inc. (ed.), Chicago, Chadwyck-Healey, 1997, https://www.lib.uchicago.edu/efts/ATIR/.

Azzarone, Annamaria, *Alchimia e volgare nell'«Ars sive doctrina de transmutatione metallorum» della Biblioteca universitaria di Pavia (ms. Aldini 74)*, tesi di diploma IUSS, relatrice prof. Silvia Isella, Pavia, Università di Pavia, 2016–2017.

Cifuentes i Comamala, Lluís, *El receptari mèdic baixmedieval i renaixentista: un gènere vernacle*, in: Badia, Lola/Cifuentes i Comamala, Lluís/Martí Castellíá, Sadurní/Pujol, Josep (edd.), *Els manuscrits, el saber i les lletres a la Corona d'Aragó, 1250–1500*, Barcelona, Publicacions de l'Abadía de Montserrat, 2016, 103–160.

Corpus TLIO = Larson, Pär/Artale, Elena/Dotto, Diego (dir.), *Corpus TLIO per il vocabolario*, Firenze, Opera del Vocabolario Italiano/CNR, 1997–, http://tlioweb.ovi.cnr.it/.

Crusca V = *Vocabolario degli Accademici della Crusca*, quinta impressione, 11 voll. (*A–Ozono*), Firenze, Tip. galileiana, poi Successori Le Monnier, 1863–1923, www.lessicografia.it.

DELIN = Cortelazzo, Manlio/Zolli, Paolo, *Il nuovo etimologico. DELI – Dizionario etimologico della lingua italiana*, seconda edizione edd. Cortelazzo, Manlio/Cortelazzo, Michele, Bologna, Zanichelli, 1999.

Del Savio, Michela, *Tecniche per la produzione di materiali pittorici tratte da alcuni ricettari italiani del xv secolo. Con descrizione dei manoscritti, traduzione delle ricette, note lessicali, indici*, Napoli, Douglas, 2019.

EVLI = Nocentini, Alberto/Parenti, Alessandro, *L'etimologico. Vocabolario della lingua italiana*, Firenze, Le Monnier, 2010.

GDLI = Battaglia, Salvatore/Bàrberi Squarotti, Giorgio (edd.), *Grande dizionario della lingua italiana*, 21 voll., Torino, UTET, 1961–2002; con *Supplemento 2004*, dir. Sanguineti, Edoardo, Torino, UTET, 2004, e *Indici degli autori citati nei volumi I–XXI e nel Supplemento 2004*, ed. Ronco, Giovanni, Torino, UTET, 2004, https://www.gdli.it/.

Manus online = Istituto centrale per il catalogo unico e le informazioni bibliografiche (ICCU), *Manus online (MOL). Censimento nazionale dei manoscritti delle biblioteche italiane*, Roma, Ministero della cultura, 1988–, https://manus.iccu.sbn.it/.

Merrifield, Mary Philadelphia, *Original treatises, dating from the XIIth to XVIIIth centuries on the arts of painting in oil, miniature, mosaic and on glass; of gilding, dyeing, and the preparation of colours and artificial gems*, London, Murray, 1849.

Milanesi, Gaetano, *«Dell'arte del vetro per musaico». Tre trattatelli dei secoli XIV e XV ora per la prima volta pubblicati*, Bologna, Romagnoli, 1864.

Piro, Rosa (ed.), *L'Almansore. Volgarizzamento fiorentino del XIV secolo*, Firenze, Sismel-Edizioni del Galluzzo, 2011.

Plichto = PLICTHO DE LARTE | DE TENTORI CHE INSEGNA | TENGER PANNI TELLE BANBASI | ET SEDE SI PER LARTHE MAGIORE | COME PER LA COMUNE, composto per Gioanventura Rosetti provisionato ne lo Arsena. | da lo Illustrissimo Senato Venitiano, | In Venetia per Francesco Rampazetto | M.D.XL., CNCE 66899.

Pseudo Savonarola, *«A far littere de oro». Alchimia e tecnica della miniatura in un ricettario rinascimentale*, ed. Torresi, Antonio P., Ferrara, Liberty House, 1992.

Schiavon, Alessandra/Ciaralli, Antonio/Formentin, Vittorio, *L'inventario dei beni mobili lasciati da Marco Polo (Venezia, 1324)*, Lingua e Stile 58:2 (2023), 167–202.

TB = Tommaseo, Nicolò/Bellini, Bernardo, *Dizionario della lingua italiana*, 4 voll. in 8 tomi, Torino, UTET, 1865–1879 (nuova edizione online, edd. Accademia della Crusca, https://www.tommaseobellini.it/#/).

TLIO = Beltrami, Pietro/Squillacioti, Paolo (dir.), *Tesoro della lingua italiana delle Origini*, Firenze, Istituto del CNR Opera del Vocabolario Italiano, 1997–, http://tlio.ovi.cnr.it/TLIO.

19

Per l'azurro oltramarino vero e perfecto ad ogni paranghone, tra *elixir* e azzurri, verso l'edizione del ricettario XXI B 32 della Biblioteca Comunale di Lodi

Flavia Garlini

Riassunto Presso la Biblioteca Comunale Laudense è conservato il codice siglato XXI B 32. Si tratta di una raccolta di ricette artistiche, mediche e alchemiche. Edita, ad oggi, solo parzialmente, si configura come una miscellanea rilevante all'interno del panorama degli studi, sia per via della sua raffinata organizzazione sia per il contesto culturale in cui sembra essere stata esemplata. Se da un lato il suo compilatore dà conto di aver raccolto con estrema cura ricette per gran parte della penisola italiana, dall'altro, nelle carte finali, diverse mani sembrano continuare solo idealmente l'originario progetto del ricettario, annotando alcuni procedimenti per la lavorazione dei metalli. Questo contributo si propone di riflettere sul testo e sul manoscritto stesso, sulle sue ricette e sul suo contesto di compilazione.

Abstract The code marked XXI B 32 is preserved in the Laudense Municipal Library. It is a collection of artistic, medical and alchemical recipes. Only partially edited to date, it appears as a relevant miscellany within the panorama of studies on treatises, both because of its refined organization and the cultural context in which it seems to have been assembled. If on the one hand its compiler reports having collected with extreme care recipes from a large part of Italy, on the other hand, in the final pages, several hands seem to continue only ideally the original project, recording, more or less extemporaneously, some procedures for working metals. This contribution aims to reflect on the text and the manuscript itself, on its recipes and on its compilation context, with a rigorous critical approach, to fill what, at least for now, remains a gap in the studies of artistic, alchemical and medical treatises.

Parole chiave: alchimia – azzurro – oltramarino – oro potabile – medicina – stratigrafia delle fonti

---

Ringrazio Marina Sambusiti e Rita Tartivita della Biblioteca Comunale di Lodi per la generosa disponibilità e il prezioso aiuto.

Nel corso dei lavori di ricognizione, valutazione e selezione dei codici latori di ricettari artistici in lingua italiana, tappa fondamentale per l'allestimento della banca dati del progetto Prin ArDIRe, sono emersi diversi manoscritti inediti, o parzialmente editi, che meritano maggiore attenzione da parte della critica, proprio in qualità di testimoni di un prezioso patrimonio di conoscenze.

Tra questi, spicca il codice siglato XXI B 32 conservato presso la Biblioteca Comunale di Lodi:[1] questo manoscritto è stato oggetto di un'attenzione incostante nel tempo e si trova sporadicamente citato in alcuni studi di settore[2] ma manca, a oggi, di un'edizione e uno studio che lo prenda in considerazione nella sua interezza.

1 Il manoscritto

Il manoscritto laudense è un ricettario cartaceo di mm 170 x 120 (lo specchio di scrittura è, circa, di mm 130 x 80) di 100 carte, databile, almeno per quello che riguarda le mani principali, che organizzano e trascrivono il testo così come doveva essere nel suo disegno originale,[3] alla prima metà del sec. XVI.

---

1 La Biblioteca Comunale Laudense conserva un numero consistente di manoscritti, dal sec. XIII fino al tardo Novecento. Si tratta di una raccolta composita, venutasi a creare parallelamente alla Biblioteca stessa, tramite doni e acquisizioni, a partire dal ricco patrimonio dei Padri Filippini, stabilitisi a Lodi nel 1622. Non è stato possibile, almeno per il momento, ricostruire come il codice sia entrato nel patrimonio della Biblioteca. Il manoscritto figura in un catalogo ottocentesco, con la segnatura Arm. XXVIII 71, nella sezione indicata come «Manoscritti vari», e ne viene riportato, come titolo, l'incipit della prima sezione, senza indicazione della provenienza. Il codice non figura negli altri cataloghi disponibili: non viene citato nell'elenco dei volumi della libreria dei Deputati della Scuola di musica dell'Incoronata, che venne smembrata nel 1694, passando in parte nel convento dei Filippini, né ne viene fatta menzione tra i codici inventariati da padre Anselmo Robba (1689–1767), che, in un'opera ancora oggi inedita e conservata alla Laudense (ms. XXI B 27), dà conto di alcuni manoscritti conservati nelle biblioteche della città nella prima metà del sec. XVIII. Non figura poi tra i nove manoscritti venduti alla Biblioteca da Cesare Vignati nel dicembre 1888 dietro compenso di £ 500, descritti nei documenti conservati nella Cartella Archivio Biblioteca 1, nel fascicolo relativo al professor Andrea Timolati. Per il catalogo dei manoscritti dell'Incoronata il rimando è a Motta (1907), per la storia della congregazione dei Padri Filippini di Lodi si veda Beltrami (2004).

2 Mi riferisco agli studi sulle tecniche di produzione dell'azzurro in Mander (2016a; 2016b) e Travaglio (2016). Il codice è stato oggetto di una tesi di laurea oggi non consultabile, Granata (2005–2006).

3 L'indice riportato alle cc. 90r-92r comincia dalla prima sezione ricopiata a c. 2r: si può intuire che, benché diverse mani contribuiscano alla stesura di queste carte, la raccolta fosse così concepita e organizzata in origine, esemplata probabilmente in un atelier con più copisti a disposizione.

Alla datazione concorrono due elementi, uno testuale e uno materiale: il primo è il *post quem* fornito dalla data riportata alla c. 76v. Qui, il principale compilatore di questo ricettario, attraverso il ricorso a una fittizia prima persona singolare,[4] racconta di aver preso parte alla battaglia di Argenta, nel corso nel conflitto tra Venezia e il ducato di Ferrara, «nel'anno dela Natività del N(ostr)o Signor Yh(es)ù (Christ)o MCCCCLXXXII». Da ammalato, però, non avrebbe poi partecipato attivamente al conflitto ma, in compagnia di un orafo di stanza a Ferrara e di un fisico novarese, avrebbe appreso e condiviso l'arte della fissazione e del congelamento del mercurio.

Dal punto di vista materiale, la filigrana sposta la datazione nel secolo successivo: si tratta infatti di un'àncora iscritta in un cerchio sormontata da una stella, localizzabile in area italiana nei primi decenni del Cinquecento.[5] Fa eccezione la filigrana dell'ultima carta, la 100, dove si trova il disegno di una stella, tagliata nella parte alta, di cui sono riconoscibili solo tre punte.[6] Con ogni probabilità, l'ultima carta è il frutto di un'aggiunta successiva: al manoscritto, confezionato così come doveva essere stato concepito in origine, vengono legate, in un secondo momento, alcune carte su cui mani più tarde hanno continuato il lavoro di raccolta di ricette, accompagnandolo con annotazioni estemporanee che poco hanno a che fare con l'allestimento iniziale.

Il codice, invece, almeno fino a un certo momento è stato attentamente organizzato e dà mostra di una certa cura nel preservare un complesso e articolato sistema stratificato di saperi, in latino e volgare:[7] i compilatori vi hanno raccolto ricette da vari ambienti, le hanno annotate, corrette e arricchite di disegni di strumenti a titolo esemplificativo, spaziando dall'ambito medico più propriamente detto fino all'alchimia, e di un'ampia sezione dedicata al procedimento per l'azzurro oltramarino.

Nelle intenzioni originarie, la raccolta doveva aprirsi a c. 1v, con un disegno ornamentale, e chiudersi a c. 92r, con la fine dell'indice complessivo dell'opera, ma mani successive, pur continuando, almeno in parte, la trascrizione di ricette, non hanno dato mostra della stessa attenzione, scrivendo sulla carta di guardia iniziale e sulle pagine finali, in modo più disordinato.

Il manoscritto laudense, dunque, avrebbe dovuto iniziare con il disegno di due filosofi-alchimisti impegnati in un dibattito, ai piedi dei quali compaiono

4 Il ricorso alla prima persona singolare non è da ricondurre all'esperienza diretta del trascrittore, quanto a ragioni letterarie: si tratta di un espediente ben consolidato che mira a un maggiore coinvolgimento del lettore.

5 Briquet (1907): si vedano le filigrane 478–482 e 490–493.

6 Briquet (1907) per le filigrane 6029–6033.

7 Il codice è per la maggior parte in volgare con alcune inserzioni di (o porzioni di) ricette in latino.

un fornello e un alambicco per la distillazione: il primo dei due personaggi afferma che «cosa real non fu d'inganno», il secondo ribatte asserendo che «la fede di per tutto vale». L'illustrazione, riprodotta da Martina Pantarotto in questo volume, è solo apparentemente elaborata mentre, in realtà, è una scena semplificata, tracciata a mano libera con penna e inchiostro ferro-gallico: i volti delle due figure sono impersonali e approssimativamente realizzati in alcuni tratti e la cornice, con festoni di gusto antiquario, è tipicamente rinascimentale.

La prima sezione, da c. 2r a c. 26r, è consacrata agli elisir di lunga vita: qui vengono raccolte cinque ricette per questi miracolosi rimedi,[8] inframezzate da alcuni disegni di strumenti per la distillazione, forni e alambicchi.[9] La disposizione del testo, che mai si sovrappone alle raffigurazioni, se non per l'indicazione del nome del singolo componente, dimostra chiaramente come le illustrazioni facessero parte dell'impianto originale dell'opera. Anche in questo caso, come per il disegno d'apertura, ci si trova di fronte a un'esecuzione non particolarmente raffinata né dettagliata: la volumetria è solo lievemente tratteggiata con forme geometriche semplici, dalla prospettiva approssimativa, segno di una scarsa competenza pratica di come dovessero essere questi strumenti.

Tra queste ricette merita particolare attenzione quella che occupa le cc. 12v–15r, consacrata alla produzione e alle virtù dell'oro potabile; medicina e alchimia vi si mescolano, secondo una prassi ben nota nel Medioevo e nel Rinascimento (Crisciani/Pereira 2016; Norton 2008; Crisciani 2003): questo prezioso metallo diventa l'ingrediente principe di un elisir distillato ed è, allo stesso tempo, sia farmaco universale, capace di guarire «sovra ogni medecina», sia elemento aggiuntivo di più complesse preparazioni a base di elementi tradizionali, quali i decotti di peoni o di salvia, oltre che vino e miele.

Le cc. 28r-35r sono occupate da quella che potrebbe essere definita la seconda sezione del manoscritto: anche qui, come per l'elisir a base di oro, il confine tra alchimia e medicina è labile. Le ricette raccolte riguardano la produzione dell'olio di vetriolo romano e di talco: questi due preparati vengono

8 Rispettivamente, a c. 2r si trova la ricetta per l'«elexir vite per conservare l'humana natura e la gioventù e scemare i mali humori», a c. 3r l'«elexir vite seco(n)do l'uso del studio di Bologna», a c. 12v l'«elexir vite auri potabilis cu(m) eius virtutibus», a c. 18r « el modo et l'ordine che si tiene a destillare l'aqua de vita la quale è i(n)terpetrata quinta essentia come si pol vedere nele sottoscritte sue virtù», infine a c. 27r «a fare aqua vite di una cotta ala improvisa bona bo(n)issima da bere». Nelle trascrizioni gli interventi sono limitati allo scioglimento delle abbreviature e all'uso di punteggiatura, accenti, apostrofi, lettere maiuscole e minuscole secondo l'uso moderno. Tra quadre sono segnalate le integrazioni editoriali.

9 I disegni di strumenti si trovano alle cc. 15v–17v.

presentati come necessari per la lavorazione del mercurio e per la falsificazione di pietre preziose ma, contemporaneamente, servono per guarire le ferite aperte e una variegata serie di dolori, siano essi al fegato, ai denti o ai polmoni.

Nella sezione successiva si verifica un deciso cambio di argomento: a c. 35r si apre infatti un'amplissima trattazione dell'azzurro oltramarino e di come farlo «vero e perfecto ad ogni paranghone» (c. 35r), che si chiude a c. 53r. Della procedura vengono descritti tutti i passaggi, a cominciare dal *pastello*, una complessa lavorazione necessaria per purificare il colore e renderlo adatto alla pittura, fino alla possibile commercializzazione del prodotto finito, con indicazione dei mercati più adatti alla compravendita di pietre e colori.

Al termine della sezione dedicata all'azzurro oltramarino viene copiata la ricetta per la produzione dell'olio di zolfo giallo, che, distillato, promette guarigioni tanto miracolose quanto variegate: con l'assenzio migliora l'appetito e cura da morsi velenosi, con il vino la febbre, la paralisi e la malinconia, mentre strofinato sulle piaghe le risana immediatamente.

L'ultima parte del manoscritto, così come era stato immaginato in un primo momento, è consacrata all'«ars archimie»: i segreti della lavorazione dei metalli vengono svelati[10] e spiegati quasi passo passo, anche per quello che riguarda l'uso del *lapis philosophorum*, nonostante, così viene detto, i filosofi la considerino un'arte divina e Dio non approvi quest'azione divulgativa.[11] Diversamente da Arnaldo da Villanova e Raimondo Lullo, che vollero occultare la loro scienza,[12] nel laudense viene raccontato il procedimento per l'*acqua*

10 La sezione si apre alla c. 57r. Alla c. 62v si legge, ad esempio, che «questi sono li nomi deli mettalli como siano nominati dali filosophi p(er)ché essi li chiamo li nomi propri de li pianeti. Nota che Saturno ha il piombo, Iove item lo stagno, Marte il ferro, Sole l'oro, Venus il rame, Mercurio lo arge(n)to vivo, Luna l'arge(n)to fino».

11 Quest'idea è esplicitata a c. 66: «Hermes filosopho disse ch'è q(ue)sta arte sancta et è dono datto da Dio, la quale rivella a chi pare a lui; e p(er)ò vi prometto e giuro a(d) Sancta Dei Eva(n)gelia et p(er) la Sancta Fede de Dio, che di chosa che ha(n)no scritto li filosophi no(n) possono mai imparrare niente, neancho lavoro alcu(n)o, cosa di che si trova secreto nelli loro libri, et perfino che no(n) piaque a Dio che mi fosse rivelato; poi che mi fo rivelato q(ue)lla ho fatto e q(ue)lla ti mostrarò. Imp(er)ò, ti p(re)go, tu no(n) ti vogli molto afatichare i(n) legere libri de filosophi, p(er)ché no(n) ci troverj cosa bona p(er) lo scrivere loro, p(er)ché ogniuno hanno scritto il vero secu(n)do la sua inte(n)tione. P(er)ò dice Tolomeo che a nisuno si pò dare a dima(n)dare la scientia del'archimia, p(er)ché la scie(n)tia no(n) si trova se no(n) da Dio». L'intento divulgativo non è, in ogni caso, una novità: già Michele Savonarola (1953, 45–46 e 75), medico presso la corte estense a Ferrara, criticava il linguaggio oscuro degli alchimisti; lo rileva anche Jacquart (1993, 111–112).

12 Una dichiarazione di intenti si può leggere a c. 68r: «qui seguitarò le cose necessarie quanto al'arte, poi seguiterò dela composizione dela medecina p(er)fetta, poi ti spianarò figu-

ardente e la *quinta essenza*, chiamata *nigrum ignis nigro*. La sezione si chiude con un sonetto, a c. 89r, che ribadisce in versi il contenuto e lo scopo dei capitoli sull'arte alchemica: chi cerca di fabbricare sole e luna, e cioè oro e argento, deve prestare molta attenzione alle indicazioni fornite in questo testo: solo così potrà diventare «signore de chi egli è sugietto» (c. 89r). Il codice termina con l'indice complessivo dell'opera: di ogni ricetta viene citato l'incipit con l'indicazione della carta corrispondente, a partire dall'elisir di c. 2r.

Nelle intenzioni originali, il manoscritto avrebbe dovuto terminare con l'indice complessivo dell'opera, seguito da alcune carte bianche, che però non sono rimaste vuote a lungo. Dopo poco sono state, probabilmente, aggiunte alcune ricette sulla lavorazione dell'argento (cc. 92v-93r) e, più tardi, altre notazioni relative a cosa sia il vento e alle date della primavera nonché una preghiera, il *Sacrosantae et individuae Trinitati*.[13]

Apparentemente insolita è la ricetta trascritta alle cc. 95v–96r: si tratta di un testo crittografato attraverso l'espediente piuttosto semplice di traslitterare il procedimento in caratteri greci. C'è qualche incertezza da parte del trascrittore, soprattutto nella resa di alcune consonanti, dovuta forse a scarsa familiarità con questo alfabeto. Il ricorso alla crittografia si può facilmente spiegare se si considera l'argomento della ricetta: si tratta infatti di istruzioni per falsificare l'argento, secondo un procedimento tanto redditizio quanto illegale. Queste carte sono, di fatto, in contraddizione con l'intento originale dell'opera: qui non vi è più spazio per la divulgazione, anzi, ci troviamo davanti al tentativo di mantenere segreto un processo di lavorazione di un metallo prezioso, diversamente da quanto era accaduto finora nelle carte del laudense.

Infine, l'ultima aggiunta deve essere stata la ricetta trascritta sulla carta di guardia per «l'elixir del Lanciloti», un rimedio a base di genziana e lavanda da distillare a bagnomaria. Una mano coeva a quest'ultima ha glossato il testo aggiungendo note alle ricette sperimentate: la dichiarazione d'intenti è esplicitata in calce alla c. 56v, dove, sotto al disegno degli strumenti per la lavorazione dell'olio di zolfo, viene scritto, con un certo scetticismo, che «quanto al modo di fare il sudetto olio de solfo, concorda con la vera pratica; che poi habbi tutte le virtù qui assegnateli, si rimette all'esperienza. Le sperimentate sono le glosate». La natura di queste glosse è stabile: le ricette vengono corrette con indicazioni

ra p(er) figura q(ue)llo che significa p(er)ché Raimo(n)do volse ocultare la sua scientia et scrissela i(n) figura p(er) più dilettatione e p(er)ché niuno de ville co(n)ditio(n)e i(n)tenda mai tale scientia». Riguardo ad Arnaldo da Villanova viene invece detto che nascose il procedimento per la pietra filosofale attraverso le parole del Vangelo.

13 Si tratta della preghiera di Bonaventura da Bagnoregio che si recitava nei tre Ordini francescani alla fine delle ore canoniche.

più precise riguardo agli ingredienti, come quella di usare lo sciroppo d'assenzio invece del solo infuso[14] o quella di sostituire il decotto di agrimonia con vino rosso in caso di febbre,[15] o infine precisando la posologia.[16]

Qualcuno, dunque, ha letto con attenzione il manoscritto laudense e ne ha sperimentato, almeno in parte, il contenuto, mettendone in dubbio la veridicità.

2 La questione delle fonti

Come si è visto, si tratta di un'articolata miscellanea di ricette, volta a conservare e divulgare un sistema di saperi: in questo senso diventa necessario, benché complesso, cercare di riconoscere le fonti che convergono nel codice, così come la loro possibile fortuna.

Che si tratti di un insieme di conoscenze stratificate, raccolte da diversi luoghi e in diversi momenti, emerge sin dalla prima lettura del testo: sono frequenti i rimandi agli usi e alle consuetudini di diversi luoghi della penisola italiana[17] così come le citazioni di diversi maestri, più o meno noti e riconoscibili, come Raimondo Lullo, Arnaldo da Villanova e il non altrimenti conosciuto fisico Jacopo da Novara.

Le ricette conservate a scopi curativi[18] trovano quasi perfetta corrispondenza in un codice compilato nel 1562 da frate Giovanni Andrea de Farre e ultimato, alla morte di quest'ultimo, da frate Antonio di Plasencia, entrambi appartenenti all'ordine dei Gesuati nella comunità del convento lucchese di San Girolamo,[19] come dichiarato dallo stesso Antonio a corredo del titolo della raccolta (Biffi 2020; Gagliardi 2020, 297; si veda anche Norton 2003; 2012). Questo codice, noto come il *Libro dei secretti e ricette*, oggi conservato presso la Kenneth Spencer Research Library della University of Kansans, siglato Prynce MS E 1,

14 L'uso dello sciroppo d'assenzio è consigliato per chi avesse perso l'appetito (c. 54r).

15 Questo rimedio è suggerito per i bambini che soffrono di problemi legati ai vermi (c. 54v).

16 A c. 54v si invita, ad esempio, ad assumere l'olio di zolfo giallo con malvasia un'ora o due prima del pasto o con sei gocce nel vino. In un solo caso si tratta di un appunto sulla rarità di uno strumento, e cioè del forno di Atanor, usato per la lavorazione dei metalli, citato da Raimondo Lullo nell'*Elucidatio Testamenti*. Ne esiste una dettagliata descrizione nel *De confectione veri lapidis philosophorum* di Giovanni di Rupescissa.

17 Nello specifico: Bologna, Firenze, Novara e Venezia.

18 Mi riferisco quindi alle ricette per gli elisir, l'olio di zolfo, di talco e di vitriolo.

19 Non sono rimaste tracce, nei documenti, di frate Giovanni Andrea ma frate Antonio di Plasencia viene citato in una concessione del 1559, oggi conservata all'Archivio Arcivescovile di Lucca.

è un'ampia raccolta di 216 ricette, riguardanti per lo più distillazioni, ritenute particolarmente efficaci, corredate, come per il manoscritto laudense, da alcuni disegni di strumenti.

Proprio come nel ricettario oggetto di questo studio, nel *Libro* converge, in latino e volgare, la sapienza farmaceutica accumulata dai Gesuati che hanno, probabilmente, cercato di raccogliere in questi due testimoni tutte le ricette a scopo curativo di cui erano a conoscenza, affidandosi ora alla memoria ora a supporti materiali volatili e non coerentemente organizzati.

Il rapporto di parentela tra il *Libro* e il manoscritto laudense è, limitatamente alle sezioni comuni, piuttosto stretto, nonostante i due codici non possano essere definiti identici. Si prendano ad esempio alcune indicazioni sulla preparazione dell'elisir di lunga vita, l'«elexir vite seco(n)do l'uso del studio di Bologna» (la ricetta occupa le cc. 3r–11v): nel codice di Lodi (c. 11) si legge:

> Ancora, tu hai a sapere se tu vorai far lo ditto ellegir vite, prima il ti bisogna farla p(er) tutto il mese di maggio o poco più tardare a rispetto delle herbe e fiori p(er)ché bisogna che siano fresche, o prima le herbe vogliono esser tagliate minutam(ente) e no(n) peste, e così tutte le radici e le scorze e li dattali e fichi ditti tagliati no(n) pesti, e l'[u]va va intera. [E] tutte le spectiarie va(n)no rotte e no(n) troppo suttile e così quelle dello ginepro e del lauro. E tutte queste cose vogliono essere verdi e no(n) secche se possibile. Et non lassare troppo preterire l'ordine del mese sopradetto, soprattutto habbi ovra.

Nel *Libro*, dove l'elisir secondo l'uso di Bologna è copiato alle cc. 129v–131v, si trova scritto così (c. 129v):[20]

> Et advertisse che tutte le erbe vogliano essere tagliate minutissimame(n)te e non peste, et così tutte le radice e le scorze et li dattali e fichi tutte tagliate e no(n) peste, et l'uva va i(n)tiera. Et tutte le speciarie vano rote no(n) tropo sutile et così quelle del ginepro e del lauro. Et tutte queste cose vogliano essere (ver)de se possibile. Et no(n) lassare tropo p(re)terire il mese di magio.

Oltre alle differenze nella costruzione dei periodi, i due passi si trovano collocati in punti differenti: nell'opera di Giovanni Andrea l'avvertenza sulle modalità d'uso delle erbe e degli altri elementi si trova nelle prime righe della ricetta, subito dopo l'elenco degli ingredienti necessari. Nel laudense, invece, questo passo si trova in calce al procedimento, dopo una formula di chiu-

20 Una trascrizione semidiplomatica è disponibile in Norton (2012).

sura, come se si trattasse di una parte dimenticata aggiunta in un secondo momento rispetto alla stesura della ricetta.

In altri luoghi, invece, il manoscritto di Lodi si rivela più ricco di informazioni rispetto al *Libro*; è il caso dell'*incipit* del procedimento per l'olio di vetriolo romano (cc. 28r-33v), che nel codice di Lodi recita:

> R(ecipe) vitriolo romano bello e netto et no(n) ma(n)co de l(i)b(re) xij, p(er)ché se ma(n)co fusse forsi tu no(n) ne cavaresti la spesa, p(er)[ché] no(n) n'esse più di un'o(n)za p(er) lib(re) de vitriolo, o più o me(n)o seco(n)do che tu lo sap(er)ai guidare e maxime i·nel foco. Piglia il ditto vitriolo e pestalo suttilissimame(n)te i(n) mortai di bro(n)zo et lo tamiserai col tamiso cop(er)to como è q(ue)llo dale specie, et dopoi lo meterai i(n) u(n)a pignata gra(n)de che tutto li capischa. Et calchilo be(n) dre(n)to et meteli sopra il suo cop(er)chio et poi la lutta tutto sotto e sopra co(n) lutto sapie(n)tie i(n)corporatovi dre(n)to cimatura.

Nel passo corrispondente (il procedimento per l'olio di vetriolo romano si trova alle cc. 106v–108r: si cita dalle cc. 106v-107r), il manoscritto di Giovanni Andrea de Farre scrive:

> R(ecipe) vitriolo romano bello e netto non manco de l(i)b(re) 12, perché se manco fusse forsi tu no(n) ne caveresti la spesa, perché no(n) n'esse più di o(nza) j d'olio p(er) libra, o vel circha. Et pestalo sutilmente p(er)ché egli è meglio p(er) te, poi mettilo i(n) u(na) pignatta nova gra(n)de. Empila et calchelo ben drento più che pòi et che la pignata no(n) si rompa et coprila col suo coperchio et lutta tutta la pignata et sopra al coperchio che niente possa sfiatare e che la sia fata con dre(n)to cimatura e siali grossa intorno un dito.

Nel *Libro* mancano l'indicazione dei mortai di bronzo e del passare al setaccio, il *tamiso*,[21] il vetriolo macinato ma viene aggiunta un'informazione riguardo alla quantità di cimatura che deve essere incorporata al *luto sapientiae* usato per sigillare il contenitore.

21 Segnalo inoltre che la presenza di voci tipicamente settentrionali, come *tamiso*, e il maggior numero di attestazioni di forme non dittongate, come *bono* rispetto al fiorentino *buono*, suggeriscono fonti non linguisticamente toscane, almeno per quello che riguarda alcune sezioni. Più in generale, la lingua del codice ha, in realtà, caratteristiche disomogenee, difficilmente riconducibili a un'area geografica precisa: settentrionalismi coesistono con forme più propriamente fiorentine, come l'aggettivo *stietta* o la forma *magiure* per *maggiore*, comune, come osservato da Castellani (2000, 375–376), ai dialetti mediani non metafonetici e diffusa anticamente anche nei centri della Toscana orientale.

Si tratta di passi citati qui a titolo esemplificativo, che non possono rendere conto, in questa sede, dettagliatamente del rapporto che intercorre tra i due manoscritti ma che bastano a ricondurli al medesimo ambiente di produzione e, almeno in parte, allo stesso patrimonio di conoscenze, quello dei Gesuati di Lucca.[22]

Il confronto con il *Libro* non è sufficiente per riconoscere tutte le fonti che vengono convogliate nel laudense. I due codici divergono nei materiali contenuti: Giovanni Andrea, e con lui Antonio di Plasencia, hanno come obiettivo realizzare una raccolta di ricette a scopi curativi, non hanno interesse nella produzione dell'azzurro né nella lavorazione dei metalli, molto importanti, invece, per i compilatori del manoscritto di Lodi. Nel *Libro* non solo non vi sono queste due sezioni ma non si trova nemmeno il procedimento per l'elisir d'oro potabile, benché questo si trovi citato nel procedimento per l'olio di vetriolo.[23] Quest'assenza può essere imputata proprio allo scarso interesse che gli autori del *Libro* hanno nei confronti dei metalli e, forse, a una maggiore attenzione verso la reale fattibilità: nel Rinascimento era ben noto il problema della digeribilità dell'oro (Crisciani 2008), nonostante l'uso di questo materiale avesse alle spalle una solida tradizione medica (una storia dell'oro potabile in Crisciani 2024, con bibliografia). La superiorità di questo elisir è però più volte ribadita nel manoscritto laudense: questo suggerisce forse una ricezione, almeno per quello che riguarda questa sezione, piuttosto passiva della materia e non realmente sperimentata, secondo una prassi diffusa nel Medioevo e nel Rinascimento, dove le *auctoritates* venivano raramente messe in discussione, soprattutto nel caso di una scienza oscura e preziosa come l'alchimia. In ogni caso, si intravede un lavoro di selezione dei materiali.

Rivolgendo ora l'attenzione alle carte consacrate alla produzione dell'azzurro, diventa ancora più fondamentale cercare di ricostruire le fonti e, per quanto possibile, la fortuna di questa procedura.

Come si accennava, in questo manoscritto viene illustrata la lavorazione dell'azzurro attraverso la tecnica del *pastello*, una pasta di cera e resina in cui incorporare la polvere del lapislazzulo. Qui, però, vengono illustrati tre differenti modi per realizzare questo *pastello*: il primo è il «pastello forte» (c. 35v),

---

22 Un altro punto di contatto è dato dalla presenza di sonetti dallo stesso stile. Nel *Libro* di Giovanni Andrea si trovano tre sonetti di argomento medico-alchemico che ricordano da vicino quello trascritto alla c. 89r del codice laudense; nei versi l'io lirico si rivolge a un attento lettore, in grado di comprendere il senso celato, destinato a diventare maestro di questa complessa materia.

23 Segnalo che i passi del *Libro* in cui viene citato l'oro potabile trovano piena corrispondenza nel manoscritto laudense.

il secondo è «più dolce»[24] mentre il terzo, più semplice, prevede una ridotta lista di ingredienti e, si dice, veniva usato presso «li (nos)tri padri al'Ingiesuati a Fire(n)ze».[25] Alle indicazioni per lavorare i materiali vengono aggiunte informazioni per riconoscere la qualità delle pietre, bagnandole con lo sputo o ponendole al fuoco, e per ricavarne il massimo guadagno, in base al tipo di polvere estratta e all'intensità del suo colore, con un riferimento ai costi nell'ambiente veneziano, principale mercato del lapislazzulo.

La descrizione della tecnica del *pastello* del laudense ha numerosi punti di contatto con altri testi relativi alla produzione dell'azzurro, presentandosi, rispetto a questi, come una versione più articolata, arricchita da dettagli e variazioni. In questo senso, è particolarmente interessante il passaggio relativo alla depurazione del lapislazzulo, in cui si menziona il ricorso a un preparato a base di acqua, miele e sangue di drago: questa resina vegetale, le cui proprietà mediche erano ben note, non si trova infatti in tutte le trattazioni del *pastello* ma solo in alcune,[26] quali quella copiata nel codice Cl. II 147 della Biblioteca Ariostea di Ferrara (Torresi 1992; Travaglio 2016) e quella del manoscritto 1246 della Biblioteca Riccardiana di Firenze, ad opera del frate carmelitano Domenico Baffo.[27] L'uso di questa resina si spiega, probabilmente, con l'obiettivo di

24 La lista degli ingredienti per il secondo *pastello* segue immediatamente quella della versione più forte. Viene ripetuta, con il procedimento, alla c. 37v.

25 Il *pastello* secondo l'uso di Firenze prevede l'utilizzo di soli quattro elementi: resina di pino, colofonia, mastice e olio di lino.

26 Manca, ad esempio, nel *Libro dell'arte* di Cennino Cennini (2019) e nel codice 2861 della Biblioteca Universitaria di Bologna (edito da Muzio 2012), dove pure si trova un'ampia trattazione dell'azzurro oltramarino, oltre che nel manoscritto Palatino 857 della Biblioteca Nazionale Centrale di Firenze (Pomaro 1991), nel londinese 525 della Wellcome Library (Travaglio 2016), nel senese L XI 41 della Biblioteca Comunale (Malandrin 2020–2021; Torresi 1993) e nel Beinecke 986, conservato presso la University Library di Yale (Cornagliotti 2008). A questi s'aggiunge il manoscritto oggi perduto edito in Malaguzzi Valeri (1896). Segnalo poi che nel manoscritto Campori γ S 6 3 della Biblioteca Estense di Modena, a c. 72r, non viene citato espressamente il sangue di drago ma un generico «rosso», colore proprio di questa resina, da aggiungere a un preparato a base di acqua e miele. Nel codice affine a questo, l'Italien 942 della Bibliothèque Nationale de France di Parigi, a c. 69r, l'indicazione è far «boyere mele e vini vermeyo e (con) questo vino misticha lo azuro e lassa sechare». Il confronto tra le varie preparazioni per l'azzurro è stato fatto con i soli manoscritti che riportano ampie sezioni dedicate a questo colore, costruite secondo modalità affini a quella del laudense.

27 Edito da Curzio Mazzi (1906). Si veda anche il contributo di Michela Del Savio in questo volume. Si segnala che il procedimento del *pastello* trova corrispondenza anche nella redazione latina del Canonici Misc. 128 della Bodleian Library di Oxford. Il manoscritto, proveniente dall'Italia settentrionale, è descritto in Travaglio (2012; 2008); si veda anche Mander (2016b, 332) secondo cui il codice è una copia di un testo anteriore assemblata dal compilatore e intercalata con prove sulla qualità della pietra, in volgare.

intensificare il tono dell'azzurro, rendendo più forte la componente violacea del colore: quest'intenzione è esplicitata in tutti e tre i testimoni, dove si trova un invito a far sì che la soluzione di acqua, miele e sangue di drago tenda più al rosato che al rosso vero e proprio.

Se non è possibile, in questa sede, un confronto puntuale tra i diversi testimoni, può essere comunque utile un raffronto tra i passaggi relativi all'incorporare la polvere di lapislazzuli nel *pastello* così come sono trasmessi da questi codici, allo scopo di illustrare il complesso sistema di rapporti che li lega.

Nel laudense si legge (c. 46r):

> Et torai un'altra libra del pastello, dico del pastello forte, che è il primo che tu facesti. Torai el ditto pastello et lavelo i·nel'aqua frescha co(n) le mane politame(n)te p(er) di foravia. Poi taglielo minutame(n)te et metilo i(n) una pignatella nova bene i(n)vetriata e be(n) bagnata, poi mettila sopra alla cenere calda et farai disfare el ditto pastello, ma advertisse ch'el no(n) friggi et, se p(er) sorte frigesse, metteli dre(n)to un giozo del'olio sopradetto et subito cesserà.

Il ferrarese, invece, recita:

> toli tanto di questo pastello così freddo quanto è la preda, cioè tanto de lo azuro, agiongi de ogni cosa che tu voj impastare, e questo pastillo metti in una pignata senza aqua alcuna, overo altra cosa, e rompilo in pezi et quella pignata col ditto pastillo fa bolire molto bene, et quando tu vedi che la pignata comincia a gridare e forte frigere, alhora toli tanto olio di amandolo amaro quanto è coperto il fondo di uno bichiero, e mettilo ne la ditta pignata (Torresi 1992, 106).

Il ricettario di Domenico Baffo riporta:

> Toy per peso tanto di questo pastillo cusì fredo quanto è la prieda trita: et questo pastillo cusì pesato mettilo ne la sopraditta pignata senza aqua, overo in altra cosa. Et prima che tu lo metti ne la ditta pignatta rompi lo ditto pastillo in pezi picoli come nocelle; et poy lo metti ne la ditta pignatta: et quella pignatta cum lo ditto pastillo mettila al foco ad escolare: et fallo bollire molto bene. Et quando tu vedi che la pignatta comenza a frigere, allora tolli tanto olio de armandole amare bellissimo quanto è coperto lo fondo de uno bechiero; et mettilo ne la ditta pignatta sopra lo ditto pastillo (Mazzi 1906, 37).

Come si può vedere, il procedimento illustrato è molto simile, se non identico negli ultimi due ricettari: il *pastello* raffreddato deve essere messo in una pentola coperta da smalto vitreo, a sua volta posta poi a bollire senza però che il contenuto frigga. Se questo dovesse succedere, diventa necessario il ricorso a una ridotta quantità d'olio che impedisca al composto di raggiungere temperature eccessive.

Il laudense si differenzia in alcuni punti: la precisazione di quale sia il *pastello* in discussione è propria di questo codice,[28] così come si trova solo qui l'indicazione relativa alle mani pulite e quella di tenere leggermente inumidita la pentola, che, secondo gli altri testimoni, dovrebbe invece essere ben asciutta.

Questi manoscritti condividono, con ogni probabilità, un fortunato antecedente comune, forse latino, capostipite di una prospera tradizione in volgare: ricette in origine brevi e inserite in contesti più ampi ma tematicamente affini diventano man mano autonome e sempre più ricche di dettagli, assumendo la struttura di una vera e propria trattazione indipendente. Queste ricette trovano così spazio anche in quei ricettari il cui argomento principe è legato non tanto all'ambito artistico quanto, più genericamente, alla conservazione e alla divulgazione, più o meno esplicita, di tutto ciò che è insolito e «segreto». Ciò accade non solo nel codice laudense ma anche in un testo dal titolo emblematico: i *Secreti* di Alessio Piemontese, pseudonimo del viterbese Girolamo Ruscelli, pubblicati per la prima volta a Venezia nel 1555 (Celaschi/Gregori 2014). In quest'opera l'autore raccoglie numerose ricette di argomento vario, alcune delle quali si rivelano particolarmente vicine a quelle riportate nel manoscritto di Lodi: nei *Secreti* si trovano, infatti, indicazioni per distillati di lunga vita, uno dei quali con oro potabile, preparazioni alchemiche e, soprattutto, una sezione dedicata all'azzurro oltramarino e al produrlo con la citata tecnica del *pastello*. L'organizzazione interna, con ogni passaggio segnalato da un apposito titoletto, è la medesima del laudense che si rivela però, ancora una volta, più ricco: nei *Segreti* si trova il procedimento per la realizzazione di soli due *pastelli* mentre il manoscritto laudense aggiunge, come si è detto, una terza ricetta, quella dei padri Gesuati di Firenze. Infine, in entrambe le opere si assiste al ricorso ad un'identità fittizia, ad aumentare il carattere letterario della raccolta e ad amplificarne la pretesa di divulgare saperi reconditi.

L'ipotesi secondo cui si potrebbe individuare nel codice laudense una delle fonti dei *Secreti* è suggestiva ma va affrontata con cautela: Ruscelli dà alle stampe la raccolta nel 1555 ma già nel 1553 l'attività di raccolta e selezione doveva essere a uno stadio avanzato (Celaschi/Gregori 2014, 109–111). Il proemio dell'opera ne fa risalire l'origine al periodo trascorso da Ruscelli a Napoli, alla

28 Anche nel codice ferrarese vengono riportate tre diverse ricette per la preparazione del pastello (Torresi 1992, 97–102).

fine degli anni Quaranta del Cinquecento, anche se i numerosi riferimenti a usi veneziani – sempre che siano da considerare come il frutto di una conoscenza diretta – spingerebbe verso anni di poco successivi.[29] Se così fosse, ci troveremmo ad assistere alla ricezione pressoché immediata di un procedimento complesso, senza però tener conto delle altre attestazioni manoscritte che, nel loro complesso, contribuiscono alla costruzione di un articolato sistema di saperi relativi alla produzione dell'azzurro. Allo stesso modo, è innegabile l'esistenza di un antecedente comune,[30] veneziano o più genericamente settentrionale, in cui sarebbero state raccolte e perfezionate conoscenze diffuse che hanno poi viaggiato per la penisola, trovando accoglimento in diverse raccolte.

Alla luce di quanto detto fin qui, mi sembra che il codice laudense si configuri come uno dei prodotti più riusciti di questo sforzo mirato alla conservazione del sapere: in un unico strumento vengono raccolte le conoscenze stratificatesi nel tempo nella memoria collettiva. Le diverse ricette trovano le loro radici in vari luoghi e ambienti della penisola per venire, qui come altrove, organizzate secondo un filo conduttore: lo studio del manoscritto XXI B 32 e delle sue fonti diventa quindi un momento fondamentale nel filone gli studi volti a comprendere meglio la più complessa costellazione dei rapporti che intercorrono tra ricettari nell'Italia del Quattro e Cinquecento, un campo che, ancora oggi, si rivela ricco di suggestioni e questioni irrisolte.

3 Bibliografia

Della fonte online di séguito segnalata la data d'ultimo accesso è il 07.01.2026.

Beckmann, Johann, *Beyträge zur Geschichte der Erfindungen*, 5 voll., Leipzig, Kummer, 1781–1805.

Beltrami, Alessandro, *La Congregazione dell'Oratorio di Lodi. Un profilo storico*, Annales Oratorii 4 (2004), 7–51.

29 Ruscelli arriva a Venezia tra il 1548 e il 1549, secondo la cronologia ricostruita da Celaschi/Gregori (2014, 39 e 110–126).

30 Le testimonianze del codice ferrarese e del ricettario di Domenico Baffo mettono in crisi l'ipotesi avanzata da Beckmann (1781–1805, vol. 3, 176–201) e ripresa da Celaschi/Gregori (2014, 199–201), secondo cui Ruscelli avrebbe appreso la tecnica di lavorazione dell'azzurro da Giovanni Battista Pigna, il cui padre, farmacista a Padova, sarebbe stato in grado di preparare uno dei migliori blu oltremare. Sempre secondo Celaschi/Gregori (2014, 158–159 e 200–201), una probabile fonte di Ruscelli è individuabile nella *Pirotechnica* di Vannoccio Biringuccio, dove però il colore è solo brevemente citato.

Biffi, Marco, *Il ricettario gesuato lucchese del 1562. Prime osservazioni linguistiche*, in: Isabella Gagliardi (ed.), *Le vestigia dei Gesuati. L'eredità culturale del Colombini e dei suoi seguaci*, Firenze, Firenze University Press, 2020, 303–314.

Briquet, Charles-Moïse, *Les filigranes, dictionnaire historique des marques de papier dès leur apparition vers 1282 jusqu'en 1600*, 4 voll., Paris-Genève, Picard, 1907, https://briquet-online.at/.

Castellani, Arrigo, *Grammatica storica della lingua italiana*, Bologna, il Mulino, 2000.

Celaschi, Massimiliano/Gregori, Antonella, *Da Girolamo Ruscelli a Alessio Piemontese. I «Secreti» in Italia e in Europa dal Cinque al Settecento*, Roma, Vecchiarelli, 2014.

Cennini, Cennino, *Il libro dell'arte*, ed. Ricotta, Veronica, Milano, Franco Angeli, 2019.

Cornagliotti, Soledad M., *Un anonimo trattato dei colori* (*Yale, University Library: ms. Beinecke 986*), La parola del testo 12 (2008), 165–192.

Crisciani, Chiara, *Il farmaco d'oro. Alcuni testi tra i secoli XIV e XV*, in: Crisciani, Chiara/Paravicini Bagliani, Agostino (edd.), *Alchimia e medicina nel Medioevo*, Firenze, Sismel Edizioni del Galluzzo, 2003, 217–245.

Crisciani, Chiara, *L'alchimia dal Medioevo al Rinascimento: «scientia» o «ars»?*, in: Clericuzio, Antonio/Ernst, Germana (edd.), *Il Rinascimento italiano e l'Europa. Le scienze*, vol. 5, Treviso, Colla, 2008, 111–128.

Crisciani, Chiara, *Potable gold: from cordial remedy to panacea* (*Fourteenth-Sixteenth centuries*), in: Cummins, Thomas (ed.), *Global gold. Aesthetics, material desires, economies in the late medieval and early modern world*, Firenze/Roma, I Tatti The Harvard University Center for Italian Renaissance Studies/Officina Libraria, 2024, 93–196.

Crisciani, Chiara/Pereira, Michela, *L'alchimia nel Medioevo e Rinascimento*, Firenze, Sismel Edizioni del Galluzzo, 2016.

Gagliardi, Isabella, *I gesuati farmacisti di Lucca*, in: Gagliardi, Isabella (ed.), *Le vestigia dei Gesuati. L'eredità culturale del Colombini e dei suoi seguaci*, Firenze, Firenze University Press, 2020, 297–301.

Granata, Silvia, *A fare l'azurro oltramarino vero e perfecto ad ogni paranghone* (*ms. XXI B 32, Lodi, Biblioteca Comunale Laudense*), Tesi di laurea, Milano, Università degli Studi di Milano, a.a. 2005–2006.

Jacquart, Danielle, *Médecine et alchimie chez Michel Savonarole* (*1385–1466*), in: Margolin, Jean-Claude/Matton, Sylvain (edd.), *Alchimie et philosophie à la Renaissance*, Paris, Vrin, 1993, 109–122.

Malaguzzi Valeri, Francesco, *Un trattato inedito del secolo XV sulla tecnica dell'arte*, Bullettino dell'Istituto storico italiano 18 (1896), 117–150.

Malandrin, Federico, *Il ricettario di Bartolomeo da Siena. Trascrizione e commento linguistico*, Tesi di laurea, Torino, Università degli Studi di Torino, a.a. 2020–2021.

Mander, Michela, *Trattazioni per un solo colore. L'alchimia del Duecento di Paolo da Taranto e Michele Scoto alle origini dei testi sulla raffinazione dell'azzurro oltremare*, Studi di Memofonte 16 (2016), 316–326 (= 2016a).

Mander, Michela, Pastellus fit isto modo*: una trattazione legata all'azzurro oltremare*, Studi di Memofonte 16 (2016), 332–340 (= 2016b).

Mazzi, Curzio, *Del modo di comporre l'azzurro oltramarino. Trattatello di Frate Domenico Baffo*, Rivista delle biblioteche e degli archivi 17 (1906), 31–50.

Motta, Emilio, *I libri della chiesa dell'Incoronata di Lodi nel 1518*, Il libro e la stampa 1 (1907), 105–112.

Muzio, Francesca (ed.), *Un trattato universale dei colori. Il ms. 2861 della Biblioteca Universitaria di Bologna*, Firenze, Olschki, 2012.

Norton, Stata, *Experimental therapeutics in the Renaissance*, The journal of pharmacology and experimental therapeutics 304 (2003), 489–492.

Norton, Stata, *A brief history of potable gold*, Reflections. Science in the cultural context 8 (2008), 119–123.

Norton, Stata, *Libro de i secretti con ricette. Composto per Frate Giovanni Andrea d' Farre, d' Bressa*, Lucca, Istituto Storico Lucchese, 2012.

Pomaro, Gabriella, *I ricettari del fondo Palatino della Biblioteca Nazionale Centrale di Firenze. Inventario*, Firenze/Milano, Giunta regionale toscana/Bibliografica, 1991.

Savonarola, Michele, *I trattati in volgare della peste e dell'acqua ardente*, ed. Belloni, Luigi, Milano, Tipografia Igis, 1953.

Torresi, Antonio P., *A far littere de oro. Alchimia e tecnica della miniatura in un ricettario rinascimentale*, Ferrara, Liberty House, 1992.

Torresi, Antonio P., *Tecnica artistica a Siena. Alcuni trattati e ricettari del Rinascimento nella Biblioteca degli Intronati*, Ferrara, Liberty House, 1993.

Travaglio, Paola, *Il «Liber colorum secundum magistrum Bernardum quomodo debent distemperari, temperari et confici». Un inedito trattato duecentesco di miniatura*, Quaderni dell'Abbazia. Fondazione Abbatia Sancte Marie de Morimundo e Museo dell'Abbazia di Morimondo 15 (2008), 103–146.

Travaglio, Paola, De Fenestris. *An unpublished treatise from the mid 15th century on the construction of windows and stained glass*, in: Carvais, Robert/Guillerme, André/Nègre, Valérie/Sakarovitch, Joël (edd.), *Nuts and bolts of construction history. Culture, technology and society*, vol. 1, Paris, Picard, 2012, 603–610.

Travaglio, Paola, *«Ad faciendum azurrum». Alcuni esempi di trattazioni sull'azzurro oltremare nel ricettario dello Pseudo-Savonarola*, Studi di Memofonte 16 (2016), 341–383.

20

Il *Dizionario storico dei materiali e delle tecniche di pittura* (DISPI). Struttura delle voci e prime osservazioni

Federico Milone

Riassunto Si presentano due voci, *arzica* e *giallorino*, del costituendo DISPI, spiegando la loro struttura e quella del *corpus* da cui nascono. Seguono considerazioni sul lessico ricavabile dai ricettari con speciale attenzione ad aggettivi e verbi derivati dal nome del colore, e a sinonimi spesso dovuti alla diversa origine geografica dell'etimo.

Abstract Two vocabulary entries, *arzica* and *giallorino*, from the dictionary in progress DISPI, are presented, explaining their structure and that of the corpus from which they originate. This is followed by considerations on the vocabulary derived from recipe books, with special attention to adjectives and verbs derived from the noun of the colour, and to synonyms, often due to the different geographical origins of their etymologies.

Parole chiave lessicografia artistica – *corpus* testuale – voci di dizionario – *arzica* – *giallorino*

> b(e)n(e) vi potrò scrivere i nomi della cosa, ma no(n) ne i(n)tenderete gli olori, né il tempo, imp(er)ò che non si possono scrivere.
> (Firenze, Biblioteca Riccardiana, 2580, c. 145v)

> Ora, al dopopioggia, si riaddensa
> il verde ai rami, ai muri il cinabrese.
> (Eugenio Montale, *Delta*)

1 Dal *Corpus ArDIRe* al DISPI

La compilazione del *Dizionario storico dei materiali e delle tecniche di pittura* (DISPI) è l'ultima fase del progetto di ricerca ArDIRe e mira alla realizzazione di un vocabolario storico settoriale, il primo dedicato alle arti a fondarsi su un archivio digitale di testi, secondo il modello del TLIO. Il dizionario, pur essendo concepito entro i confini di una prassi lessicografica consolidata, si propone anche come spazio di sperimentazione interdisciplinare, vòlto a integrare due patrimoni distinti: quello linguistico e quello artistico, entrambi indispensabili per la corretta interpretazione della terminologia tecnica delle ricette. I dati prettamente storico-linguistici, come definizioni, contesti d'uso, etimologie e varianti morfologiche, sono dunque posti in dialogo con quelli della storia dell'arte, quali la descrizione e la composizione chimica dei materiali, la storia della loro produzione, le modalità d'impiego. L'assunto di fondo è che solo un'analisi che tenga conto di entrambe le prospettive può consentire una vera comprensione del patrimonio terminologico inerente alle pratiche tecnico-artistiche.[1]

Date queste premesse, il punto di partenza è costituito da circa 50 voci pilota, individuate da Simona Rinaldi e discusse dal gruppo di lavoro, incentrate sui cromonimi e in particolare su pigmenti e coloranti. La scelta non si deve solo al fascino esercitato dalla tavolozza dei pittori, ma è motivata da una lunga tradizione di studi di storia dei materiali e delle tecniche, concretizzatasi anche in glossari posti a corredo di edizioni di singoli testi o di raccolte.[2] In più, il campo lessicale dei cromonimi è esemplare, perché attraversa tipologie testuali diverse, «dal contesto squisitamente letterario a quello tecnico-pratico», ed è «sotto diversi punti di vista un utile materiale per riflettere sulla formazione delle parole in diacronia».[3] Coerentemente con questa prospettiva, l'elenco di partenza si è progressivamente arricchito, perché le ricerche nel *corpus* e l'analisi dei contesti hanno portato all'individuazione di derivati e sinonimi che documentano la varietà e la ricchezza di tale lessico tecnico.

Dopo i primi avvicinamenti e popolata la banca dati si è definito il lemmario complessivo. Il software GATTO ha permesso di ricavare la lista di frequenza delle forme all'interno dell'intero *corpus*: è attualmente in corso lo spoglio di questo elenco, per ricavare circa 450 voci che s'intende compilare in futuro. I criteri che presiedono alla scelta non sono esclusivamente quan-

1 Apripista per questo approccio interdisciplinare ai ricettari medievali è il numero monografico della rivista «Studi di Memofonte» del 2016, dedicato allo studio e all'edizione di alcuni esemplari significativi; per la metodologia adottata cf. nello specifico Baroni-Travaglio (2016).

2 Si vedano almeno Frezzato (2003), dal titolo emblematico: *I colori di Cennino, Mescolanze di colori, Dizionario dei termini e dei materiali*; Tosatti (2007), in coda a *Trattati medievali e tecniche artistiche*; Brunello (1992) e Bensi/Pasqualetti (2011) per il *De arte illuminandi*.

3 Cantoni/Fresu (2013, 168); si vedano per un consuntivo gli atti del convegno *Il lessico del colore, Italia-Francia (XII-XVII secolo)* pubblicati nel numero 30 di «Studi di Memofonte» (da cui di seguito citati Artale 2023, Biffi/Maraschio 2023, Rinaldi 2023).

titativi: la collaborazione fra le discipline permette infatti di ragionare anche dell'interesse di alcuni termini che, benché di bassa frequenza, possono avere un rilievo particolare per motivi storico-artistici o linguistici (come nel caso di retrodatazioni, prime attestazioni o neoformazioni). La compilazione delle voci si estenderà dunque oltre il termine del progetto e prevede il coinvolgimento della comunità scientifica: ciò è possibile perché il DISPI – così come il *corpus* di ricettari a cui attinge – è uno strumento nativo digitale immaginato per essere accresciuto e aggiornato.

2 Le voci del DISPI

L'articolazione del DISPI, come si diceva, segue in larga parte la struttura delle voci del TLIO. Aprendo ciascuna voce si accede alla sezione principale. Qui, dopo l'entrata e la categoria grammaticale, si leggono le definizioni, ciascuna corredata da una selezione di contesti, ognuno dei quali corrisponde a una ricetta unitaria e completa.[4] Questa scelta, per quanto meno economica rispetto al proporre un segmento breve, rende nel complesso più agevole la consultazione: non è infatti necessario interrogare il *corpus* di ricettari per ricostruire il procedimento completo, che spesso è fondamentale per una corretta interpretazione della terminologia tecnica.[5] Sono inoltre riportati precisamente il riferimento organico (costituito da luogo, sede di conservazione e segnatura del manoscritto) e topografico (numero progressivo attribuito alla ricetta, di pagina o di carta, di riga). Sono informazioni necessarie sia per una precisa localizzazione della parola oggetto d'analisi, sia per collocare ciascun procedimento all'interno del suo macrotesto.

La definizione generale, per esempio *giallorino* 'pigmento giallo di tonalità chiara e luminosa, ottenuto dalla lavorazione di piombo e stagno', è seguita da una serie specifica di ambiti d'uso, ricavati dall'analisi del *Corpus ArDIRe* e gerarchizzati dal più al meno comune.[6] È questa la prima area di intersezione

4 Fanno eccezione soltanto alcuni procedimenti molto lunghi, dei quali si propone comunque un estratto significativo, capace di dare un contesto ampio al termine.

5 Non sono rari, infatti, casi di polisemia, l'uso di termini generici o che, se considerati isolatamente, possono risultare ambigui. Fra questi, si veda più avanti *sandracca*: soltanto un contesto ampio può dire se si tratti della resina usata per la preparazione di una vernice o del pigmento noto anche come *risalgallo*.

6 Non sempre l'uso più comune è quello più attestato nel *corpus*, che anzi può restituire un'immagine distorta, magari per la proliferazione di occorrenze in un unico testo di ambito specifico. Per evitare errori è stata necessaria la collaborazione con gli storici dell'arte, che nella sezione artistica danno conto di tali illusioni prospettiche.

fra la pratica lessicografica e la storia materiale delle tecniche artistiche. Ecco dunque che nella voce *giallorino* si trovano, introdotte dalla freccia (→), le specificazioni 'usato nella pittura muraria, su tavola e su tela', 'usato nella lavorazione del vetro', 'usato nella miniatura e per scrivere'; per ogni ambito si allega un nucleo di contesti tratti dal *corpus*.

Nella sezione principale si dà conto anche delle locuzioni e, continuando con l'esempio, per *giallorino* si trovano le specificazioni geografiche «*giallorino di Fiandra*: varietà pregiata e più costosa del giallolino» e «*giallorino d'Alemagna*: varietà proveniente dalla Germania, probabilmente tendente al giallo limone». Le locuzioni sono del resto un tratto peculiare del linguaggio tecnico dei ricettari e della pittura in generale, cui si tornerà. Basti per ora segnalare che per alcune polirematiche presenti nel lemmario – ad esempio i coloranti *azzurro della magna, sangue di drago* e *terra merita* – è stata compilata una voce apposita.

Nella parte superiore della pagina è disponibile un pannello, da cui si accede a sette sottosezioni che occupano la fascia alta dello schermo (la prima appare in automatico), strutturate come segue:

0.1. lista delle forme
Elenca le forme grafiche attestate nel *corpus* e permette dunque di risalire a tutti i contesti esaminati dal redattore per la compilazione della voce. Si prevede anche la predisposizione di un collegamento automatico con il *corpus* allogato sul sito dell'OVI. Si considerano sia le forme latine sia quelle in volgare.

0.2. nota etimologica
Ove possibile si rimanda, secondo il modello del TLIO, a vocabolari etimologici; negli altri casi o in presenza di situazioni particolari (quali studi specifici sull'origine della parola) si propone un'ipotesi fondata sulla bibliografia a disposizione.

0.3. attestazioni
Riporta la prima attestazione nota in italiano, restituita dall'interrogazione di vocabolari e banche dati (cf. *infra* 0.5), e la prima attestazione in ArDIRe. Se possibile, la prima attestazione nota rimanda con un collegamento ipertestuale alla *Bibliografia dei Testi Volgari* (BTV), la più ampia raccolta di dati bibliografici sull'italiano antico. Segue un quadro delle attestazioni in cui si indica il numero delle occorrenze della parola per ciascun ricettario.

0.4. lemmi correlati
Stabilisce dei collegamenti interni al DISPI: i lemmi correlati (come i sinonimi o i derivati) per i quali è stata confezionata una voce sono collegati in forma iper-

testuale. È possibile anche segnalare, in un campo denominato «altri lemmi», eventuali parole esterne al DISPI.

0.5. corrispondenze
Collega una serie di risorse lessicografiche e di banche dati digitali, così da creare un luogo virtuale in cui sia possibile accedere e interrogare alcuni strumenti per lo studio della lingua delle arti disponibili in rete.

Dapprima si segnalano le corrispondenze con i principali vocabolari dell'italiano: TLIO, Vocabolario della Crusca, TB e GDLI; le risorse sono raggiungibili facilmente grazie a un collegamento ipertestuale.

Seguono le corrispondenze con alcune banche dati: il Corpus OVI; il metamotore *Le parole dell'arte* allestito dall'Accademia della Crusca e dalla Fondazione Memofonte; il portale ATIR (Art Theorists of Italian Renaissance) ospitato dall'Università di Chicago e in cui è possibile interrogare novanta testi artistici, fra cui i più importanti trattati rinascimentali; il portale E-Leo, a cui si rinvia per le occorrenze rilevanti del *Libro di pittura* di Leonardo; il portale LexArt, che consente di verificare la traduzione di un termine in quattro lingue – inglese, francese, tedesco, olandese – e di cercarne le corrispondenze in un *corpus* di testi artistici pubblicati fra il 1600 e il 1750. Anche queste risorse esterne sono raggiungibili tramite un collegamento ipertestuale.[7]

Si propone infine una selezione di attestazioni, scelte dal compilatore e ordinate cronologicamente per offrire le corrispondenze giudicate più utili a ricostruire la storia della parola in un arco cronologico ampio, che va dalle origini fino al XVII secolo. Fra queste, sono sempre inseriti, ove presenti, i trattati che segnano gli snodi fondamentali nella storia del linguaggio tecnico dell'arte (e della pittura in particolare) fra XVI e XVII secolo: il *Libro di pittura* di Leonardo (av. 1540), le *Vite* di Vasari (1550–1568), il *Trattato dell'arte de la pittura* di Lomazzo (1584), il *De' veri precetti della pittura* di Armenini (1586). A questi si aggiunge anche il

7 Il passaggio ai nuovi ambienti digitali consente di integrare ed espandere la ricerca lessicografica con nuove funzioni. Il portale *Le parole dell'arte* permette ad esempio di interrogare un *corpus* artistico datato dal XVI al XX secolo con ricerche guidate che a partire da un colore base (poniamo *verde*) conducono in modo automatico a tutte le parole o le locuzioni derivate o connesse (da *bile* 'verde bile' a *verdone forte*) attestate nella banca dati (Biffi/Maraschio 2023).

primo approdo lessicografico di larga parte del lessico artistico, cioè il *Vocabolario toscano dell'arte del disegno* di Baldinucci (1681).[8]

La costruzione di questo nodo fra risorse digitali ha posto alcuni problemi di ordine informatico, primo fra tutti la precarietà di alcuni strumenti online, che possono all'improvviso essere non più disponibili, temporaneamente o definitivamente: per fare un solo esempio, il portale ATIR al momento dell'inizio dei lavori era liberamente accessibile, ora invece è a disposizione delle sole istituzioni che hanno stretto un accordo con l'Università di Chicago. La selezione delle corrispondenze, pur non risolvendo i problemi di accessibilità, è una parziale contromisura, perché limita il rischio di perdere informazioni decisive in caso di scomparsa di una risorsa. Un altro problema riguarda l'interrogazione delle banche dati non lemmatizzate. Per stabilire un collegamento ipertestuale utile all'ATIR e al metamotore *Le parole dell'arte* è stata necessaria una ricerca preliminare delle varianti fonomorfologiche attestate in ciascun repertorio, l'impostazione di una *query* per tutte le forme attestate secondo i vincoli di ciascuna piattaforma (ad esempio usando gli operatori booleani), la generazione di un collegamento ipertestuale che conducesse direttamente dal DISPI alla visualizzazione di tutte le corrispondenze utili.

0.6. note
Raccoglie eventuali osservazioni di carattere linguistico.

0.7. sezione storico artistica
Provvede a un commento storico-artistico organizzato in cinque sottocampi: descrizione, storia, preparazione, modalità di utilizzo e composizione chimica.

A titolo esemplificativo, riporto la sezione linguistica dei lemmi *arzica* e *giallorino*, completati nell'agosto 2025.[9] Le parti sottolineate indicano un collegamento ipertestuale; le sigle bibliografiche, qui sciolte a fine contributo, saranno radunate in un'unica nota valida per tutto il DISPI.[10]

8 I testi sono recepiti dalle banche dati e verificati sulle seguenti edizioni di riferimento: Leonardo (1995), Vasari (1966–1987), Armenini (1988); per il *Vocabolario* di Baldinucci si rimanda alla recente edizione elettronica allestita dall'Accademia della Crusca e dalla Fondazione Memofonte, https://baldinucci.accademiadellacrusca.org/. Non c'è invece un'edizione moderna del trattato di Lomazzo, che pertanto viene citato dalla *princeps*, così come è stata acquisita nell'ATIR.

9 La parte storico-artistica è stata realizzata per le cinquanta voci pilota da Mathieu Harsch.

10 Come già detto, ciascun ricettario è identificato con il luogo di conservazione, la sede e la segnatura del manoscritto, salvo alcuni casi in cui è parso preferibile usare il titolo dell'opera (ad esempio per il *Libro dell'arte* di Cennini). La data dell'edizione di riferimento è

ARZICA s.f.

1. Colorante vegetale giallo, estratto perlopiù dalla *reseda luteola* (erba gualda).

[1] Bologna, Biblioteca Universitaria, 2861 [ed. 2012], 1440–1480 (mediano), Ricetta 195, pag. 152.8: A fare l'**arzica** bona e bella. Piglia libra una de herba gualda, la quale opera li tentore, e tagliala bene minuta, poi la pone in uno vaso vitriato overo stagnato e metice tanta aqua che copra la dicta herba, e falla tanto bulire che torni per mità, e se mancassi l'aqua, arigiognicine quanto bolla e non più. Poi tolli once doi de travertino molto ben macinato, overo doi once de biaccha e meza oncia de alumi de roccho ben subtili; poi mete tute queste cose a bulire in lo dicto vaso subitamente, nante che l'aqua se fredda, e mete queste cose a poco a pocho, tuttavia remenando l'aqua, e leva dal foco; e quando sarà presso che fredda, e tu ne cava via l'aqua. Poi tolli uno matone novo, cavato in mezo, e metice dentro lo colore de l'arzicha e lassala reposare molto bene dentro; poi la pone in su una asicella ben polita a secare ed è fatto.

[2] Roma, Biblioteca Casanatense, 1793/2, 1522, Ricetta 58, c. 13v.1: A fare l'**arziccha** gialla. Tolli guscia d'uova bene macinate e metile in uno buco di matone nuovo e abi erba gualda di quella di tintori e fala bolire nel'aq(u)a cor uno poco d'alume e metivi in su le gusccia e fale chiara e bu[i]a come vogli.

→ usato nella pittura su tavola e nella miniatura, trasformato in lacca per incorporazione a un substrato inerte e incolore.

[1] Cennini, *Libro dell'arte* [ed. 2019], 1396–1437 (tosc.), Cap. 50, pag. 179.13: Della natura d'un giallo che ssi chiama **arzica**. Cap. L Giallo è un colore che ssi chiama arzica, il quale color è archimiato e poco s'usa. Il più che s'apartenga di lavorare di questo colore si è a miniatori e usasi più inverso Firenze che inn'altro luogo. Questo è color sottilissimo, perde all'aria, nonn è buono in muro; in tavola è buono; miscelando un poco d'azurro della Magna e giallorino fa bel verde; huuolsi macinare, come gli altri colori gentili, con acqua chiara.

---

posta fra quadre e il rimando bibliografico completo sarà esplicitato nella bibliografia del progetto. Riportiamo dunque di seguito, in ordine alfabetico, i riferimenti bibliografici delle edizioni citate nelle due voci proposte e negli esempi addotti nel terzo paragrafo: Bologna, Biblioteca Universitaria, 2861 = Muzio (2012); Cennini, *Libro dell'arte* = Cennini (2019); Como, Biblioteca Comunale, 4.41 = Rebora (1970); Fermo, Biblioteca comunale, 99 = Laskaris (2008); Ferrara, Biblioteca Ariostea, Cl. II 147 = Torresi (1992); London, British Library, Sloane 416 = Azzarone (2016); London, Wellcome Library, 525 = Travaglio (2016); Padova, Biblioteca universitaria, 992 = Merrifield (1849); Ricette tecniche di Leonardo da Vinci = Del Savio (2020); Venezia, Biblioteca Marciana, It. III 10 = Frezzato/Seccaroni (2010); Yale, University Library, Beinecke 985 = Mascia (2013).

[2] Ferrara, Biblioteca Ariostea, Cl. II 147 [ed. 1992], XVI sm. (fer.), Ricetta 42, pag. 69.33: A fare il verde. Recipe **arzicha** macinata, poi vi metti suso biadetto di azuro de la Magna tanto che tu habbia il colore che voi.

2. Per est., altri coloranti gialli, fra cui la curcuma usata in tintura.

[1] Firenze, Biblioteca Riccardiana, 2580, 1418–1421 (fior.), Sezione III, Ricetta 83, c. 166r.7: It(em), la churchuma ti farà l'uficio et più bello che niuno e più bel giallo che ll'altre cose, chiamasi la vera **arziccha,** e son barbe che sson gialle e ve(n)gono alcuna volta col giengiovo.

0.1 lista forme
arçica, arçiccha, arçicha, arzica, arziccha, arzicha.

0.2 nota etimologica
Probabilmente dal pers. (o da altre lingue iraniche affini) *zirk* che designa la pianta *berberis vulgaris,* da cui si ricavava un colorante giallo. Il termine potrebbe essere giunto in occidente per mediazione araba con l'articolo agglutinato: *al-zirk* (cf. Rinaldi 2023, che riprende un'ipotesi di Adriano Valerio Rossi). Meno probabile la derivazione dalle forme arabe *zarqa* (in DEI) e *azraq* (Arcangeli 2020), che designano un colore azzurro; così come quella dal greco *arsenikon* 'orpimento' (Frezzato 2003).

0.3 attestazioni
prima attestazione: Stat. pis., 1322–1351, 1322 (TLIO s.v. *arzicco*).
prima attestazione nel *Corpus ArDIRe*: Siena, Biblioteca Comunale, L XI 41, XIV ex. (sen.)

4 Siena, Biblioteca Comunale, L XI 41, XIV ex. (sen.)
1 Firenze, Biblioteca Riccardiana, 2580, 1418–1421 (fior.)
3 Cennini, *Libro dell'arte* [ed. 2019], 1396–1437 (tosc.)
1 Yale, University Library, Beinecke 985 [ed. 2013], 1450–1460 (emil.)
1 Siena, Biblioteca Comunale, I II 19 [ed. 2024], 1462 (sen.)
2 Bologna, Biblioteca Universitaria, 2861 [ed. 2012], 1440–1480 (mediano)
5 Roma, Biblioteca Casanatense, 1793/2, 1522
2 Ferrara, Biblioteca Ariostea, Cl. II 147 [ed. 1992], XVI sm. (fer.)

0.4 lemmi correlati
in DISPI: *panicella.*
altri: *erba gualda.*

0.5. corrispondenze
Vocabolari: TLIO, Vocabolario della Crusca, Tommaseo-Bellini, G`DLI
Banche dati: Corpus OVI, *Le parole dell'arte*, ATIR
Attestazioni:
Pegolotti, *Pratica della mercatura*, XIV pm: Robbia di Romania, chi vende soldi 1 del centinaio. Arzicco, chi vende denari 6 del centinaio. (TLIO)

Borghini, *Il riposo*, 1584: Si trova un altro giallo detto Arzica, il quale sogliono adoperare i miniatori. (ATIR)

Baldinucci, *Vocabolario toscano dell'arte del disegno*, 1681: Giallo detto Arzica. Una sorta di color giallo, che serve per i miniatori. (*Le parole dell'arte*)

0.6 note
Oltre alla curcuma, il sostantivo può designare altri coloranti gialli, fra cui «un'ocra terrosa» segnalata «nella *Tabula colorum* del notaio parigino Jean Lebègue del 1431» (Rinaldi 2023).

GIALLORINO s.m.
1. Pigmento giallo di tonalità chiara e luminosa, ottenuto dalla lavorazione di piombo e stagno.

[1] Bologna, Biblioteca Universitaria, 2861 [ed. 2012], 1440–1480 (mediano), Ricetta 273, pag. 203.8: A fare **zallolino** per dipengiare. Havve libre doi de questo stagno e piombo calcinato, e doi libre de questo vetrio da patrenostri, e doi libre etiam de minio, e meza libra de rena de Valdarno, sotilmente pista e mecti in fornace, e fa affinare e serà perfecto.

[2] Yale, University Library, Beinecke 372, 1620 (mediano), Ricetta 3, c. 85.16: **Giallolino.** Il giallolino si fa di piombo et stagno, p(er)ché abrusciato si converte in minio, apunto come fa la biacca, la q(ua)le macinata e cotta si converte in minio, nel qual poi si ritrovano assai particelle di giallolino; ancora con gran fuoco ritorna piombo belliss(im)o. Questo colore è necessario in quest'arte, e però si procurerà d'haverne del bello et sottile, il quale si porta di Fiandra in Italia macinato, che non occorre farli altro che porlo nel scudellino con acqua di gomma sopra, come s'è detto degli altri, (e) questo colore è di tal natura che non solo egli si stende beniss(im)o, ma mischiato con gli altri gl'aiuta a far il mede(sim)o. S'usa ancora abrugiato in una cazza di ferro sopra carboni per spatio d'un'hora in circa, finché venga di colore tra il giallo e rancio per aluminare le nubi, quando sono la sera o mattina percosse dal sole a levare o nascondersi, ch'egli fa che riesce bellissima vista, come anco a molt'altre cose.

→ usato nella pittura muraria, su tavola e su tela.

[1] Cennini, *Libro dell'arte* [ed. 2019], 1396–1437 (tosc.), Cap. 46, pag 177.12: Della natura d'un color giallo ch'è chiamato **giallorino**. Cap. XLVI Giallo è un colore che ssi chiama giallorino el quale è artificiato e è molto sodo e grieve come prieta e duro da spezare. Questo colore s'adopera in fresco e dura sempre, cioè in muro, e in tavola con tempere. Questo colore vuole essere macinato, sì come gli altri predetti, con aqua chiara non molto vuole essere triata e innanzi che il trii è molto malagevole a ridurlo in polvere; convienti per mortaro di bronzo pestarlo, sì come de' fare del lapis amatito. Ed è, quando l'hai mettudo inn opera, color molto vago in giallo che di questo colore con altre mescolanze come ti dimostro se ne fa di belle verdure e color d'erbe. E ssì mi do a intendere che questo color sia propia prieta, nata in luogo di grande

arsure di montagne, però ti dico sia colore artificiato ma non d'archimia.

[2] Ricette tecniche di Leonardo da Vinci [ed. 2020], XV sm. (tosc.), Ricetta 125, pag. 81.20: Modo di colorire tela. Metti la tua tela in telaro e dagli colla debole e lascia secare e disegna e da' l'incarnationi co(n) penelli di setole e così fresche farai l'ombra sfumata a tuo modo. L'incarnatione sarà biacca, lacca e **gialorino**; l'ombra sarà nero e maiorica e un poca di lacca, o voi lapis duro. Sfumato che tu hai, lascia secare, poi ritocca a secco con lacca e goma stata assai tempo coll'acqua gomata insieme liquida, ch'è megliore perché fa l'ufitio suo sanza lustrare. Ancora per fare l'ombre più scure, togli lacca gomata sopradetta et inchiostro, e con quest'ombra puoi ombrare molti colori perch'è trasparente. Puoi ombrare azur'o lacca diverso l'ombre; dico perché, diverso i lumi, aombrerai di lacca semplice gomata sopra la lacca sanza tempra, perché sanza tempra si vela sopra il cinabro temperato e secco.

→ usato nella lavorazione del vetro.

[1] Venezia, Biblioteca Marciana, It. III 10 [ed. 2010], XVI sm. (camp.), Ricetta 342 [350], pag. 157.9: Item mordente mirabile per dare in su bicchieri et ogni vaso di vetro et d'altra materia; et benché s'adoperino acqua o vino, et che si lavino, etiam sta bello et dura assai la doratura. Et serve anchora in su tutte le cose et materie dure, et quoio et cartoni, ma non in sul drappo, per amore dell'olio. Recipe vernice da scrivere, in grani, oncie una; mastico oncie meza. Metti in un bicchiere et poni in su carboni et struggi. Poi togli litargirio: pruova o da oro o da ariento, dramme una; **giallolino** dramma una; olio di lino che sia chiaro et non vischioso. Macina el giallolino et el litargirio con un poco della prima mistura del bicchiere et con un poco di questo olio, a discritione, dell'uno et dell'altro quanto fa per dargli tanto corpo che si possa tirare con un pennello o con una penna quando lo vuoi adoperare, et è fatto. Questo mordente, quando è composto, dura buono da dorare un dì et non più. Ma quando poi è dorato dura assai tempo, ut supra dicitur. Et quando un vaso di vetro è dorato con esso, traspare da l'altro lato di dentro al vetro come di fuora. Et quando vuoi dorare fa' che el mordente non sia né frescho né secco, ma pizichi come di tutti gli altri è detto; et dora et premi su bene l'oro con la bambagia et lascia secchare, et vernica si vis.

→ usato nella miniatura e per scrivere.

[1] Yale, University Library, Beinecke 985 [ed. 2013], 1450–1460 (emil.), Ricetta 77, c. 18v.28: Ad biancar(e) l'oro et ad p(ro)filar(e). Cap(itol)o 67. Togli biaccha et giallolino co(n) uno pocho di groco, pòi far(e) colla biacca et grogo si no(n) hai el **giallolino.** Et

nota ch(e) in q(ui)sto et in ogne colore ch(e) se mett(e) in su l'oro vole e(ss)e um poco di mèle [in] tucti li colori et co(n) q(ue) se minia ad penello. Si vole macinar(e) co(n) la go(m)ma et co(n) ip(s)a t(em)p[er]ali, se no el verzino, ch(e) se disfaccia co(n) l'acqua; et co(n) lu grogo se disfà co(n) la chiara.

[2] Fermo, Biblioteca comunale, 99 [ed. 2008], 1471 (mediano), Ricetta 43 [44], pag. 67.8: Idem. Anche verde bellissimo per libri sic facit magister Baptista, pictor domini. Macena un pocho de verderame cum **iallolino** et con un pocho de zaferane et tempera con gumma; et se vòli che sia [...] mettece un pocho de suco de foglie de giglie ad macerare; et fo provato senza el dicto suco et fo bellissimo quale adoperai ne· libro del S.

– locuz. *giallorino di Fiandra*: varietà pregiata e più costosa del giallolino.

[1] Padova, Biblioteca universitaria, 992 [ed. 1849], XVI u.v. (ven.), Ricetta 89, pag. 663.1: Per macinar oro et argento per scrivere e miniare. Prendasi di **gialdolino di Fiandra** del più fino e gialo (once) I, di fogli d'oro (once) I, poco più o meno, il tutto si macina con acqua fresca poco a poco, sopra pietra di porfido, poi si mette in un bichiero, si lascia posare, e si cola l'acqua; per macinar l'argento si mette in loco del gialdolino, salnitro raffinato.

– locuz. *giallorino d'Alemagna*: varietà proveniente dalla Germania, probabilmente tendente al giallo limone.

[1] Bologna, Biblioteca Universitaria, 2861 [ed. 2012], 1440–1480 (mediano), Ricetta 106, pag. 93.1: A fare giallo belitissimo più che oropiumento o **giallolino de Lamagna.**

0.1 lista forme

galolino, gialdolino, giallolino, giallorino, gialorino, iallolini, iallolino, iallolinum, zallolino, zallulino, zalulino, zialolino.

0.2 nota etimologica

der. di *giallo.*

0.3 attestazioni

prima attestazione (ArDIRe): Siena, Biblioteca Comunale, L XI 41, XIV ex. (sen.).

2 Siena, Biblioteca Comunale, L XI 41, XIV ex. (sen.)

1 Firenze, Biblioteca Riccardiana, 2580, 1418–1421 (fior.)

16 Cennini, *Libro dell'arte* [ed. 2019], 1396–1437 (tosc.)

2 Yale, University Library, Beinecke 985 [ed. 2013], 1450–1460 (emil.)

4 Fermo, Biblioteca comunale, 99 [ed. 2008], 1471 (mediano)

6 Bologna, Biblioteca Universitaria, 2861 [ed. 2012], 1440–1480 (mediano)

4 Ricette tecniche di Leonardo da Vinci [ed. 2020], XV sm. (tosc.)

2 London, Wellcome Library, 425, 1504 (fior.)

1 Firenze, BNC, Palatino 857, XV-XVI (tosc.)

1 Modena, Biblioteca Estense, Campori gamma.R.5.17, XVI (tosc.)

9 Venezia, Biblioteca Marciana, It. III, 10 [ed. 2010], XVI sm. (camp.)

14 Padova, Biblioteca universitaria, 992 [ed. 1849], XVI u.v. (ven.)
38 Yale, University Library, Beinecke 372, 1620 (mediano)

0.4 lemmi correlati
in DISPI: *arzica.*

0.5. corrispondenze
Vocabolari: Vocabolario della Crusca, Tommaseo-Bellini, GDLI
Banche dati: Le parole dell'arte, E-Leo, ATIR, LexArt
Attestazioni:
Cesariano, *De architectura*, 1521: Ωχρα vulgariter dicitur Ochrea: quale da il commune vulgo de pictori si dice terra zalda. Ma alcuni tengono sia il Zaldolino quale io non lo approbo. (GDLI)

Leonardo, *Libro di pittura*, av. 1540: Per fare una pittura d'etterna vernice. Dipingi la tua pittura sopra della carta tirata in telaio, ben dilicata e piana, di poi da' una buona e grossa imprimatura di pece e mattone ben pesto; di poi la imprimatura di biacca e giallorino, poi colorisci, e vernicia d'olio vecchio chiaro e sodo, et apiccalo al vetro ben piano. (E-Leo)

Vasari, *Introduzione alle tre arti del disegno. Pittura*, 1550: Si adoperano biacche per bianco, e minio per dar rilievo alle cose che paiono di bronzo, e giallolino per lumeggiare sopra detto minio. (*Le parole dell'arte*)

Lomazzo, *Trattato de l'arte de la pittura*, 1584: I colori che fanno il giallo, sono il gialolino di fornace, di Fiandra & di Alamagna, & l'oropimento oscuro, & l'ocrea; quelli che fanno il turchino sono gli azurri come l'oltramarino, l'Ongaro, & gli altri; & ancora gli smalti, come quello di Fiandra che è il migliore de gl'altri tutti. (ATIR)

Borghini, *Il riposo*, 1584: Di Fiandra viene un giallo, detto giallorino fine, che ha in sé materia di piombo, e si adopera a colorire a olio. Un altro giallorino viene ancora di Vinegia, composto di giallo di vetro e giallorino fine, che eziandio serve per a olio. (ATIR)

Baldinucci, *Vocabolario toscano dell'arte del disegno*, 1681: Giallorino m. Una sorta di colore giallo, che serve per a olio, e lo portano di Fiandra. Evvi un'altra sorta di giallorino, che viene di Venezia, composto del giallorino di Fiandra, e del giallo di vetro; e serve ancora esso allo stesso effetto. (*Le parole dell'arte*)

0.6 note
Nella trattatistica il termine *giallorino* si accompagna spesso a specificazioni che riguardano la provenienza, la preparazione o la qualità del pigmento. Lomazzo distingue quello *di fornace*, *di Fiandra* e *d'Alemagna*; Borghini invece, trattando dei colori a olio, separa il *giallorino di Fiandra* (detto anche *giallorino fine*) da quello *di Venezia*, che prevede l'aggiunta di *giallo di vetro* (da qui la definizione del *Vocabolario toscano* di Baldinucci). Il *giallo di vetro* compare anche nel ricettario di Leonardo e probabilmente designa una qualità di giallorino a cui era aggiunto il silicio e

che pertanto assumeva una consistenza più vetrosa (Quaglino 2019).

Nei ricettari compaiono soltanto le provenienze geografiche *d'Alemagna* e *di Fiandra*. Una ricetta conservata nel ms. 5461 della Biblioteca Casanatense di Roma dà qualche informazione in più sulla varietà di Germania, che probabilmente aveva una tonalità fredda, tendente al giallo limone, per la presenza di ramina bruciata (cf. Seccaroni 2006): «[XVII] Per far giallolino che viene di Alemagna, e che a Murano faccio solo io. Prendi del vetro di piombo e mettilo in crogiolo a fondere e come sarà fuso aggiungi sopra un po' di ramina bruciata (ma non ne mettere troppa perché prenderebbe un colore verde); quindi aggiungi dell'allume di catina, pestata sottile, e gruma di vino ben asciutta, un po' alla volta, fintanto che diventa ben giallo. Prepara poi una miscela con 1 libbra piombo bruciato, mezza libbra di stagno calcinato, 1 libbra di ossa calcinate, 3 once di allume catina, 3 once di cogoli; aggiungi al vetro questa miscela in quantità tale che prenda opacità; quindi aggiungi del crocum ferri e mescola bene e quando sarà affinato tiralo fuori facendone pezzi simili a torte». Il vocabolo è stato precocemente tradotto in inglese, fin dalle prime versioni del trattato di Lomazzo, come *massicot* o *masticot*, sebbene le due forme siano riconducibili anche al litargirio.

3 Prime osservazioni

In attesa di un discorso complessivo e fondato su un numero maggiore di voci, è già possibile proporre alcune osservazioni di ordine generale sulla consistenza del lessico e qualche affondo su specifici lessemi. Come si è detto, le voci pilota riguardano pigmenti e coloranti: ricercando le forme tramite GATTO ed esaminando i contesti emerge l'alta frequenza dei derivati, spesso assenti o scarsamente attestati nella lessicografia. Ad esempio, lavorando alla voce *cinabro* si sono rinvenuti gli aggettivi *cinabroso* 'di color cinabro' e *cinnabrante* 'di colore tendente al cinabro'. Non si tratta di risultati del tutto inattesi, perché già nei primi secoli «il suffisso *-oso* si mostra discretamente produttivo nel formare da cromonimi innanzitutto aggettivi».[11] Tuttavia, nessuno dei due è registrato nei vocabolari storici e nelle banche dati consultate. Una verifica in Google libri non porta a risultati cronologicamente più alti: non ci sono riscontri per *cinnabrante*, mentre *cinabroso* è documentato soltanto in testi novecenteschi.

---

11 Cantoni/Fresu (2013, 178); si tratta comunque degli unici aggettivi in *-oso* derivati da cromonimi attestati nel *corpus*. Sui procedimenti di derivazione si veda anche il contributo di Stefano Telve in questo volume.

È da notare che nei contesti ricavati da ArDIRe i due aggettivi compaiono in un unico ricettario e sempre in frasi che descrivono gli esiti di un processo di tintura e che sono caratterizzate da una certa omogeneità linguistica: s'incontra sempre il verbo introduttore «venne», a cui segue una descrizione utile a dare al lettore un'idea il più precisa possibile delle tonalità ottenute.[12] Vale la pena di trascrivere almeno alcuni stralci delle ricette, per apprezzare da un lato l'aggettivazione sovrabbondante, e si notino *chiara, bellissimo, ben fiameggiante, chiaretto, allegro, vago, cangiante,* dall'altro e più in generale i dati coloristici, con i richiami al *color della vivuola domaschina,* al *carmusi color pieneruzzo,* al *color del fior del fum(m)osterno che sta tra grani delli campi:*[13]

> «E ven(n)e bellissimo e b(e)n fiameggia(n)te e *cinabroso,* ma ven(n)e u(n) poco chiaretto» (Firenze, Biblioteca Riccardiana, 2580, 1418–1421 (fior.), Sezione III, Ricetta 63); «verrà tinta giovane e vagha di color della vivuola domaschina chiara e b(e)n *cinabrosa*» (ivi, Ricetta 71); «E ven(n)e vagho e ca(n)gia(n)te e b(e)n *cinabroso,* ritratto al carmusi color pieneruzzo, cioè aguagliato al colore del fior del fum(m)osterno che sta tra grani nelli campi» (ivi, Ricetta 71); «e 'l detto colore ven(n)e b(e)n asomigliato, ma no(n) così allegro e *cin(n)abrante,* e p(er) l'olio ven(n)e a ghiagiuolare» (ivi, Ricetta 59)

Accanto a queste formazioni aggettivali, il *corpus* documenta anche casi di verbi di processo dello stesso stampo. Da *verzino,* colorante vegetale ottenuto dal legno di alcuni alberi esotici, deriva il verbo *avverzinare* 'tingere di verzino'. Similmente, dalla *robbia,* colorante vegetale usato dai tintori per ottenere una colorazione rossa, ricavato dalla radice o dalla scorza essiccata e a volte polverizzata della pianta omonima, derivano i verbi *arrobbiare* 'tingere con la robbia' e *dirobbiare* 'togliere la robbia'.

Come per gli aggettivi, anche per questi verbi le corrispondenze con vocabolari e banche dati sono pochissime. Solo *arrobbiare* compare nel Vocabolario della Crusca a partire dalla seconda impressione, ma rimane senza esempi fino alla quinta, in cui viene addotto un unico contesto (poi recepito nel GDLI): una legge del 2 settembre 1673 inclusa in *Leggi di Toscana,* un'imponente raccolta di

---

12 Le impalcature sintattiche formulari sono un tratto ben noto della forma-ricetta; per la ricorsività dei «verbi della lavorazione degli ingredienti e i loro costrutti» in testi medievali cf. da ultimo Artale (2023, 19–23).

13 I dati e le citazioni nel paragrafo provengono dall'interrogazione di ArDIRe; i ricettari sono dunque identificati con le sigle adottate nella banca dati.

norme e regolamenti promulgati dal tardo Quattrocento al Settecento.[14] Come mostra la tabella di seguito, il *Corpus ArDIRe* offre qualche occorrenza in più, perché contiene alcuni manuali di tintoria, l'ambito in cui la robbia e il verzino erano maggiormente usati:

avverzinare	3	Firenze, Biblioteca Riccardiana, 2580, 1418–1421 (fior.)
arrobbiare	5	Firenze, Biblioteca Riccardiana, 2580, 1418–1421 (fior.)
	1	Como, Biblioteca Comunale, 4.41 [ed. 1970], XV sm. (venez.)
	12	Venezia, *Plichto de l'arte de' tentori* (CNCE 66899), 1540 (ven.)
dirobbiare	2	Firenze, Biblioteca Riccardiana, 2580, 1418–1421 (fior.)
	8	Venezia, *Plichto de l'arte de' tentori* (CNCE 66899), 1540 (ven.)

Si nota la presenza ricorrente del manoscritto Riccardiano 2580, un *Trattato dell'arte della lana*, compilato a Firenze fra il 1418 e il 1421.[15] L'anonimo estensore spiega con dovizia di particolari tutte le operazioni che trasformano il fiocco di lana in un prodotto finito e molte pagine sono dedicate alle operazioni di tintura, con descrizioni accurate dei colori da ottenere. Le potenzialità di questo testo per gli studi lessicali emergono anche solo da uno spoglio dell'incipit, in cui si anticipano le tonalità che si possono ottenere tingendo un panno bianco: *color d'acqua, cotognino, dorè, fiordipesco, giallo, incarnato, inzolfato, limone, parigino, persichino, rancino, reale, rosasecca, rosato, scarlattino, scarlatto, torellino*. In aggiunta, un'indagine preliminare dei derivati dai cromonimi restituisce non solo i comuni verbi *azureggiare, gialleggiare, nereggiare, rosseggiare, verdeggiare*, ma anche forme più rare, come *ghiagiuolare* 'tendere al color giaggiolo', *paoneggiare* / *paghonazzeggiare* 'tendere al color paonazzo', *sanguineggiare* 'tendere al rosso sanguigno'.

Un'altra testimonianza della ricchezza linguistica dei ricettari, evidente sin dalla compilazione delle prime voci, è offerta dai casi di sinonimia. Può accadere che circolino due termini concorrenti, l'uno di origine latina e l'altro no. Insieme al comunissimo *biacca*, di etimo longobardo **blaich* (DELIN), e al meno frequente *bianco di piombo* (con riferimento al metallo da cui si ottiene il pigmento), circolava infatti anche il concorrente *cerussa*, di origine latina. Analogamente, per indicare la *curcuma*, dall'arabo *kurkum* (DELIN), pianta dell'Asia meridionale e sud-orientale usata anche come colorante, si trova la

14 Non è stato possibile rintracciare l'edizione citata nel Vocabolario della Crusca, ma la legge compare anche in Cantini (1805, 337); la data è stata ricavata da questa edizione.

15 Pur ben conosciuto dagli studiosi di storia tecnica dell'arte, il manoscritto è ancora inedito: Mathieu Harsch ha provveduto alla trascrizione per il *Corpus ArDIRe* e sta lavorando all'edizione del testo.

locuzione *terra merita*, come mostra una glossa a un libro di segreti toscano del XVI secolo: «Terra merita è j.a radice che viene mescolata tra il gengiovo et in Italia si chiama curcuma».[16] Sono parimenti attestate le varie denominazioni del *risalgallo*, pigmento giallo-arancio ottenuto macinando l'omonimo minerale o, per via artificiale, sublimando minerali affini come l'orpimento. Proprio per la somiglianza con quest'ultimo è detto in alcuni casi *orpimento rosso*, mentre in altri viene chiamato *sandracca*, termine che designa però anche una resina ricavata da alcune piante come il ginepro e impiegata nella preparazione di vernici. O ancora, come ha notato Simona Rinaldi, si possono individuare nel *corpus* sinonimi di *erba gualda*, ingrediente fondamentale per ottenere l'arzica e, più in generale, usato per la preparazione di bagni di tintura. Si trovano infatti l'*erba roccia* (già nel *De arte illuminandi*: «herba rocchia alias dicta herba tintorum», in Pasqualetti 2011, 74) e la *panicella*, forma quest'ultima simile all'«erba panicciuola» registrata nella *Pratica della mercatura* di Balducci Pegolotti alla prima metà del Trecento.[17]

Allargando lo sguardo oltre le voci compilate, anche solo una sommaria interrogazione del *corpus* alla ricerca delle glosse intratestuali (ricercando le congiunzioni e locuzioni *id est*, *alias*, *cioè* / *zoè*, nonché il verbo *chiamare* e derivati) permette di ricavare rapidamente un insieme abbastanza ampio di forme sinonimiche. Ne seleziono qualcuna, focalizzando l'attenzione sui materiali e in particolare sull'uso di coloranti e pigmenti:

> [1] Firenze, Biblioteca Riccardiana, 2580, 1418–1421 (fior.), Sezione III, Ricetta 85, c. 166r.22: Se volessi fare rancio, bolli lo *schotono* nell'aqua, *chiamasi i(n) Francia frustet*, e q(uest)o ama l'alume.

---

16 Modena, Biblioteca Estense, Campori gamma.R.5.17 (mar.), XVI (tosc.), Nota a ricetta [538], pag. 101.5. L'autore è un Giovanni Villani che porta lo stesso nome dello storico; una prima trascrizione a cura del chimico Pietro Baraldi è online all'indirizzo http://bibliotecaestense.beniculturali.it/info/img/cat/i-mo-beu-stru-archeo-gamma.r.5.17.pdf. Quanto alla locuzione, l'unica ipotesi sulla sua origine si legge in Brunello (1992), s.v. *curcuma*: «pare che anche i Romani ne facessero uso nell'età imperiale chiamandola *terra merita*, poiché arrivava dall'Oriente sotto forma di polvere, simile a un'ocra».

17 Pegolotti rileva un primo nucleo di geosinonimi: «erba gualda in toscano, erba panicciuola in marchistiano, erba luccia in pugliese, erba istimena in sorianesco: tutti questi nomi d'erba sono una cosa che tutta ène erba gualda» (dal TLIO, che assume come edizione di riferimento Pegolotti 1936). Attingendo a diverse fonti, Rinaldi (2023, 31) ha recentemente fatto il punto sulle denominazioni, a partire dal *lutum* di Vitruvio e fino a «*herba tintorum*; *herba folionum*; *erba dei tintori*; *erba guada*; *erba gualda*; *erba de Pulea*; *erba laccia*; *erba lutea*; *molardina luteola*; *reseda dei tintori*; *bietolina*; *biondella*».

[2] Bologna, Biblioteca Universitaria, 2861 [ed. 2012], 1440–1480 (mediano), Ricetta 331, pag. 237.2: A tegnare in rosscio le pelle. Havvi radice de *herba spagnola, alias dicta sanguinarella*, che li fanciulli se la mettano al naso, overo a la lingua, per fare uscire el sangue.

[3] London, Wellcome Library, 525 [ed. 2016], XVI s.q./XVI ex. (tosc.), Ricetta 1, pag. 353.4: Ricetta come si vuol far azuro oltramarino. Prima dei prender la pietra che si chiama *lazuri* la qual pietra viene ne le contrade di Tartaria et de Organia, la qual pietra si cava de certe montagne che sono in quelle contrade ove si trovano li zaphiri. Trovansi di la pietra detta in Damasco et in Cypri. *Chiamala li saraceni Agiaro*, cioè viene a dire pietra d'azuro, et tra noi *si chiama la detta pietra di lazari.*

[4] London, British Library, Sloane 416 (24r–126v) [ed. 2016], 1424–1456, Ricetta 863, pag. 101.13: A fare chollore azuro molto fenissimo, e bello da tochare (con) pena. R(ecipe) *batesovere – i(n) questo modo se chiamano a Ferara, e i(n) Lonbardia se chiamano munegine –.*[18]

[5] Roma, Biblioteca Casanatense, 1793/3, 1522, Ricetta 75, c. 17r.6: A fare pezze rosse p(er) scrivere e miniare. *Foglie di bietoli, altrime(n)ti chiamati gelosia*, e lasciale alqua(n)to mascinare e poi istrucina le decte foglie in una pezza di pan(n)o lino, e se no(n) avessi preso il colore a tuo modo, istrucina tanto pigli a tuo modo.

[6] Como, Biblioteca Comunale, 4.41 [ed. 1970], XV sm. (venez.), Ricetta 47, pag. 83.2: [Zendali]. Tuo' el ditto zendal et falo de orizelo et poi fai de vaselo ch'el sia fatto azuro et mettilo a sugar, et posa sbagnalo et metilo in lume. Dali onze 4 de lume per libra de zendal et lasalo star una notte in lume, et poi rozalo et dali libra una de *roza zoè de granzuoli de Fiandra* per libra de zendal.

[7] Milano, *Secreti* [...] *Alessio Piemontese* (CNCE 29195), 1559, Ricetta 133, c. 33v.21: A far indico buono e bello. Piglia del *fior del guado, cioè sfiorata*, oncie tre, farina di amido oncia una, (et) ogni cosa sia sottile (et) impastale con orina (et) aceto forte, e fanne una focaccia (et) falla seccare al sole; (et) se tu lo vorrai più carico di colore, aggiungivi più guado, (et) rimpastala un'altra volta, (et) haverai indico molto colorito e bello.

---

18 Trattasi di due geosinonimi del *fiordaliso*, cf. il glossario in conclusione di Azzarone (2015–2016).

[8] Ferrara, Biblioteca Ariostea, Cl. II 147 [ed. 1992], XVI sm. (fer.), Ricetta 301, pag. 132.4: Per far mordente del Maestro Giohanne Todesco. Prima recipe tanta *terra zala, cioè ocreo,* quanto a te pare.

[9] Venezia, Biblioteca Marciana, It. III 10 [ed. 2010], XVI sm. (camp.), Ricetta 250 [254], pag. 132.32: Tintura d'ogni colore in sul legno si fa così: togli *maestra da sapone, cioè el capitello,* et tempera con l'acqua quasi per metà; et tempera con esso e' colori, ma sia ben calda.

[10] Venezia, Biblioteca Marciana, It. III 10 [ed. 2010], XVI sm. (camp.), Ricetta 395 [403], pag. 171.32: Item vernice. Togli olio di lino libra una, cotto ut scis. Ugni la boccia cum ilio calido; carbone once quattro. Pesta; poni a solvere con la boccia turata in su carboni; et quando è quasi soluta immitte oleum calidum et tura. Deinde tempore suo quando est solutum, immitte tres uncias alluminis. Stempera con *olio di sasso, id est petronio,* o di lino o acquavite, quando oportet, calda ut scis.

[11] Padova, Biblioteca universitaria, 992 [ed. 1849], XVI u.v. (ven.), Ricetta 216, pag. 715.1: Per fare la carta turchesa ondata di diversi colori. Li colori quali riescono meglio in questa carta sono: orpimento, lacca fina o com(m)une, cinabrio, cioè morello scuro, indico cioè pavonazzo, *biaca overo bianco di piombo*; sii giudice l'occhio nel mischiare i colori e nel farli.

Proprio uno di questi contesti permette di soffermarsi su un tecnicismo significativo: *granzuolo*, sinonimo di *robbia*. La forma (anche nella variante *granziolo*) ricorre in due testi di area veneziana: 51 volte in un *Manuale di tintoria* della seconda metà del Quattrocento e 31 nel *Plichto de l'arte de' tentori*, un trattato dello stesso ambito pubblicato nel 1540.[19] L'origine della parola sembra da ricondurre al francese *garance*, termine che indica proprio la *robbia* e diffuso, stando al *Trésor de la langue Française informatisé* (TLFi), a partire dal XII secolo.[20] La forma è spesso associata all'indicazione di provenienza geografica *di Fiandra*, segno che il materiale era perlopiù di importazione e che soprattutto, come mostrano i contesti, era questa la varietà più pregiata e preferibile a quelle delle regioni italiane: «metti denttro li granzuoli et per ogni libra de lavor onze 6 de *granzuoli de Fiandra*, et se tu non ge n'avesi de Fiandra toi de queli

19 Il *Manuale* è il già citato ms. siglato in ArDIRe Como, Biblioteca Comunale, 4.41 [ed. 1970], XV sm. (venez.), l'edizione di riferimento è Rebora (1970); il *Plichto* non ha un'edizione moderna ed è stato inserito seguendo l'*editio princeps* del 1540.

20 La parola, sulla scorta di Du Cange s.v. *garantia*, circolava in forma latinizzata fin dall'alto Medioevo.

de Romagna over de Lonbardia».[21] L'interrogazione di Google libri restituisce un'unica altra attestazione, in perfetta sintonia con quelle ricavate dall'interrogazione del *corpus*: un daziario veneziano probabilmente della prima metà del Cinquecento (Moresini s.d.), in cui i «granzuoli» compaiono proprio fra le merci importate dalle Fiandre. La lista delle corrispondenze, tuttavia, si arresta qui: non ci sono ulteriori riscontri né nelle banche dati, né nei vocabolari storici.

In questi ultimi è invece attestato un altro sinonimo di *robbia*, cioè *garanza*, francesismo adattato il cui uso però sembra diffondersi soltanto nel XVIII secolo. L'unico esempio addotto dal GDLI infatti è tardo settecentesco e proviene da un trattato sulla coltivazione (Cacherano di Bricherasio 1785): «Non dà la terra i soli prodotti di alimento. Oltre la seta già detta, la robbia o garanza, il guado per le tinte si coltivano con molto profitto». Il GRADIT data la prima attestazione al 1765 e anche le corrispondenze rintracciate con Google libri sono estremamente sporadiche almeno fino alla seconda metà di questo secolo, quando la parola sembra godere di un'improvvisa diffusione, tanto che viene pubblicato addirittura un manuale di *Istruzioni sulla coltura e preparazione della garanza* (Revelli 1770). La fortuna deve comunque essere stata effimera, se già nel TB la voce è sì registrata, con definizione «Nome che si dà alla Robbia, tolto dal francese Garance», ma è marcata come desueta. Si può dunque immaginare che *granziolo* / *granzuolo* sia una forma dalla circolazione locale, diffusasi per un breve periodo a Venezia e poi declinata, così come accadrà, qualche secolo più tardi, a *garanza*.

4 Bibliografia

Delle fonti online di séguito segnalate la data d'ultimo accesso è il 07.01.2026.

Arcangeli, Massimo, *La fascinazione esotica nei colori della moda*, in: *A doppio filo. La moda fra italiano e lingue straniere/A double thread. Fashion between Italian and foreign languages*, Lingue culture mediazioni/Languages cultures mediation 2 (2020), 113–136.

Armenini, Giovanni Battista, *De' veri precetti della pittura*, ed. Gorreri, Marina, prefazione di Castelnuovo, Enrico, Torino, Einaudi, 1988.

Artale, Elena, *Per una lingua delle ricette, tra medicina e arte (secoli XIII–XV)*, Studi di Memofonte 30 (2023), 12–27.

21 Como, Biblioteca Comunale, 4.41 [ed. 1970], XV sm. (venez.), Ricetta 13, pag 69.6. La provenienza fiamminga dei *granzuoli* è notata anche in Rebora (1970, 24).

ATIR = The University of Chicago Library, *Art theorists of the Italian Renaissance*, ed. by Chadwyck-Healey Inc., Chicago, Chadwyck-Healey, 1997, https://artflsrv04.uchicago.edu/philologic4.7/ATIR.

Azzarone, Annamaria, *Per una nuova edizione del «Manoscritto veneziano». Trascrizione e analisi linguistica delle cc. 24r–136v del ms. Sloane 416 della British Library di Londra*, Tesi di laurea (relatrice prof.ssa Isella, Silvia), Pavia, Università degli Studi di Pavia, 2016.

Baldinucci, Filippo, *Vocabolario toscano dell'arte del disegno*, ed. Accademia della Crusca/Fondazione Memofonte, 2024, https://baldinucci.accademiadellacrusca.org/.

Baroni, Sandro/Travaglio, Paola, *Considerazioni e proposte per una metodologia di analisi dei ricettari di tecniche dell'arte e dell'artigianato. Note per una lettura e interpretazione*, Studi di Memofonte 16 (2016), 25–83.

Bensi, Paolo/Pasqualetti, Cristiana, *Glossario*, in: Pasqualetti, Cristiana (ed.), *Il «Libellus ad faciendum colores» dell'Archivio di Stato dell'Aquila. Origine, contesto e restituzione del «De arte illuminandi»*, con un saggio di Bensi, Paolo, presentazione di Perriccioli Saggese, Alessandra, Firenze, Sismel, 2011.

Biffi, Marco/Maraschio, Nicoletta, *Dipingere con le parole. Un sondaggio sulle espressioni di colore nella banca dati «Le parole dell'arte»*, Studi di Memofonte 30 (2023), 55–80.

Brunello, Franco, *Compendio sulla tecnica della miniatura medievale. Dizionario dei colori usati nelle miniature medievali*, in: Brunello, Franco (ed.), *De arte illuminandi*, Vicenza, Neri Pozza, 1992, 145–195, 197–251.

BTV = *Bibliografia dei testi volgari*, Istituto del CNR Opera del Vocabolario Italiano, 2019, http://pluto.ovi.cnr.it/btv.

Cacherano di Bricherasio, Giovanni Francesco Maria, *De' mezzi per introdurre, ed assicurare stabilmente la coltivazione e la popolazione nell'agro romano*, Roma, dalle stampe del Barbiellini alla Minerva, 1785.

Cantini, Lorenzo, *Legislazione toscana raccolta e illustrata*, vol. 18, Firenze, per Pietro Fantosini e figlio, 1805.

Cantoni, Paola/Fresu, Rita, *Giallo, giallume, gialleggiare. Processi di derivazione da cromonimi nella Crusca*, in: Tomasin, Lorenzo (ed.), *Il «Vocabolario degli Accademici della Crusca» (1612) e la storia della lessicografia italiana. Atti del X convegno ASLI (Padova, 29–30 novembre 2012 – Venezia, 1° dicembre 2012)*, Firenze, Cesati, 2013, 167–181.

Cennini, Cennino, *Il libro dell'arte*, ed. Ricotta, Veronica, Milano, Franco Angeli, 2019.

Corpus OVI = *Corpus OVI dell'italiano antico*, a cura dell'Opera del vocabolario italiano (OVI –Istituto del CNR), 1997–, http://gattoweb.ovi.cnr.it/.

DEI = Battisti, Carlo/Alessio, Giovanni, *Dizionario etimologico italiano*, 5 voll., Firenze, Barbèra, 1950–1957.

DELIN = Cortelazzo, Manlio/Zolli, Paolo, *Il nuovo etimologico. DELI – Dizionario etimologico della lingua italiana*, seconda edizione edd. Cortelazzo, Manlio/Cortelazzo, Michele, Bologna, Zanichelli, 1999.

Del Savio, Michela, *Le ricette tecniche per l'arte negli autografi di Leonardo da Vinci. Raccolta e edizione dei testi*, Carte romanze 8:2 (2020), 29–93.

Du Cange = Dufresne domino Du Cange, Carolo, *Glossarium mediæ et infimæ latinitatis*, Niort, L. Favre, 1883–1887, http://ducange.enc.sorbonne.fr.

E-Leo = *e-Leo Archivio digitale di storia della tecnica e della scienza*, Biblioteca Leonardiana di Vinci, s.d., http://www.leonardodigitale.com.

Frezzato, Fabio, *I colori di Cennino*, *Mescolanze di colori*, *Dizionario dei termini e dei materiali*, in: Cennini, Cennino, *Il libro dell'arte*, ed. Frezzato, Fabio, Vicenza, Neri Pozza, 2003, 235–277, 279–281, 283–318.

Frezzato, Fabio/Seccaroni, Claudio, *Segreti d'arte diverse nel regno di Napoli. Il manoscritto It. III 10 della Biblioteca Marciana di Venezia*, Saonara, il prato, 2010.

GDLI = Battaglia, Salvatore/Bárberi Squarotti, Giorgio (edd.), *Grande dizionario della lingua italiana*, 21 voll., Torino, UTET, 1961–2002; con *Supplemento 2004* e *2009*, dir. Sanguineti, Edoardo, Torino, UTET, 2004 e 2009, e *Indici degli autori citati nei volumi I–XXI e nel Supplemento 2004*, ed. Ronco, Giovanni, Torino, UTET, 2004, https://www.gdli.it/.

GRADIT = De Mauro, Tullio, *Grande dizionario italiano dell'uso*, 8 voll., Torino, UTET, 1999–2007.

Laskaris, Caterina Zaira, *Il ricettario Diotaiuti. Ricette di argomento tecnico-artistico in uno zibaldone marchigiano del Quattrocento*, Saonara, il prato, 2008.

Leonardo da Vinci, *Libro di pittura. Edizione in facsimile del codice Urbinate lat. 1270 della Biblioteca Apostolica Vaticana*, edd. Pedretti, Carlo/Vecce, Carlo, Firenze, Giunti, 1995.

Le parole dell'arte. Per un lessico della storia dell'arte nei testi dal XVI al XX secolo, progetto in collaborazione tra Accademia della Crusca e Fondazione Memofonte, cofinanziato da Fondazione CR Firenze, 2018, https://mla.accademiadellacrusca.org/.

LexArt = *LexArt. Words for art. The rise of a terminology* (1600–1750), Université Paul-Valéry – Montpellier III, 2018, www.lexart.fr.

Mascia, Angela, *Ricette per pittori* (*ms. Beinecke 985*). *Edizione e spoglio linguistico*, Tesi di laurea (relatrice prof.ssa Bertolini, Lucia), Chieti-Pescara, Università degli Studi «G. d'Annunzio», 2013.

Merrifield, Mary Philadelphia, *Original treatises, dating from the XIIth to XVIIIth centuries on the arts of painting in oil, miniature, mosaic and on glass; of gilding, dyeing, and the preparation of colours and artificial gems*, London, Murray, 1849.

Moresini, Alessandro, *Tariffa del pagamento di tutti i dacii di Venetia, con molte altre cose che sono al proposito a tutti i mercadanti, con l'auttorità dell'illustrissimo Consiglio de Pregati*, composta per A. M. scrivan all'Officio della tavola della uscita di Venetia, s.l., s.d. (post 1524).

Muzio, Francesca (ed.), *Un trattato universale dei colori. Il ms. 2861 della Biblioteca Universitaria di Bologna*, Firenze, Olschki, 2012.

Pasqualetti, Cristiana, *Il «Libellus ad faciendum colores» dell'Archivio di Stato dell'Aquila. Origine, contesto e restituzione del «De arte illuminandi»*, con un saggio di Bensi, Paolo, presentazione di Perriccioli Saggese, Alessandra, Firenze, Sismel, 2011.

Pegolotti Balducci, Francesco, *La pratica della mercatura*, ed. Evans, Allan, Cambridge, Mass., The Mediaeval Academy of America, 1936.

Plichto = PLICTHO DE LARTE | DE TENTORI CHE INSEGNA | TENGER PANNI TELLE BANBASI | ET SEDE SI PER LARTHE MAGIORE | COME PER LA COMUNE, composto per Gioanventura Rosetti provisionato ne lo Arsena. | da lo Illustrissimo Senato Venitiano, | In Venetia per Francesco Rampazetto | M.D.XL., CNCE 66899.

Quaglino, Margherita, *Il giallo di Leonardo. Appunti lessicali*, Rivista di letteratura italiana 37:2 (2019), 101–108.

Rebora, Giovanni (ed.), *Un manuale di tintoria veneto del Quattrocento*, Milano, Giuffrè, 1970.

Revelli, Giuseppe Maria Pio, *Istruzioni sulla coltura e preparazione della garanza*, Torino, Stamperia Reale, 1770.

Rinaldi, Simona, *I nomi dei colori. Identificazione ed etimologia nella letteratura artistica tra XIV e XVII secolo*, Studi di Memofonte 30 (2023), 28–54.

Seccaroni, Claudio, *Giallorino. Storia dei pigmenti gialli di natura sintetica*, Roma, De Luca, 2006.

TB = Tommaseo, Nicolò/Bellini, Bernardo, *Dizionario della lingua italiana*, 4 voll. in 8 tomi, Torino, UTET, 1865–1879 (nuova edizione online, edd. Accademia della Crusca, https://www.tommaseobellini.it/#/).

TLFi = *Trésor de la langue française informatisé*, ATILF-CNRS/Université de Lorraine (edizione digitale del *Trésor de la langue française*, 15 voll., Nancy/Paris, Institut national de la langue française, édition du C.N.R.S.-Gallimard, 1971–1994), http://www.atilf.fr/tlfi.

TLIO = Beltrami, Pietro/Squillacioti, Paolo (dir.), *Tesoro della lingua italiana delle Origini*, Firenze, Istituto del CNR Opera del Vocabolario Italiano, 1997–, http://tlio.ovi.cnr.it/TLIO.

Torresi, Antonio Placido, *A far littere de oro. Alchimia e tecnica della miniatura in un ricettario rinascimentale*, Ferrara, Liberty House, 1992.

Tosatti, Bianca Silvia, *Glossario essenziale*, in: Tosatti, Bianca Silvia, *Trattati medievali di tecniche artistiche*, Milano, Jaka Book, 2007, 149–163.

Travaglio, Paola, *«Ad faciendum azurrum». Alcuni esempi di trattazioni sull'azzurro oltremare nel ricettario dello Pseudo-Savonarola*, Studi di Memofonte 16 (2016), 341–383.

Vasari, Giorgio, *Le vite de' più eccellenti pittori, scultori e architettori, nelle redazioni del 1550 e 1568*, testo a cura di Bettarini, Rosanna, commento secolare a cura di Barocchi, Paola, 9 voll., Firenze, Sansoni, 1966–1987 (poi Firenze, Studio per Edizioni scelte).

Vocabolario degli Accademici della Crusca, impressioni I-V, portale digitale realizzato dall'Accademia della Crusca, 2006–, www.lessicografia.it.

Notizie su autori e autrici dei contributi

Elena Artale

È ricercatrice presso l'Istituto CNR «Opera del Vocabolario Italiano» (OVI), dove si occupa principalmente della lemmatizzazione di testi di ambito medico del *Corpus TLIO* per il vocabolario, dirige (insieme con Ilaria Zamuner) il *Corpus ReMediA* (Repertorio di Medicina Antica) e coordina lo sviluppo della Bibliografia dei Volgarizzamenti (online all'indirizzo http://pluto.ovi.cnr.it/btv). Ha partecipato a numerosi progetti di ricerca su banche dati e lessicografia; attualmente è responsabile dell'unità OVI del PRIN 2022 dell'Università degli Studi di Torino, *ArDIRe – Archivio e dizionario digitali dei primi ricettari artistici in lingua italiana (fine XIV-XVI secolo)*, coordinatrice Margherita Quaglino. I suoi campi d'indagine negli ultimi anni si sono focalizzati soprattutto su testi di ambito scientifico medico, di alcuni dei quali ha curato l'edizione, con un'attenzione specifica al linguaggio settoriale di cui questi testi sono latori.

Eleonora Colla

Si è laureata nel 2022 all'Università degli Studi di Torino con una tesi in Storia della Lingua Italiana dal titolo *Il Trattato della Miniatura: studio e edizione*. È perfezionanda presso la Scuola Normale Superiore al corso di dottorato in «Filologia Romanza e Italiana Digitale [FROID]», con un progetto di ricerca finalizzato ad allestire l'edizione di uno zibaldone alchemico quattrocentesco. Ha pubblicato studi di edizione e analisi linguistica di ricettari artistici e di carteggi femminili di età moderna.

Chiara Crisciani

Già professoressa ordinaria di Storia della filosofia medievale presso l'Università di Pavia, dedica la sua ricerca al pensiero scientifico medievale, con particolare attenzione a quello di carattere alchemico e medico nei secoli XIII–XV. Di recente si è occupata di predicazione durante le pestilenze del Quattrocento.

Elisa D'Addino

Ha conseguito la laurea magistrale presso l'Università di Torino con una tesi dal titolo *Il ricettario di Montpellier. Saggio di edizione*. Attualmente, frequenta il terzo anno del dottorato in Lettere dell'Università di Torino in cotutela con l'Université de Lausanne, applicando la propria ricerca alla raccolta, all'edizione e all'analisi linguistica di testi liguri occidentali medievali.

Michela Del Savio

Ricercatrice in filologia romanza all'Università di Sassari, dedica da tempo la propria ricerca ai ricettari d'area romanza, con particolare attenzione a quelli medici e artistici.

Flavia Garlini

Formatasi come filologa romanza, ha collaborato al TLIO e al progetto ArDIRe nel trattamento dei testi di carattere pratico e nella redazione di voci lessicografiche.

Vincenzo Gheroldi

Si occupa di tecniche delle arti e di indagini per il restauro. Ha insegnato Storia delle Tecniche Artistiche nelle Scuole di Restauro e nelle Università. È docente di Storia e Tecnica del Restauro alla Scuola di Specializzazione dell'Università di Bologna.

Mathieu Harsch

Ricercatore presso l'Università di Udine, dedica la propria ricerca storica alla circolazione delle merci nel Mediterraneo con particolare riferimento a quella delle stoffe.

Jérôme Hayez

È ricercatore presso il Laboratoire de médiévistique occidentale de Paris (CNRS e Université Paris 1-Panthéon-Sorbonne). È esperto di carriere, reti sociali e cultura materiale dei mercanti toscani del Tre-Quattrocento, e delle loro pratiche di scrittura e tipologie testuali, con particolare attenzione agli epistolari.

Sergio Lubello

Dopo aver studiato alla Scuola Normale di Pisa e aver conseguito il dottorato in Scienze del linguaggio all'Università Marc Bloch di Strasburgo, dal 2011 è professore di Storia della lingua italiana all'università di Salerno. È stato assistente di Max Pfister a Saarbrücken, presso la sede del *Lessico etimologico italiano*, e fino al 2004 ha insegnato nelle Università di Saarbrücken, Düsseldorf e Trier. Fa parte del comitato scientifico e di redazione di varie riviste scientifiche e collabora a progetti di ricerca lessicografici nazionali e internazionali: il *DÉRom*, il *LEI*, il *TLIO*. Da gennaio 2024 è presidente dell'ASLI. Tra le pubblicazioni più recenti: *La lingua del diritto e dell'amministrazione* (il Mulino 2017), *L'italiano del diritto* (Carocci 2021), *Minima culinaria. Storie di parole, incontri di culture* (Dell'Orso 2023), *L'italiano del cibo* con Giovanna Frosini (Carocci 2023), *Il diritto dal basso. Il grado zero della scrittura giuridico-amministrativa* (Cesati 2024), *La lingua di Pirandello* (il Mulino 2026).

Federico Milone

Federico Milone è docente a contratto presso l'Università di Torino. Si è occupato principalmente di storia della lingua italiana e di filologia d'autore, collaborando con il Centro Manoscritti di Pavia. Ha partecipato al progetto di ricerca PRIN ArDIRe – *Archivio e dizionario digitali dei primi ricettari artistici in lingua italiana (fine XIV–XVI secolo)*, dedicato allo studio dei ricettari artistici del Medioevo e del Rinascimento, curando la redazione del primo nucleo di voci del *DISPI*, dizionario storico nativo digitale dei materiali e delle tecniche di pittura.

Daniele Musto

Daniele Musto è assegnista di ricerca presso l'Opera del Vocabolario Italiano (CNR): insieme ai collaboratori al progetto ArDIRe lavora all'allestimento di un corpus lemmatizzato di ricettari artistici dei secoli XIV–XVI. Ha studiato presso l'Università di Pisa e la Scuola Normale Superiore, dove si è interessato di filologia e storia della lingua italiana. Si è occupato di epistolografia rinascimentale (in particolare del *Secretario* di Sansovino) e del primo Goldoni.

Martina Pantarotto

È professoressa associata di Paleografia greca e latina presso l'Università eCampus e membro del Collegio dottorale in Medium e medialità dello stesso Ateneo. Partecipa a progetti di interesse nazionale e internazionale: progetto manoscritti datati d'Italia; catalogazione di manoscritti (progetto CODEX della Toscana, manoscritti lombardi su Manusonline), manoscritti e biblioteche francescane, manoscritti dei secoli XV–XVI e libri antichi (schede degli incunaboli di Bergamo in MEI), manoscritti musicali dei secoli XV–XVI (Franchino Gaffurio). È Presidente dell'Associazione Italiana Manoscritti Datati, membro del direttivo della Consulta Universitaria di Paleografi, Diplomatisti e Codicologi, responsabile del gruppo italiano di collaboratori del Bulletin codicologique della rivista Scriptorium. Ha pubblicato cinque monografie (tra cui i cataloghi dei manoscritti datati di Brescia, di Pavia, delle Province Lombarde, del Fondo Antico della Biblioteca Marciana di Venezia) e decine di contributi.

Cristiana Pasqualetti

È professoressa di Storia dell'arte medievale all'Università degli Studi dell'Aquila. È stata scholar-in-residence del Getty Research Institute, fellow della Houghton Library – Harvard College, ospite scientifica del Kunsthistorisches Institut in Florenz. Le sue ricerche vertono sulla storia dell'arte nell'Italia centro-meridionale fra i secoli XII e XV, sulla miniatura e sulla letteratura tecnico-artistica. Nel 2011 ha pubblicato una nuova edizione del *De arte illuminandi* basata su un'inedita copia del celebre trattato per miniatori. Nel 2021 ha progettato e co-curato la mostra «Per la biblioteca e per il coro: codici miniati dai conventi francescani d'Abruzzo». Dirige la collana di studi *De arte illuminandi* (Roma: Campisano).

Simone Pregnolato

È ricercatore di Linguistica italiana all'Università Cattolica del Sacro Cuore, dove insegna Storia della lingua italiana nella Facoltà di Lettere e Filosofia. Ha svolto attività di ricerca presso l'Accademia della Crusca, l'Opera del Vocabolario Italiano (CNR) e il *Lessico etimologico italiano.* Tra filologia e linguistica, i suoi studi riguardano volgarizzamenti due-trecenteschi, volgari italoromanzi medioevali e lessicografia storica. Si occupa, come membro del Progetto di Rilevante Interesse Nazionale *AtLiTeG*, di lingua del cibo e dei più antichi ricettari italiani di cucina.

Simona Rinaldi

Dottoressa di ricerca in storia dell'arte, è professoressa associata in Museologia, critica artistica e del restauro presso l'Università degli Studi della Tuscia, Viterbo. Le sue ricerche sono rivolte alla storia del restauro e delle tecniche artistiche, indagate sulla base di testimonianze documentarie edite e inedite, in correlazione ai risultati delle indagini diagnostiche sulle opere d'arte. Insieme a numerosi saggi e articoli, tra i suoi volumi si segnalano *Storia tecnica dell'arte*, Roma, Carocci, 2011; *Longhi e Pellicioli. Lettere sull'arte e il restauro*, Firenze, Edifir, 2021.

Stefano Telve

Insegna Linguistica italiana presso l'Università degli studi della Tuscia (Viterbo). Si occupa principalmente di linguaggi specialistici, italiano lingua per musica, grammaticografia, sintassi e linguistica testuale dell'italiano in diacronia.

Ilias Valiakos

È docente presso il Dipartimento di Infermieristica dell'Università della Tessaglia, dove insegna Storia delle Scienze della Salute. Nel 2019 ha curato la prima edizione critica del *Dynameron* di Nikolaos Myrepsos, otto secoli dopo la sua composizione. Un'edizione riveduta, con un'introduzione in inglese, è stata pubblicata nel 2020. Nel 2025 ha pubblicato *Die anonyme medizinische Rezeptsammlung im Codex Laur. Plut. 75.3*, la fonte principale su cui si basa il *Dynameron* di Nikolaos Myrepsos. Ha partecipato a numerosi convegni internazionali e ha pubblicato diversi articoli scientifici. I suoi interessi di ricerca si concentrano sui codici manoscritti, sulla storia della terapia e sulle pratiche mediche dell'epoca bizantina.

Martina Visentin
È professoressa associata all'Università di Udine, dove segue i progetti del LIDA – Laboratorio Informatico per la Documentazione storico Artistica, gruppo di lavoro che in collaborazione con esperti informatici sviluppa sistemi di dati finalizzati alla ricerca e alla divulgazione in ambito storico artistico. Suo specifico ambiente di studio è la storia del patrimonio e del restauro.

Giuseppe Zarra
Insegna Storia della lingua italiana e Dialettologia italiana all'Università di Bari «Aldo Moro». Nel 2025 gli è stata conferita una fellowship della Fondazione Alexander von Humboldt presso la Freie Universität di Berlino. Si occupa prevalentemente di volgari medievali, di volgarizzamenti e di lessicografia italiana. Tra le sue pubblicazioni *Il «Thesaurus pauperum» pisano. Edizione critica, commento linguistico e glossario*, Berlin/Boston, De Gruyter, 2018 e, con Pietro Trifone ed Emiliano Picchiorri, *L'italiano nella storia. Lingua d'uso e di cultura*, Firenze/Milano, Le Monnier, 2023.

Indice dei nomi

© 2026 THE AUTHOR(S) | HTTPS://DOI.ORG/10.1515/9783111706726-023

Indice dei manoscritti citati

© 2026 THE AUTHOR(S) | HTTPS://DOI.ORG/10.1515/9783111706726-024